༄༅། །དུས་རབས་21པའི་བོད་ལུགས་གསོ་རིག་
དངོས་ཚན་སློབ་གསོའི་འཆར་འགོད་སློབ་དེབ།

21世纪藏医本科教育规划教材 [修订版]

༄༅། །ཟོར་ནད་གསོ་བ།

(བཅོས་སྒྲིག་མ།)

གཙོ་སྒྲིག་པ། ཉི་མ།
གཙོ་སྒྲིག་གཞོན་པ། དོན་གྲུབ་ཚེ་རིང་། དབང་ཆེན་ཚེ་བརྟན།
ཁོངས་མི། བསོད་གོ་རྒྱལ། སྐར་མ་ཚེ་བརྟན། རྡོ་རྗེ་དབང་རྒྱལ།
བཅོས་སྒྲིག་པ། དོན་གྲུབ་ཚེ་རིང་། གཙོད་པ་རྒྱལ།

ARURA

མི་རིགས་དཔེ་སྐྲུན་ཁང་།

འགོ་བརྗོད།

༄༅། །དུས་རབས་ཉེར་གཅིག་པའི་བོད་ལུགས་གསོ་རིག་དངོས་ཚན་སློབ་གསོའི་འཆར་འགོད་སློབ་དེབ་འདི་ནི་བོད་ལུགས་སྨན་པའི་ཆེད་ལས་ཀྱི་དངོས་གཞི་ཚན་པས་(ལོ་ལྔའི་ལམ་ལུགས)བཀོལ་རྒྱུར་ཐུལ་བ་ཡིན་ལ། བོད་ལུགས་སྨན་གཉེར་ཆེད་ལས་ཀྱི་དངོས་གཞི་ཚན་པས་ཀྱང་ཆོད་ལྟར་བཀོལ་ཆོག །སྐུ་འབྲེལ་སློབ་དེབ་འདི་ནི་རང་རེའི་རྒྱལ་ཁབ་ཀྱི་གཅིག་གྱུར་དང་། ཚད་ལྡན། ཆ་ཚང་བཅས་ཡིན་པའི་བོད་ལུགས་སྨན་པའི་ཆེད་ལས་ཀྱི་དངོས་གཞི་ཚན་པའི་སློབ་དེབ་ཐེངས་དང་པོ་ཡིན།

བོད་ཀྱི་གསོ་བ་རིག་པ་ནི་རང་རེའི་རྒྱལ་ཁབ་ཀྱི་སྲོལ་རྒྱུན་གསོ་རིག་སྨན་རིག་གི་གྲུབ་ཆ་གལ་ཆེན་ཞིག་ཡིན། དེ་ཡང་ཀྱང་ཧྲ་མི་རིགས་ཀྱི་ཐུལ་བྱུང་སྲོལ་རྒྱུན་རིག་གནས་གོང་དུ་སྤེལ་བ་དང་། ཀྲུང་གོའི་ཁྱད་ཆོས་ལྡན་པའི་སྤྱི་ཚོགས་རིང་ལུགས་ཀྱི་འཕྲོད་བསྟེན་བྱ་གཞག་འཛུགས་སྐྲུན་བྱེད་པ། བོད་ཀྱི་གསོ་རིག་གི་མཐོ་རིམ་སློབ་གསོ་བཅོས་སྒྱུར་དང་འཕེལ་རྒྱས་ཀྱི་དགོས་མཁོ་དང་འཚམ་པ་བཅས་ཀྱི་ཆེད། རྒྱལ་ཁབ་ཀྲུང་དབྱི་གསོ་རིག་དོ་དམ་ཅུས་ཀྱིས་རྩ་འཛུགས་འོག་བོད་ལྗོངས་དང་། མཚོ་སྔོན། ཀན་སུའུ། སི་ཁྲོན། ཡུན་ནན་བཅས་ཞིང་ལྗོངས་ལྔས་མཉམ་དུ་རྒྱལ་ཡོངས་བོད་ལུགས་གསོ་རིག་དངོས་ཚན་སློབ་གསོའི་འཆར་འགོད་སློབ་དེབ་འདི་ཉིད་རྩོམ་སྒྲིག་པར་སྐྲུན་བྱས་པ་སྟེ། ༢༠༠༡ལོའི་ཟླ༥པར། མཚོ་སྔོན་ཞིང་ཆེན་འཕྲོད་བསྟེན་ཐིང་དང་མཚོ་སྔོན་བོད་ལུགས་གསོ་རིག་སློབ་གྲྭ་ཆེན་མོ་གཉིས་ཀྱིས་ཟི་ལིང་དུ་རྒྱལ་ཡོངས་མཐོ་རིམ་གསོ་རིག་སློབ་གྲྭའི་བོད་ལུགས་གསོ་རིག་ཆེད་ལས་དངོས་ཚན་སློབ་དེབ་ཀྱི་རྩོམ་སྒྲིག་མཉམ་སྦྲུབ་གྲོས་ཚོགས་བསྡུས་ལ། རྒྱལ་ཁབ་ཀྲུང་དབྱི་གསོ་རིག་དོ་དམ་ཅུས་ཚན་རྩལ་སིའི་དཔེ་ཁྲིད་མི་སྣ་ཚོགས་ཞུགས་གནང་ནས་གཏམ་བཤད་གནང་། ཚོགས་འདུའི་སྟེང་མཚོ་སྔོན་བོད་ལུགས་གསོ་རིག་སློབ་གྲྭ་ཆེན་མོས་བསྒྲིགས་པའི་སློབ་དེབ་རྩོམ་སྒྲིག་སྤྱིའི་རྩ་འཛིན་ཞེས་པ་དང་སློབ་དེབ་རྩོམ་སྒྲིག་གི་རྩ་འཛིན་ཞེས་པ་གཉིས་ལ་གྲོས་འཆམ་བྱུང་། ཚོགས་འདུའི་རྗེས་སུ་རྒྱལ་ཁབ་ཀྲུང་དབྱི་གསོ་རིག་དོ་དམ་ཅུས་རྒྱལ་ཡོངས་མཐོ་རིམ་སློབ་གྲྭའི་བོད་ལུགས་གསོ་རིག་ཆེད་ལས་སློབ་དེབ་རྩོམ་ཞུས་ཨུ་ཡོན་ལྷན་ཚོགས་བཙུགས(གཤམ་དུ་རྩོམ་ཞུས་ཨུ་ཡོན་ལྷན་ཚོགས་ཞེས་འབོད)ཤིང་སྐུ་འབྲེལ་སློབ་དེབ་འདིའི་རྩོམ་སྒྲིག་བྱ་བར་མཛུབ་སྟོན་གནང་། མཚོ་སྔོན་ཞིང་ཆེན་འཕྲོད་བསྟེན་ཐིང་དུ་རྩོམ་ཞུས་ཨུ་ཡོན་ལྷན་ཚོགས་ཀྱི་ཡོངས་གཏོགས་གཞུང་ལས་ཁང་བཙུགས་ཏེ་སློབ་དེབ་རྩོམ་སྒྲིག་སྐོར་གྱི་བྱ་བའི་འགན་བཞེས། ༢༠༠༢ལོའི་ཟླ༩པར། རྒྱལ་ཁབ་ཀྲུང་དབྱི་གསོ་རིག་དོ་དམ་ཅུས་ཚན་རྩལ་སིས་འགོ་འཛིན་ལ་བརྟེན་ནས་ཁྲིན་ཧྲའུ་རུ་མཐོ་རིམ་བོད་ལུགས་གསོ་རིག་ཆེད་

ལས་དངོས་ཚན་སློབ་དེབ་རྩོམ་སྒྲིག་མཐུན་སྦྱོར་ཚོགས་འདུ་བསྡུས་ཤིང་རྩོམ་སྒྲིག་གི་གནས་ཚུལ་གསལ་བསྒྲགས་དང་། སློབ་དེབ་རྩོམ་སྒྲིག་བྱ་བའི་ཁྲིད་བྱུང་བའི་གནད་དོན་སྐོར་ལ་གྲོས་བསྡུར་དང་ཐག་གཅོད་བྱས་པར་མ་ཟད། རིག་གཞུང་ཆེད་མཁས་ཚོགས་པ་བཙུགས་ཤིང་ཟུ་འབྲེལ་སློབ་དེབ་འདི་ལ་དངོས་སུ་དུས་རབས་ཉེར་གཅིག་པའི་བོད་ལུགས་གསོ་རིག་དངོས་ཚན་སློབ་གསོའི་འཆར་འགོད་སློབ་དེབ་ཅེས་པའི་མཚན་གསོལ། ཁྲིན་ཏུའུ་ཚོགས་འདུའི་དགོངས་དོན་ལྟར། ༢༠༠༢ལོའི་ཟླ་༩པར། རྩོམ་ཞུའི་ཨུ་ཡོན་ལྷན་ཚོགས་ཀྱིས་རིག་གཞུང་ཆེད་མཁས་ཚོགས་པའི་ཚོགས་འདུ་ལན་ཀྲུའུ་རུ་བསྡུས་ཤིང་། ཚོགས་འདུའི་སྟེང་གྲོས་བསྡུར་ཡང་ཡང་བྱས་པ་བརྒྱུད་ཟུ་འབྲེལ་སློབ་དེབ་འདི་བསྒྲོམས་པས་དེབ་ཉེར་དྲུག་ཏུ་ཕྱེ་ནས་སོ་སོའི་མིང་གདན་ལ་ཕབ། ༢༠༠༢ལོའི་ཟླ་༡༠པར། རྒྱལ་ཁབ་ཀྲུང་དབྱི་གསོ་རིག་དོ་དམ་ཅུས་ཀྱིས་སློབ་དེབ་ཉེར་དྲུག་གི་གཙོ་སྒྲིག་པ་དང་། གཙོ་སྒྲིག་གཞོན་པ། རྩོམ་སྒྲིག་མི་སྣ་བཅས་དངོས་སུ་ཁྱབ་བསྒྲགས་བྱས་ནས་སློབ་དེབ་རྩོམ་སྒྲིག་གི་འགན་ཁུར་དང་ཞིབ་ཕྲའི་ལས་བགོས་གནང་།

ལོ་གཉིས་ལྷག་གི་རིང་དུ། རྒྱལ་ཁབ་ཀྲུང་དབྱི་གསོ་རིག་དོ་དམ་ཅུས་ཀྱི་འགོ་ཁྲིད་དང་། ཞིང་སྐྱོང་ལྔའི་འཕྲོད་བསྟེན་ཐིང་གི་མཉམ་འབྲེལ། སློབ་དེབ་རྩོམ་སྒྲིག་མི་སྣ་ཡོངས་ཀྱི་ཧུར་བརྩོན་ལ་བརྟེན་ནས་སློབ་དེབ་རྩོམ་སྒྲིག་གི་བྱ་བ་བདེ་བླག་ངང་གྲུབ། ༢༠༠༣ལོའི་ཟླ་༣པར། རྩོམ་ཞུས་ཨུ་ཡོན་ལྷན་ཚོགས་ཀྱིས་ཟི་ལིང་དུ་དུས་རབས་ཉེར་གཅིག་པའི་བོད་ལུགས་གསོ་རིག་ཆེད་ལས་དངོས་ཚན་སློབ་གསོའི་འཆར་འགོད་སློབ་དེབ་ཀྱི་ཞུས་གཏུགས་ཚོགས་འདུ་བསྡུས་ནས། གཅིག་གྱུར་དང་ཚད་ལྡན་ཡིན་པའི་དུས་རབས་ཉེར་གཅིག་པའི་བོད་ལུགས་གསོ་རིག་དངོས་ཚན་སློབ་གསོའི་འཆར་འགོད་སློབ་དེབ་ཀྱི་ཞུས་གཏུགས་ཚད་གཞི་ཞེས་པ་དང་ཞུས་གཏུགས་བྱེད་ཐབས་ཞེས་པ་གཉིས་ཐོག་མར་གཏན་འཁེལ་བྱས་ཤིང་། དེ་ཉིད་སློབ་དེབ་ཞུས་གཏུགས་བྱ་བའི་གཞི་འཛིན་གྱི་ཡིག་ཆར་བཟུང་། དེ་དང་ཆབས་ཅིག་སློབ་དེབ་སོ་སོའི་གཙོ་ཞུས་པ་གཏན་འཁེལ་དང་། འཕེལ་འགྲིབ་ནད་ཅེས་པ་སོགས་སློབ་དེབ་བཅོ་བརྒྱད་ཀྱི་མ་ཕྱིར་ཞུ་དག་གཏན་འབེབས་བྱས་ཐོག ༢༠༠༣ལོའི་ཟླ་༨པར། རྩོམ་ཞུས་ཨུ་ཡོན་ལྷན་ཚོགས་ཀྱིས་ལྷ་སར་སློབ་དེབ་ཞུས་གཏུགས་ཚོགས་འདུ་ཐེངས་གཉིས་པ་བསྡུས་ནས་མཚོན་རྩ་གསོ་བ་ཞེས་པ་སོགས་སློབ་དེབ་བརྒྱད་ཀྱི་མ་ཕྱིར་ཞུས་གཏུགས་གནང་བ་མ་ཟད། རིག་གཞུང་ཆེད་མཁས་ཚོགས་པས་བོད་ཀྱི་གསོ་རིག་བྱུང་འཕེལ་གྱི་ལོ་ཚིགས་ཐད་ལ་ཆེད་གཉེར་ཞིབ་འཇུག་དང་བགྲོ་གླེང་བྱས་པ་བརྒྱུད་བོད་ཀྱི་གསོ་རིག་ལོ་རྒྱུས་ཞེས་པའི་སློབ་དེབ་ཞུས་གཏུགས་ཐད་ལ་དགོངས་འཆར་གཅིག་གྱུར་བྱུང་།

ཟུ་འབྲེལ་སློབ་དེབ་འདིའི་རིག་ཚན་དབྱེ་སྐབས་གངས་ཅན་གསོ་བ་རིག་པའི་གནས་དང་སྐབས་དང་མདོ་སོགས་ཀྱི་ཁྱད་ཆོས་རྒྱུན་འཛིན་དང་། གཞུང་ལུགས་ཀྱི་མ་ལག་རང་བཞིན་དང་ཆ་ཚང་རང་བཞིན་གཞིར་བཞག་སྟེང་དེང་རབས་མཐོ་རིམ་གསོ་རིག་སློབ་གསོའི་བླང་བྱ་དང་སློབ་ཁྲིད་ཀྱི་ཆོས་ཉིད་དང་ཡང་ཟུང་འབྲེལ་གང་ལེགས་བགྱིས་ཐོག བོད་ལྗོངས་བོད་ལུགས་གསོ་རིག་སློབ་གྲྭ་ཆེན་མོ་དང་མཚོ་སྔོན་བོད་ལུགས་གསོ་རིག་སློབ་གྲྭ་ཆེན་མོ་

གཉིས་མཉམ་འབྲེལ་དང་བསྒྲིགས་པའི་རྒྱལ་ཡོངས་བོད་ལུགས་གསོ་རིག་ཆེད་ལས་ཀྱི་དངོས་ཚན་སློབ་ཁྲིད་རྩ་འཛིན་ཞེས་པ་གཞིར་བཟུང་སྟེ་དུས་རབས་ཉེར་གཅིག་པའི་བོད་ལུགས་གསོ་རིག་དངོས་ཚན་སློབ་གསོའི་འཆར་འགོད་སློབ་དེབ་ཚན་པ་ཉེར་དྲུག་ཏུ་གཏན་འཁེལ་བྱས་པ་དང་། རྩོམ་སྒྲིག་བྱེད་སྐབས་ཐད་བོད་ལུགས་སྨན་པའི་ཆེད་ལས་ཀྱི་དངོས་ཚན་(སོ་ལྔའི་ལམ་ལུགས)སྐྱིད་སྡོད་གི་དམིགས་ཡུལ་དང་མཐུན་པར་ཁ་ཕྱོགས་ནས། དེ་སྔའི་བོད་ལུགས་གསོ་རིག་སློབ་ཆེན་གྱི་སློབ་དེབ་རྩོམ་སྒྲིག་གི་ཉམས་མྱོང་བསྡུ་ལེན་དང་། བོད་ལུགས་སྨན་པའི་ཆེད་ལས་ཀྱི་སློབ་ཁྲིད་ནང་དོན་དང་ཁྱད་ཆོས་ལྟར། གཅིག་གྱུར་གྱི་རྩོམ་སྒྲིག་རྩ་འཛིན་དང་། སྒྲིག་སྐངས། རྣམ་པ། ས་བཅད་འགོད་ཚུལ་སོགས་བཟོས་པ་ཡིན། དེ་ལྟར་མུ་འབྲེལ་སློབ་དེབ་འདིར་བོད་ལུགས་གསོ་རིག་གི་གཞི་རྩ་གསུམ་གྱི་ནང་དོན་ཆ་ཚང་ཞིང་སློབ་ཁྲིད་ཀྱི་ངོས་འཚམ་རང་བཞིན་དང་ཚན་རིག་རང་བཞིན་མངོན་གསལ་ཡིན་པ་མ་ཟད། དངོས་ཚན་སློབ་མ་གསོ་སྐྱོང་བྱེད་པའི་དོན་དངོས་དང་ཡང་མཐུན་པ་བཅས་མདོར་ན་རང་རྒྱལ་གྱི་བོད་ལུགས་གསོ་རིག་རིག་གཞུང་འཕེལ་རྒྱས་སུ་ཕྱིན་པའི་ཚུ་ཚད་དང་གྲུབ་འབྲས་གསར་པ་མཚོན་ཡོད།

འདི་ལྟའི་མུ་འབྲེལ་སློབ་དེབ་ཅིག་རྩོམ་སྒྲིག་པར་སྐྲུན་བྱེད་པ་ནི་གསར་གཏོད་ཀྱི་རང་བཞིན་ལྡན་པའི་བྱ་བ་ཞིག་ཡིན་པའི་ཁར། ང་ཚོར་རྩོམ་སྒྲིག་གི་དུས་ཡུན་ཐུང་ཞིང་ལས་བྲེལ་ཆེ་བ། རྩོམ་སྒྲིག་མི་སྣའི་ཤེས་བྱའི་ཚུ་ཚད་ཀྱང་དམའ་སྐབས་ནོར་འཁྲུལ་ནོངས་འགལ་གྱི་ཆ་གཡོལ་ཐབས་བྲལ་བས་ན་བོད་ལུགས་གསོ་རིག་སློབ་ཁྲིད་གནང་མཁན་དང་རྒྱ་ཆེའི་ཀློག་པ་པོ་རྣམས་ཀྱིས་བཀོལ་སྤྱོད་བྱེད་པའི་བརྒྱུད་རིམ་ནང་སློབ་དེབ་འདི་སྔར་ལས་ལྷག་པའི་ངང་གོང་སྤེལ་དང་། འཕྲུལ་ཚང་དུ་བཏང་ནས་དུས་རབས་ཀྱི་རྣམ་པ་གསར་པའི་འོག་གངས་ལྗོངས་གསོ་བ་རིག་པའི་འཕྲིན་ལས་རླབས་པོ་ཆེ་ཉིད་ཡུལ་གྲུ་ཀུན་ཏུ་དར་ཞིང་འགྲོ་བ་མིའི་རིགས་ཀྱི་བདེ་ཐང་གི་གསོས་སུ་སྨིན་པར་འགྱུར་ཆེད་དགོངས་འཆར་རིན་པོ་ཆེ་ལྷུག་སྩོལ་གནང་རོགས་ཞུ།

རྒྱལ་ཡོངས་མཐོ་རིམ་སློབ་གྲྭའི་བོད་ལུགས་གསོ་རིག་

ཆེད་ལས་སློབ་དེབ་རྩོམ་ཞུས་ཨུ་ཡོན་ལྷན་ཚོགས་ཀྱིས།

༢༠༠༩ལོའི་ཟླ་༦པར།

前 言

这套教材主要供藏医学专业本科(五年制)使用,也可供藏药学专业本科试用。该套教材是我国第一套统编、规范、配套的藏医学专业本科教材。

藏医药学是我国传统医药学的重要组成部分。为大力弘扬中华民族优秀传统文化,建设具有中国特色的社会主义卫生事业,适应藏医药学高等教育改革与发展的需要,国家中医药管理局于2001年组织西藏、青海、甘肃、四川、云南等省(区)共同编写出版全国藏医本科教育规划教材。2001年5月,青海省卫生厅和青海藏医学院在西宁召开了"全国高等医药院校藏医学专业本科系列教材编写协作会",国家中医药管理局科技司领导出席会议并讲了话。会议审议并通过了青海藏医学院编写的《教材编写总纲》和《教材编写大纲》。会后,国家中医药管理局成立了全国高等院校藏医学专业教材编审委员会(以下简称编委会),负责该系列教材编写的指导工作。编委会下设办公室挂靠在青海省卫生厅,负责日常工作。2002年4月,国家中医药管理局科技司在成都主持召开了"高等藏医学专业本科教材编写协调会",通报了教材编写进展情况,协调和解决了教材编写工作中存在的某些问题,成立了学术专家组,并将本系列教材正式定名为"21世纪藏医本科教育规划教材"。根据成都会议精神,2002年9月,编委会在兰州召开学术专家组会议,经过反复讨论,确定了本系列教材由26门教材科目组成,以及每门教材的名称。2002年10月,国家中医药管理局正式下文确定公布了26门教材的主编、副主编和编写人员名单,明确了教材编写的任务与分工。

两年多来,在国家中医药管理局的领导和五省区卫生厅的配合下,经过广大编写人员的积极努力,教材编写工作进展顺利。2003年3月,编委会在西宁召开了"21世纪藏医本科教育规划教材"审定会议,会议研讨形成了统一、规范的《21世纪藏医本科教育规划教材审定标准》及《审定方法》,为教材的审定工作提供了必要依据。同时还确定了每门教材的主审人员,审定通过了《藏医病机学》等18门教材的初稿。2003年8月,编委会在拉萨召开了第二次教材审定会议,原则通过了《藏医外伤学》等 8 门教材的初稿。并组织学术专家组召开专题会议，经过充分讨论和认真研究，对《藏医药学史》形成了一致的审定意见。

本套教材在学科划分及科目上，充分尊重藏医药传统的学科体系特色，保持藏医药学理论的系统性和完整性，同时紧密结合现代高等医药教育要求和教学规律，并依据西藏藏医学院与青海藏医学院联合编写的《全国藏医学专业本科教学大纲》，确定了“21 世纪藏医本科教育规划教材”由 26 门科目组成。在编写方法上，为符合藏医学专业本科(五年制)培养的目标，汲取有关藏医院校以往所编教材的经验，根据藏医学专业的教学内容和特点，制定了统一的编写大纲、体例、格式和章节，有利于藏医教学工作的顺利进行。

本套教材较好地解决了教学适应性和科学性的关系。注重培养学生解决问题的实际能力，较全面、系统、完整地继承了藏医药学的基础理论、基本知识和基本技能，并反映了我国藏医药学术发展的新水平和新成果。

本系列教材编写和出版是一项创新性的工作，由于时间紧，工作量大，加之编写人员的水平所限，不可避免地存在一些不足之处，热忱希望各地藏医药教学人员和广大读者在使用过程中，提出宝贵意见，以促使本系列教材日趋完善、更加符合新形势下藏医药事业发展的需要。

全国高等院校藏医学专业教材编审委员会

2004 年 6 月

རྩོམ་སྒྲིག་གསལ་བཤད།

༄༅། །ཕྱོར་ནད་གསོ་བ་ཞེས་པའི་སློབ་དེབ་འདི་ནི་དུས་རབས་ཉེར་གཅིག་པའི་བོད་ལུགས་གསོ་རིག་དངོས་ཚན་སློབ་གསོའི་འཆར་འགོད་སློབ་དེབ་ཀྱི་ཡ་གྱལ་ཞིག་སྟེ། བོད་ལུགས་སྨན་པའི་ཆེད་ལས་ཀྱིས་བཀོལ་སྤྱུར་འཚམ་ཞིང་། བོད་ལུགས་ནད་གཡོག་རིག་པ་ལ་འཇུག་མཁན་རྣམས་ཀྱིས་ཀྱང་འོས་འཚམ་ངང་ཟུར་བལྟ་བྱས་ཆོག

སློབ་དེབ་འདིའི་གཙོ་སྒྲིག་པ་ནི་མཚོ་སྔོན་ཞིང་ཆེན་བོད་སྨན་ཁང་གི་སྨན་པ་འབུམ་རམས་པ་རྒྱ་ཡེ་བློ་བཟང་ཉི་མ་མཆོག་ཡིན་ལ། གཙོ་སྒྲིག་གཞོན་པ་མཚོ་སྔོན་ཞིང་ཆེན་བོད་སྨན་ཁང་གི་སྨན་པ་རབ་འབྱམས་པ་གནུབས་དོན་གྲུབ་ཚེ་རིང་དང་དབང་ཆེན་ཚེ་བརྟན་གཉིས་ཡིན། རྩོམ་སྒྲིག་ལས་ཐོག་པ་ནི་རྒྱ་ཡེ་བློ་བཟང་ཉི་མ་ལགས་དང་། གནུབས་དོན་གྲུབ་ཚེ་རིང་། དབང་ཆེན་ཚེ་བརྟན། མཚོ་སྔོན་ཞིང་ཆེན་རྨ་ལྷོ་ཁུལ་གཙན་ཚ་རྫོང་བོད་སྨན་ཁང་གི་སྨན་པ་རབ་འབྱམས་པ་རྡོ་རྗེ་དབང་རྒྱལ། མཚོ་སྔོན་ཞིང་ཆེན་མཚོ་ལྷོ་ཁུལ་བོད་སྨན་ཁང་གི་སྨན་པ་རབ་འབྱམས་པ་སྐར་མ་ཚེ་བརྟན་དང་བསོད་ནམས་རྒྱལ་བཅས་ཡིན། དེ་ཡང་སྐད་འགགས་སོགས་ལེའུ་ལྔ་རྡོ་རྗེ་དབང་རྒྱལ་གྱིས་རྩོམ་སྒྲིག་བྱས་ཤིང་། སྐྲིགས་བུ་དང་གྲུམ་བུ་སོགས་ལེའུ་བརྒྱད་རྒྱ་ཡེ་བློ་བཟང་ཉི་མ་དང་གནུབས་དོན་གྲུབ་ཚེ་རིང་གཉིས་དང་། གྲིན་དང་དྲེག་ནད་གཉིས་སྐར་མ་ཚེ་བརྟན་དང་བསོད་ནམས་རྒྱལ་གཉིས་ཀྱིས་སོ་སོར་བསྒྲིགས། ཆུ་སེར་དང་ཕོ་མཚན་གྱི་ནད་སོགས་ལེའུ་ལྔ་ནི་དབང་ཆེན་ཚེ་བརྟན་གྱིས་རྩོམ་སྒྲིག་བྱས་ལ། མཚོ་སྔོན་བོད་ལུགས་གསོ་རིག་སློབ་གྲྭ་ཆེན་མོའི་དགེ་རྒན་འབུམ་རམས་པ་ཧ་མགྲིན་རྒྱལ་ལགས་ཀྱིས་སློབ་དེབ་ཡོངས་ལ་གཙོ་ཞུས་མཛད།

དཔྱད་གཞིའི་ཡིག་ཆ་དང་ས་བཅད་ཀྱི་འགྲོ་སྟངས་ཐད་གཙོ་བོ་གསོ་རིག་རྒྱུད་བཞི་དང་། ཡན་ལག་བརྒྱད་པའི་རྩ་འགྲེལ། དགོས་པ་ཀུན་འབྱུང་། བཻ་སྔོན། མན་ངག་ལྷན་ཐབས། སྨན་བསྡུས་ཨ་ཡིག དེའུ་དམར་བའི་གསོ་རིག་གསུང་རྩོམ་ཕྱོགས་བསྒྲིགས། མན་ངག་བཀའ་རྒྱ་མ། ཀོང་སྨན་པའི་པོད་དམར། མན་ངག་རིན་ཆེན་འབྱུང་གནས། རྒྱུད་འགྲེལ་དྲང་སྲོང་ཞལ་ལུང་། ཉམས་ཡིག་བརྒྱ་རྩ་སོགས་ཚད་ཐུབ་ཀྱི་བསྟན་བཅོས་གང་མང་ཞིག་ལ་གཞི་བཅོལ་ཞིང་དཔྱད་གཞིར་བཟུང་སྟེ་དོན་གྱི་སྒྲོམ་གཞིའམ་རང་ལུགས་ཀྱི་རིག་པའི་གཞི་རྐང་མ་འཁྱོལ

བའི་ངོས་ནས་ཕྱོགས་སོ་སོར་གང་འཚམ་གྱིས་སྤེལ་སྒྲིག་བྱས་ཡོད་པ་སྟེ། ནད་ཐེ་བྲག་པའི་ས་བཅད་ཀྱི་སྒྲིག་སྟངས་དང་། སྔོང་རྐྱེན། མི་ནོར་བའི་རྟགས་བཅས་གསལ་ཁ་དོད་མེད་པ་རྣམས་གང་ནུས་ཀྱིས་གཞུང་ལུགས་ཁུངས་མ་རྣམས་ལ་སློ་བསྟུན་ཏེ་ཆད་པ་བསྐངས། གབ་པ་ཕྱུངས། གོ་རིམ་ངེས་པའི་སྒོ་ནས་དུས་རབས་ཀྱི་བླང་བྱ་དང་མཐུན་ཞིང་། བོད་ལུགས་སྨན་པའི་ཆེད་ལས་ཀྱིས་བཀོལ་རྒྱུར་འཚམ་པར་བྱས་ཏེ་རྩོམ་སྒྲིག་བགྱིད་ཁུལ་བྱས་ཡོད། ཡིན་ནའང་། ང་ཚོའི་སྐྱེས་སྦྱངས་ཟུང་གི་ཤེས་ཡོན་ཞན་ཞིང་རིགས་པའི་གཞུང་ལུགས་ཀྱི་ཚུ་ཚད་དམན་པས་ན་སྨན་དེབ་འདིའི་ནང་དུ་ནོངས་པ་དང་འགལ་བ། དེ་བཞིན་ཆད་ལྷག་གང་མང་འབྱུང་བར་གདོན་མི་ཟ་བས་ན། རྒྱ་ཆེའི་དགེ་སློབ་ཚང་མས་ལྷག་བསམ་བཟང་པོས་དག་བཅོས་ཡོ་བསྒྲུང་ཡོད་པ་ཞུ།

ཟོར་ནད་གསོ་བའི་སྨན་དེབ་རྩོམ་སྒྲིག་ཚོ་ཆུང་ནས།

སྤྱི་ལོ་༢༠༠༩ལོའི་ཟླ་༨པར།

བཅོས་སྒྲིག་གསལ་བཤད།

༄༅། །སློབ་དེབ་འཛུགས་སྐྲུན་གྱི་ཆ་དོན་ཏེ་བོད་ལུགས་གསོ་རིག་མཐོ་རིམ་སློབ་གསོའི་འཕེལ་རྒྱས་ཀྱི་དགོས་མཁོ་དང་རྒྱ་ཆེའི་དགེ་སློབ་ཡོངས་ཀྱི་རེ་བ་གང་ལེགས་སུ་སྐོང་ཐུབ་པའི་ཆེད་དུ། ང་ཚོས་སློབ་དེབ་བཅོས་སྒྲིག་མི་སྣ་ཚ་འཛུགས་ཀྱིས་མུ་འབྲེལ་སློབ་དེབ་ཁག་ཉེར་དྲུག་གི་བདག་ཉིད་ཅན་འདིར་ཕྱོགས་ཡོངས་ནས་བཅོས་སྒྲིག་འཐུས་ཚང་དང་ཇེ་བཟང་ཇེ་ལེགས་སུ་གཏོང་བའི་ལས་ལ་ཞུགས་པ་དང་། བཅོས་སྒྲིག་བྱེད་པའི་སྐབས་སུ་རྩོམ་སྒྲིག་གི་ཚད་གཞི་དང་། སློབ་དེབ་བཅོས་སྒྲིག་ཆ་འཛིན་སོགས་སྟེང་ནས་ཚད་གང་ནུས་ཀྱིས་མཐོར་འདེགས་དང་སློབ་དེབ་ཀྱི་ནང་དོན་གཅིག་གྱུར་ཚད་ལྡན་ཡོང་བའི་ཕྱིར་དུ་ཆེད་མཁས་གྲས་ཚོགས་བསྡུས་ཏེ་ཐེངས་འདིའི་སློབ་དེབ་བཅོས་སྒྲིག་གི་བསམ་བློའི་ཁ་ཕྱོགས་དང་། བཅོས་སྒྲིག་གི་ཆ་དོན། བཅོས་སྒྲིག་གི་ཚད་གཞི་དང་། སློབ་དེབ་བཅོས་སྒྲིག་ཆ་འཛིན་སོགས་སྟེང་ལ་གཏན་འབེབས་བགྲོས་ཐོག པར་ཐེངས་དང་པོའི་སྒྲང་གཞིའི་སྟེང་ནང་དོན་ཐད་དུ་འདོར་ལེན་དང་། འཐུས་ཚང་། ཁ་གསབ་བཅས་བརྒྱབ་ཡོད་ལ། སྒྲིག་གཞིའི་ཐད་ནས་སློབ་དེབ་བྱིངས་ལ་སྤྱིར་བཤད་པ་དང་། ལེའུ་རེ་རེའི་མཇུག་ཏུ་སྙོམ་ཚུད། དཔེ་རིས་སྤེལ་མ་བཅས་བཀོད་གང་ཐུབ་བྱས་ཡོད། ལྷག་པར་དུ་སློབ་དེབ་སོ་སོའི་དབུར་འཁོད་པའི་སྤྱིར་བཤད་པ་ཞེས་པར་མཚོན་ན། སློབ་ཚན་རང་གི་སྤྱིའི་ནང་དོན་དང་ཁྱད་ཆོས། དགོས་པ་སོགས་ཅི་ནུས་ཀྱིས་ངོ་སྤྲོད་དང་། སྙོམ་ཚུད་དུ་ལེའུ་དང་ས་བཅད་ཀྱི་གཙོ་གནད་ཅི་ཡིན་ཚིག་ཉུང་དོན་འདུས་ཀྱིས་གསལ་བཤད་བྱས་ཡོད་པས་སློབ་མའི་རང་སྦྱོང་དང་བསམ་གཞིགས་ཐད་ལ་ནུས་པ་གང་འཚམ་ཐོན་ངེས། པར་ཐེངས་སྔོན་མའི་བསམ་གཞིགས་དྲི་ཚིག་ཆེ་དྲགས་པ་དང་མི་གསལ་བ། ལོག་པར་དྲིས་པ་སོགས་ལ་ད་རེས་ལེགས་བཅོས་ཀྱིས་ལེའུ་རེ་རེའི་མཇུག་གམ་ས་བཅད་ཆེ་བའི་མཇུག་ཏུ་བསམ་གཞིགས་དྲི་ཚིག་ཉུང་མཐའ་ཡང་ལྔའི་ཡན་བཀོད་དེ་སློབ་མའི་བསམ་གཞིགས་ཀྱི་ནུས་པ་ངོ་མ་སྐྱེད་སྲིང་བྱ་བའི་ཕྱོགས་ལ་ཤུགས་སྣོན་བྱས་ཡོད། གཞན་ད་དུང་ནད་ཐོག་སློབ་དེབ་ཁག་ལ་ནད་རིགས་སྤྱི་དང་བྱེ་བྲག་གང་ཡིན་ཡང་ངེས་ཚིག་དང་གོ་དོན། རྒྱུ་རྐྱེན་དང་རྟགས། འབྲུལ་སོ་བསལ་བ། བློ་གཉན། བཅོས་ཐབས་ལས་བཅོས་ཚུལ་དང་གཉེན་པོ་སོགས་གང་ཐུབ་ཀྱིས་ཁ་སྣོན་བྱེད་པའི་ཆ་དོན་འོག་རྩོམ་སྒྲིག་བྱེད་ཁུལ་བགྲིས་པ་བཅས། མ་རྟོགས་ལོག་རྟོག་དང་ཆད་ལྷག་ཅི་མཆིས་རིགས་གཟུར་གནས་མཁས་པ་དང་རྒྱ་ཆེའི་དགེ་སློབ་ཡོངས་ཀྱིས་དག་བཅོས་ཡོ་བསྲང་གནང་བར་མཁྱེན་མཁྱེན་ཞུ། །

དུས་རབས་༢༡པའི་བོད་ལུགས་གསོ་རིག་དངོས་ཆན་སློབ་གསོའི་
འཆར་འགོད་སློབ་དེབ་བཅོས་སྒྲིག་ཨུ་ཡོན་ལྷན་ཚོགས་ཀྱིས།
ཕྱི་ལོ་༢༠༡༠ལོའི་ཟླ་༦པར།

དཀར་ཆག

སྤྱིར་བཤད་པ།

ལུས་ཀྱི་ཡན་ལག་གི་ནང་ཚན་བདུན་པ་ཐོར་ནད་གསོ་བ་ཞེས་པ་འདི་ནི་ཁ་ཐོར་དུ་གནས་པའི་ནད་རིགས་སྐྲང་འགགས་སོགས་བཅུ་དགུ་ཕྱོགས་གཅིག་ཏུ་བསྡུས་པ་ལ་ཐོར་ནད་གསོ་བའི་སྐབས་ཞེས་ཟེར་རོ། །དེ་ཡང་གཙོ་བོ་མན་ངག་རྒྱུད་ཀྱི་ཉེས་གསུམ་གསོ་བ་སོགས་སྐབས་བཅུ་བཞིའི་ཡོངས་སུ་བསྡུ་མི་ཐུབ་པ་ཐོར་བུར་གནས་པའི་ནད་ཕྱོགས་བསྡུས་སུ་བཀོད་པ་ཡིན། དཔེར་ན་ཐོར་བུའི་རླུང་ཞེས་པའི་སྐབས་སུའང་རིགས་དང་གནས་སོགས་ཀྱི་ཡོངས་སུ་མ་འདུས་པ་ཁ་ཐོར་དུ་གནས་ཤིང་ཚད་གཞུག་སོགས་ལ་ལྷུང་བའི་རླུང་ནད་སྟོབས་ཆུང་ངུའི་མིང་ཡིན་པ་བཞིན་དུ་ཐོར་ནད་ཀྱང་སྡེ་ཚན་དུ་མ་འདུ་བ་དང་མྱུར་དུ་སྲོག་ཡའང་ཀློལ་མི་ཐུབ་པ་ནད་སྟོབས་ཆུང་ངུ་རྒྱུན་དུ་མཐོང་མང་བའི་ནད་རྣམས་ཕྱོགས་གཅིག་ཏུ་བསྡུས་པ་ཡིན་ཏེ། སྨྲིམ་པའི་རྒྱུད་འགྲེལ་ལས། ཕྱོགས་གཅིག་ཏུ་མི་འདུ་བའམ་སྡེ་ཚན་དུ་མ་འདུས་པ་དུམ་བུར་དུམ་བུར་འབྱུང་ཞེས་གསུངས་པ་ལྟར། དོན་དུ་སྡེ་ཚན་གཅིག་ཏུ་བསྡུ་མི་ཐུབ་པར་ཁ་འཐོར་ལྷ་བུར་གནས་པའི་ནད་རིགས་ཕྱོགས་གཅིག་ཏུ་བསྡུས་ཏེ་གྲུབ་ནའང་དེ་དག་གི་ནང་ནས་རྩ་དཀར་ལྷ་བུ་འགའ་ཞིག་ནི་རང་རྫུགས་ལྡན་པའི་ནད་རིགས་ཡིན་ལ། དྲི་འགག་དང་སྐྱུགས་ནད་ལྟ་བུ་འགའ་ཞིག་ནི་ནད་རིགས་གཞན་འགའ་ཞིག་ལ་འབྱུང་བའི་ནད་རྟགས་ཀྱི་མངོན་ཚུལ་ཡིན་པ། ད་དུང་རེ་ཟུང་ནི་ནད་རིགས་གཞན་འཕེལ་འགྲུགས་ལས་བྱུང་བའི་རྗེས་འབྲས་ཡིན་པ་སོགས་ཀྱིས་ཐོར་ནད་གསོ་བའི་སྐབས་དོན་འདི་ལ་ཐུན་མོང་མ་ཡིན་པའི་ཁྱད་ཆོས་ཅུང་མང་ངོ་། །དེ་ཡང་ཐོར་ནད་ཀྱི་རིགས་ནི་ཅུང་འབྱུང་མང་བའི་ནད་རིགས་ཡིན་ཕྱིར་གནའ་བོའི་ཏུན་ཧོང་གསོ་རིག་གི་ཤོག་དྲིལ་ལས་ཀྱང་མང་དུ་འབྱུང་སྟེ། སོ་སྲིན་བུ་ཞུགས་སྟེ་ན་བ་ལ་ལྟ་བུ་སྲིན་གྱི་ནད་དང་། མྱི་བོ་ཞིག༔ཆབ་ཀྱིས་བགགས་ན་བུད་མྱེད་ཆེན་མོ་རྒྱ༔བཟོད་པ་ཞིག༔ཆུས༔བགས། ན་རྒྱོས་ན་ཆེ་ལྟ་བུ་གཅིན་འགག་གི་ནད། དེ་བཞིན་མྱི་གཡན་བས་བཏབ་པ་ལ་སྨྱུལ། ཀྱི་ཆེལ་གྱིས། བསྐུས། ན་རྩེ་ལྟ་བུ་པགས་ནད་ཀྱི་རིགས། སྐྱིགས་བུས། བཏབ་པ་ལ། ལག་པ་གཡས་པའི། རྩ། པར་པར་བགྱིད་པ་དམ་དུ་མནན་ན་ཚད་ལྟ་བུ་སྐྱིགས་བུའི་ནད། མྱི་ཀ་ལག་ལ་མཛེར་བ་བྱུང་བ་ལ། ཕྱི་ཆིལ་དྲོན་པོས་བསྐུས་ན་ཆེ། །ལྟ་བུ་མཛེར་བའི་ནད། ནུ་མཛིང་གཉིས་ཀྱི་བར་བྲང་གྱི་ལྟེའུ་ཀྱིབ་ཀྱིབ་པོ་དབྱེ་བའི་མཚམས་སུ་བཏབ་ན། དབུགས་ཚབ་དང་། ཆུ་སེར་སྙིང་ལ་ཐྲོས་པ་དང་། ཁྲིས་བའི་བྲང་ནད་ཕན་ཏེ་མྱེ་བཙའ་བདུན་བཏབ་པོ་ལྟ་བུ་ཆུ་སེར་གྱི་ནད་སོགས་གཞུང་ལུགས་འཐུས་ཚང་ཅན་དུ་གྲུབ་མ་ཐུབ་པའི་ཐོར་རེ་བའི་བཅོས་ཐབས་མང་དུ་ཡོད་པ་དང་། ཐོར་བུའི་ནད་དེ་དག་ལ་ཞིབ་པར་བརྟག་ན་བཅོས་ཐབས་དེ་རིགས་ནི་བོད་རང་གི་ཡུལ་སྲོལ་དང་མཐུན་པར་སྨན་དཔྱད་ཀྱི་ཐོག་མའི་བྱུང་ཚུལ་དང་རྨང་གཞི་ཡིན་པར་ཡིད་ཆེས་བྱས་ཆོག་པར་མ་ཟད་དེ་ལྟའི་ནད་ཀྱི་འབྱུང་རྐྱེན་དང་དུག་སེལ

སྨན་གྱི་འགྲོ་ལྡོག་གི་བྱེད་ཐབས་དྲན་ཤེས་པ་ནས་རིམ་པས་གཞུང་ལུགས་ཅན་དང་། གོ་རིམ་ཅན། འཐུས་ཚང་ཅན་དུ་སྨིན་ཏེ་བོད་ཀྱི་གསོ་རིག་གི་རྣམ་པར་ཡོངས་སུ་གྲུབ་པ་ཡིན།

བོད་ཀྱི་རྒྱལ་རབས་ཉེར་བརྒྱད་པ་ལྷ་ཐོ་ཐོ་རི་གཉན་བཙན་གྱི་དུས་ནས་བཟུང་རྒྱལ་པོ་རེ་ལ་བླ་སྨན་རེའི་སྲོལ་དར་བ་དང་། ལྷག་པར་དུ་རྒྱལ་རབས་སུམ་ཅུ་བ་འབྲོང་གཉན་ལྡེའུ་ས་གདོང（ ཀླུ་གདོང་ཆུ་སེར་མཛེ་ནད）ཀྱིས་ཟིན་པ་ཞེས་དོན་ལ་ཆུ་སེར་མཛེ་ནད་བྱུང་བ་རྒྱལ་རབས་ཁྱིམ་རྣམས་ལ་མི་འགོས་པའི་ཆེད་དུ་རང་ཉིད་གསོན་དུར་དུ་གཤེགས་པ་དང་། རྒྱལ་རབས་སོ་གཉིས་པ་གནམ་རི་སྲོང་བཙན་གྱི་དུས་སུ་རྒྱ་ནག་ནས་རྩིས་དང་སྨན་གྱི་སྐོར་འགའ་ཞིག་བླངས་པ་ལོ་རྒྱུས་འགར་གསལ་ཙང་དར་རྒྱས་ཆེར་མ་བྱུང་། རྒྱལ་རབས་སོ་གསུམ་པ་སྲོང་བཙན་སྒམ་པོའི་སྐབས་རྒྱ་ནག་གི་སྨན་པ་ཧེན་ཕན་ཧང་དེ། རྒྱ་གར་གྱི་སྨན་པ་བྷ་ར་དྷ་ཛ། ཏ་ཟིག་གི་སྨན་པ་ག་ལེ་ནོས་གསུམ་བོད་རྒྱལ་གྱི་སྨན་གསོ་བའི་ཕྱིར་གདན་དྲངས་ཤིང་རང་རང་གི་བསྒྲམས་པའི་སྨན་གཞུང་རྣམས་བོད་ཡིག་ཏུ་བསྒྱུར་བ་དང་། སྨན་པ་གསུམ་བཀའ་བགྲོས་ནས་མི་འཇིགས་པའི་མཚོན་ཆ་ཞེས་བམ་པོ་བདུན་ཡོད་པ་བརྩམས་པར་བཞེད་ཅིང་། ད་ལྟའི་བར་གཞུང་དེ་དངོས་སུ་མཇལ་རྒྱུ་མ་བྱུང་ཙང་དེའི་ནང་དུ་ཐོར་ནད་ཀྱི་རིགས་མང་པོའི་གསོ་བཅོས་ཡོད་པ་གདོན་མི་ཟའོ། །

ཆོས་རྒྱལ་ཁྲི་སྲོང་ལྡེ་བཙན་གྱི་དུས་སུ་སྨན་དཔྱད་ཟླ་བའི་རྒྱལ་པོ་ཞེས་བྱ་བའི་གཞུང་བྱུང་ཞིང་དེའི་ནང་སྲིན་ནད་ལྔ་བུ་ལ། རླུང་སྲིན་ཀླུམ་ཁྲིའུ་ལོང་ལ་གནས་པ་དང་། མཁྲིས་སྲིན་ཁབ་རྩེ་འདྲ་བ་རྒྱུ་མ་དག་ལ་གནས་པ། བད་ཀན་གྱི་སྲིན་དོག་བཙངས་འདྲ་བ་ཕོ་བ་དག་ལ་གནས་ཏེ་གནོད་ཅིང་། ཁྱད་པར་ཏུ་སྲིན་དེ་དག་གིས་རུས་དང་ཤ་པགས་ཟ་བ། ཁྲག་འཛིངས་པ་དང་དེ་ལས་བྱུང་བའི་ནད་རྟགས་གསོ་བཅོས་རྣམས་གསལ་བོར་བསྟན་ཡོད། ཁྱད་པར་དུ（ སྤྱི་ལོ༧༠༨）རྗེ་གཡུ་ཐོག་ཡོན་ཏན་མགོན་པོ་བྱོན་ཏེ་གསོ་རིག་རྒྱུད་བཞི་བརྩམས་པ་ནས་ཐོར་ནད་གསོ་བའི་ལག་ལེན་གྱི་རིམ་པ་ཡང་གཞུང་ལུགས་ཅན་དང་འཐུས་ཚང་ཅན་དུ་གྱུར་པ་རེད། དེ་ནས་བཟུང་མཁས་པ་མང་པོ་ཞིག་གིས་གསོ་རིག་རྒྱུད་བཞི་གཞུང་ཀུན་གྱི་ཡང་རྩེར་གཟིགས་ཏེ་འགྲེལ་བ་རྒྱས་བསྡུས་སྣ་ཚོགས་བརྩམས་པ་ལས་བྱེ་བྲག་ཐོར་ནད་ཀྱི་འགྲེལ་བའང་ཤིན་ཏུ་མང་པོ་མཛད་ཡོད། ཡིན་ནའང་སྤྱ་འགྲེལ་དེ་དག་ལས་ནད་རེ་རེའི་བཅོས་ཐབས་མན་ངག་དམིགས་བསལ་དུ་བསྟན་པ་ནི་ཟུར་མཁར་མཉམ་ཉིད་རྡོ་རྗེའི་མན་ངག་བྱེ་བ་རིང་བསྲེལ་ཡིན་ཞིང་། དེ་ལས་པགས་ནད་ཟ་འཕྲུག་གསོ་བའི་ཐོ་ཆུང་དང་། པགས་བཤལ་ཟབ་མོ། མགོ་སྲིན་ཡ་མ་དྲུང་འཕྱིན། གཞང་སྲིན་གྱི་བཅོས་ཐབས། སྲིན་བཅོས་བསྡུས་པ་སྒྲོན་བ་སྤྲུག་སྙེར་སོགས་དང་། མཛེར་བའི་བཅོས་སྣ་ཚོགས། མཚན་མ་ཤིང་རིངས་ཀྱི་གདམས་པ། ཐིག་ལེ་བསྲུང་བའི་ཞལ་གདམས། མཛེ་ཐུགས། ཆུ་སེར་འཕྲུལ་བཤལ། སྐད་བཅོས་སེང་གེའི་ང་རོ་སོགས་ལག་ལེན་སྟབས་བདེ་ལ་ནུས་པ་རྗེ་བའི་ཉམས་ཡིག་བོན་ཡིན་ཞེས་ལོང་གིས་དངོས་སུ་གསུངས་ཡོད་པ་དང་། དེ་བཞིན་གོང་སྨན་དཀོན་མཆོག་བདེ་ལེགས་ཀྱི་གསོ་རིག་དགོས་པ་ཀུན་འབྱུང་གི་སྐད་སྨན་ཆིག་བརྒྱུད་མ་ལྟ་བུར་ཡང་། ཇི་སྐད་དུ། སླན་པར་འདོད་དང་སྦྲམ་

པར་འདོད། །མཉེན་པར་འདོད་དང་ཕྲ་བར་འདོད། །རིང་བར་འདོད་དང་འཚེར་བར་འདོད། །ཀུན་ཕན་སྦྱོང་བ་དག་དང་བདུན། །ཞེས་དང་། སླང་ཐབས་བཙོས་པའི་ཞལ་གདམས། སྦྱིན་སྨན་སྔགས་ཀྱི་བཙོས་པ་སོགས་ཐུན་མོང་མ་ཡིན་པ་ཉིད་དུ་ཟབ་པ་ཉམས་སུ་བླངས་པའི་མན་ངག་རྟགས་ཐོན་ཡིན་པ་ཉིད་དུ་མང་ཞིང་། ད་ར་མོ་བློ་བཟང་ཆོས་གྲགས་ཀྱི་གདམས་ངག་བཀའ་རྒྱ་མའི་ནང་དུའང་། དྲིག་གྲུམ་དང་རྩ་དཀར་གྱི་བཙོས་ཐབས། སྔགས་དང་རྫས་བསྲུང་གི་ཆོག་སོགས་དོན་འདུས་ཤིང་གནད་ཐོན་པའི་མན་ངག་སྐོར་དང་། དེ་བཞིན་ཀརྨ་ངེས་ལེགས་བསྟན་འཛིན་གྱི་ཕན་བདེ་ནོར་བུའི་བང་མཛོད་དུ་ཐོར་ནད་ལེའུ་བཅུ་དགུ་པོ་རེ་རེ་ལ་གནའ་བོའི་སྨན་གཞུང་འབུམ་ཁུ་ཚུར་དང་། བསེ་སྒྲོམ་སྨུག་པོ། རྡོ་རྗེ་ཕ་ལམ། རིན་ཆེན་གཏེར་མཛོད་སོགས་གཞུང་ལུགས་བཞི་བཅུ་ལྷག་གི་སྙིང་པོ་དང་སྨན་སྦྱོར་ཉེར་མཁོ་རྣམས་ལ་ལེགས་པར་བརྟགས་ཏེ་མན་ངག་ཡོན་ཏན་རྒྱུད་ཀྱི་ཐོར་ནད་གསོ་བའི་ལྷན་ཐབས་ལྟ་བུར་བཀོད་དེ་བོད་ཀྱི་གསོ་རིག་འཕེལ་རྒྱས་དང་སྒོས་སུ་ཐོར་ནད་གསོ་བའི་ལག་ལེན་གྱི་ཁྱབ་ཁྱོངས་རྒྱ་བསྐྱེད་དང་རྣམ་པ་ཇི་རྒྱས་སུ་འགྲོ་བར་གོང་གསལ་གྱི་གཞུང་ལུགས་དང་ལག་ལེན་དག་གིས་ནུས་པ་རྒྱ་ཆེར་ཐོན་ཡོད།

སྡོམ་ཚང་།

ཐོར་ནད་ཅེས་པ་ནི་སྐྲང་འགགས་དང་དབུགས་མི་བདེ་བ་སོགས་ནད་རིགས་སྣ་ཚན་དུ་བསྡུ་མི་བདེ་བ་ཁ་ཐོར་གྱི་རིགས་རྣམས་ལ་ཟེར། དེ་ལ་ཡང་རྒྱུད་དངོས་བསྟན་དུ་ཐོར་ནད་རིགས་བཅུ་དགུ་ཡོད་ལ། དེ་དག་ལས་ཁ་ཅིག་ནི་ནད་རིགས་གཞན་གྱི་རྟགས་སམ་རྗེས་འབྲས་ཡིན་པ་ཡང་ཡོད། ཐོར་ནད་གསོ་བའི་གཞུང་ལུགས་འདི་ནི་གནའ་ནས་བྱུང་ཡོད་པ་ཏུན་ཧོང་ཡིག་དག་ལས་དཔོག་ནུས་ཤིང་། ལྷ་ཐོ་ཐོ་རིའི་དུས་ནས་བཟུང་བླ་སྨན་གྱི་སྲོལ་བྱུང་བས་གཞུང་དང་ལག་ལེན་གྱི་འཕྲུས་སྐྱོ་ཇེ་ཆེར་དུ་འགྲོ་བའི་མགོ་བརྩམས། རྒྱུད་བཞི་བྱུང་བ་ནས་ཟུར་མཁར་བའི་མན་ངག་བྱེ་བ་རིང་བསྲེལ་དང་། དུས་ཕྱིས་ཀྱི་གོང་སྨན་པའི་དགོས་པ་ཀུན་འབྱུང་སོགས་ཉམས་ཡིག་ཏུ་ཅང་མང་པོ་བྱུང་བས་གསོ་དཔྱད་སྤྱི་དང་སྒོས་སུ་ཐོར་ནད་ཀྱི་འཕེལ་རྒྱས་ལ་ནུས་པ་མི་དམན་པ་ཐོན་ཡོད།

(དོན་གྲུབ་ཚེ་རིང་། གཙོད་པ་རྒྱལ།)

བསམ་གཞིགས།

༡ ཐོར་ནད་ཅེས་པ་ནི་ཇི་འདྲ་ཞིག་ལ་ཟེར།

༢ ཐོར་ནད་གསོ་བའི་གཞུང་ལུགས་ཇི་ལྟར་གྲུབ་པ་ཡིན།

༣ མན་ངག་བྱེ་བ་རིང་བསྲེལ་གྱི་ཐོར་ནད་གསོ་བ་ལ་ཁྱད་ཆོས་ཅི་ཡོད།

༤ ཐོར་ནད་རྣམས་ནི་ནད་རང་མཚན་པ་ཞིག་ཡིན་ནམ།

༥ ཐོར་ནད་གསོ་བའི་ཉམས་ཡིག་གཙོ་བོ་གང་དག་ཡིན།

ལེའུ་དང་པོ། སྐད་འགགས།

སྐད་འགག་ཅེས་པ་ནི་གློ་ཚ་རྒྱུའི་རླུང་དང་བད་ཀན་རྟེན་བྱེད་ཀྱི་རྒྱུ་བ་ཉམས་པས་སྐད་ཀྱི་གདངས་ལ་འཕེལ་འགྲིབ་བྱུང་བ་ལ་སྐད་འགགས་ཀྱི་ནད་ཅེས་ཟེར་ཏེ། གཙོ་བོ་རླུང་མཁྲིས་བད་ཀན་གསུམ་འཁྲུགས་པའི་དབང་གིས་གྲེ་བར་ནད་ཕོག་སྟེ་ནད་རྟགས་གཙོ་བོ་སྐད་འགགས་པར་འགྱུར་བའི་ནད་ཅིག་ཡིན་ནོ། །

སྤྱིར་བཤད་པ།

དང་པོ་སྐད་འགགས་ནད་ལ་རྒྱུ་དང་རྐྱེན། །དབྱེ་བ་རྟགས་དང་བཅོས་ཐབས་རྣམ་པ་བཞི། །

དང་པོ་སྐད་འགགས་ནད་ལ་རྒྱུ་རྐྱེན་དང་། དབྱེ་བ་དང་། རྟགས་དང་། བཅོས་ཐབས་བཅས་རྣམ་པ་བཞིའི་སྒོ་ནས་བསྟན་པའོ། །

དང་པོ། རྒྱུ་རྐྱེན།

རྒྱུ་རྐྱེན་ཟས་དང་སྤྱོད་ལམ་གདོན་ལ་སོགས། །འདུ་བ་འཁྲུགས་པས་སྐད་འགགས་ནད་སྐྱེད་འགྱུར། །

ཞེས་པ་སྟེ། རྒྱུ་རྐྱེན་གཞི་མཐུན་ནི་ཟས་དང་སྤྱོད་ལམ་དམན་ལྷག་ལོག་པ་དང་གདོན་ལ་སོགས་པས་འདུ་བ་འཁྲུགས་ཏེ་སྐད་འགགས་ཀྱི་ནད་བསྐྱེད་པར་འགྱུར་རོ་ཞེས་གསུངས་སོ། །

གཉིས་པ། དབྱེ་བ།

དབྱེ་བ་རླུང་མཁྲིས་ཁྲག་དང་བད་ཀན་དང་། །ཟད་བྱེད་ཚིལ་སྦུར་དུས་ཆད་བདུན་དུ་བཤད། །

དབྱེ་བ་ཕྱེ་ན་རླུང་ལས་གྱུར་པ་དང་། མཁྲིས་པ་ལས་གྱུར་བ་དང་། ཁྲག་ལས་གྱུར་པ་དང་། བད་ཀན་ལས་གྱུར་པ་དང་། དྭངས་མ་སོགས་ཟད་པའི་ཟད་བྱེད་དང་། ཚོ་ཆེ་བས་ཚིལ་གྱུར་དང་། དས་ཚད་དང་བདུན་དུ་བཤད་དོ། །

རེའུ་མིག 1－1 སྐད་འགགས་ཀྱི་དབྱེ་བ་དང་ནད་རྟགས་གཙོ་བོ།

དབྱེ་བ།	ནད་རྟགས།
རླུང་གྱུར།	སྐད་ལ་འཕེལ་འགྲིབ་ཆེ། གྲེ་བ་གྲ་མས་གང་སྙམ། རྩུབ་ལ་ཚ།
མཁྲིས་གྱུར།	གྲེ་བ་ཚ་ལ་སྐམ། ཚིག་མི་ཐར།
ཁྲག་གྱུར།	དྲག་ཤུལ་བརྩུད་གནོད། གྲེ་བ་དམ།
བད་གྱུར།	མགུལ་བ་འགགས། སྐད་དམའ། འཇོར།
ཟད་བྱེད།	དུ་བས་བདུགས་པའམ་བྲུད་སྙམ་སེམས།
ཚིལ་གྱུར།	སྐད་འགགས། ཚོ་ཆེ་བ་ལས་ཤེས།
དས་ཚད།	གྲེ་བ་ན། སྐད་མི་ཕྱིན།

གསུམ་པ། བཅོས་ཐབས།

སྤྱི་བཅོས་རྩ་གང་ཤིང་མངར་སྤྲང་རྒྱན་དཀར། །རུ་རྟ་རྒྱན་འབྲུམ་ག་ར་སྦྱར་ལ་བཏང་། །ཨ་རུ་རྩ་གང་ཤིང་མངར་སྤྲང་རྒྱན་དཀར། །སྲོ་ལོ་སུག་སྨེལ་ལི་ཤི་ག་ར་སྦྱར། །བསིལ་གསུམ་ཤིང་མངར་རྒྱན་འབྲུམ་ཤིང་ཚ་དང་། །སྤྲང་རྒྱན་ག་ར་སྐད་འགགས་ཀུན་ལ་ཕན། །

སྤྱི་བཅོས་ནི་ཤིང་མངར། སྤྲང་རྒྱན་དཀར་པོ། རུ་རྟ། རྒྱན་འབྲུམ་རྣམས་ག་ར་དང་སྦྱར་ལ་བཏང་། ཡང་ན་ཨ་རུ་ར། རྩ་གང་། ཤིང་མངར། སྤྲང་རྒྱན་དཀར་པོ། སྲོ་ལོ། སུག་སྨེལ། ལི་ཤི་རྣམས་ག་ར་དང་སྦྱར་བ་དང་། ཡང་ན་བསིལ་རྩ་གང་གུར་གུམ་ལི་ཤི་གསུམ། ཤིང་མངར། རྒྱན་འབྲུམ། ཤིང་ཚ། སྤྲང་རྒྱན་ག་ར་རྣམས་སྦྱར་བས་སྐད་འགགས་ཀྱི་ནད་ཀུན་ལ་ཕན། ཡང་ན་མན་ངག་ལྷན་ཐབས་ལས། བཅོས་ཐབས་འབྲས་གསུམ་ཚར་པོང་སྤྲང་རྒྱན་དཀར། །གཡེར་འབྲུ་སོག་མ་དཀར་པོའི་ཚོགས་ཐང་བཏང་། རྩ་གང་ལི་ཤི་སྟར་བུ་བྲག་ཞུན་ཏིག །ཤིང་མངར་ཨ་རུ་སྲོ་ལོ་རྒྱན་འབྲུམ་དང་། །སྐྱུ་རུ་བ་ཤ་ག་དང་སྤྲང་རྒྱན་དཀར། །གཞི་བཟུང་ཁྲག་ལ་བཅོད་མདུད་བད་ཀན་ལ། །པི་ལིང་སྨུག་པོར་མ་ནུ་འབྲུགས་ཧོང་ལེན། །མཁྲིས་པ་པོང་དཀར་རླུང་ལ་སླེ་ཏྲེས་

ཏེ། །ཆུ་སེར་སྤོས་དཀར་འདུ་བའི་ཞས་སྦྱར་བ། །རླུང་ལ་སྨོས་ཁུ་ཁྲག་མཁྲིས་གངས་ཀྱི་ཆུ། །བད་ཀན་སྣང་ཆུ་ལ་སོགས་བཤད་ནའང་། །ཀུན་ལ་ཆུ་ཚན་འཕྲུལ་བ་ཉེས་པ་མེད། །གྲི་བ་སྐད་འགགས་ནད་སེལ་སྤྱི་སྨན་ཡིན། ། ཙན་དན་ག་བུར་ཀྱི་ལྕེ་སྤང་རྒྱན་དཀར། །བོང་དཀར་ཅུ་གང་ཤིང་མངར་མཆུར་ཨ་རུ། །བཙོད་མདུད་རྣམས་སྦྱར་ཚར་བོང་ཐང་གིས་དབུལ། །ཚ་བར་གྱུར་པའི་སྐད་འགགས་མཐའ་དག་སེལ། །ལི་ཤི་སེ་འབྲུ་སྟར་བུ་ཨུ་སུ་སོགས། །སྦྱར་བ་སོ་ཕག་ཁུ་བས་འཕྲུལ་བའམ། །ཆང་འཕྲུལ་བད་རླུང་གྲང་བས་འགགས་པ་སེལ། །ཡང་ན་མན་ངག་བཀའ་རྒྱ་མ་ལས། ཀྱི་ལིང་ཧ་ཡི་མགྲིན་པ་དང་། །རི་དྭགས་ཤ་བའི་གླད་པ་དང་། །ག་བུར་ཅུ་གང་ར་འོ་སྦྱར། །ཟླ་བ་མང་པོར་བསྟེན་གྱུར་ན། །ཚངས་པའི་དབྱངས་དང་ལྡན་ངེས་སོ། །ཞེས་པ་སོགས་ནད་ཀྱི་བསྔོངས་ཟླ་དང་སྦྱར་ལ་གསོ་བར་བྱའོ། །

བཞི་པ། རྗེས་གཅོད།

རྩམ་ཤ་ཡིབས་དང་ཤ་བསྲེགས་སྔོག་བཙོང་དང་། །མར་དང་ཐུད་སྙིང་ཟྭ་དང་དྭ་ཚོད་དང་། །ཁ་ཆའི་ཟས་དང་གར་ཆང་མེ་ཉིས་གདུངས། །དྲག་རྒྱལ་ལ་སོགས་ཁྲག་མཁྲིས་རླུང་བསྐྱེད་སྤང་། །[①]

ཞེས་རྗེས་གཅོད་ལ་ནད་ཀྱི་གཉེང་མ་ལོན་བར་དུ་རྩམ་པ་དང་ཤ་ཡིབ། ཤ་བསྲེགས་མ་སོགས་འཚིག་པོའི་རིགས། སྔོག་བཙོང་དང་མར་སྙིང་། ཐུད་སྙིང་། ཟྭ་དང་དྭ་ཚོད། ཁེངས་པོའི་ཟས། གར་ཆང་སོགས་ཚ་སྐྱུར་དང་ཁ་ཚའི་ཟས། མེ་དང་ཉི་མས་གདུངས་པ། དྲག་ཤུལ་ལ་སོགས་ཁྲག་མཁྲིས་རླུང་བསྐྱེད་ཀྱི་རིགས་སྤང་བར་བྱའོ། །

① མན་ངག་ལྷན་ཐབས་ལས་དྲངས།

ཚེ་ཐིག་ཏུ་བཤད་པ།

ས་བཅད་དང་པོ། རླུང་ལས་གྱུར་པ།

དང་པོ། སྐྱོང་རྐྱེན།

རྒྱུ་ཐ་མལ་དུ་གནས་པའི་རླུང་གི་མཚན་ཉིད་ལ་རྐྱེན་ཁ་བ་དང་རྩུབ་པ་བསྟེན་དྲགས་པ་དང་། ཆགས་པས་དུབ་པ། ཕོ་སྟོང་དུ་ལུས་ངག་གི་བྱ་བ་དྲག་ཤུལ་བྱེད་པ། ག་ཆད་དུ་ངུས་པ་དང་། ཁ་ཡི་ལས་ཆེ་བ། ཆམ་པས་འདེབས་པ། ལྟེ་གག་དང་ཟིན་བུ་རྒྱས་པ་སོགས་ཀྱིས་རླུང་ལས་གྱུར་པའི་སྐྲད་འགགས་ཀྱི་ནད་བསྐྱེད་པར་བྱེད་དོ། །

གཉིས་པ། ནད་རྟགས།

དེ་རྟགས་རླུང་གྱུར་སྐྲད་ལ་འཕེལ་འཁྲིབ་ཆེ། །ཁྲེ་བ་གྲ་མས་གང་སྐམ་རྩུབ་ལ་ཚ། །

རླུང་ལས་གྱུར་པའི་སྐྲད་འགགས་ནི་རླུང་གི་མཚན་ཉིད་ཡང་གཡོ་ཤས་ཆེར་གྱུར་པས་མི་བརྟན་པའི་རང་བཞིན་ཅན་རེས་དྲག་ལ་རེས་གཏོམ་པ། རེས་རྩུབ་ལ་རེས་འཇེར་བ། རྩུབ་པའི་ངོ་བོ་སྟོབས་ཆེ་བས་ཁྲེ་བ་གྲ་མས་གང་སྐམ་གྱིས་རྩུབ་ལ་ཚ་བ། ལྟེ་ལ་རོ་བསྐ་བ་ཐྲོ་བ་ཁྲོགས་ཀྱི་དབང་གིས་ཚ་གྲང་གཉིས་ཀར་འཇུག་པར་འགྱུར་རོ། །

གསུམ་པ། བཅོས་ཐབས།

ཚེ་ཐིག་རླུང་གྱུར་འབྲས་ཆན་བུ་རམ་མར། །སྦྱར་བཟོས་རྗེས་ལ་ཆུ་ཚན་བཏུང་བར་བྱ། །སྨན་ལ་ཟན་དུགས་བྱ་འོ་ཐུག་མར་བཏབ་ བླུད། །

རླུང་ལས་གྱུར་པའི་བཅོས་ལ་འབྲས་ཆན་ལ་བུ་རམ། ཨ་རུ། སྒོ་སོ། སྤུབ་ཀ ཙུ་གང་རྣམས་མར་དང་སྦྱར་བ་བཟོས་པའི་རྗེས་ལ་ཆུ་སྐོལ་ཚན་མོ་བཏུང་བར་བྱ་ཞིང་། སྨན་དང་ལྡན་པའི་རིགས་ཀྱི་དུགས་བྱ་བ་དང་། སྐམ་དུ

འོ་ཐུག་ལ་མར་བཏབ་པ་བླུད། ཡང་ན། ཡན་ལག་བརྒྱད་པ་ལས། ཨ་རུ་གསེར་མདོག་གཅིག ཙུ་གང་། ལི་ཤི་ཙ་ཏྲ། ཤིང་མངར། རྒྱུན་འབྲུམ། སྤྲ་ཙོ་དཀར་པོ། ཁ་ཆེ། སེ་འབྲུ། སུག་སྨེལ། ཏིག་ཏ། སྣར་ཞུན་རྣམས་ཐུན་གསུམ་གསུམ། སྦྱང་རྒྱུན་དཀར་པོ་ཁྱོར་བ་གང་། འདི་རྣམས་ཞིབ་བཏགས་རྩ་བའི་སྨན་ཡིན་ཏེ། དེ་ལ་སྣེ་ཧེས། གཎྜ་ཀ་རི། ཀོ་སྙོད་རྣམས་ཐུན་ཚད་རེ་བསྣན་པས་རླུང་ལས་གྱུར་པའི་སྐྲན་འགགས་སེལ་ལོ། །དཔྱད་དུ་ལྡན་ཐབས་ལས། རླུང་ཤས་ཆེན་ཞུན་མར་བསྐུམཉེ་བྱ། །ཞེས་པ་ལྟར་གསོ་བར་བྱ་ལ། སྐྱ་རེངས་གསར་བ་ལས། རླུང་ཤས་ཆེན་ལི་ཤི་དྲུག་པ་དང་། སྦྱང་ཁྲག་བཅུ་གཉིས། ལི་ཁྲག སྦྱང་རྒྱུན་བཅོ་ལྔ། ཏ་སྦྱང་ཙི་རིགས་ལ་ཨ་གར་བཅོ་ལྔ་བསྲེས་ནས་འཕྲུང་བར་བྱའོ། །ཞེས་གསུངས་སོ། །

ས་བཅད་གཉིས་པ། མཁྲིས་པ་ལས་གྱུར་པ།

དང་པོ། རྐྱེན།

རྒྱུ་ཐ་མལ་དུ་གནས་པའི་མཁྲིས་པའི་མཚན་ཉིད་ལ་རྐྱེན་ཚ་བའི་རོ་དང་ནུ་ཚ། སྨན་གྱི་རིགས་བསྟེན་དྲགས་པ་དང་། རྒྱུད་ལ་ཞེ་སྡང་དྲག་པོ་སྐྱེས་པ། ཤ་མར་བུ་རམ་ཆང་སོགས་བཟའ་བཏུང་དྲགས་པས་མཁྲིས་ཚད་ཀྱི་དུག་རླངས་གྱེན་རྒྱུའི་རླུང་གིས་སྟོད་དུ་དྲངས་པ་དང་། ཡང་ན། ཁ་ཟས་དྲག་ཏུ་ཟོས་པའམ་ལུས་ངག་གི་སྤྱོད་ལམ་དྲག་པོས་མིད་པ་དང་གྲེ་བའི་འབྲེལ་མཚམས་ལ་འགྲམས་དང་གཞན་གྱི་ཚད་པ་སོགས་ཞུགས་པ་ལས་མཁྲིས་པ་ལས་གྱུར་པའི་སྐྲད་འགགས་ཀྱི་ནད་བསྐྱེད་པ་ཡིན་ནོ། །

གཉིས་པ། ནད་རྟགས།

མཁྲིས་གྱུར་གྲེ་བ་ཚ་སྐམ་ཆིག་མི་ཐར། །

མཁྲིས་པ་ལས་གྱུར་པའི་སྐྲད་འགགས་ནི་གྲེ་བ་ཚ་ཞིང་སྐམ་ལ་ཆིག་མི་ཐར་བ་སྟེ། མཁྲིས་པའི་མཚན་ཉིད་ཀྱི་ཟུར་རྣོ་བ་དང་ཚ་བ་སོགས་ཤས་ཆེ་བས་ཚ་ཟུག་མི་བཟོད་པ་དང་། རྣོ་ཕྲའི་ངོ་བོ་རབ་ཏུ་འཕེལ་བས་གྲེ་བའི་གནས་ལ་གཉན་གྱི་ཚད་པ་དང་དུག་གི་ཚད་པས་སྐྲད་ཀྱི་གདངས་འཕྲིན་མི་ནུས་པ་སོགས་ཀྱི་རྟགས་འབྱུང་ངོ་། །

གསུམ་པ། བཅོས་ཐབས།

མཁྲིས་གྱུར་པ་ལ་རྒྱ་ཤུག་དྲི་བཟང་བཞི། །རྒྱམ་ཚྭར་བཅས་བསྐོལ་སྣ་ཡི་སྨན་དུ་

བཏང་། །ཤིང་མངར་ཞུན་མར་འབྲས་ཐུག་བཅས་པ་བླུད། །སྣང་རྒྱན་གསུམ་ཐང་རྩ་གང་ཀར་བཏབ་བཏང་། །

མཁྲིས་པ་ལས་གྱུར་པའི་བཅོས་ནི་པ་ལ་ཞེས་ཏ་ལོའི་རྩ་བ། རྒྱ་ཤུག་ནི་གཙང་འགྲམ་དུ་སྐྱེས་པའི་ཤུག་པ་ཤུག་ཐོག་ཁྲི་ཞལ་ལྔ་བུ་ཡོད་པ། དྲི་བཟང་། ཤིང་ཚ། སུག་སྨེལ། གཉྫ་ཧྲ་ཏ། ཙུ་གང་སྟེ་བཞི་རྒྱམ་ཚྭ་བཅས་པ་བསྐོལ་ལ་སྔའི་སྨན་དུ་བཏང་། ཤིང་མངར་འདབ་མ་བསྐོལ་བའི་ཁུ་བ་དང་། ཞུན་མར་འབྲས་ཐུག་བཅས་པ་བླུད་ཅིང་། སྣང་རྒྱན། ཤིང་མངར། ཐང་དཀར་གསུམ་གྱི་ཐང་བསྡུས་པའི་ཁུ་བར་ཙུ་གང་དང་ག་ར་བཏབ་ལ་བཏང་། མན་ངག་བཀའ་རྒྱ་མ་ལས། གཞུང་གི་ལི་ཤི་དྲུག་པའི་སྟེང་། །ཚར་ཐང་སླ་གུལ་འཛིན་པ་བསྣན། །སྐྱད་འགགས་ཚ་འཛེར་གློ་ཆམ་རྣབ། །གྲི་བའི་དུག་ཚད་གཉན་རིམས་སེལ། ། ཀོང་སྤྲུལ་ཟིན་ཏིག་ལས། ཙུ་གང་། ཙན་དན་དཀར་པོ། ཨ་ཀྲོང་། སྲུ་ལོ། ཐང་དཀར་བཅས་སྦྱར་བའི་དཀར་པོ་དྲུག་སྦྱོར་བུར་དཀར་གྱིས་ལུག་རིལ་ཙམ་སྒྲིལ་བ་དར་དཀར་གྱིས་དྲིལ་བ་ལྟེ་འོག་ཏུ་མནར། །ཞེས་པ་ལྟར་གསོ་བར་བྱ་དགོས།

ས་བཅད་གསུམ་པ། བད་ཀན་ལས་གྱུར་པ།

དང་པོ། སློང་རྐྱེན།

རྒྱུ་བད་ཀན་ཐམལ་གྱི་མཚན་ཉིད་ལ། རྐྱེན་རྩི་མར་རུལ་བ་དང་། ལོ་བཤུར་ཏེ་རྙིང་བ། རི་སྙོག་དང་རྗེན་ཟས་མཐའ་དག མ་ཚོས་པ་དང་ཆེག་པོ། ཁེངས་པོའི་ཟས། གོས་སྲབ་གྱིས་འཁྱགས་པ་སོགས་ཀྱིས་འདུ་བ་འཁྲུགས་ཏེ་མགྲིན་པར་བབས་པ་ལས་བད་ཀན་ལས་གྱུར་པའི་སྐྱད་འགགས་ཀྱི་ནད་དུ་འགྱུར་རོ། །སྐྱ་རེངས་གསར་བ་ལས། ཤ་མར་ཆེལ་སོགས་རྙིང་བའི་རིགས་དང་། ཆང་རག་སོགས་བཟའ་བཏུང་ཆེས་པ་དང་། སྐྱད་རྒྱག་དྲགས་པ་འཁྲུགས་ལས་ཆས་པ། ཕོག་སྟོད་ཐོས་དྲགས་པ། ངན་ཁྲག་རྒྱས་པ། ཤ་རྒྱུགས་དྲགས་པ་སོགས་ཀྱིས་སློང་བར་བྱེད་དོ། །ཞེས་གསུངས་སོ། །

གཉིས་པ། ནད་རྟགས།

བད་ཀན་མགུལ་བ་འགག་ལ་སྐྱད་དམའ་འཛེར། །

བད་ཀན་ལས་གྱུར་ན་མགུལ་བ་འགག་ལ་སྐྱད་ཀྱི་གདངས་དམའ་ཞིང་འཛེར་བ་ཡིན་ཏེ། བད་ཀན་རླངས་

པ་སྟོད་དུ་འཁྱིལ་བས་མགུལ་བ་འགགས་ལ་སྐད་དམའ་ཞིང་འཛེར་བ་ཡིན་ཞེས་གསུངས་སོ། །

གསུམ་པ། བཅོས་ཐབས།

བད་གྱུར་ཚ་བ་ལྔ་དང་ཡ་བཀྲ། །ཨ་རུ་ར་དང་སྒྲང་རྩི་སྦྱར་བ་བྱིན། །ནས་ཐུག་པི་པི་ལིང་དང་བཅས་པ་བཟའ། །སེལ་དཀའ་སྐྱུག་སྨན་རྣོན་པོས་སྦྱངས་རྗེས་བསྲེག །

བད་ཀན་ལས་གྱུར་པར་ཚ་བ་སྣ་པི་ཙོ་དབྱི་ཙི་ལྔ་དང་། ཡ་བཀྲ་ར། ཨ་རུ་ར་རྣམས་སྦྲང་རྩི་སྦྱར་བ་བྱིན། ནས་ཐུག་པི་པི་ལིང་སྐྱུ་རུ་ར་དང་བཅས་པའམ་ཡང་ན་ནས་ཐུག་ལ་ཙོ་བ་རིས་བཏབ་པ་ཟ། སེལ་དཀའ་ན་སྐྱང་ཚེར། སོ་ཆ། སྐྱི་འབྲུ། སྣ་པི་ལིང་། རི་ཤ་སོགས་ཀྱི་སྐྱུག་སྨན་རྣོན་པོས་ནད་སྦྱངས་རྗེས་སྐེ་སྟོད་ཙ་ར་ཁུང་བསྲེག་དགོས།

མན་ངག་བཀའ་རྒྱ་མ་ལས། སྤང་རྒྱན་བཅོ་ལྔའི་སྦྱོར་བ་ལ། སྤང་རྒྱན་ཨར་ནག་སྙིང་ཞོ་ཤ ཙན་དན་ དྷཱ་ཏི་སུ་ལོ་དཀར། །རུ་གང་ཏུ་རྟ་འབྲས་བུ་གསུམ། །སླེ་ཏྲེས་ཤིང་མངར་བ་ཤ་ཀ །ལི་ཤི་སྤང་རྒྱན་བཅོ་ལྔ་འདིས། །སློ་ཚད་གྲེ་བབས་ཟས་མེད་དཀའ། །བད་རླུང་སྟོད་འཁྱིལ་དབུགས་མི་བདེ། །དབུགས་འཛིན་དབུགས་རྒྱབས་དཀའ་བ་དང་། །ནད་ཆེན་སྟོབས་རྒྱས་གཟེར་ཆེན་དང་། །ཚ་བས་བརྟན་པའི་ཡིད་འཆུས་སོགས། །མ་ལུས་སེལ་ཞིང་ཤིན་ཏུ་ནས། །མིད་པར་དཀའ་ན་ཅོང་ཞི་ནི། །ཁྲམ་ཁྲུམ་བརྡུང་ལ་ཆང་གིས་སྤྲངས། །ཁུ་བས་ཐུལ་ན་ཤིན་ཏུ་ཕན། །ཡང་ན། སྨུག་པོ་ཤས་ཆེན་ཨ་རུ་གསེར་མདོག་གཅིག ལི་ཤི། རུ་གང་། རུ་རྟ། ཤིང་མངར། རྒུན་འབྲུམ། སུ་ལོ་དཀར་པོ། ཁ་ཆེ་གུར་གུམ། སེ་འབྲུ། སུག་སྨེལ། ཏིག་ཏ། སྤར་ཞུན་རྣམས་ཐུན་གསུམ་རེ་ལམ་ནུ་དང་འུ་སུ་ཐུན་ཚད་རེ་བསྣན་པ་ག་རས་ཧ་བཙའོ། །

ས་བཅད་བཞི་པ། ཁྲག་ལས་གྱུར་པ།

དང་པོ། སློང་རྐྱེན།

རྒྱུ་རྐྱེན་ནི་ཟས་སྤྱོད་དམན་ལྷག་ལོག་པ་དང་གདོན་ལ་སོགས་པས་འདུ་བ་འཁྲུགས་པར་བྱས་ཤིང་དེ་ལ་བརྟེན་ནས་ཁྲག་ལས་གྱུར་པའི་སྐད་འགག་གི་ནད་བསྐྱེད་པར་བྱས་པ་སྟེ། མན་རྒྱུད་རྒྱས་ཚད་གསོ་བ་ལས། སྟོན་དཔྱིད་ཚ་སྒོ་ཡུལ་དུས་འཛོམ་པ་དང་། །ཤ་ཆང་ལ་སོགས་རྟོད་བཙུད་དྲགས་པ་དང་། །སྤྱོད་ལམ་དྲག་ཤུལ་རྐྱེན་གྱིས་འཁྲུགས་པ་ལས། །ཚ་བ་རྡོ་རྡོ་མེ་དོད་ཐང་ལ་ལྷགས། །ལུས་ཟུངས་ཁྲག་དང་དྲི་མ་རྩལ་ལ་རྒྱས། །ཞེས་པ་

ལྕར་ཚ་བའི་ང་བོ་ཐང་ལ་ལྷགས་པས་བད་ཁྲག་སྟོད་དུ་འཕྱུལ་ཞིང་། དེས་ཁྲག་ཀླུང་སྟོད་དུ་འཚངས་པའི་ནད་བསླངས་ཏེ་གྲེ་བ་དམ་དམ་དུ་དབུགས་འཕྱིན་མི་ནུས་པ་ལས་བསླངས་པ་རེད།

གཉིས་པ། ནད་རྟགས།

ཁྲག་སྐྱར་དྲག་ཤུལ་བརྩད་གནོད་གྲེ་བ་དམ། །

ཁྲག་ལས་གྱུར་ལ་ལུས་ངག་གི་སྤྱོད་ལམ་དྲག་ཤུལ་དང་། བརྩད་ཆེན་པོའི་རིགས་ཀྱིས་གནོད་དེ་གྲེ་བ་དམ་དམ་དུ་དབུགས་འཕྱིན་དཀའ་བའི་རྟགས་དང་ལྡན་པ་ཡིན།

གསུམ་པ། བཅོས་ཐབས།

ཁྲག་སྐྱར་སྨུ་རྡུའི་ཐང་བཏང་སྐྱུར་གོང་གཏར། །

ཁྲག་གྱུར་གྱི་ནད་འདི་ནི་ང་བོ་ཚ་བ་ཡིན་པས་སྨུ་རྡུའི་ཐང་བཏང་ལ་སྐྱུར་གོང་གཏར། ཡང་ན། མན་ངག་ལྷན་ཐབས་ལས། ཁྲག་ཤས་ཆེན་ཐོང་རྩ་རྩེ་ཚུང་གཏར། །ཞེས་དང་། ཁྲག་དང་ཚད་པས་འགགས་པར་བཅོས་བརྟགས་ན། །ཁྱུང་སྔོན་དགུ་དང་ལི་ཤི་དྲུག་པ་སྦྱོད། །ཡང་ན། མན་ངག་བཀའ་རྒྱ་མ་ལས། ཙུ་གང་སྤང་རྩི་ངོ་བོ་དང་། །སྤང་རྒྱན་དཀར་པོ་ཤིང་མངར་དང་། །ཨ་རུ་ར་དང་ལྡེ་བོ་འདིས། །སྐྱད་འགགས་སྟོད་ནི་གཟེར་བ་དང་། །གློ་མང་རོ་སྟོད་མི་བདེ་སེལ། །ལྕ་ཡི་སྨན་པ་ཐ་སྐར་བཤད། །ཅེས་པ་བཞིན་ནད་བསྡོངས་བླ་དང་བསྟུན་ལ་གསོ་བར་བྱའོ། །

ས་བཅད་ལྔ་པ། ཟད་བྱེད་ལས་གྱུར་པ།

དང་པོ། སློང་རྐྱེན།

རྒྱུ་རྐྱེན་ནི་ཟས་སྤྱོད་དམན་ལྷག་ལོག་པ་དང་གདོན་ལ་སོགས་པས་འདུ་བ་འཁྲུགས་པར་བྱས་ཤིང་ལྷག་པར་དུ་ཁྲག་མང་དུ་ཟགས་པ་དང་དང་ག་ཞན་པ། མྱ་ངན་དང་སེམས་ལས་ཆེ་བ། བརྩད་ཀྱིས་ཐོར་ཏེ་དྭངས་མ་ཟད་པ་སོགས་ཀྱིས་ཟད་བྱེད་ལས་གྱུར་པའི་སྐད་འགགས་ཀྱི་ནད་བསྐྱེད་པར་བྱས་པ་ཡིན།

གཉིས་པ། ནད་རྟགས།

ཟད་བྱེད་ལ་ཟད་བྱེད་ཏུ་བས་བདུགས་དང་བྱད་སླམ་སེམས། །

ཟས་སྐོམ་མིད་དཀའ་བ། ཟས་སྐོམ་མིད་དཀའ་བ། སྐྱབ་ཉམས་པ། ཏུ་བས་བདུགས་པ་བཞིན་གྲེ་བའི་ནང་ཚ་ཅག་བྱེད་པ། ཡང་ན་གྲེ་བའི་ནང་དངོས་པོ་སོགས་བྱུད་པ་ལྟ་བུའི་ཚོར་ཟུག་འབྱུང་བ་སོགས་ཀྱི་རྟགས་འབྱུང་ངོ་ཞེས་པ་ཡིན།

གསུམ་པ། བཅོས་ཐབས།

ཟད་བྱེད་ལས་ཐུང་ཏུ་བ་སྣ་སྨན་བཏང་། །ཤིང་ཚ་སུག་སྨེལ་བྲོད་སྨན་རྩ་གང་དང་། །ཀ་ར་རིམ་བསྐྱེད་སྦྱང་སྦྱར་ལྡེ་གུ་བཏང་། །

ཟད་བྱེད་ལས་བྱུང་བ་ལ་ཨ་ག་རུ་མར་དང་སྦྱར་བའི་ཏུ་བ་དང་སྣ་སྨན་བཏང་ཞིང་། ཤིང་ཚ་དང་སུག་སྨེལ་བྲོད་སྨན་ཏེ་པི་པི་ལིང་། རུ་གང་དང་ག་ར་རྣམས་རིམ་པས་ལོག་པོ་བསྐྱེད་པ་སྦྱང་དང་སྦྱར་བའི་ལྡེ་གུ་བཏང་། ཡང་རྒྱུད་ལས། མདངས་ནི་སེམས་ལ་སྡུག་བསྔལ་གྱིས་ཟད་དེ། དངངས་རིད་ཉམས་ཆུང་མི་དགའ་གཟི་མདངས་ཉམས། །འཚོ་བྱེད་འོ་མ་ཤ་ཁུ་དེ་སྨན་ཡིན། །ཞེས་པ་ལྟར། ནད་འདི་ཟུངས་ཞན་པ་ལ་བརྟེན་ནས་བྱུང་བའི་སྲོག་རླུང་དང་གྲེན་རྒྱུའི་ནད་ཡིན་པས་ཐོག་མཐའ་བར་གསུམ་དུ་ཟུངས་བཅོས་དང་རླུང་སྣ་ལེན་པ་གལ་ཆེའོ། ། ཡང་ན། མན་ངག་བཀའ་རྒྱ་མ་ལས། གི་ཝང་རུ་གུར་ལི་སུག་སྨེལ། །རུ་རྟ་ཤིང་མངར་སྟར་བུ་དང་། །ཨ་རུ་གསེར་མདོག་སྲོ་ལོ་དཀར། །སྤང་རི་ལུང་བ་བྱུང་དུ་བསྟན། །དེར་སྐྱེས་སྤང་རྒྱན་དཀར་པོ་ཡི། །མེ་ཏོག་འདབ་མ་ཆ་ལྔ་བཏང་། །མོ་ཅོང་ག་རའི་རྟ་ལ་བྱས། །རིལ་བུ་སྲན་ཕོས་ཙམ་དུ་དྲིལ། །ཐོ་རངས་དུས་སུ་བསྟེན་པ་གཅིས། །མཆོད་འོས་མཉེས་ཤིང་མཁའ་འགྲོ་འདུ། །དམ་ཅན་འདུ་ཞིང་དགྲ་བགེགས་སྐྲོད། །ཅེས་དང་། ཡང་དེ་ལ། ཨ་རུ་གསེར་མདོག་ཤིང་མངར་དུག་མོ་ཉུང་། །སྐྱུ་རུ་སྦྲུན་ཤིང་གོ་སྙོད་པི་པི་ལིང་། །ཆ་མཉམ་ཞིབ་བཏགས་སྦྱང་རྩིས་རིལ་བུ་སྦྱར། །ཐོ་རངས་བསྟེན་ན་ཡོན་ཏན་བསམ་མི་ཁྱབ། །ཀླེ་དང་མགྲིན་བདེ་དབྱངས་སྙན་དྲན་པ་གསལ། །བཅུད་ལེན་བྱེད་ན་སྨན་དེ་སྤང་རི་ཟ། །བཀྲག་མདངས་ཆེ་ཞིང་ཉིག་དག་དབང་པོ་རྣོ། །སླང་ཆེན་སྟོབས་ལྡན་ལུས་ལ་ཅན་དན་གྱི། །དྲི་བཟང་མནམ་ཞིང་མི་བརྗེད་གཟུངས་ཐོབ་འགྱུར། །རྒས་རྟགས་སྐྲ་དཀར་མེད་ཅིང་ལོ་བརྒྱ་འཚོ། །སྨན་ནི་དྲང་སྲོང་ཕུར་བུ་ཤར་དུས་སྦྱར། །ཟབ་ཁྱད་གནད་ཀྱི་མན་ངག་སེམས་ལ་འཆང་། །ཅེས་པ་ལྟར་གསོ་བར་བྱའོ། །

ས་བཅད་དྲུག་པ། ཚིལ་ལས་གྱུར་པ།

དང་པོ། སྔོང་རྐྱེན།

རོ་ཁ་བ་དང་མངར་བ། ནུས་པ་ལྗི་བ་དང་སྣུམ་པའི་ཟས་སྐོམ་བསྟེན་དྲགས་པ་དང་། འགྲངས་རྗེས་དལ་བར་བསྡད་པ། ཉིན་གཉིད་ལོག་པ་སོགས་བད་ཀན་བསྐྱེད་པའི་ཟས་དང་སྤྱོད་ལམ་གྱིས་ལུས་ཚོ་ཆེ་བ་སོགས་ལས་ཚིལ་ལས་གྱུར་པའི་སྐྲན་འགགས་ཀྱི་ནད་བསྐྱེད་པར་བྱས་པ་ཡིན་ནོ། །

གཉིས་པ། ནད་རྟགས།

ཚིལ་གྱུར་སྐྲན་འགགས་ཚོ་ཆེ་ལས་ཤེས་བྱ། །

ཚིལ་ལས་གྱུར་པའི་སྐྲན་འགགས་ནི་ལུས་ཚོ་ཆེས་པ་ལས་ཤེས་དགོས་ཤིང་དེ་ཡང་ཚིལ་འཕེལ་བའི་རྐྱེན་གྱིས་སྐྲན་གྱི་གདངས་ལ་དྭངས་ཆ་མེད་པར་འགགས་པ་ལྟ་བུའི་རྟགས་འབྱུང་བ་ཡིན། །

གསུམ་པ། བཅོས་ཐབས།

ཚིལ་གྱུར་ཉམས་སྨད་ཟས་སྨན་རྩུབ་བཅོས་བསྟེན། །

ཚིལ་ལས་གྱུར་པ་ལ་ཉམས་སྨད་པ་སྟེ་ཞན་པར་བྱེད་པའི་ཟས་སྤྲན་མ་དང་སྨན་བྱི་རུག གུ་གུལ་སོགས་རྩུབ་བཅོས་བསྟེན། མན་ངག་བཀའ་རྒྱ་མ་ལས། ཚིལ་གྱུར་ཉམས་སྨད་ངལ་ཆ་གསོ། །ཞེས་པ་ལྟར། ཚིལ་ལས་གྱུར་པ་ནི་བད་ཀན་གྱི་མཚན་ཉིད་ལྗི་རྟུལ་དང་འཇམ་འགྱུར་སོགས་ཤས་ཆེ་བས་ཐོག་མར་འགགས་པ་བསལ་ལ། ཕྱིས་ནས་འཇམ་འགྱུར་སོགས་ཀྱི་གཉེན་པོར་རྩུབ་འཚོས་བྱ་སྟེ། དང་པོ་གྲེ་བའི་བད་ཀན་སྦྱོང་བའི་ཕྱིར། གོ་བོ་དང་འཇོལ་མོ། ཅོག་ལ་སོགས་ཀྱི་གདུས་ཐང་ཡང་ཡང་བཏང་བ་དང་། རྗེས་ལ་ཨ་རུ་གསེར་མདོག་གཅིག ཙུ་གང་། ལི་ཤི ར་རྟ། ཤིང་མངར། རྒུན་འབྲུམ། སྦྲ་ལོ་དཀར་པོ། ཁ་ཆེ་གུར་ཀུམ། སེ་འབྲུ། སུག་སྨེལ། ཏིག་ཏ། སྟར་ཞུན་རྣམས་ཐུན་གསུམ་གསུམ་ལ་པི་པི་ལིང་ཐུན་ཚད་རེ་བསྣན་པ་སྦྲང་རྩིས་མགོར་བསྐུས་ཏེ་བསྟེན་པར་བྱའོ། །ཡང་ན། ཨ་རུ་མགྲིན་བཤལ་ཞེས་བྱ་བ། །ཙན་དན་ཀྱི་ལྕེ་སྤང་རྒྱན་དཀར། །པོང་དཀར་ཙུ་གང་ཤིང་

མངར་མཚུར། །ཨ་རུ་གསེར་མདོག་བཙོས་ནས་མྱུར། །གྲེ་བའི་ནད་ལ་བདུད་རྩི་འདྲ། །ཞེས་པ་ལྟར་གསོ་བར་བྱའོ། །

ས་བཅད་བདུན་པ། དས་ཆད།

དང་པོ། སློང་རྐྱེན།

རྒྱུ་རྐྱེན་ཟས་སྤྱོད་དམན་ལྷག་ལོག་པ་དང་གདོན་ལ་སོགས་པས་འདུ་བ་འཁྲུགས་པར་བྱས་པ་སྟེ། གཙོ་བོ་ཆམ་རིམས་དང་འཁྲུགས་ཚད། སྐད་གདངས་ཀྱི་སྤྱོད་ལམ་དྲག་པོ་སོགས་ཀྱིས་གྲེ་བ་དང་མིད་པའི་འབྲེལ་མཚམས་སོགས་སུ་རྒྱུ་བའི་གཉེན་རྒྱུའི་རླུང་གི་བྱེད་ལས་ལོག་པས་དས་ཆད་ལས་གྱུར་པའི་སྐད་འགགས་ཀྱི་ནད་བསྐྱེད་དོ། །

གཉིས་པ། ནད་རྟགས།

དས་ཆད་གྲེ་བ་ན་ལ་སྐད་མི་ཐྲིན། །

གྲེ་བ་ན་ལ་ལྡི་བ་དང་ཡུན་དུ་དས་ཆད་པ་ཞེས་སྐད་འབྱིན་མི་ནུས་པའི་རྟགས་དང་ལྡན་པའོ། །

གསུམ་པ། བཅོས་ཐབས།

དས་ཆད་ཤ་ཁ་ར་དང་སྲང་རྩི་སྦྱར། །མངར་བའི་སྨན་དང་ལྷན་ཅིག་བསྐོལ་ལ་བཏུང་། །

དས་ཆད་ཀྱི་བཅོས་ཤཁར་སྟེ་ག་ར་དང་བུ་རམ་གྱི་དྭངས་མའམ་དེའི་ཡང་དྭངས་མ་ཤེལ་ག་ར་དང་སྦྲང་རྩི་སྦྱར་བ་དང་། མངར་བ་ཤིང་མངར། རྒུན་འབྲུམ་སོགས་རོ་མངར་བའི་སྨན་སྟེ་བཤད་རྒྱུད་དུ་བསྟན་པ་རྣམས་དང་ལྷན་ཅིག་བསྐོལ་ལ་བཏུང་། ཡང་ན། མན་ངག་བཀའ་རྒྱ་མ་ལས། སྦྲང་དཀར་བོང་(དཀར) སེ་(འབྲུ) སུག(སྨེལ) སྒང་(རྒུན) རུ(གང)། །སྦོ་(ལོ) ཨ་(རུ) དགུ་སྦྱོར་གྲེ་བའི་སྨན། །ཀར་སྦྱར་ཚངས་པའི་གསུངས་ལྟར་སྒྲོགས། །ཡང་ན། ཤིང་ཀུན་ཨ་རུ་རུ་གང་དང་། །རུ་རྟ་པི་ལིང་གཡེར་མ་རྣམས། །ཆ་མཉམ་ཞིབ་བཏགས་སྦྲང་ལ་སྦྱར། །རིལ་བུ་སླ་བའི་རིལ་མ་ཙམ། །ནམ་དགོས་དུས་སུ་བཏང་གྱུར་ན། །མཆོག་ཏུ་ཕན་པའི་སྐད་སྨན་འདི། །སྨྲ་མོན་བུམ་ཐང་ལྷ་མོ་ཡི། །མགྲིན་པ་ནས་ཐོན་མན་ངག་ཟབ། །ཅེས་སོ། །

སྙོམ་ཚུད་།

སྐད་འགགས་ཞེས་པ་ནི་གཙོ་བོ་རླུང་མཁྲིས་བད་ཀན་གསུམ་འཁྲུགས་པའི་དབང་གིས་གྲི་བར་ནད་ཕོག་སྟེ་ནད་རྟགས་གཙོ་བོ་སྐད་འགགས་པར་འགྱུར་ལ། དེ་ཡང་སྐད་ཀྱི་གདངས་ལ་འཕེལ་འགྲིབ་ཆེ་ཞིང་གྲི་བར་གྲ་མས་གང་སྐམ་བྱེད་ཅིང་ཚ་བར་གྱུར་པའི་རླུང་གི་སྐད་འགགས་དང་། གྲི་བ་ཤིན་ཏུ་ཚ་སྐམ་དང་ཚིག་མི་ཐར་བའི་མཁྲིས་པའི་སྐད་འགགས། གྲི་བ་འགགས་ལ་སྐད་གདངས་དམའ་ཞིང་འཛེར་བའི་བད་ཀན་གྱི་སྐད་འགགས། དུ་བས་བདུགས་པ་ལྟ་བུ་དང་བྲུད་པ་སྐམ་དུ་སེམས་པའི་དྭངས་མ་ཟད་པའི་ཟད་བྱེད་ཀྱི་སྐད་འགགས། ཚོ་ཆེ་བ་ལས་བྱུང་བའི་སྐད་འགགས་པ་ཚིལ་གྱུར་གྱི་སྐད་འགགས། གྲི་བ་ན་ལ་སྐད་མི་ཕྱིན་པ་དུས་ཆད་ཀྱི་སྐད་འགགས་བཅས་རིགས་མི་འདྲ་བ་བདུན་ཡོད་ལ་འདི་དག་གི་གསོ་བཅོས་སོགས་ལ་གདམས་ངག་བཀའ་རྒྱ་མའི་ལི་ཤི་དྲུག་པ་ཁ་ཚར་ཅན་དང་། གཡུ་ཐོག་ལུགས་ཀྱི་ཕན་བདེ་ནོར་བུའི་བང་མཛོད་ཀྱི་ལི་ཤི་དྲུག་པ་ཁ་ཚར་ཅན་རྣམས་ཟབ་པར་གསུངས་སོ། །

(དོན་གྲུབ་ཚེ་རིང་། གཙོད་པ་རྒྱལ།)

བསམ་གཞིགས།

༡ ནད་གཞན་ལས་སྐད་འགགས་ཀྱི་ནད་བསྐྱེད་པ་ཡོད་དམ།

༢ སྐད་འགགས་ཀྱི་ནད་ནི་རང་རྒྱུད་ཅན་ཡིན་ནམ་གཞན་རྒྱུད་ཅན་ཡིན།

༣ གྲི་བ་དང་མིད་པའི་འབྲེལ་མཚམས་ཀྱི་ནད་ཡིན་ན་སྐད་འགགས་ཀྱི་ནད་ཨེ་ཡིན།

༤ སྐད་འགགས་ཀྱི་ནད་ལ་དབྱེ་བ་དུ་ཡོད།

༥ ཁྲག་ལས་གྱུར་པའི་སྐད་འགགས་ཀྱི་ནད་ལ་སྨྱུ་ཏུའི་ཐང་དང་སྐྱུར་གོང་གཏར་དགོས་པའི་རྒྱུ་མཚན་ཅི་ཡིན།

ལེའུ་གཉིས་པ། ཡི་ག་འཆུས་པ།

ཟས་དང་སྤྱོད་ལམ་གདོན་གྱིས་འདུ་བ་དང་ལུས་ཟུངས་འཁྲུགས་ཏེ་ལྕེ་དང་སྙིང་ལ་ཞེན་པས་ཟས་སྐོམ་མི་འདོད་པ་ལ་ཡི་ག་འཆུས་པའི་ནད་ཟེར་ཏེ། མན་ངག་ལྷན་ཐབས་ལས། ཡིག་འཆུས་ཟས་དང་གདོན་གྱིས་འདུ་བ་འཁྲུགས། །ལྕེ་སྙིང་ལ་ཞེན་ཡི་ག་འཆུས་པར་འགྱུར། །ཞེས་གསུངས་པ་ལྟར་ཤེས་དགོས་སོ། །

སྤྱིར་བཤད་པ།

ཡི་ག་འཆུས་པའི་ནད་ལ་རྒྱུ་རྐྱེན་དང་། །དབྱེ་བ་རྟགས་དང་བཅོས་ཐབས་རྣམ་པ་བཞི།

ཡི་ག་འཆུས་པ་ལ་རྒྱུ་རྐྱེན་དང་། དབྱེ་བ་དང་། རྟགས་དང་། བཅོས་ཐབས་བཅས་རྣམ་པ་བཞིའི་སྒོ་ནས་བསྟན་པའོ།

དང་པོ། རྒྱུ་རྐྱེན།

རྒྱུ་རྐྱེན་ཟས་སྤྱོད་གདོན་གྱིས་འདུ་བ་འཁྲུགས། །ལྕེ་སྙིང་ལ་ཞེན་ཡི་ག་འཆུས་པར་འགྱུར། །

རྒྱུ་རྐྱེན་གཞི་མཐུན་ནི་ཟས་སྤྱོད་དམན་ལྷག་ལོག་པ་དང་གདོན་སོགས་ཀྱིས་བསྐྱེད་དེ་འདུ་བ་འཁྲུགས་ནས་ལྕེ་དང་སྙིང་ལ་ཞེན་ནས་ཡི་ག་འཆུས་པར་འགྱུར་རོ། །

གཉིས་པ། དབྱེ་བ།

དབྱེ་བ་རླུང་མཁྲིས་བད་ཀན་འདུས་པ་བཞི། །

ཞེས་དབྱེ་བ་ཕྱེ་ན་རླུང་ལས་གྱུར་པ་དང་། མཁྲིས་པ་ལས་གྱུར་པ་དང་། བད་ཀན་ལས་གྱུར་པ་དང་།

འདུས་པ་ལས་གྱུར་བ་བཞིའོ། །

རེའུ་མིག2－1 ཡི་ག་འཆུས་པའི་དབྱེ་བ་དང་ནད་རྟགས་གཙོ་བོ།

དབྱེ་བ།	ནད་རྟགས།
རླུང་གྱུར།	ཁར་རོ་བསྐ་བ་བྲོ་སྟེ་ཡི་ག་འཆུས།
མཁྲིས་གྱུར།	ཁར་རོ་ཁ་བ་བྲོ་སྟེ་ཡི་ག་འཆུས།
བད་གྱུར།	ཁར་རོ་མངར་བ་བྲོ་སྟེ་ཡི་ག་འཆུས།
འདུས་པ།	ཁར་རོ་ཅི་ཡང་མི་བྲོ་བར་ཡི་ག་འཆུས།

གསུམ་པ། བཅོས་ཐབས།

གསོ་ཐབས་ཡིད་ལ་འཐད་པའི་ཟས་གང་ཡང་། །གང་ལ་ཕན་པའི་སྨན་དང་སྦྱར་ལ་བྱིན། །ཕྱི་ནང་ཁྲུས་སྦྱང་འབྲས་བུ་འོ་མར་སྦྱར། །དཀར་བའི་ཟས་བསྟེན་བསྙ་བའི་ཆུས་ཁ་བཀྲུ། །ཡིད་ལ་འཐད་པའི་དུ་བ་སྣ་རུ་རྟུབ། །བ་ལུ་ཟོ་བ་རིས་སྣ་པི་པི་ལིང་། །རིམ་བསྐྱེད་ཤིང་ཚ་སུག་སྨེལ་ག་ར་སྦྱར། །ཟོ་བའི་རྡུལ་བསྐྱེད་ཡི་ག་འབྱེད་པར་བྱེད། །ལ་ལ་ཕུད་དང་ད་ཏྲིག་ཤར་བུ་ཧྭ །སེ་འབྲུ་རྒྱ་ཤུག་ག་ར་ཙ་སུ་དང་། །ཤིང་ཚ་ཁ་རུ་ཚ་དང་པི་པི་ལིང་། །གོ་སྙོད་ན་ལེ་ཤམ་སྦྱར་ཡི་ག་འབྱེད། །སུག་སྨེལ་ཤིང་ཚ་ན་ག་པུཥྤ་དང་། །ཚ་བ་གསུམ་གྱི་ཕྱེ་མས་ཡིག་འཆུས་སེལ། །ཚ་བ་ཤས་ཆེ་རྩ་གང་བདེ་བྱེད་ཤིས། །

གསོ་ཐབས་ནི་ཡིད་ལ་འཐད་པའི་ཟས་གང་འདྲ་ཞིག་གི་རིགས་ཡིན་ཀྱང་དེ་དང་ནད་གང་ཡིན་ལ་ཕན་པའི་སྨན་དང་སྦྱར་ལ་བྱིན་པ་སྟེ། མན་ངག་བཀའ་རྒྱ་མ་ལས། ཁྱད་པར་སྙིང་ལ་གང་འདོད་པའི། །ཟས་ཀྱི་དྭངས་མ་འབྱེད་པར་བྱེད། །ཅེས་པ་ལྟར་གསོ་བར་བྱ་ལ། ཕྱི་ནས་ལུས་ཆུས་བཀྲུ་ཞིང་ནང་ནས་ཕྱི་རྒྱུད་དེད་དཔོན་བཅུ་སྦྱོར་ལ་ཨ་ག་རུ་དང་། ཧྲི་ཏི་སྙིང་ཚོ་ཤ་བསྣན་པས་འཁྲུས་ཀྱིས་སྦྱང་ཞིང་འབྲས་བུ་ཨ་བར་སྐྱུར་གསུམ་པའི་འོ་མ་སྦྱར་བ་དང་། ཞོ་འོ་མ་སོགས་དཀར་བའི་ཟས་ཡི་གར་འོང་བ་བསྟེན་ཞིང་ཨ་རུ་བ་རུ་སོགས་བསྙ་བའི་སྨན་ཆུས་ཁ་བཀྲུ་ཡིད་ལ་གང་འཐབ་པའི་སྤོས་ལ་སོགས་དྲི་ཞིམ་པོའི་དུ་བ་སྣ་རུ་རྟུབས་པ་དང་། བ་ལུའི་ལོ་མ་ཚོ་བཞི། ཟོ་བ་རིས་ཚོ་གསུམ་སྣ་ཚོ་དོ། པི་པི་ལིང་ཚོ་གང་རིམ་པས་བསྐྱེད་པ་དང་། ཤིང་ཚ། སུག་སྨེལ། ག་ར་རྣམས་ཚོ་ཕྱེད་སྦྱར་བས་ཟོ་བའི་རྡུལ་སྐྱེད་ཅིང་ཡི་ག་འབྱེད་པར་བྱེད། ཡང་སྙིང་པོ་བསྡུས་པ་ལས། བ་ལུའི་ལོ་མ་ན་ལེ་ཤམ། །

ཇོང་གྲ་དང་ནི་པི་པི་ལིང་། །གོ་རིམ་བཞིན་དུ་ཆ་རེ་བསྐྱེད། །ཤིང་ཚ་སུག་སྨེལ་དང་ཕོའི་ཕྱེད། །པི་པི་ལིང་གི་བརྒྱ་འགྱུར་གྱི། །ཀ་ར་སྦྱར་བའི་ཕྱེ་མ་ཡིས། །ཞེས་ཀྱང་འབྱུང་། འདིར་ལ་ལ་ཕུད་དང་། ད་ཏིག སྟར་བུ། སྣ་སེ་འབྲུ་ལྔ་ཉོ་རེ། རྒྱ་ཤུག་གོང་བཤད་ཉོ་བཞི། ག་ར་ཨུ་སུ་དང་། ཤིང་ཚ། ཁ་རུ་ཚ་ཉོ་རེ་དང་། པི་པི་ལིང་འབྲུ་བརྒྱད། གོ་སྙོད་ཉོ་གང་། ན་ལེ་ཤམ་ཉིས་བརྒྱ་སྦྱར་བས་ཡི་ག་འབྱེད་པའི་མཆོག་གོ །སུག་སྨེལ། ཤིང་ཚ། ནཱ་ག་པུཥྤ་དང་། ཚ་བ་ཕོ་པི་སྣ་གསུམ་བཅས་དྲུག་པོ་རིམ་པས་བསྐྱེད་པའི་ཕྱེ་མས་ཡི་ག་འཆུས་པ་སེལ་ཞིང་། ཚ་བ་ཤས་ཆེན་ཕྱི་རྒྱུད་ལྟར་གྱི་རུ་གང་བདེ་བྱེད་ཆུང་བ་ཤིས་སོ། །ཡང་ན་མན་ངག་ལྷན་ཐབས་ལས། བ་ལུ་ཕོ་བ་རིས་སྣ་པི་པི་ལིང་། །རིམ་བསྐྱེད་ཤིང་ཚ་སུག་སྨེལ་ག་ར་སྦྱར། །ཕོ་བའི་དྲོད་སྐྱེད་ཡི་ག་འབྱེད་པར་བྱེད། །ཚ་ཤས་ཆེན་བདེ་བྱེད་ཆུང་ངུ་སྦྱར། །གྲང་ཤས་ཆེན་སེ་འབྲུ་ལྔ་བ་བསྟེན། །ནམ་མཁར་མིག་བལྟ་ཡིད་ལ་གྲངས་ཁ་བརྩི། །དཔྱད་བཅོས་ཞི་དཀའ་སྐྱུགས་དང་ཁྲུས་ཀྱིས་སྦྱང་། །རླུང་རྟགས་ལྡན་ན་སྐྱེ་སྟོང་བསྲེག་པ་གཅེས། །ཟས་ནི་མངར་ཤས་ཡི་གར་ལྡན་པ་དང་། །ཤུ་དག་ནིམ་པ་བུ་རམ་ཆུ་སྦྱར་བླུད། །སྤྱོད་ལམ་བསིལ་དྲོད་སྙོམས་པར་ཡིད་བདེར་བསྟད། །ཅེས་པ་ལྟར་གསོ་བར་བྱའོ། །

བྱེ་བྲག་ཏུ་བཤད་པ།

ས་བཅད་དང་པོ། རླུང་ལས་གྱུར་པ།

དང་པོ། སློང་རྐྱེན།

རྒྱུ་ནི་རླུང་མཚན་ཉིད་དྲུག་ལྡན་ཐ་མལ་དུ་གནས་པ་ལ། རྐྱེན་ཁ་དང་ཡང་རྩུབ་བསྟེན་དྲགས་པ་དང་། གཉིད་ཆག་པ། ཕྱོ་ཆག་པ་སྟེ། དེ་ལ་བཤད་རྒྱུད་ལས། བཀྲེས་བཀག་ལུས་ཞིག་ཉམ་ཆུང་ཡི་ག་འཆུས། །ཞེས་དང་། ཁྲག་མང་དུ་ཟགས་པ། འཁྲུ་སྐྱུགས་དྲག་པོས་བཏབ་པ། ག་ཆད་དུ་ངུས་པ། ཡུལ་མི་སྡུག་པ་ལ་དབང་པོས་གཏུད་དྲགས་པ། སྨྲ་ངན་དང་སེམས་ལས་ཆེ་བ། ཡིད་མི་བདེ་བ་སོགས་ཀྱིས་རླུང་ལས་གྱུར་པའི་ཡི་ག་འཆུས་པའི་ནད་སློང་བར་འགྱུར་རོ། །

གཉིས་པ། ནད་རྟགས།

དེ་རྟགས་རླུང་གྱུར་རོ་བསྙ་[མཁྲིས་པ་ཁ]། །

རླུང་ལས་གྱུར་ཚེ་ཟས་དང་སྨྲམ་གྱི་རིགས་གང་ཟོས་པ་དང་བཏུང་ཡང་ལྕེ་ཐོག་ཏུ་རོ་བསྙ་བའི་བག་དང་ལྡན་པའི་རྟགས་འོང་ངོ་། །

གསུམ་པ། བཅོས་ཐབས།

བྱེ་བྲག་ཤུ་དག་ཀ་ར་ཉིམ་པའི་ཚུས། །སྐྱུགས་རྗེས་ཆང་དངས་སྐར་ཚུ་སྦྲང་ཆང་བླུད། །

རླུང་ལ་ཤུ་དག་གི་སྐྱུགས་བྱས་པའི་རྗེས་ལ་ཆང་གི་དྭངས་མ་བླུད་དེ་གསོ་བར་བྱ་ལ། ཟིན་ཏིག་གཅེས་བསྡུས་ལས། སྐྱུ་རུ་ར་དང་པི་པི་ལིང་འབྲི་གཡག་གི་ཞོ་ལ་བཏབ་ནས་བཏུང་བས་རླུང་གི་ཡི་ག་འཆུས་པ་ལ་ཕན། ཡང་ན་མན་ངག་བཀའ་རྒྱ་མ་ལས། ཕྱི་ནང་ཁྲུས་ཀྱིས་སྦྱང་བྱ་ཞིང་། །འབྲས་ཐུག་འོ་མར་བཙོས་བཟའོ། །ལ་ལ་

ཕུད་དང་ད་ཧིག་དང་། །རུ་རྟ་བཅའ་སྨ་སེ་འབྲུ་དང་། །རྒྱ་ཤུག་དེ་རྣམས་ཞོ་གཉིས་གཉིས། །ཀ་ར་སྦྲང་བཞི་ཨུ་སུ་དང་། །གོ་སྙོད་ཤིང་ཚ་ཁ་རུ་ཚ། །པི་པི་ལིང་དང་ན་ལེ་ཤམ། །ཕྱི་མས་ཡི་ག་འཆུས་པ་སེལ། །ཞེས་པ་ལྟར་གསོ་བར་བྱའོ། །

ས་བཅད་གཉིས་པ། མཁྲིས་པ་ལས་གྱུར་པ།

དང་པོ། སློང་རྐྱེན།

རྒྱུ་མཁྲིས་པའི་མཚན་ཉིད་བདུན་ལྡན་དེ་ཐ་མལ་དུ་གནས་པ་ལ། རྐྱེན་ཚ་བའི་རོ་དང་རྡོ་ཚ། རྣམ་གྱི་རིགས་སོགས་བསྟེན་དྲགས་པ་དང་། རྒྱུད་ལ་ཞེ་སྡང་དྲག་པོ་སྐྱེས་པ་དང་ཡང་ན་འཛིང་ག་བགྱི་བ། བང་དང་འགྲོ་ལས་དག་གིས་ཉེན་པ། ཤ་ཆང་བུ་རམ་ཆང་སོགས་བཟའ་བཏུང་དྲགས་པས་གདོན་དང་འདུ་བ་འབྲུགས་ཏེ་ལྕེ་དང་སྙིང་ལ་ཞེན་པས་མཁྲིས་པ་ལས་གྱུར་པའི་ཡི་ག་འཆུས་པའི་ནད་དུ་འགྱུར་རོ། །

གཉིས་པ། ནད་རྟགས།

[དེ་རྟགས་རླུང་གྱུར་རོ་བསྐ] **མཁྲིས་པ་ཁ།** །

མཁྲིས་པ་ལས་གྱུར་པའི་ཡི་ག་འཆུས་པའི་རྟགས་ནི་ལྕེ་ཐོག་ཏུ་ཟས་ཀྱི་རིགས་རོ་ཁ་བའི་བག་དང་ལྡན་པར་འགྱུར་རོ་ཞེས་གསུངས་སོ། །

གསུམ་པ། བཅོས་ཐབས།

བཅོས་པའི་ཐབས་ལ་ག་རའི་ཚུལ་སྒྲུབས་པའི་རྗེས་ལ་སྐར་ཚུལ་གསོ་བར་བྱའོ། །ཡང་ན་མན་ངག་བཀའ་རྒྱ་མ་ལས། ལ་ལ་ཕུད་ཀྱི་ཕྱེ་མ་ལ། །ཚན་རུ་གང་བདེ་བྱེད་དང་། །གྲང་ན་ཚ་བ་གསུམ་པོ་བསྣན། །ཞེས་པ་ལྟར་གསོ་བར་བྱའོ། །

ས་བཅད་གསུམ་པ། བད་ཀན་ལས་གྱུར་པ།

དང་པོ། སློང་རྐྱེན།

རྒྱུ་བད་ཀན་ཐ་མལ་མཚན་ཉིད་བདུན་ལྡན་ལ་རྐྱེན་ནི་ཁ་བ་དང་མངར་བ། ནུས་པ་ལྕི་བསིལ་གྱི་རིགས་བསྟེན་དྲགས་པ་དང་། འགྲངས་རྗེས་དལ་བར་འདུག་པའམ་ཉིན་གཉིད་ལོག་པ། ཟླན་སྙིང་ཉལ་བ། ལུད་པ་བཀག་པ་དང་མཆིལ་མ་བཀག་པ། དེ་ལ་བཤད་རྒྱུད་ལས། ལུད་པ་བཀག་པས་ལུད་འཕེལ་དབུགས་མི་བདེ། །ཤ་སྐེམ་སྐྱིགས་བུ་སྙིང་ནད་ཡི་ག་འཆུས། །ཞེས་དང་། མཆིལ་མ་བཀག་པས་སྙིང་དང་མགོ་བོ་ན། །སྣ་ཆུ་འཛག་ཅིང་མགོ་འཁོར་ཡི་ག་འཆུས། །ཞེས་གསུངས་སོ། །གོས་སྲབ་ཀྱིས་འཁྲུགས་པ། ར་ཤ་དང་སྐམ་ཤ། ཆོལ་བུ་དང་འབྲུ་མར། ཐོ་མར་རུལ་བ། མ་འཚོས་པ་དང་ཁེངས་པོའི་ཟས། བཟའ་བཏུང་ཆེས་ཏེ་ཚད་ལས་འདས་པའམ། །ཡང་ན་སྡུམ་མ་ཞུ་ཕྱིམ་ཟོས་པའི་རྐྱེན་རྣམས་ཀྱིས་མེ་དྲོད་ཉམས་པ་དང་། བད་ཀན་རྟེན་བྱེད་དང་མྱོང་བྱེད་སོགས་ཕྱི་ནང་གི་འདུ་བ་འཁྲུགས་པ་དང་། གདོན་སོགས་ཀྱིས་ལྕེ་དང་སྙིང་ལ་ཞེན་ནས་བད་ཀན་ལས་གྱུར་པའི་ཡི་ག་འཆུས་པའི་ནད་སློང་བར་འགྱུར་རོ། །

གཉིས་པ། ནད་རྟགས།

བད་ཀན་རོ་མངར་[འདུས་པ་རོ་དང་བྲལ]། །

བད་ཀན་ལས་གྱུར་ཚེ་ལྕེ་ཐོག་ཏུ་ཟས་ཀྱི་རིགས་རོ་མངར་བའི་བག་དང་ལྡན་པར་འགྱུར་པ་ཡིན།

གསུམ་པ། བཅོས་ཐབས།

བད་ཀན་ལས་གྱུར་པའི་ཡི་ག་འཆུས་པའི་བཅོས་ནི་ཉམས་པའི་སྐྱུགས་བྱས་པའི་རྗེས་ལ་སྲུང་ཚང་བླུད་དེ་གསོ་བར་བྱའོ། དེས་ཀྱང་མ་སེལ་ན། བཤད་རྒྱུད་ལས། མེ་དྲོད་དེ་ནི་ཟས་གང་ལུས་ཟུངས་མདངས། །སྟོབས་རྒྱས་འཕེལ་བར་བྱེད་པའི་རྒྱུ་ཡིན་ཏེ། །མ་ཞུ་དྭངས་སྙིགས་རྒྱས་པར་མི་འགྱུར་ཕྱིར། །ཟས་སྐོམ་སྤྱོད་ལམ་ཡང་ལ་དྲོ་བ་ཡིས། །འབད་དེ་མེ་དྲོད་བསྲུང་བར་གནས་གྱུར་ན། །ལུས་ཀྱི་སྟོབས་དང་ཚེ་ནི་གནས་པར་འགྱུར། །ཞེས་པ་

ལྷར་རྒྱུ་ཉིད་གྲོལ་ན་འབྲས་བུ་མི་འབྱུང་བའི་དཔེ་ལྟར་མེ་དྲོད་གསོ་བ་ལ་འབད་དེ་གསོ་བར་བྱའོ། །

ས་བཅད་བཞི་པ། འདུས་པ་ལས་གྱུར་པ།

དང་པོ། སློང་རྐྱེན།

རྒྱུ་རྐྱེན་ཟས་སྤྱོད་དམན་ལྷག་ལོག་པ་དང་གདོན་ལ་སོགས་ཀྱིས་རྒྱུ་བད་ཀན་ཁྲག་མཁྲིས་རླུང་བཞི་པོ་འདུས་པའི་ཕྱི་མ་མ་སྨིན་ཚ་བའི་དུག་ནད་དེ་ལ། རྐྱེན་ཚ་རྐྱེན་དང་གྲང་རྐྱེན་གཉིས་ཀྱིས་པོ་མཆིན་རྒྱུ་ལོང་བཞི་རུ་འཕྲུལ་བའམ་ཡང་ན་གནས་གཞན་ལ་བྱེར་བ་སོགས་གཙོ་བོ་ལྷེ་སྙིང་ལ་ཞེན་ནས་འདུས་པ་ལས་གྱུར་པའི་ཡི་ག་འཆུས་པའི་ནད་དུ་འགྱུར་རོ། །

གཉིས་པ། ནད་རྟགས།

[བད་ཀན་རོ་མངར་] **འདུས་པ་རྗེ་དང་བྲལ། །**

འདུས་པ་ལས་གྱུར་ཚེ་ལྷེ་ཐོག་ཏུ་ཟས་ཀྱི་རིགས་གང་ཡང་རོ་དང་བྲལ་བ་སྟེ་འདི་ཡིན་མི་གསལ་བར་འོང་བ་ལས་ཤེས་པར་བྱའོ། །

གསུམ་པ། བཅོས་ཐབས།

འདུས་པའི་ནད་ལ་ཀུན་ཀྱིས་སྔོན་བྱས་ལ། །ཤུ་དག་ནིམ་པ་བུ་རམ་ཚ་སྦྱར་བླུད། །

འདུས་པའི་ནད་ལ་རླུང་མཁྲིས་བད་ཀན་ཀུན་གྱི་གཉེན་པོས་སྔོན་སྐྱུགས་བྱས་པའི་རྗེས་ལ་ཤུ་དག ནིམ་པ། བུ་རམ་བཅས་ཚ་དང་སྦྱར་བ་བླུད་དེ་གསོ་བར་བྱའོ། །

གཞན་ཡང་སྨན་བསྡུས་ཨེ་ལས། རུ་གང་བདེ་བྱེད་ཚང་བས་ཚ་གྲང་ཆ་སྙོམས་དང་ག་འབྱེད་ཅེས་དང་། སེ་འབྲུ་བཞི་པ་དང་ལྷུ་པས་ནད་གཞི་ཅི་ལས་གྱུར་ཀྱང་དང་ག་འབྱེད་ཅེས་གསུངས་སོ། །

སྟོམ་ཚང་།

ཡི་ག་འཆུས་པ་ཞེས་པ་ནི་བཟའ་བཏུང་ལ་ཡི་ག་ལོག་པའི་དོན་ཏེ། ཟས་སྤྱོད་གདོན་གསུམ་གྱིས་འདུ་བ་

འཁྲུགས་པ་སྙིང་ལ་ཞེན་པར་གྱུར་ནས་ཁ་ཟས་ཟ་འདོད་མེད་པར་གྱུར་པའི་ནད་ཅིག་ཡིན་ལ། དེ་ཡང་ཁ་ཟས་རིགས་གང་ཟོས་ཀྱང་རོ་བསྒྱུ་བ་བྲོ་བའི་ རླུང་གི་ཡིག་འཆུས་དང་། རོ་ཁ་བ་བྲོ་བའི་མཁྲིས་པའི་ཡིག་འཆུས། རོ་མངར་བ་བྲོ་བའི་བད་ཀན་གྱི་ཡིག་འཆུས། རོ་གང་ཡང་མི་གསལ་བའི་འདུས་གྱུར་གྱི་ཡིག་འཆུས་བཅས་ནད་རིགས་བཞི་ཡོད་པ་དང་། དེ་དག་གི་གསོ་བཅོས་ལ་ཐོག་མར་ནད་པའི་ཡིད་ལ་འདོད་པའི་ཟས་སྐོམ་གང་རིགས་ནད་ཁམས་ལ་ཕན་པའི་སྨན་དང་སྦྱར་ལ་སྦྱིན་པར་བྱ་ཞིང་། ལྷན་དུ་བ་ལེ་དྲུག་སྦྱོང་ག་ར་དང་སྦྱར་བ་བསྟེན་པས་ཕོ་བའི་མེ་དྲོད་སྐྱེད་ཅིང་ཡི་ག་འབྱེད་པར་བྱེད་པ་ཡིན།

(དོན་གྲུབ་ཚེ་རིང་། གཅོད་པ་རྒྱལ།)

བསམ་གཞིགས།

༡ སེམས་ཁམས་མི་བདེ་བ་ལས་ཡི་ག་འཆུས་པའི་ནད་འབྱུང་ངམ།

༢ ནང་ནི་འདུ་བ་འཁྲུགས་ཏེ་ཡི་ག་འཆུས་པར་འགྱུར་ན་ཕྱིའི་ལུས་ལ་མདའ་རྡོ་གྲི་མདུང་སོགས་ཕོག་པ་ལས་ཡི་ག་འཆུས་པར་འགྱུར་རམ།

༣ ཡི་ག་འཆུས་པའི་ནད་ཀྱི་རྒྱུ་རྐྱེན་དང་སྤྱི་རྟགས་གང་འདྲ་ཡིན།

༤ ཡི་ག་འཆུས་པའི་ནད་ལ་དབྱེ་བ་དུ་ཡོད།

༥ ཡིག་འཆུས་པའི་ནད་རེ་རེའི་རྟགས་གང་ཡིན།

ལེའུ་གསུམ་པ། སྐོམ་དད།

གཉན་རྒྱུའི་རླུང་དང་ཁྲག་མཁྲིས་འཁྲུགས་ནས་བད་ཀན་སྐེམ་པ་དང་། ཞིང་པའི་ཚད་པ་བསྲུས་པས་སྐད་འགགས་པ་དང་བཏུང་བའི་རིགས་ཀྱིས་སྐོམ་མི་སེལ་བ་ལ་སྐོམ་དད་ཀྱི་ནད་ཅེས་བྱའོ། །

སྤྱིར་བཤད་པ།

སྐོམ་པའི་ནད་ལ་རྒྱུ་རྐྱེན་དབྱེ་བ་དང་། །རྟགས་དང་བཅོས་ཐབས་རྣམ་པ་བཞི་ཡིས་བསྟན། །

སྐོམ་དད་ལ་རྒྱུ་རྐྱེན་དང་། དབྱེ་བ་དང་། རྟགས་དང་། བཅོས་ཐབས་བཅས་རྣམ་པ་བཞིའི་སྒོ་ནས་བསྟན་པའོ། །

དང་པོ། རྒྱུ་རྐྱེན།

རྒྱུ་རྐྱེན་གཉན་རྒྱུའི་རླུང་དང་མཁྲིས་པ་འཁྲུགས། །བད་ཀན་སྐེམས་པས་སྐོམ་དད་སྐྱེ་བར་བྱེད། །ཆང་དང་ལན་ཚྭ་བད་མཁྲིས་སྐྱེས་པའམ། །ཚད་གྲུང་ངལ་དུབ་སྤྱོད་རྗེས་སྐོམ་མང་འཕྱུངས། །ཞིང་ཚད་བསྲུས་པས་མཁྲིས་སྐྱེད་སྐོམ་དད་ཆེ། །

རྒྱུ་རྐྱེན་གཞི་མཐུན་ནི་གཉན་རྒྱུའི་རླུང་དང་མཁྲིས་པ་འཁྲུགས་པ་དེས་བད་ཀན་སྐེམ་པས་སྐོམ་དད་སྐྱེ་བར་བྱེད་ཅིང་ཆང་མང་བཏུང་དྲགས་པ་དང་། ལན་ཚྭ་ཆེས་པ་སོགས་ཀྱིས་བད་མཁྲིས་སྐྱེས་པའམ་ཚད་པའི་གྲུང་ལ་བསྟད་པ་དང་། ངལ་དུབ་ཀྱི་ལས་སོགས་སྤྱད་རྗེས་སྐོམ་མང་འཕྱུངས་པའི་རྐྱེན་དེས་ཞིང་བའི་ཚད་པ་བསྲུས་པས་མཁྲིས་པ་སྐྱེ་ལ་སྐོམ་དད་ཆེ་བར་འོང་ངོ་། །

གཉིས་པ། དབྱེ་བ།

དབྱེ་བ་རླུང་མཁྲིས་བད་འདུས་བཙུད་ཟད་ལྔ། །

དབྱེ་བ་ཕྱེ་ན་རླུང་ལས་གྱུར་པ་དང་། མཁྲིས་པ་ལས་གྱུར་པ་དང་། བད་ཀན་ལས་གྱུར་པ་དང་། འདུས་པ་ལས་གྱུར་པ་དང་། བཙུད་ཟད་པ་ལས་གྱུར་པ་དང་ལྔའོ། །

རེའུ་མིག3 –1 སྐོམ་དད་ཀྱི་དབྱེ་བ་དང་ནད་རྟགས་གཙོ་བོ།

དབྱེ་བ།	ནད་རྟགས།
རླུང་གྱུར།	མགོ་འཁོར། གཉིད་མེད། མུར་འགྲམ་གཟེར། སྣ་ལྕེས་དྲི་རོ་མི་ཚོར།
མཁྲིས་གྱུར།	ཁོང་ཚ། ཁ་ཁ། ཁ་དྲི་མནམ།
བད་གྱུར།	ཁ་མངལ། ཧྣོན་ཁྲོ། ཟས་མི་འཇུ།
འདུས་པ།	རྟགས་ཀུན་སྟོན།
བཙུད་ཟད།	ཟས་མིད་དཀའ།

གསུམ་པ། ནད་རྟགས།

དེ་རྟགས་ཁ་ལྕེ་གྲེ་སྐམ་ཟས་མི་འདོད། །ལྕེ་མྱུལ་སྐད་འགགས་ངོམས་པ་མེད་པར་སྐོམ། །

ཞེས་པ་ལྟར། ཁྱེན་རྒྱུའི་རླུང་དང་ཁྲག་མཁྲིས་འཁྲུགས་པའི་རྐྱེན་གྱིས་དེ་རྣམས་ཀྱི་སྤྱིའི་རྟགས་ལ་ཁ་དང་། ལྕེ་དང་གྲེ་བ་རྣམས་སྐམ་ཞིང་ཡི་གར་ཟས་མི་འདོད་པ་དང་། ལྕེ་མྱུལ་ལ་སྐད་འགག་ཅིང་ངོམས་པ་མེད་པར་སྐོམ་མོ། །

གཞན་ཡང་ལྷན་ཐབས་ལས། སྐོམ་དད་ཁྱེན་རྒྱུའི་རླུང་དང་ཁྲག་མཁྲིས་འཁྲུགས། །ལྕེ་མྱུལ་སྐད་འགགས་ངོམས་པ་མེད་པར་སྐོམ། །

བཞི་པ། བཙོས་ཐབས།

བཙོས་ཐབས་ རླུང་ མཁྲིས་ སེལ་ བྱེད་ ཕལ་ ཆེར་ བསྡུགས། །ཕྱི་ནང་ གཉིས་ ནས་ བཀྲུ་ ཞིང་ བསིལ་ བར་ བྱ། །ཆར་ ཆུ་ སྦྱང་ རྩི་ སྦྱར་ བ་ སྙོམ་ དུ་ བཏུང་། །ཆག་ ཆེ་ ཀ་ ར་ སྦྲང་ དང་ སྦྱར་ ལ་ བཟའ། །འོ་ མ་ སྐྱུར་ རྩབས་ སྦྲང་ གི་ མཁུར་ བཀང་ བཙང་། །

བཙོས་པའི་ཐབས་ལ་རླུང་མཁྲིས་སེལ་བྱེད་ཀྱི་སྨན་ཕལ་ཆེར་བསྡུགས་ཤིང་ཕྱི་ནས་ཆུ་བསིལ་དང་། ནང་ནས་ལས་ལྷའི་བཤལ་དེད་དཔོན་བཙུ་སྦྱོར་ལ་རྒྱ་ཏིག་གསེར་མེ། དུག་མོ་ཉུང་བསྣན་པ་སྟེ་ཕྱི་ནང་ནས་བཀྲུ་ཞིང་ཟས་སྤྱོད་གཉིས་པོ་བསིལ་བར་བྱ་སྟེ། ཆར་ཆུ་སྦྱང་རྩི་སྦྱར་བ་སྙོམ་དུ་བཏུང་བ་དང་། ཆག་ཆེ་ཞེས་ཡོས་བརྟུང་བ་དང་ཀ་ར་སྦྲང་དང་སྦྱར་ལ་ཟ། དེ་རྗེས་འོ་མ་དང་སྐྱུར་རྩབས་ཞེས་ཞོའི་ཟུམ་དང་སྦྲང་གི་མཁུར་བཀང་བཙང་།

ཡང་ན་རྒྱུད་བཞིའི་ཡོངས་གཏད་ལས། སྙོམ་པའི་ནད་ལ་སོ་ཕག་བསྲེག་ཁུ་མཆོག ཅེས་དང་། ཡན་ལག་བརྒྱད་པ་ལས། སོ་ཕག་བསྲེག་པ་ནི། ཆུ་ཡི་ནང་དུ་བསྲུར་བའི་དྭངས་མ་ཕན། །ཆག་ཆེ་ཀ་ར་སྦྲང་དང་སྦྱར་ལ་ཟ། །འུ་སུ་བསྐོལ་ཁུར་ཀ་ར་སྦྲང་བཏབ་པས། །ནད་གཞི་ཅི་ལས་གྱུར་ཀྱང་སྙོམ་པ་སེལ། །ཞེས་དང་། མན་ངག་ལྷན་ཐབས་ལས། སྐྱུ་རུ་ར་དང་འུ་སུ་བ་ཤ་ཀ །ཀ་ར་སྦྲང་ཕྱེ་སྦྲང་རྩིའི་ཚུས་དབུལ་ཤིས། །ཡང་ན་ཆུ་བསིལ་ནང་དུ་ཞུགས་ན་ཕན། །ཟས་སྙོམ་ཁྲག་མཁྲིས་རླུང་གསུམ་བསྐྱེད་རིགས་སྤང་། །སྤྱོད་ལམ་བསིལ་ཁང་ཟླ་འོད་ནེའུ་གསེང་འགྲམ། །སྤྲབ་སྤྱང་ལ་དལ་འདུག་སྙོམ་པ་སེལ། །ཡང་ན་མན་ངག་བཀའ་རྒྱ་མ་ལས། ཉི་དགའ་ཀ་ར་སྦྱར་བ་འམ། །འུ་སུ་བསྐོལ་ཁུར་ཀ་ར་སྦྱར། །མང་དུ་བཏང་ཞིང་ཡང་ན་ནི། །སོ་ཕག་གདུས་པའི་ཁུ་བ་དབུལ། ། ཅེས་པ་ལྟར་གསོ་བར་བྱ་ལ། ཡང་ན། ཤུང་རྒྱུན་བཙོ་ལྔ་དང་སོ་ཕག་སུམ་ཐང་ཟབ། །དེས་ཀྱང་མ་སེལ་ན། ཡན་ལག་བརྒྱད་པའི་སྙིང་པོ་བསྡུས་པ་ལས། སྙོམ་དང་ཆེ་ལ་ཐོང་བ་བསྲེགས་པ་ནི། །ཆུ་ཡི་ནང་དུ་གསུར་བའི་དྭངས་མ་ཕན། །ཞེས་པ་ལྟར་དུ་གསོ་བར་བྱའོ། །

ཐེ་བྲག་ཏུ་བཤད་པ།

ས་བཅད་དང་པོ། རླུང་ལས་གྱུར་པ།

དང་པོ། སློང་རྐྱེན།

རྒྱ་ཕ་མལ་གྱི་བསྐྱེད་རླུང་མཚན་ཉིད་དྲུག་ལྡན་ལ་རྐྱེན་ཁ་བ་དང་ཡང་རྩུབ་བསྟེན་དྲགས་པ་དང་། གདོན་དང་རྣམ་རྟོག་འདྲེར་ལངས་ཀྱིས་གློ་བུར་དུ་ཡིད་ལ་འཇིགས་སྐྲག་སྐྱེས་པ། ངུ་དགོད་དྲགས་པ། སྡིག་སྐྱུགས་བཀག་པ། ལྟོ་སྟོང་དུ་ལུས་ངག་གི་བྱ་བ་དྲག་ཤུལ་བྱས་པའམ་ཁྲེར་ལྷི་བཏེག་པས་གྱེན་དུ་རྒྱུ་བའི་རླུང་འཁྲུགས་པར་བྱེད་པ་ལས་རླུང་ལས་གྱུར་པའི་སྨྱོ་ནད་ཀྱི་ནད་བསྐྱེད་པར་བྱེད་དོ། །

གཉིས་པ། ནད་རྟགས།

རླུང་གྱུར་མགོ་འཁོར་གཉིད་མེད་སྐྱ་འཁྲམ་གཟེར། །སྐྱ་དང་ལྕེ་ཡིས་དྲི་དང་རོ་མི་ཚོར། །

རླུང་ལས་གྱུར་ན་མགོ་བོ་འཁོར་ཞིང་གཉིད་མི་འོང་ལ། མུར་འཁྲམ་གཟེར་བ་དང་། སྣ་དང་ལྕེ་གཉིས་ཀྱིས་དྲི་དང་རོ་མི་ཚོར་བའི་རྟགས་འོང་ངོ་། །

གསུམ་པ། བཅོས་ཐབས།

ཁྱད་པར་རླུང་གྱུར་བུ་རམ་ཞོ་སྦྱར་བཏང་། །

བཅོས་པའི་ཐབས་ལ་རླུང་ལས་གྱུར་ན་བུ་རམ་དང་ཞོ་སྦྱབ་བཏང་ཞིང་སྨན་དུ། རྒྱུད་ལས། སྨན་གྱི་མཆོག་ཏུ་ཤོང་དཀར་རྩེ་མོ་མཆོག །ཅེས་པ་འཇམ་ལ་ དྲོ་བ་བཞིས་ཕོག་གི་འོ་མར་ངོས་འཛིན་པ་དེ་མཆོག་ཏུ་ཕན་པ་དང་། ཐང་དང་མགོ་བོའི་སྣུད་སྣོ་བཞི་རྣམས་སུ་སྦྱུམ་གྱིས་བདུག་ཅིང་འབྲས་བུ་གསུམ་གྱི་སྨན་མར་དང་བཅུད་ཅན་གྱི་ཊུས་ཐང་བཏང་ཞིང་སླེ་སྟོང་དང་དཀར་ནག་མཚམས། མགོ་བོའི་སྣུད་སྣོ་སྟེ་གསང་གསུམ་བསྲེགས་ཏེ་གྱེན་རྒྱུའི་

རླུང་སེལ། དེ་རྗེས་ནད་ཀྱི་གཞི་དང་བསྟུན་ལ་བསྔོངས་སྣ་བསལ་བར་བྱ། གསོ་རིག་ཟིན་ཏིག་ལས། སོ་ཐག་སུམ་ཐང་བསྟེན། ཁྲག་ཤས་ཆེན་ཅན་དན་བཅོ་བརྒྱད་དང་། རླུང་ཤས་ཆེ་བ་ལ་ཨ་གར་གྱི་རིགས་བསྟེན་དགོས་པར་གསུངས་སོ། །

ས་བཅད་གཉིས་པ། མཁྲིས་པ་ལས་གྱུར་པ།

དང་པོ། སྔོང་རྐྱེན།

རྒྱ་ཐམས་ལ་མཁྲིས་པའི་མཚན་ཉིད་དྲུག་ལྡན་ལ་རྐྱེན་ནི་ཟས་ཚ་ཞིང་རྣོ་བ་དང་། ལན་ཚ་སྤྲོ་བའི་རོ་ཡོད་པ་དང་། ཤ་དང་ཆང་དང་བུ་རམ་ལ་སོགས་དྲོད་བཙུད་ཀྱི་རིགས་བསྟེན་དྲགས་པས་སྔོང་ལ། སྤྱོད་ལམ་ནི་དལ་བར་འདུག་པའི་རྗེས་དྲག་ཤུལ་གྱི་ལས་བྱས་ཤིང་གཉིད་ལོག་པ་དང་། བང་གཏོང་བ་སོགས་འགྲོས་ཀྱིས་ཉེན་པ་དང་། མི་ཐེག་པ་ཁུར་བ་དང་། ཞི་སྣང་གིས་ཀུན་ནས་འཁྲུགས་པའམ་འཛིང་ག་བཀྱི་བ། གཡང་དུ་ལྷུང་བ། ཐིབས་འོག་ཏུ་ཚུད་པ། རྡོ་དང་དབྱུག་པས་བརྡུངས་པ་ལ་སོགས་དྲག་ཤུལ་ཅན་གྱི་ལས་རྣམས་ཀྱིས་ཚད་པའི་ངོ་བོ་བསླངས་པ་ལས་མཁྲིས་པ་ལས་གྱུར་པའི་སྐྲན་དང་ཆེ་བར་འོང་སྟེ། མན་ངག་རྒྱུད་ལས། བྲེ་བྲག་མཁྲིས་པ་ལྔ་ལས་འཇུ་བྱེད་ནི། །ནད་དུ་གྱུར་ན་ལྟེ་སེར་སྐྲན་དང་ཆེ། །ཞེས་དང་། སྒྲུབ་བྱེད་སྙིང་སྦུབས་དབུགས་རྐོད་སྐྲན་དང་ཆེ། །ཞེས་བྱེ་བྲག་ཏུ་དེ་གཉིས་ཀྱིས་བསྐྱེད་པ་ཤས་ཆེའོ། །

གཉིས་པ། ནད་རྟགས།

མཁྲིས་གྱུར་ཁོང་ཚ་ཁ་ཁ་ཁ་དྲི་མནམ། །

མཁྲིས་པ་ལས་གྱུར་ན་ཁོང་བ་ཚ་ཞིང་ཁ་ཁ་ལ་དྲི་མནམ་པར་འོང་བ་དང་། མིག་སྦྲིན་དམར་སེར་དུ་འོང་བར་གསུངས་སོ། །

གསུམ་པ། བཅོས་ཐབས།

མཁྲིས་པ་ལས་གྱུར་མངར་བའི་སྨན་གྱིས་སྦྱངས། །

མཁྲིས་པ་ལས་གྱུར་ན་མངར་བའི་སྨན་དུར་བྱེད་དང་། རྒུན་འབྲུམ། ག་ར་རྣམས་ཀྱིས་སྦྱང་སྟེ་སྐྲན་བསལ

ལ། ཤིན་ཏུ་སྨྲམ་ན་རྗེས་ལ་ནད་ཀྱི་གཞི་བཅོས་དགོས་སོ། །

ས་བཅད་གསུམ་པ། བད་ཀན་ལས་སྐྱུར་པ།

དང་པོ། སྐྱོང་རྐྱེན།

རྒྱུ་རྐྱེན་ནི་ཆང་མང་བཏུང་བ་དང་ལན་ཚྭ་ཆེས་པ་སོགས་ཀྱིས་བད་མཁྲིས་སྐྱེས་པའམ་བད་ཀན་ཚ་བ་དང་ལྡན་པ་དང་། ཡང་ན་ཚད་པའི་གྲང་ལ་བསྣད་པ་དང་། ངལ་དུབ་ཀྱི་ལས་སོགས་སྤྱོད་རྗེས་སྨྲམ་མང་འཕྱུང་བའི་རྐྱེན་དེས་ཕོང་བའི་ཚད་པ་བསྐྱུས་པའམ་གྲེན་རྒྱུའི་རླུང་དང་ཁྲག་མཁྲིས་འཁྲུགས་པས་བད་ཀན་སྙེམ་པ་དང་། བད་ཀན་ལས་སྐྱུར་པའི་སྨྲམ་དད་སྐྱེད་པར་བྱེད་དོ། །

གཉིས་པ། ནད་རྟགས།

བད་ཀན་ཁ་མངལ་རྙིན་བྲོ་ཟས་མི་འཇུ། །

བད་ཀན་ལས་སྐྱུར་ན་ཁ་མངལ་བ་སྐྱེ་རོ་མི་གསལ་བར་རྙིན་བྲོ་བ་དང་། ཟས་ཀྱི་འཇུ་སྟོབས་ཆུང་བས་འཇུ་མི་ནུས་ཞིང་ཡི་ག་འཆུས་པའི་རྟགས་དང་ལྡན་ནོ། །

གསུམ་པ། བཅོས་ཐབས།

བད་ཀན་ལས་སྐྱུར་ཉམས་པའི་ཆུ་ཡིས་རྙིན། །སྐྱེར་བ་ག་ར་སྤྲང་ཆུ་སྨྲམ་དུ་བཏང་། །

བད་ཀན་ལས་སྐྱུར་པར་ཉམས་པའི་ཆུས་རྙིན་ཏེ་སྐྱུགས་བྱ་བ་དང་། སྐྱེར་བ་དང་ག་ར་སྤྲང་བཅས་ཀྱི་ཆུ་སྨྲམ་དུ་བཏུང་།

གཞན་ཡང་མན་ངག་བཀའ་རྒྱ་མ་ལས། ཆར་ཆུ་དང་ནི་གངས་ཆུ་ལ། །ག་ར་རྒྱུན་འབྲུམ་སྤྲང་རྩི་རྣམས། །གང་རུང་སྦྱར་ལ་བཏང་བ་བསྔགས། །ཞེས་པ་ལྟར་གསོ་བར་བྱའོ། །

ས་བཅད་བཞི་པ། འདུས་པ་ལས་གྱུར་པ།

དང་པོ། སློང་རྐྱེན།

མ་སྨིན་ཚ་བའི་དུག་ནད་དེར་མཚོན་བྱེད་དུ་བད་ཀན་སྨུག་པོར་བཏགས་པ་དེ་ལ། རྐྱེན་འགྲམས་ཀྱི་ཚ་བ་ཁྲག་ནང་དུ་རྒྱས་པའམ་ལྷག་པ་དང་། མཚོན་ཁྲག་ནང་དུ་ལུས་པ་དེ་ཉིད་མཆིན་པའི་སྟེང་དུ་ལྷུང་བའམ། ཡང་ན་ལན་ཚྭ་བ་དང་ཟུས་པ་ཚ་བ། རོ་སྐྱུར་བའི་ཟས་ཀྱིས་ཁྲག་གི་ཚད་པ་འཕེལ་བས་སྐྲན་དང་སྐྱེས་པའམ། ཡང་ན་འཇུ་དཀའ་བའི་ཟས་བསྟེན་པས་ཕོ་བར་མ་ཞུ་བ་སྐབས་འཕེལ་བ་དེས་མེ་མཉམ་གྱི་རླུང་དང་མཁྲིས་པ་འཇུ་བྱེད་ཀྱི་མཐུ་ཉམས་པས་དྭངས་སྙིགས་མ་ཕྱེད་པར་མཆིན་པའི་གནས་སུ་ཟུངས་སུ་མ་གྱུར་ཁྲག་ངན་མཆིན་པར་རྒྱས་པ་སོགས་ལས་འདུས་པ་ལས་གྱུར་པའི་སྐྲན་དང་བསྐྱེད་པར་བྱེད་དོ། །

གཉིས་པ། ནད་རྟགས།

འདུས་རྟགས་ཀུན་སྟོན་[བཅུད་ཟད་ཟས་མིད་དཀའ]། །

འདུས་པ་ལས་གྱུར་པའི་སྐྲན་དང་གྱི་རྟགས་ནི་ལྟོ་སྐམ་ཞིང་གྲོང་ལ་ཁ་ཁ་བ་དང་། དང་ག་འགག་པ། ལུས་ཕྱིངས་ལྟོ་ལ་གཉིད་ཆེ་བ། གདོང་སྐྱམ་ཞིང་མིག་ཐྲིན་དམར་བ་དང་། མཆིན་དྲི་དང་རོ་རྒྱབ་གཉིས་སུ་སྦྲུགས་ཤིང་གཟེར་བ་དང་། མགོ་དང་མིག་གི་རུས་པ་ན་ཞིང་མཆོག་ལ་ལྡི་ལ་མེ་དང་ཉི་མས་དྲོས་པའི་ཚེ་ཁྲད་པར་དུ་ན་བ་དང་། ཟས་སྤྱོད་ཉུལ་བ་དང་སྐྱུར་པོ། དྲག་ཤུལ་གྱི་ལས་བྱས་རྗེས་ལྷང་བ། དུས་ནི་སྟོན་ཚད་དང་དཔྱིད་ཚད་ཀྱི་དུས་ནི་ལྷག་ཏུ་ལྷང་བར་འགྱུར་རོ། །

གསུམ་པ། བཅོས་ཐབས།

འདུས་པའི་ནད་ལ་སྨུགས་རྗེས་ཚུ་ཚན་བླུད། །

འདུས་པའི་ནད་ལ་ལས་ལྷ་ལྔར་སྨུགས་ཀྱིས་དྲངས་པའི་རྗེས་ལ་ཚུ་ཚན་བླུད་དེ་གསོ་བར་བྱ་བ་དང་། ཡང་ན། མན་ངག་བཀའ་རྒྱ་མ་ལས། སྐྲན་དང་གསོ་བར་བྱེད་པ་ལ། །ཉི་དགའ་ཙུ་སུ་ག་ར་དང་། །སྦྲང་སྐྱུར་ལྡེ་གུ

བྱས་པའམ། །གྲྀ་མ་རིལ་བུ་གང་འོས་བཏང་། །ཏིག་ཏ་རྒྱུན་འབྲུམ་སྐྱུ་རུ་ར། །ཨུ་སུའི་ཐང་གིས་ཞི་བར་འགྱུར། །ཞེས་དང་། ཡང་དེ་ཉིད་ལས་ཤིན་ཏུ་སྐོམ་དད་ཆེ་བ་ལ། །བཏུང་བའི་འོས་སུ་མ་ གྱུར་ཀྱང་། །ཐོག་མར་སྐོམ་པ་བསལ་བའི་ཕྱིར། །ཆར་ཆུ་གངས་ཆུ་ལ་སོགས་པ། །ཚོས་པར་འཐུང་ལ་སྐོམ་དེ་བསལ། །དེ་རྗེས་ཀླུང་མཁྲིས་བད་ཀན་སོགས། །ནད་ཀྱི་གཞི་དང་བསྟུན་ནས་བཅོས། །ཞེས་པ་ལྟར། ཐོག་མར་ཆར་ཆུ་གངས་ཆུ་ལ་སོགས་པ་ཚོས་པར་འཐུང་སྟེ་སྐོམ་བསལ་རྗེས་ཐང་ཆེན་བཅུ་པའམ་ཉེར་ལྔ། བྲག་ཞུན་དགུ་བ། སྐྱུ་རུ་ཉེར་ལྔ་སོགས་སྐོམ་དང་ནད་གཞི་གཉིས་ཀ་གསོ་བའི་སྨན་གྱིས་བཅོས་པར་བྱའོ། །

ས་བཅད་ལྔ་པ། བཙུད་ཟད་པ་ལས་གྱུར་པ།

དང་པོ། སློང་རྐྱེན།

དེ་ལ་མན་ངག་རྒྱུད་ཀྱི་སྨུག་པོ་གསོ་བའི་སྐབས་ན། ཙ་བོ་ཟད་པ་ཕལ་ཆེར་ཟུངས་ཁྲག་ཤོར། ……སྐོམ་དད་ཆེ་ལ་སྙིང་ལ་གྲང་མོ་འདོད། །ཅེས་ཁྲག་མངས་དུ་ཟགས་པ་དང་སྐྱུག་བཤལ་ལ་སོགས་ཀྱིས་མདངས་དང་དྭངས་མ་ཟད་པ། ཆགས་པས་དུབ་པ། འབྲུ་སྐྱུགས་དྲག་པོས་བཏབ་པ། བཅུད་མེད་ཁ་ཟས་ཡིན་ལ་གཏད་པ་སོགས་ཀྱིས་བཙུད་ཟད་པ་ལས་གྱུར་པའི་སྐོམ་དད་ཀྱི་ནད་བསྐྱེད་པར་བྱེད་དོ། །

གཉིས་པ། ནད་རྟགས།

[འདུས་རྟགས་ཀུན་སྟོན་] **བཙུད་ཟད་ཟས་མིད་དཀའ། །**

ཟས་མིད་དཀའ་བ། སྨྲ་ཉམས་པ། སྦྲ་ཆེར་མི་བཟོད་པ། གཟི་མདངས་ཉམས་པ། ཉམས་ཆུང་བའམ་སྤོབས་ཟད་པ། ལྕེ་དང་རྐོལ་སྐྲ་ལ་མིག་དཀར་བ་དང་མིག་གི་ཡས་ལྤིབས་སྐྲངས་པ། ལུས་སེམས་ལྡི་བ། དང་ག་མི་བདེ་བ། གཉིད་ཆེ་ལ་སྙིད་པ་སྐྱུར་བ་སོགས་མདོར་ན་ རླུང་ཟད་ལ་བད་ཀན་འཕེལ་བའི་རྟགས་འོང་ངོ་། །

གསུམ་པ། བཅོས་ཐབས།

བཙུད་ཟད་ཤ་ཁུ་འོ་མས་གསོ་བར་བྱ། །

ཞེས་བཙུད་ཟད་པ་གསོ་བ་ལ་ཤ་ཁུ་དང་འོ་མ་སོགས་ཀྱིས་གསོ་བར་བྱ་ཞིང་། སྤྱོད་ལམ་ཡིད་དུ་འཐད་པའི་

གྲོགས་དང་བཅས་བསིལ་གནས་ཁང་བཟང་དག་ཏུ་ལུས་ངག་གི་དྲག་ཤུལ་མ་ཡིན་པར་གཡེང་བ་དང་བཅས་ཏེ་གསོ་བར་བྱ་ལ། ཞུ་སུ་བསྐོལ་བའི་ཁུ་བར་ག་ར་དང་། སྦྲང་བཏབ་པས་སོང་གསལ་གྱི་ནད་གཞི་ཅི་འདྲ་ཞིག་ལས་གྱུར་པ་ཡིན་ཀྱང་སྐམ་དད་སེལ། ཤིན་ཏུ་སྐེམ་ན་ནད་གཞི་དེ་ལ་མི་འཕྲོད་པ་བཏུང་བའི་འོས་མ་ཡིན་པ་ཡང་འབྱུང་དུ་བཅུག་ལ་ཐོག་མར་སྐམ་དད་དེ་བསལ་བའི་རྗེས་ནད་ཀྱི་གཞི་བཅོས་དགོས་སོ། །

བཤད་རྒྱུད་ལས། མདངས་ནི་སེམས་ལ་སྡུག་བསྔལ་གྱིས་ཟད་དེ། །དངངས་རིད་ཉམས་ཆུང་མི་དགའ་གཟི་མདངས་ཉམས། །འཚོ་བྱེད་འོ་མ་ཤ་ཁུ་དེ་སྨན་ཡིན། །

སྔོམ་ཚུད་།

གཉེན་རྒྱུའི་རླུང་དང་མཁྲིས་པ་འཁྲུགས་པས་བད་ཀན་རླན་གཤེར་གྱི་ཆ་སྐེམ་ནས་སྐམ་དད་ཆེ་བར་གྱུར་པའམ། ཡང་ན་ཟས་སྤྱོད་དབང་གིས་སོང་པའི་ནང་གི་ཚད་པ་གཅིག་ཏུ་བསྡུས་པ་ཡིས་མཁྲིས་ཚད་སྐྱེས་ཏེ་སྐམ་ལ་ཤིན་ཏུ་དད་པའི་ནད་ཅིག་ཡིན། དེར་ཡང་སྐམ་དད་ཆེ་བའི་སྤྱི་རྟགས་ཀྱི་ཁར་མགོ་བོ་འཁོར་ཞིང་གཉིད་མེད་པ། ལུར་འགྲམ་གཟེར་ཞིང་སྣ་ལྡེས་དྲི་མི་ཚོར་བའི་རླུང་གི་སྐམ་དད། སོང་བ་ཚ་ཞིང་ཁ་ཁ་ལ་དྲི་མནམ་པའི་མཁྲིས་པའི་སྐམ་དད། ཁ་མངལ་ལ་རྣོན་སྦྲ་བ་ཟས་མི་འཇུ་བའི་བད་ཀན་གྱི་སྐམ་དད། རྟགས་ཀུན་འདྲེས་པར་སྟོན་པའི་འདུས་གྱུར་གྱི་སྐམ་དད། ཁ་ཟས་མེད་དཀའ་བའི་བཅུད་ཟད་ཀྱི་སྐམ་དད་བཅས་རིགས་ལྔ་ཡོད། ནད་དེ་དག་གི་གཉེན་པོར་རླུང་མཁྲིས་སེལ་བྱེད་ཀྱི་སྨན་སྦྱོར་ཕལ་ཆེར་བསྟགས་ནའང་། སྤྱིའི་གསོ་བཅོས་ཀྱི་ཐབས་ནི། ཕན་བདེ་ནོར་བུའི་བང་མཛོད་ལས། ཤིན་ཏུ་སྐམ་དད་ཆེ་བ་ལ། བཏུང་བའི་འོས་སུམ་གྱུར་ཀྱང་། །ཐོག་མར་སྐམ་པ་བསལ་བའི་ཕྱིར། །ཆར་ཆུ་གངས་ལ་ཆུ་ལ་སོགས་པ། །ཚིམ་པར་འབྱུང་ལ་སྐམ་དེ་བསལ། །དེ་རྗེས་རླུང་མཁྲིས་བད་ཀན་སོགས། །ནད་ཀྱི་གཞི་དང་བསྟུན་ནས་བཅོས། །ཞེས་གང་ལ་གང་འཚམས་ཀྱིས་གསོ་དགོས་པ་ཡིན།

(དོན་གྲུབ་ཚེ་རིང་། གཅོད་པ་རྒྱལ།)

བསམ་གཞིགས།

༡ སྐམ་དད་ཀྱི་ནད་ཡིན་ན་ཚབ་ལས་གྱུར་པ་ཨེ་ཡིན། དེ་ཡིན་ན། བད་ཀན་ལས་གྱུར་པའི་སྐམ་དད་ཇི་ལྟར་བྱུང་བ་ཡིན།

༢ སྐམ་དད་ཀྱི་ནད་ལ་དབྱེ་བ་དུ་ཡོད།

༣ མཁྲིས་པ་ལས་གྱུར་པའི་སྐམ་དད་ཡིན་ན་ཁ་ཁ་དྲི་མནམ་པའི་རྒྱུ་མཚན་ཅི་ཡིན།

༤ བཅུད་ཟད་པ་ལས་གྱུར་པའི་སྐམ་དད་ལ་སོ་བ་ཅི་ལྟར་ལེན་དགོས།

༥ རླུང་ལས་གྱུར་པའི་སྐམ་དད་ཅི་ལྟར་བསྐྱེད་པ་ཡིན།

ལེའུ་བཞི་པ། སྐྲིགས་བུའི་ནད།

རྩའི་རྒྱུད་སྦྲང་རྣམས་སུ་རླུང་འཁྲུགས་པས་གྱེན་རྒྱུའི་རླུང་གི་བུ་ག་འགགས་པ་ལས་སྐྲིགས་བུའི་ནད་འབྱུང་བ་དང་། གསོ་རིག་ཀུན་བཏུས་ལས། སྐྲིགས་བུ་ཞེས་པ་གྲེ་བའི་ལམ་ནས་ཨིག་ཅེས་པའི་སྒྲ་ཐོན་པའི་ནད་ཅེས་གཙོ་བོ་གྱེན་རྒྱུའི་རླུང་འཁྲུགས་པ་ལས་བྱུང་བ་སྐྲིགས་བུ་མ་ཆད་པར་བསྟུད་ནས་འབྱུང་བ་ཞིག་ཡིན་པར་གསུངས་སོ། །

སྤྱིར་བཤད་པ།

སྐྲིགས་བུའི་ནད་ལ་རྒྱུ་རྐྱེན་དབྱེ་བ་དང་། རྟགས་དང་བཅོས་ཐབས་རྣམ་པ་བཞི་ཡིས་བསྟན། །

སྐྲིགས་བུ་ལ་རྒྱུ་རྐྱེན་དང་། དབྱེ་བ་དང་། རྟགས་དང་། བཅོས་ཐབས་བཅས་རྣམ་པ་བཞིའི་སྒོ་ནས་བསྟན་པའོ། །

དང་པོ། རྒྱུ་རྐྱེན།

རྒྱུ་རྐྱེན་ཟས་སྤྱོད་གདོན་གྱིས་རླུང་འཁྲུགས་པས། །གྱེན་རྒྱུའི་བུ་ག་འགགས་ཏེ་སྐྲིགས་བུ་འབྱུང་། །

ཞེས་རྒྱུ་རྐྱེན་གཞི་མཐུན་ནི་ལྟོ་ཆས་གྲང་མོ་དང་སྐམ་པོའི་རིགས་བཟས་པ་དང་། ལུས་ཁམས་འཁྲུགས་པ། ལུད་པ་བཀག་པ་སོགས་ཟས་སྤྱོད་དམན་ལྷག་ལོག་པ་དང་གདོན་སོགས་ཀྱིས་རླུང་འཁྲུགས་པས་གྱེན་རྒྱུའི་བུ་ག་འགགས་ཏེ་སྐྲིགས་བུའི་ནད་འབྱུང་བར་བཤད་དོ། །སྨན་ཐབས་ལས། སྐྲིགས་བུ་ཟས་སྤྱོད་གདོན་གྱིས་འདུ་བ་འཁྲུགས། །གྱེན་རྒྱུའི་བུ་ག་འགགས་ལས་འབྱུང་བར་གསུངས། །

གཉིས་པ། དབྱེ་བ།

དབྱེ་བ་ཟས་བྱུང་ཕྲུན་ཚོགས་ཟུང་འབྱུང་དང་། །ཆེན་པོ་ཟབ་མོ་ཞེས་བྱ་རྣམ་ལྔར་

བཤད། །

དབྱེ་བ་ཕྱེ་ན་ཟས་བྱུང་དང་། ཕྲན་ཚོགས་དང་། ཟུང་འབྱུང་དང་། ཆེན་པོ་དང་། ཟབ་མོ་ཞེས་རྣམ་པ་ལྔར་དབྱེའོ། །

རེའུ་མིག 4 – 1 སྐྱིགས་བུའི་དབྱེ་བ་དང་ནད་རྟགས་གཙོ་བོ།

དབྱེ་བ།	ནད་རྟགས
ཟས་བྱུང་།	རིངས་སྐབས་སུ་ཟས་ཟོས་པའི་རྗེས་ལ་འབྱུང་།
ཕྲན་ཚོགས།	ཟོས་པའི་རྗེས་འབྱུང་བའི་མོད་ལ་ཆད།
ཟུང་འབྱུང་།	ཚོགས་རིང་། གཉིས་བསྟུད་ནས་འབྱུང་།
ཆེན་པོ།	ཤུགས་དྲག མིག་ཧར། ཚིག་མི་ཐོན།
ཟབ་མོ།	ལྟེ་བའི་འོག་ནས་བསྟུད་དེ་འབྱུང་།

གསུམ་པ། བཅོས་ཐབས།

༡ བཅོས་ཚུལ།

ཐོག་མར་ཟས་སྤྱོད་གདོན་གྱིས་གྱེན་རྒྱུའི་བུ་ག་འགགས་པ་སྨུམ་ཇོའི་དཔྱད་ཐབས་ཀྱིས་དག་པར་སྦྱངས་ཏེ་རླུང་གི་རྒྱུ་བ་རང་གནས་སུ་བབས་པར་བྱ་རྒྱུ་དེའོ། །ཚིག་དོན་ཟླ་ཟེར་ལས་ཐོག་མར་དུགས་ཀྱི་ཉེར་སྤྱོད་བྱ། །སྨུམ་དང་ལན་ཚྭ་ཏིལ་མར་བྱུག །ཞེས་སྨུམ་དུགས་ལེགས་པར་བྱས་ནས་བད་ཀན་འགགས་པ་དེ་ཞུ་ཞིང་སློན་བྱ་སྟེ། ཕྱིར་ཕོང་བའི་ནང་དུ་ལོག་ནས་ཁ་ལ་སོགས་པ་ལས་ཕྱིར་བྱུང་སྟེ་དེ་འབྱུང་བ་དང་རླུང་ལེགས་པར་རྒྱུ་ཞིང་དབུགས་ཀྱང་ཚུལ་བཞིན་དུ་འབྱུང་ངོ་། །ཞེས་པ་ལྟར་གསོ་བཅོས་བྱ་དགོས། །

༢ གཉེན་པོ།

བཅོས་ཐབས་དང་པོ་འབྲུ་མར་བསྐུ་མཉེ་བྱ། །ཚབས་ཆེ་བ་ལ་རྒྱུགས་ཁྲུས་འཇམ་པོས་སྦྱང་། །དབུགས་མི་བདེར་བཤད་དུ་བ་བརྟུབ་པར་བྱ། །ཏུ་ཝོ་ཅན་དན་སྦྲང་རྩི་སྦྱར་བ་འམ། །སྦྲང་རྩི་ནས་ཟན་ཟྭན་སྦྱར་སྣ་སྨན་བཏང་། །བྲ་བོ་ཕྱི་བླུན་བཟོས་པའི་སྙེང་དུ་ཉལ། །གྲངས་རྗེས་མར་བྱུགས་ལག་པའི་མཐིལ་རྩ་མནན། །གཅིག་བགྲང་དབུགས་ཐུབ་

བསྙམས་པས་རླུང་འཁྲིམས་སེལ། །མ་ཚོར་འཛིགས་སྐྲག་དངངས་པའི་ཚ་ག་བྱ། །ཚད་དཀའ་སྤྱི་གཙུག་མཚོགས་སྒོ་སྐེ་སྟོང་དང་། །ཚིགས་པ་བརྒྱད་པ་ནང་ལོང་འཕར་རྩ་བསྲེག །

བཅོས་པའི་ཐབས་ཀྱི་དང་པོ་འབྲུ་མར་གྱི་བསྐུ་མཉེ་བྱ་ཞིང་ཚབས་ཆེ་བའི་རིགས་ལ་ཕྱི་རྒྱུད་ལས་ལྡེ་ལྷེར་གྱི་སྐྱུགས་དང་ཁྲུས་འཇམ་པོ་ཕྱི་རྒྱུད་ཐང་བཤལ་གྱིས་སྦྱང་ཞིང་། དེ་རྗེས་འོག་ཏུ་དབུགས་མི་བདེའི་ལེའུར་ནད་ལྷག་ཏུ་བས་བསལ་ཞེས་བཤད་པའི་དུ་བ་དེ་ཉིད་བརྟུབ་པར་བྱ། མིའི་ནུ་ཞོར་ཙན་དན་དཀར་པོ་དང་སྤང་རྩེ་སྦྱར་བའམ། སྤང་རྩེ་དང་ཕྱེའུ་ནས་ཟན་གྱི་བྲུན་སྦྱར་བའི་སྣ་སྨན་བཏང་ལ་བྲ་བོ་དང་ཕྱི་བའི་བྲུན་བཙོས་པའི་སྟེང་དུ་ཉལ། དེའི་དྲོད་གྲང་བའི་རྗེས་ལ་མར་བྱུགས་ལ་ལག་པའི་སྐྱིང་རྩ་མྱུར་བ་མེ་བཙས་མནན། སྟོན་ལ་གཅིག་རིང་ཞིང་དྲག་པར་འགྲངས་རྗེས་ཁ་སྣའི་དབུགས་གང་ཐུབ་པར་ནང་དུ་བསྙམས་ཏེ་རྩ་སྦུབས་སུ་དྲངས་པས་རླུང་འཁྲིམས་པ་སེལ་ཞིང་ནད་པས་མ་ཚོར་བར་བྱས་ནས་འཛིགས་སྐྲག་དངངས་པའི་ཐབས་ཀྱི་ཚ་ག་བྱ། དེ་རྣམས་བྱས་ཀྱང་ཚད་དཀའ་ན་སྤྱི་གཙུག་མཚོག་སྒོ་སྐེ་སྟོང་དང་། ཚིགས་པ་བརྒྱད་པ། ནང་ལོང་འཕར་རྩ་རྣམས་བསྲེག་པར་བྱའོ། །ཡང་ན། མན་ངག་ལྷན་ཐབས་ལས། བཅོས་ཐབས་དང་པོ་འབྲུ་མར་བསྐུ་མཉེ་བྱ། །ཡང་ན་ཆུ་གྲང་རྦབ་གསུམ་བཏུང་བའི་རྗེས། །ཉ་རུས་རྙིང་པའི་དུ་བ་བདུགས་པས་སེལ། །ཤིན་ཏུ་ཟབ་པའི་གདམས་པ་ངག་ལས་ཉན། །ཚབས་ཆེ་བ་ལ་སྐྱུགས་ཁྲུས་འཇམ་པོས་སྦྱང་། །དབུགས་མི་བདེར་བཤད་དུ་བ་རྟུབ་པར་བྱ། །ཞེས་པའི་གཡུ་ཐོག་དགོངས་པ་ཨ་ག་རུ། །གུ་གུལ་དཀར་ནག་གཉིས་དང་ཕྱི་ཏང་ག ། སླ་སྣང་སྤང་སྤོས་རྫི་དྲེག་སླ་རྩེ་དང་། །ཤིང་ཚ་རུ་རྟ་རྒྱ་སྤོས་སྤྲ་ཚིལ་རྣམས། །དུ་བ་བྲལ་བའི་མེ་ལ་བསྲེགས་པའམ། །ཡང་ན་སྤོས་དཀར་སྤོང་རིས་མར་སྦྱར་རམ། །ཡང་ན་ཨ་གར་མར་སྦྱར་དག་ལ་གསུངས། །ནུ་ཞོ་ཙན་དན་སྤང་རྩེའི་སྣ་སྨན་བཏང་། །གཅིག་བགྲངས་དབུགས་ཐུབ་བསྙམས་པས་རླུང་འཁྲིམས་སེལ། །མ་ཚོར་འཛིགས་སྐྲག་དངངས་པའི་ཚ་ག་བྱ། །ཚད་དཀའ་སྤྱི་གཙུག་མཚོགས་སྒོ་སྐེ་སྟོང་དང་། ཚིགས་པ་བརྒྱད་དང་ནང་ལོང་འཕར་རྩ་བསྲེག །ཟས་སྤྱོད་རླུང་གི་དུས་བཞིན་ཤེས་པར་བྱ། །ཞེས་སོ། །ཡང་ན། ཕྱག་རྡོར་མགོན་པོའི་གཅེས་བཏུས་ལས། སྐྱིགས་བུ་ལྡམས་ལ་ཕྱི་བྲུན་བསྲོ། །བཙོས་ལ་ཆང་གི་ཁ་བླུ་བཏབ། །ཁྱུར་རམ་རས་དྲིས་བསྐྱིལ་རྒྱབ་ཏུ་མཉེ། །ཡང་ན་སྣས་བཙུག་ཆུ་གྲང་འཐུང་། །སྣ་རུ་འབྲེང་གཞུག་སྦྲིད་པ་དབྱུང་། །སྦྲིད་སྤངས་ཆུ་ལ་སྐྱུར་ན་ཕན། །ཤ་ཐོས་ཨིག་ན་ཤ་ལ་སྣོམ། །ཟན་གྱིས་ཨིག་ན་ཟན་བསྣམས་ཕན། །ཨིག་བུ་མ་ཆད་བཏུང་བས་བཅད་པ་ནི། །ཆུ་དང་དྲི་ཆུ་བསྲེས་པ་འཁྱེར་བ་གང་། །རྦབ་གསུམ་བཏུང་སྟེ་རླུང་མནན་ཤེས་པ་གཏད། །ཁ་ཤའི་འབྲེང་འགོལ་ཕོང་ཤེད་ཡོད་པ་ཡི། །རྩེ་མོ་སྦྲངས་ཏེ་འཇམ་པོར་སོང་བ་དེ། །སྣ་བུག་གཡས་གཡོན་གཉིས་སུ་རེ་མོས་བྱས། །འགྲོ་ཚད་བཅུག་པས་སྦྲིད་པ་ཡོང་བ་སྟེ། །སྦྲིད་པ་བྱུང་མ་ཐག་ཏུ་ཨིག་པ་འཆག །ཞེས་དང་། གསོ་རིག་ཟིན་ཏིག་ལས། རླུང་ལ་ཨ་གར་སོ་ལྔ། །ཚ་གཞུག་ལ་ཨ་གར་བཅོ་ལྔ། །བད་ཀན་ལ་གོ་གྲེ་བཅུ་གསུམ་ཟབ། །མ་ཐུབ་ན་སྣེ་སྟོང་དང་། །དཀར་ནག་

མཚམས་སུ་མེ་བཙའ་གདབ་ཆེ་བ་བཙོས་དཀའ། སྐྱིགས་བུ་ཕལ་ཆེར་གློ་བུར་སྐྲག་དངངས་བརྟེན་པས་ཀྱང་ཕན་ནོ། །ཡང་ན་སྐྱ་རེངས་གསར་པ་ལས། སེ་འབྲུ་ལྔ་པ། བརྒྱད་ལྔ། ཨ་གར་བརྒྱད་པ། སྲོག་འཛིན་བཅུ་གཅིག ཀློང་ཤས་ཆེན་ཨ་གར་བཅོ་ལྔ། ཚོད་འཇུག་ལ་ཨ་གར་སོ་ལྔ། བད་ཀན་ལ་གོ་བྲེ་བཅུ་བདུན་སོགས་འབྲེལ་ཡོད་སྨན་སྦྱོར་རྣམས་ནད་རྟགས་དང་བསྟུན་ནས་གཏོང་དགོས་ཞེས་སོ། །

བཞི་པ། བྱ་ར་སྲིམས་དགོས་པ།

གསོ་རིག་ཟིན་ཏིག་ལས། སློ་རྩོལ་དང་ཟུངས་ཟད་སོགས་ལ་ཉེན་ཆེ་བ་དང་། ཡུན་རིང་ན་ཕོ་ཐོག་ཏུ་འགྱུར་པའང་ཡོད་པས་གཡེལ་མི་རུང་བར་བྱ་ར་སྲིམ་པར་བྱའོ། །ཞེས་དང་། སྐྱ་རེངས་གསར་པ་ལས། ནད་རིགས་དེ་དག་ནད་པ་ཉམས་ཆུང་ཞིང་ཟུངས་ཟད་པ་དང་། སློ་རྩོལ་ལྷུད་པ་ཁྲག་ཏུ་ལུ་བ། རྒས་པ་སོགས་ལ་སྐྱིགས་བུ་ཆེན་པོ་ཤུགས་དྲག་བྱུང་བ་ན་ཕལ་ཆེར་གསོ་དཀའ་བས་དང་པོ་ནས་གསོ་བ་ལ་སྲིམས་དགོས་སོ། །ཞེས་གསུངས་སོ། །

ལྔ་པ། སྤངས་བར་བྱ་བ།

ཡན་ལག་བརྒྱད་པའི་སྙིང་བསྡུས་ཀྱི་རང་འགྲེལ་ལས། སྐྱིགས་བུའི་ནད་ཐམས་ཅད་ཀྱི་སྣ་གྲངས་ཀྱང་ཚང་ལ་ནད་ཚབས་ཀྱང་ཆེ། ནད་གཞན་ཀུན་ཀྱང་ཚོགས་ལ་ཕོ་བ་གྲང་སྟེ་ཟས་ཀྱང་མ་ཞུ། མི་ན་རྒས་སམ་བུད་མེད་ལ་དྲགས་པར་གྱུར་པ་ལྟ་བུ་ཞིག་གམ། ནད་ཀྱིས་ལུས་ཟད་དེ་ཁ་ཟས་བཅད་དམ་མ་ཆུད་དམ། སློ་འགྲམས་ཏེ་བརྩོལ་དམ། སྨན་ཚབས་ཆེན་པོར་གྱུར་པ་འདི་རྣམས་གང་ཡང་རུང་བ་ལ་སྐྱིགས་བུ་ཡོང་བ་དེ་ལྟ་བུས་བཏབ་ན་གསོར་མི་རུང་ཞེས་དང་། ཇི་སྐད་དུ། དང་པོ་གཉིས་པོ་སློད་པས་འཚོ། །གསུམ་པ་བཙོས་པས་ཉེན་མེད་འཚོ། །བཞི་པ་མཁས་ན་འཚོ་བ་ཙམ། །ལྔ་པ་སྤངས་ལ་དགེ་ལ་སྦྱོར། །ཤིན་ཏུ་རྒས་དང་ཉམས་ཆུང་དང་། །བུད་མེད་ཀྱིས་དུབ་ལུས་ཟུངས་ཟད། །སློ་རྩོལ་ཅན་རྣམས་སྤང་བར་བྱ། །ཞེས་ཀྱང་གསུངས་ཡོད་དོ། །

ཐེ་བྲག་ཏུ་བཤད་པ།

ས་བཅད་དང་པོ། ཟས་བྱུང་།

དང་པོ། སྔོན་རྐྱེན།

ཡན་ལག་བརྒྱད་པའི་སྙིང་བསྡུས་ཀྱི་རང་འགྲེལ་ལས། ཁ་ཟས་ལས་གྱུར་པའི་སྐྱིགས་བུ་ནི་ཁ་ཟས་རིངས་ཐབས་སུ་ཟོས་པ་དང་། ཟས་རྒྱུབ་པའམ། ཁ་ཟས་ཚན་མོའམ། ཁ་ཟས་སྲ་བའམ། ཟས་སྐོམ་སྟོན་མ་གོམས་པ་དེ་ལྟ་བུ་དྲག་ཏུ་ཟོས་པས་བ་ཙོར་བར་གྱུར་པའི་རླུང་གིས་ཕུལ་(འཕུལ་) བ་ལས་སྐྱིགས་བུས་བཏབ་སྟེ། འབྱུང་ཞེས་གསུངས་ཡོད། །

གཉིས་པ། ནད་རྟགས།

དེ་རྟགས་ཟས་བྱུང་རིངས་སྐབས་ཟོས་རྗེས་འབྱུང་། །

དེ་རྣམས་སོ་སོར་ངོས་འཛིན་པའི་རྟགས་ཀྱི་ཟས་བྱུང་ནི་ཁ་ཟས་རིངས་སྐབས་སུ་ཟོས་རྗེས་འབྱུང་བ།

ཡན་ལག་བརྒྱད་པའི་སྙིང་བསྡུས་ཀྱི་རང་འགྲེལ་ལས། ཟས་བྱུང་གི་སྐྱིགས་བུ་ནི་ན་བ་མ་ཡིན་པར་སྒྲ་མི་གྲགས་པར་འབྱུང་ལ། སྲིད་པས་འདེབས་སོ་ཞེས་གསུངས་ཡོད།

གསུམ་པ། བཅོས་ཐབས།

ཟས་བྱུང་གི་སྐྱིགས་བུ་ལྟ་བུ་ལ་སྟོན་ཚད་གོམས་པའི་ཟས་སྐོམ་ཐ་མལ་ཟོས་པས་ཞི་བར་འགྱུར་པ་དང་། སྨན་དུ་དར་མོ་སྨན་རམས་པའི་མན་ངག་བཀའ་རྒྱ་མ་ལས། ཤ་ཟོས་སྐྱིགས་ན་ཟན་གྱིས་བཅད། །སྐྱིགས་བུ་མ་བཅད་བཏུང་བས་ཕན། །ཆུ་དང་དྲི་ཆུ་བསྲེས་པ་ནི། །ཁྱོར་བ་གང་འཐུང་རླུང་ཁ་མནན། །ཡང་ན་ཆུ་སྐོལ་ཏུབ་ནི་དགུ། །བར་མ་ཆད་པར་འཐུངས་ན་ཆད། །དབུགས་བསྣམ་དྲག་ཏུ་ཕྱིན་ན་ཕན། །ཅེས་སོ། །

ས་བཅད་གཉིས་པ། ཕྲན་ཚིགས།

དང་པོ། སློང་རྐྱེན།

ཕྲན་ཚིགས་ཀྱི་སྐྱིགས་བུ་ནི་དྲག་ཤུལ་ལས་སྟོབས་ཆལ་གྱི་བག་བྱས་པས་རླུང་བསྐྱོད་དེ་དེས་སྐྱིགས་བུ་མི་དྲག་པ་མགུལ་བའི་ནང་ནས་འབྱུང་བའམ་ཡང་ན་ཟས་ཟོས་རྗེས་ལ་འབྱུང་ཡང་མོད་ལ་ཆད་པར་འགྱུར་པ་ཡིན་ནོ། །

གཉིས་པ། ནད་རྟགས།

ཕྲན་ཚིགས་ཟས་ཟོས་རྗེས་འབྱུང་མོད་ལ་ཆད། །

ཕྲན་ཚིགས་ཀྱི་སྐྱིགས་བུ་ནི་ཟས་ཟོས་པའི་རྗེས་ལ་འབྱུང་ཞིང་མོད་ལ་ཆད་པར་འགྱུར་པའི་རྟགས་ཡོད་པ་ཡིན།

གསུམ་པ། བཅོས་ཐབས།

དྲག་ཤུལ་མ་ཡིན་པའི་སྤྱོད་ལམ་དང་བཅས་དེ་ལ་ཐོག་མར་སྨུམ་པའི་སྨན་དང་། ལན་ཚྭ་དང་། ཏིལ་མར་བཅས་པའི་སྨུམ་དུགས་ལེགས་པར་བྱས་ན་བད་ཀན་གྱི་འགགས་པ་དེ་ཞུ་ཞིང་བུ་གའི་རྒྱུན་སྲང་མཉེན་པར་གྱུར་ཏེ་རླུང་ནི་ལུགས་དང་མཐུན་པར་རྒྱུའོ་ཞེས་ཡན་ལག་བརྒྱད་པས་སོ། །

ས་བཅད་གསུམ་པ། ཟུང་འབྱུང་།

དང་པོ། སློང་རྐྱེན།

ཚ་བའི་རྗེས་ལ་རླུང་ཞུགས་པ་དང་། བད་ཀན་ཁྱེན་རྒྱུའི་འཁྲུགས་པ་སོགས་ལས་བུ་གའི་རྒྱུ་ལམ་འགགས་ལས་འབྱུང་ངོ་། །

གཉིས་པ། ནད་རྟགས།

རྒྱང་འབྱུང་ཚིགས་རིང་ཞུ་དུས་གཉིས་བསྟུད་འབྱུང་། །

ཞེས་བསྟུད་མར་ལན་གཉིས་ཙམ་འབྱུང་ལ། དེའི་འོག་ཏུ་ཁ་ཡངས་ཙམ་ལས་མི་འབྱུང་ཞིང་དེ་ནས་ཡང་བསྟུད་མར་འབྱུང་ཞིང་། དེའི་ཚེ་ན་ལུས་འདར། གླད་པ་དང་མགུལ་པ་ན། ཡོང་ལྡི། སྐོམ་དད་ཆེ། ཚིག་སྨྲ་བ་མང་། སྨན་ཚད་པས་འདེབས། མིག་ཏར་བག་ཏུ་བལྟ། གླལ་འབྱུང་བ་སོགས་སྐྱིགས་བུ་རྒྱང་དུ་འབྱུང་བ་འདི་ནི་ནད་ཐབས་ཀྱང་དྲག་ལ་ཁ་ཟས་ཞུ་བའི་ཚེ་སྐྱིགས་བུའི་ནད་ཀྱང་ལྷང་ཞིང་མི་བདེ་བར་བྱེད་པ་ཡིན་ནོ་ཞེས་བརྒྱད་པ་རྩ་འགྲེལ་ལས་གསུངས་སོ། །

གསུམ་པ། མི་ནོར་བའི་རྟགས།

བསྟུད་མར་སྐྱིགས་བུ་གཉིས་ཙམ་འབྱུང་ཞིང་མཚམས་ཚིགས་རིང་བའོ་ཞེས་གསུངས་སོ། །

བཞི་པ། བཅོས་ཐབས།

དེ་ལ་ཐོག་མར་རྨུམ་པའི་སྨན་དང་། ལན་ཚྭ་དང་། ཏིལ་མར་སོགས་ཀྱིས་རྨུམ་དུགས་ལེགས་པར་བྱས་ནས་བད་ཀན་འགགས་པ་དེ་བསལ་བ་དང་། རླུང་ལེགས་པར་རྒྱུ་ཞིང་དབུགས་ཚུལ་བཞིན་དུ་རྒྱུ་བར་བྱས་ལ། དེའི་འོག་ཏུ་རྨུམ་དང་སྤྲོག་ཆགས་ཐང་ལ་གནས་པའི་ཤ་དང་བཅས་པ་བཟའ། ཡང་ན་རྨུམ་མ་འཁྱོར་ན་ཞོའི་ཁྲིས་མ་དང་བཅས་པ་བཟའ་འོ། །ཡང་ན་སྐྱུགས་པར་བྱ་སྟེ། པི་པི་ལིང་དང་། ལྡེ་མྱང་ཚྭ་དང་། སྒྲང་རྩི་དང་སྦྱར་བ་ཐོས་ན་སྐྱུགས་པར་འགྱུར་ཏེ། རླུང་ལ་ཕན་པའི་སྨན་རྣམས་ཀྱང་དེ་ལྟར་སྦྱར་རོ། །དེ་ལྟར་བད་ཀན་རླུང་གིས་འཁྲུགས་པ་དེ་སྨན་གྱིས་ཕྱིར་ཕྱུང་ན་ནད་མེད་ཅིང་བདེ་བ་ཐོབ་པོ། ཡང་ན་རའི་འོ་མ་བཞི་འགྱུར་གྱི་ཆུ་དང་བསྐོལ་ལ་འོ་མ་ལུས་པ་དང་། བུ་རམ་དང་ཉོང་གྲའི་ཕྱེ་མ་བཏབ་པ་བཏུང་ངོ་། །

ས་བཅད་བཞི་པ། ཆེན་པོ།

དང་པོ། སྐྱོང་རྐྱེན།

ཟས་སྤྱོད་དམན་ལྷག་ལོག་པ་དང་གདོན་སོགས་ཀྱིས་ལོང་བའི་རླུང་འཁྲུགས་ཏེ་གྲིན་རྒྱུའི་བུ་ག་འགགས་པས་སྐྱིགས་བུ་ཆེན་པོ་འབྱུང་བར་འགྱུར་རོ། །

གཉིས་པ། ནད་རྟགས།

ཆེན་པོ་ཟུགས་དྲག་མིག་ཧར་ཆོག་མི་ཐོན། །

སྐྱིགས་བུ་ཆེན་པོ་དེ་ལོང་བའི་ནང་དམའ་བས་འབྱུང་ལ། སྦྲ་ཆེར་འབྱུང་བ་དང་། ན་བའི་ཚབས་ཀྱང་ཆེ་ལ་མིག་ནས་མཆིམ་འོང་བ། མིག་ཧར་བག་ཏུ་བལྟ་བ། ལུས་རེངས་པ། དྲན་པ་དང་ཤེས་པ་འཁྲུལ་བ། ཆོག་མི་ཐོན་པ། མིད་པ་འགགས་པ་སོགས་སྐྱིགས་བུ་དྲག་ཏུ་འབྱུང་བ་ཡིན།

གསུམ་པ། བཅོས་ཐབས།

དར་མོ་སྨན་རམས་པའི་མན་ངག་བཀའ་རྒྱ་མ་ལས། སྐྱིགས་བུ་བཏབ་བཅོས་བྱེ་བའི་སྦྱིན། །བརྗོས་ལ་ཆང་གི་ཁ་སྨྲ་བཏབ། །སྦྲུར་བའམ་རས་སྦྲིལ་རྒྱབ་ཏུ་མཉེ། །ཡང་ན་སྤོས་བཙུག་ཆུ་གྲང་ཐང་། །རྣ་རྟ་བསྲེགས་གཞུག་སྲིད་པ་འབྱུང་། །ཁྲིད་སྤྲངས་ཆུ་ལ་སྐྱུར་ན་ཕན། །ཆུ་དང་དྲི་ཆུ་བསྲེས་པ་ནི། །ཁྱོར་བ་གང་འཐུང་རླུང་ཁ་མནན། ། མཆོགས་དཀྱིལ་སྐྱེ་སྟོང་ལྕེ་ན་སྣ་བསྲེགས། །ཞེས་བད་ཀན་གྱི་འགགས་པ་བསལ་ལ་རླུང་ནི་ལུགས་དང་མཐུན་པར་རྒྱུ་བར་བྱས་ཏེ་གསོ་བར་བྱའོ། །

ས་བཅད་ལྔ་པ། ཟབ་མོ།

དང་པོ། སྤྱོད་རྒྱུན།

རྒས་ཆེ་བ་དང་ཚ་བ་རླུང་གནས་སུ་འབབ་པ། མྱ་ངན་ཆེ་བ་དང་སེམས་ལས་ཆེ་བ། བད་ཀྱི་ཡུལ་དུ་ཚ་བ་བབས་པ། མ་སྨིན་ཚ་བ། དང་ག་ཞན་པ་སོགས་ལ་ག་བུར་དང་གདར་ག བཤལ་སྨུག་སོགས་ཀྱིས་ཚ་བ་བད་འ་དྲགས་པས་རླུང་གི་སྣ་བསླངས་ཏེ་ཕོང་བའི་གཏིང་ནས་སྐྱིགས་བུ་ཟབ་མོ་འབྱུང་བར་འགྱུར་རོ། །

གཉིས་པ། ནད་རྟགས།

ཟབ་མོ་ལྟེ་བའི་འོག་ནས་བསྟུད་འབྱུང་གསང་། །

ཕོང་བའི་གཏིང་གི་ཟབས་ནས་སྐྱིགས་བུ་འབྱུང་བའི་ནད་ཀྱི་རྟགས་ནི་ཁ་ཟས་ཞུ་བའི་གནས་ཡོང་གཞམ། ལྟེ་བའི་ཐད་ཀ་ཙམ་ནས་སྐྱིགས་བུ་གོང་མ་དང་འདྲ་བར་འབྱུང་སྟེ་བསྟུད་མར་ཡང་ཡང་སྐྱིགས་བུ་འབྱུང་བ་དང་། ཁ་སླལ་བ། བྲ་སྐྱུང་བྱེད་པ། སྐྱིགས་བུ་འབྱུང་བའི་སྒྲ་ཨི་ཙེས་པའི་སྒྲ་གསང་བར་འབྱུང་ངོ་། །

གསུམ་པ། བཅོས་ཐབས།

ཡན་ལག་བརྒྱད་པའི་སྙིང་བསྡུས་ཀྱི་རང་འགྲེལ་ལས། དེ་ལ་སྐྱིགས་བུ་ཐོག་མར་རྣམ་པ་གཉིས་པོ་ནི་གསོ་སླ་ལ། ཐ་མའི་སྐྱིགས་བུ་ནི་གསོར་མི་རུང་བར་བཤད་ཀྱང་། ནམ་འཆིར་ཉེ་བའི་ཚེ་འབྱུང་བའི་སྐྱིགས་བུ་མ་ཡིན་པ་རྣམས་ནི་བསྒྲིམས་ཏེ་གསོ་བར་བྱ་སྟེ། འགྲེལ་བ་ཟླ་ཟེར་ལས། གང་ཕྱིར་སྐྱིགས་བུ་དབུགས་མི་བདེ། །རྒྱུ་སོགས་མཚུངས་པས་དེ་ཡི་ཕྱིར། །གསོ་བའང་གཅིག་སྟེ་དེས་ཉེན་ལ། ཐོག་མར་དུགས་ཀྱི་ཉེར་སྦྱོད་བྱ། །སྣུམ་དང་ལན་ཚྭ་ཏིལ་མར་བྱུག །དེ་ཡིས་བད་ཀན་བུ་གར་འགགས། །ཤིན་ཏུ་ཞེན་པ་ཞུ་ནས་ནི། །ཕོང་པར་གནས་པ་ལེགས་པར་འབྱིན། །བུ་གའི་རྒྱུན་སྲང་མཉེན་གྱུར་ཅིང་། །རླུང་ནི་ལུགས་དང་མཐུན་པར་རྒྱུ། །འཇམ་ཞིང་སྣུན་གྱུར་ཟས་རྣམས་དང་། །སྣུན་ཅན་ཤར་བཅས་སྦྱིན་པའམ། །ཡང་ན་ཚོ་ཡི་སྦྲིས་མ་སྦྱིན། །དེ་ནས་དེ་ལ་སྨོན་འཇམ་བཏང་། མཆོག་ཏུ་ལུད་པ་སྙིང་ནད་དང་། །སྐད་འགགས་པ་ལ་སྨུག་སྨན་སྦྱིན། །རྒྱམ་ཚྭ་སྲང་རྩེ་པི་པི་ལིང་། །

སྦྱར་བའམ་རླུང་ལ་ཕན་པ་གཏང་། །བད་ཀན་གྱིས་ནི་གནོད་བྱས་པ། །བསལ་ན་བདེ་བ་འཐོབ་འགྱུར་ལ། །བུ་ག་རྣམ་པར་དག་གྱུར་ནས། །རླུང་གི་གནོད་པ་མེད་པར་རྒྱུ། །ཧོ་སྦྲོས་རྒྱུག་འགགས་མྱུར་འཕེབས་བྱེད། །མ་དུ་ལུང་ག་སྣར་བུ་དང་། །ཤིང་ཀུན་པི་ལྤུ་ཁ་ཏ་ཚ། །ལྷན་ཟས་སྦྱིན་ན་བདེ་བར་འབྱུང་། །རྒྱམ་ཚྭར་བཅས་པའི་འབྲས་བུ་སྦྱར། །ཙུང་ཟད་དྲོ་བའི་བགྲུ་སྨན་བཏང་། །འདི་དག་བད་ཀན་གྱིས་ལམ་བཀག །སྲོག་གི་རླུང་ནི་འཁྲུགས་ལས་བྱུང་། །དེ་བས་དེ་ལམ་བསལ་བྱའི་ཕྱིར། །སྙིང་དང་འོག་ཏུ་སྦྱོང་བྱས་ཕན། །ཞེས་དང་། སྐེམ་ཞིང་སྒྲོ་རྗོལ་ཚད་འཁྲུ་དང་། །ཁྲག་མཁྲིས་ཚ་བ་ལས་བྱུང་བའི། །སྐྱིགས་བུ་དབུགས་མི་བདེ་བ་ལ། །མངར་སྐྱུམ་བསིལ་སོགས་དག་གིས་གསོ། །ཞེས་པ་ལྟར་གཞུང་བཞིན་གསོ་བར་བྱའོ། །

སྡོམ་ཚང་།

ཟས་སྤྱོད་ལོག་པ་དང་གདོན་སོགས་ཀྱིས་འདུ་བ་རླུང་འཁྲུགས་ཏེ་ཐྲང་ལ་གནས་པའི་གྱེན་རྒྱུའི་རླུང་རྒྱུ་བའི་བུ་ག་འགགས་ཏེ་གྲེ་བའི་ལམ་ནས་ཨིག་ཅེས་པའི་སྒྲ་འབྱུང་བའི་ནད་ཅིག་ཡིན། དེར་ཡང་ཁ་ཟས་རིངས་སྐབས་སུ་ཟོས་རྗེས་སུ་འབྱུང་བའི་ཟས་བྱུང་དང་། ཟས་རྗེས་འབྱུང་ཡང་ཡོད་ལ་ཆད་འགྲོ་བའི་ཕྲན་ཚེགས། མཚམས་ཚིག་རིང་སྙེ་ཞུ་བའི་དུས་སུ་གཉིས་བསྟུད་ནས་འབྱུང་བའི་ཟུང་བྱུང་། བསྟུད་ནས་འོང་ཞིང་ཤུགས་དྲག་ལ་མིག་ཏར་ཅིང་ཚིག་མི་ཐོན་པའི་ཆེན་པོ། ལྟེ་འོག་ནས་བསྟུད་དེ་འབྱུང་བས་ཧིག་ཅེས་པའི་སྒྲ་གསང་བར་འབྱུང་བའི་ཟབ་མོ་བཅས་རིགས་ལྔ་ཡོད། ནད་རིགས་འདི་དག་ནད་པ་ཉམས་ཆུང་ཞིང་ཟུངས་ཟད་པ་དང་། སྒོ་བརྗོལ་ལུད་པ་ཁྲག་ཏུ་ལུབ། རྣས་པ་སོགས་ལ་བྱུང་ན་ཟོན་དགོས་ཤིང་། ལྷག་པར་སྐྱིགས་བུ་ཆེན་པོ་ཤུགས་དྲག་བྱུང་ན་ཕལ་ཆེར་གསོ་དཀའ་བས་དང་པོ་ནས་གསོ་བ་ལ་སྒྲིམས་དགོས།

(དོན་གྲུབ་ཚེ་རིང་། གཙོད་པ་རྒྱལ།)

བསམ་གཞིགས།

༡ སྐྱིགས་བུ་ལ་ཐོག་མར་སྐྱུམ་པའི་སྨན་དང་ལན་ཚྭ་དང་། ཏིལ་མར་སོགས་ཀྱིས་དུགས་བྱས་ཏེ་བད་ཀན་གྱི་འགག་པ་བསལ་ལ། རླུང་གི་རྒྱུ་བ་སོར་ཆུད་པ་ནི་ནུས་པ་ག་འདྲ་ཞིག་ཐོན་པ་ཡིན།

༢ སྐྱིགས་བུའི་ནད་ཕྱང་བར་བྱ་བ་ནི་ནད་གཞན་སྟོབས་ཆེ་བ་ལ་ལྟོས་པ་ཡིན་ནམ། སྐྱིགས་བུའི་ནད་སྟོབས་ཆེ་བ་ལ་ལྟོས་པ་ཡིན། ཡང་ན་གཉིས་ཀ་ལ་ལྟོས་པ་ཡིན།

༣ གྱེན་འབྱུང་གི་སྐྱུགས་བུ་གསོར་མི་རུང་བར་ཕྱང་བར་བྱ་དགོས་པའི་རྒྱུ་མཚན་ཅི་ཡིན།

༤ ནད་དབྱེ་ཐྲག་པ་རེ་རེར་སྐབས་བདེའི་གསོ་བཅོས་ཐབས་ཤེས་གང་དག་ཡོད།

༥ སྐྱིགས་བུའི་ནད་ལ་དབྱེ་བ་དུ་ཡོད།

ལེའུ་ལྔ་པ། དབུགས་མི་བདེ་བ།

བད་ཀན་འཕེལ་བས་དྭངས་མའི་ལམ་བཀག་པའམ་ལུད་པ་འཕེལ་བས་དབུགས་རྒྱུ་བའི་རླུང་འཁོར་མི་སྙེར་བ་ལ་དབུགས་མི་བདེ་བའི་ནད་ཅེས་བྱའོ། །གཡུ་ཐོག་དགོངས་རྒྱན་ལས། ལུད་པ་དང་བེ་སྐབས་ཀྱིས་ཨོལ་ཀོང་གི་དབུགས་ལམ་བཀག་ནས་དབུགས་གཏོང་ལེན་མི་བདེ་བ་ལ་དབུགས་མི་བདེ་བའི་ནད་དུ་བརྗོད་དོ། །ཞེས་གསུངས་སོ། །

སྤྱིར་བཤད་པ།

དབུགས་མི་བདེ་ལ་རྒྱུ་རྐྱེན་དབྱེ་བ་དང་། །རྟགས་དང་བཅོས་ཐབས་རྣམ་པ་བཞི་ཡིས་བསྟན། །

དབུགས་མི་བདེ་བ་ལ་རྒྱུ་རྐྱེན་དང་། དབྱེ་བ་དང་། རྟགས་དང་། བཅོས་ཐབས་བཅས་རྣམ་པ་བཞིའི་སྒོ་ནས་བསྟན་པའོ། །

དང་པོ། རྒྱུ་རྐྱེན།

རྒྱུ་རྐྱེན་མ་ཞུ་བད་ཀན་འཕེལ་བ་དང་། །ལུད་པ་འཕེལ་བས་དབུགས་ལམ་བཀག་ལས་འབྱུང་། །

རྒྱུ་རྐྱེན་ནི་མ་ཞུ་རྒྱུ་བྱས་བད་ཀན་འཕེལ་བས་དྭངས་མའི་ལམ་བཀག་པ་དང་། ལུད་པ་འཕེལ་བས་གློ་སྐབས་སུ་ལུ་ཞིང་དབུགས་རྒྱུ་བའི་ལམ་བཀག་པ་ལས་འབྱུང་སྟེ། བཤད་རྒྱུད་ལས། ལུད་པ་བཀག་པས་ལུད་འཕེལ་དབུགས་མི་བདེ། །ཞེས་དང་། ཡན་ལག་བརྒྱད་པ་ལས། དབུགས་མི་བདེ་བའི་ནད་ཐབས་ནི་དབུགས་ཕྱི་ནང་དུ་རྒྱུ་བ་ལ་བད་ཀན་གྱིས་ཚོད་དེ་འགགས་པ་དང་། ཟས་སྐོམ་མིད་པའི་གྲེ་བ་དང་མགུལ་བའི་སྒྲ་གུ་དང་། སྲོག་ཅེས་བྱ་བའི་རླུང་ཕྱི་ནང་དུ་རྒྱུ་བ་ཞིག་ཡོད་པ་དང་འདི་དག་ལ་བད་ཀན་གྱིས་འགགས་ཏེ་ཚོད་པས་དབུགས་རྒྱུ་བའི་རླུང་འཁོར་མི་སྙེར་ཞིང་གློ་གཡས་གཡོན་དུ་འཁྱིལ་ཏེ་འདུག་ལ་ཙ་སྒོ་ཡང་བད་ཀན་གྱི་ནད་ཀྱིས་འགགས་ན་མ་

ཞུ་བའི་གནས་ཐོབ་ནས་དབུགས་ཕྱི་ནང་དུ་རྒྱུ་བ་དེ་བྱུང་ནས་བྲང་གི་ཐད་ཀར་འདུག་ཅིང་འཁྱིལ་ནས་དབུགས་མི་བདེ་བར་གྱུར་ཏེ་ནའོ། །ཞེས་གསུངས་སོ། །

གཉིས་པ། དབྱེ་བ།

དབྱེ་བ་ཕྲན་ཚོགས་ མུན་ཅན་དབུགས་ཆད་དང་། །ཆེན་པོ་གྱེན་འབྱུང་ཞེས་བྱ་རྣམ་པ་ལྔ། །

དབྱེ་བ་ཕྱེ་ན། ཕྲན་ཚོགས། མུན་ཅན། དབུགས་ཆད་པ། ཆེན་པོ། གྱེན་འབྱུང་ཞེས་བྱ་བ་རྣམ་པ་ལྔའོ། །

རེའུ་མིག 5－1 དབུགས་མི་བདེ་བའི་དབྱེ་བ་དང་ནད་རྟགས་གཙོ་བོ།

དབྱེ་བ།	ནད་རྟགས།
ཕྲན་ཚོགས།	འགྲངས་ངོམས་འདུག་རྗེས་དྲག་ཤུལ་འབྱུང་།
མུན་ཅན།	ལུད་པ་མང་། གྲི་བ་འཛེར། ཉལ་ན་མི་བདེ། རོ་སྟོད་གཟེར་སྐྲམ་བྱེད།
དབུགས་ཆད།	དབུགས་འཁྱེན་མི་བདེ། སྐད་དམའ། སྐད་མཐུག་ཆད། ཤུ་བུར་སྒྲ།
ཆེན་པོ།	སྐད་འཛེར། མགུལ་སྐམ། ང་རོ་ཆེ། བསྐྱོད་ཚེ་དབུགས་རྒོད། ལུད་པ་མང་།
གྱེན་འབྱུང་།	དབུགས་ཕྱིར་འཁྱེན་བདེ་ལ་ནང་དུ་རྔུབ་དཀའ།

གསུམ་པ། ནད་རྟགས།

དེ་རྟགས་སྙིང་ག་རྩིབ་ལོགས་རྒྱུད་ངམ་གཟེར། །སྟོ་སྒྲོ་དབུགས་རྒོད་ཡང་ན་གཞའ་བར་འགྱུར། །

དེ་རྣམས་ཀྱི་སྤྱིའི་རྟགས་ནི་སྙིང་ག་དང་རྩིབ་ལོགས་ཕུས་བརྒྱངས་སམ་སྐྲམ་པ་ན་ཞིང་གཟེར་བ་དང་། སྟོ་བ་སྒྲོ་ལ་དབུགས་རྒོད་པའམ་ཡང་ན་གཞའ་བ་སྟེ་གབ་པའི་བག་ལ་ཉལ་བར་འགྱུར་བ་ཡིན་ནོ། །

བཞི་པ། བཙོས་ཐབས།

སྦྱི་བཙོས་རྒྱམ་ཚྭ་ཏིལ་མར་ལུས་ཀུན་བྱུག །ཚ་བ་ཤས་ཆེ་དེ་སྒང་ཆུ་ཐྲོན་བླུད། ། བཀྲུ་སྨན་སྐྱུགས་སྨན་འཇམ་པོས་བྲུ་ག་སྦྱང་། །སྦྱངས་པས་མ་དག་ནད་ལྷག་དུད་པས་བསལ། །རྡ་འམ་བ་གསར་ཕྱི་ཁྲ་སྦྲང་སྦྱར་བླུད། །ཤིང་མངར་པི་པི་ལིང་གི་རྩ་བ་དང་། ། བ་སྤྱི་སྦྲངས་ཁུར་བུ་རམ་སྦྲང་སྦྱར་སྦྱིན། །མར་གསར་ཚོ་སྤྲིས་སྣན་གནས་པ་རྣམས་བཟའ། །ཉེས་པ་གང་ཆེའི་ཤས་དང་སྦྱར་ལ་བཙོས།

ཁྲག་རྫོར་མགོན་པོའི་གཅེས་བསྡུས་ལས། སྦྱི་བཙོས་དུ་གར་གནས་པའི་བད་ཀན་བསལ་ཕྱིར་རྒྱམ་ཚྭ་ཏིལ་མར་སྦྱར་བ་དུ་གའི་ཁ་སོགས་ལུས་ཀུན་ལ་བྱུག་པ་དང་། ཚ་བ་ཤས་ཆེན་བཙོས་དེ་སྒང་སྟེ་ཆུ་ཐྲོན་བླུད་ཅིང་། ཕྱི་རྒྱུད་གློ་ནད་སྦྱོང་བའི་བཀྲུ་སྨན་དང་སྐྱུག་སྨན་གློ་ནད་ཐེམས་པོ་སྐབས་ལྟར་འཇམ་པོས་བྲུ་ག་སྦྱང་། སྦྱངས་པས་ཀྱང་མ་དག་ན་ནད་ལྷག་ཨ་ག་རུ། གུ་གུལ་དཀར་ནག ཀླ་སྒང་། རྡོ་དྲེག སྤང་སྤོས་ཤིང་ཚ། ཏ་རེ་ཧུ་ཀ་སྟེ་མ་ནུ་ཏ་སྐམ། བྱི་ཏང་ག སྤྲ་ཙེ། སྤྲ་ཚེལ་རྣམས་དུ་བ་མེད་པའི་མེར་བསྲེགས་པའམ། རྡ་སྦྲངས་སམ་གསར་མའི་ཕྱི་བའི་ཁུ་བ་སྦྲང་དང་སྦྱར་བ་བླུད། ཡང་ན་ཤིང་མངར་དང་པི་པི་ལིང་གི་རྩ་བ་དང་བ་སྤྱི་དང་རྡ་སྦྲངས་ཁུ་བར་བུ་རམ་སྦྲང་སྦྱར་བྱིན་པ་དང་། ཁ་ཟས་མར་གསར། ཚོ་སྤྲིས། སྣན་ལ་གནས་པའི་སེམས་ཅན་གྱི་ཤ་རྣམས་ཟ། ཉེས་པ་གང་ཆེའི་ཤས་དང་སྦྱར་ཏེ་རླུང་ཤས་ཆེན་རླུམ་འཚོས་བྱས། རི་བོང་གི་ཤ་ཁུ་མར་པི་པི་ལིང་བཅས་སྦྱར་བ་བླུད་ཅིང་སྐྱེ་སྟོང་དང་ཚིགས་པ་དང་པོ་བསྲེག མཁྲིས་པ་ལས་གྱུར་བར་དུར་བྱེད། གསེར་མེ། ཧོང་ལེན་བཅས་ཀྱིས་སྦྱངས་ལ་འབྲས་ཆན་པི་ལིང་ཅུ་གང་སྣ་མར་རྣམས་སྦྱར་བ་བླུད། བད་ཀན་ལས་གྱུར་བར་ཕྱི་རྒྱུད་ལས་ལྡེ་ལྡར་གྱི་སྐྱུགས་བྱ་ཞིང་། མ་ནུ། ཟེར་བ། སྣ་ཀོད་པ། སྐྱུ་རུ་རྣམས་སྦྲང་དང་སྦྱར་བ་བླུད། ཁྲག་ལས་གྱུར་བར་རྩེ་ཆུང་དང་ཐོང་རྩ་གཏར་ལ་བཙོས། ཞེས་དང་། ཡང་ན་མན་ངག་ལྷན་ཐབས་ལས། མཆོག་ཏུ་ལུད་པ་སྙིང་ནད་སྐད་འགགས་ལ། །སོ་ཆ་རི་ཤོ་སྦྱང་ཆེར་རྒྱ་ཚྭ་དང་། །པི་ལིང་བཅས་པའི་སྐྱུགས་ཀྱིས་བྲུ་ག་སྦྱང་། །ཡང་ན་ཨ་རུ་ལྕུམ་རྩ་དན་རོག་དང་། །རྒྱམ་ཚྭས་སྦྱངས་རྗེས་ནད་ལྷག་དུད་པས་བསལ། །གུ་གུལ་དཀར་ནག་རྡོ་དྲེག་སྤང་སྤོས་དང་། །ཀླ་སྒང་ཤིང་ཚ་སྤྲ་ཙེ་སྤྲ་ཚེལ་དང་། །ཨ་གར་བྱི་ཏང་ཏ་ཀ་རྒྱ་སྤོས་བདུག །ཡང་ན་ཨ་གར་མར་སྦྱར་དུད་པས་བདུག །གསོ་དཔའ་རྒྱུན་འབུམ་བདུན་པ་བཞི་ཐང་དབུལ། ། དབུགས་མི་བདེ་ལ་ལི་ཤི་བཅུ་གཅིག(སྦྱོར་སྡེ་དག)པ། །མ་ནུ་བཞི་པའི་ཐང་གིས་འཕྱུལ་བ་མཆོག །སེ་འབྲུ་ཤིང་ཚ་ཕོ་རིས་གསུམ་སྦྱར་བཏང་། །ཡང་ན་ཙུ་གང་ཤིང་མངར་པི་པི་ལིང་། །མ་དུ་སླེ་ཏྲེས་བུལ་བ་སྒྲོ་ལོ་དཀར། ། གནྡྷ་ཀ་རི་བཅའ་སྣ་སྦྲང་སྦྱར་བས། །སྐྱིགས་བུ་དབུགས་མི་བདེ་བའི་ནད་རྣམས་སེལ། །མར་གསར་ཚོ་སྤྲིས་སྣན་

གནས་ཤ་རྣམས་ཟ། །ཉིས་པ་གང་ཆེའི་ཤས་དང་སྦྱར་ལ་བཙོས། །ཞེས་དང་། དབུགས་མི་བདེ་བའི་གསོ་ཐབས་ལ། །ཐོག་མར་དུགས་ཀྱིས་ཉེར་སྤྱད་བྱ། །སྨུམ་དང་ལན་ཚྭ་ཏིལ་མར་བྱུག །དེ་ཡིས་བད་ཀན་བུ་ག་འགགས། །
ཤིན་ཏུ་ཞན་པ་ཞུ་ནས་ནི། །ཕོང་བར་གནས་པ་ལེགས་པར་འབྲིན། །བུ་གའི་རྒྱུན་གསང་མཉེན་འགྱུར་ཞིང་། །
རླུང་ནི་ལུགས་དང་མཐུན་པར་རྒྱུ། །ཞེས་པ་ལྟར་གསོ་བར་བྱའོ། །

བྱེ་བྲག་ཏུ་བཤད་པ།

ས་བཅད་དང་པོ། ཁྲན་ཚོགས།

དང་པོ། སྔོན་རྐྱེན།

ཁ་ཟས་ཧ་ཅང་འགྲངས་ཆེ་བར་ཟོས་སམ་ཡང་ན་འགྲངས་ཤིང་ངོམས་པར་འཐུག་པའི་རྗེས་ཐོག་དེར་སྟོབས་རྩལ་དྲག་ཤུལ་གྱི་བག་བྱས་པ་ལྟ་བུས་འཕྲལ་དུ་དབུགས་མི་བདེ་བ་བསྐྱེད་པ་དང་། ཡང་ན། བཤད་རྒྱུད་ལས། སྐྱུགས་བཀག་དང་ག་འགག་དང་དབུགས་མི་བདེ། །སྐྱ་རྡབ་མེ་དབལ་གཡན་པ་འབྲས་དང་མཛེ། །མིག་ནད་ལུད་པ་རིམས་ནད་འབྱུང་བར་འགྱུར། །ཞེས་གསུངས་སོ། །

གཉིས་པ། ནད་རྟགས།

ཁྲན་ཚིག་འགྲངས་ངོམས་འཐུག་རྗེས་དྲག་ཤུལ་འབྱུང་། །

ཞེས་པ་སྟེ། ཁྲན་ཚོགས་ནི་འགྲངས་ཤིང་ངོམས་པར་འཐུག་པའི་རྗེས་ཐོག་དེར་དྲག་ཤུལ་གྱི་རིགས་བྱས་པ་ལས་འབྱུང་།

གསུམ་པ། བཅོས་ཐབས།

བྱེ་བྲག་ཁྲན་ཚོགས་ནད་ལ་བཅོས་མི་དགོས། །

བྱེ་བྲག་ཁྲན་ཚོགས་ཀྱི་ནད་ལ་སྨན་དཔྱད་ཀྱིས་བཅོས་མི་དགོས་པར་ཟས་སྤྱོད་གཟབ་པ་ཙམ་གྱིས་འཚོ་བར་འགྱུར་རོ། །

ས་བཅད་གཉིས་པ། སྨན་ཅན།

དང་པོ། སྔོང་རྐྱེན།

གློ་མིག་བད་ཀན་གྱིས་འགགས་ཏེ་དབུགས་ཕྱི་ནང་དུ་རྒྱུ་བའི་རླུང་འཁྲིལ་ནས་ཕྱིར་འབྱུང་དུ་མི་སྟེར་བ་སྟེ། སྲོག་ཅེས་བྱ་བའི་གློ་སྙིང་གི་ནང་ནས་གྱེན་དུ་སླད་པའི་སྤྱི་བོའི་བར་རྒྱུ་ལ། དེའི་ལས་ནི་སེམས་དྭངས་ཞིང་གསལ་བར་བྱེད། མིག་དང་རྣ་བ་ལ་སོགས་པའི་དབང་པོ་དྭངས་ཞིང་གསལ་བར་བྱེད། སེམས་བརྟན་པར་བྱེད། དབུགས་ཕྱི་ནང་དུ་རྒྱུ་བར་བྱེད། ཁ་ཟས་ཟས་སྐོམ་མིད་པར་བྱེད་པ་དེ་ལྟ་བུའི་རླུང་བད་ཀན་གྱིས་འགགས་ཏེ་རྒྱུ་མི་སྟེར་བ་ལས་དབུགས་འགགས་ཏེ་མི་བདེ་བས་ཐུམ་ཐུམ་བྱེད་པ་སྨུན་པ་བཞིན་དུ་འགྱུར་རོ་ཞེས་བརྒྱུད་པ་རྣ་འགྲེལ་ལས་གསུངས་སོ། །

གཉིས་པ། ནད་རྟགས།

སྨན་ཅན་གློ་མིག་བད་ཀན་འགགས་པ་ཡིས། །ལུད་པ་མང་ལ་གྲེ་བ་ངར་ཞིང་འཛེར། །ཉལ་ན་མི་བདེ་ར་སྟོད་གཟེར་སླམ་བྱེད། །

སྨན་ཅན་ནི་གློ་མིག་བད་ཀན་གྱིས་འགགས་པས་ལུད་པ་མང་ལ་ཐོན་རྗེས་གྲེ་བ་ངར་ཞིང་འཛེར་བ་དང་། ཉལ་ན་ཤིན་ཏུ་མི་བདེ་ཞིང་ར་སྟོད་གཟེར་སླམ་བྱེད། ཙོག་ཙོག་པོར་འདུག་ན་ཅུང་ཟད་བདེ་སླམ་བྱེད་ཁ་སྐམ། ཇམ་པ་རྐོད། ཁ་ཟས་ཡི་གར་མི་འོང་བ་སོགས་ཀྱི་རྟགས་དང་ལྡན་ནོ། །

གསུམ་པ། བཅོས་ཐབས།

ཕྱི་མ་བཞི་ལ་སྟར་བུ་སྐྱུ་རུ་ར། །རུ་རྟ་ཤིང་མངར་ཞོ་སྦྱར་བད་ཀན་དྲང་། །དེ་འོག་སྨན་ཅན་ཙན་དན་རྩ་གང་དང་། །ཤིང་མངར་ག་ར་དྲི་ཆུ་བར་པས་དབྱུལ། །

སྨན་ཅན་དང་། དབུགས་ཆད། ཆེན་པོ། གྱེན་འབྱུང་སྟེ་ཕྱི་མ་བཞི་པོ་ལ་སྟར་བུ། སྐྱུ་རུ་ར། རུ་རྟ། ཤིང་མངར་རྣམས་ཞོ་དང་སྦྱར་བས་གློ་མིག་གི་བད་ཀན་དྲངས། དེ་འོག་ཅན་དན་དཀར་པོ། རྩ་གང་དང་ཤིང་མངར། ག་ར་རྣམས་དྲི་ཆུ་བར་བས་དབྱུལ། ཡང་ན། མན་ངག་བཀའ་རྒྱ་མ་ལས། ཁྲད་པར་ལུད་པ་སྙིང་ནད་དང་། །

སྐྱིད་འགགས་པ་ལ་སྐྱུག་སྨན་སྦྱིན། །སྤྱང་ཚེར་དཀར་པོ་རི་སྔོ་བ། །རྒྱམ་ཚྭ་པི་པི་ལིང་གིས་དྲངས། །ནད་ལྷག་དུ་བས་བདུག་པ་ནི། །སྤོས་དཀར་ སྦྲ་ཚིལ་དུ་བས་བདུག །ཅེས་པ་ལྟར་གསོ་བར་བྱའོ། །

ས་བཅད་གསུམ་པ། དབུགས་ཆད།

དང་པོ། སྐྱོང་རྐྱེན།

སྲོག་ཅེས་བྱ་བའི་རླུང་ཕྱི་ནང་དུ་རྒྱུ་བ་བད་ཀན་གྱིས་འགགས་ཏེ་དབུགས་རྒྱུ་བའི་རླུང་འཁོར་མི་སྙེར་ཞིང་སློ་གཡས་གཡོན་དུ་འཁྱིལ་ཏེ་འདུག་པ་ལས་འབྱུང་སྟེ། ཡན་ལག་བརྒྱད་པ་ལས། འདི་དག་བད་ཀན་གྱིས་ལམ་བཀག །སྲོག་གི་རླུང་ནི་འཁྲུགས་ལས་བྱུང་། །ཞེས་པ་ལྟར་སྲོག་རླུང་འཁྲུགས་པ་ལས་རྐྱེན་རྒྱུ་རླུང་གི་མཐུ་ཉམས་པས་བསྐྱེད་ལ། མན་ངག་རྒྱུད་ཀྱི་རླུང་ནད་གསོ་བའི་སྐབས་ན། མ་ཞུ་གནས་ཞུགས་སྐྲག་སྐྱུག་ཡི་ག་འགག །སྲོ་འཁྲིག་སྐོམ་དད་ཆེ་ལ་དབུགས་མི་བདེ། །ཞེས་པ་ལྟར་རླུང་གི་རྒྱུ་བ་འཁོར་མི་སྙེར་བ་ལས་འབྱུང་ངོ་། །

གཉིས་པ། ནད་རྟགས།

དབུགས་ཆད་བད་ཀན་རློ་མིག་འགགས་པ་ཡིས། །རྐྱེན་རྒྱུའི་མཐུ་ཉམས་དབུགས་འབྱིན་མི་བདེ་ཞིང་། །སྐད་དམའ་གཞུག་ཆད་གསང་གཏམ་སྨྲ་བ་ཡིན། །

དབུགས་མི་བདེ་བའི་རྣམ་ཤུགས་དྲག་པོ་འབྱུང་བའི་རྗེས་ལ་དབུགས་ཆད་བ་དེ་ལྟ་བུ་བསྟུད་མར་ན་བ་སྟེ། དབུགས་འབྱིན་མི་བདེ་ཞིང་ཁ་སྐམ་ལ་སྐད་གདངས་དམའ་བས་གཏམ་གྱི་གཞུག་ཆད་དེ་གསང་གཏམ་ལྟ་བུ་སྨྲ་བ་དང་། ཚབས་ཆེན་རྟུལ་འབྱུང་། ཡོང་སྐོམས། གཅིན་འགགས། ཞང་པ་ཚ། འབོག་པའམ་དྲན་མེད་དུ་བརྒྱལ། གཟི་མདངས་ཉམས་པ་སོགས་ནད་ཀྱི་རྟགས་དུ་མ་སྟོན་པར་བྱེད།

གསུམ་པ། བཅོས་ཐབས།

དབུགས་ཆད་རྩ་གང་ཤིང་ཚ་སུག་སྨེལ་དང་། །པི་པི་ལིང་དང་ག་ར་སྦྲང་སྦྱར་བཏང་། །ཡང་ན་ཨ་ཀྲོང་སྦྲང་རྩི་སྦྱར་བ་བྱིན། །

སྟར་བུ་དང་སྐྱུ་རུ་ར། ཤིང་མངར་རྣམས་ཞོ་དང་སྦྱར་བས་གློ་མིག་གི་བད་ཀན་དྲངས་ལ། དེ་འོག་ཏུ་རྩ

གང་། ཤིང་ཚ། སུག་སྨེལ། པི་པི་ལིང་དང་། ག་ར་རྣམས་སྦྱང་དང་སྦྱར་བ་བཏང་ཞིང་། ཡང་ན་ཨ་གྲོང་སྦྱང་རྩི་བཅས་ཏ་སྦྱངས་ཁུ་བར་སྦྱར་བ་བྱིན། ཡང་ན་ཙུ་གང་སུག་སྨེལ་ཨ་གྲོང་དང་། སྦྱང་རྩི་བསྣན་པའི་ཕྱེ་མ་སྦྱར་ལ་བཏང་། ཡང་ན་མན་ངག་བཀའ་རྒྱ་མ་ལས། གུ་གུལ་དཀར་ནག་ཇོ་དྲེག་དང་། །ཕྱང་སྤོས་སླ་སྣང་ཤིང་ཚ་སླ། །སྦྲ་ཚིལ་སླ་སྣང་བྱི་ཏང་ག །ཨ་རུའི་དུགས་བྱས་ཡང་ན་གུལ། །སྤོང་རོས་ཨ་གར་མར་གསར་དུད། །བདུགས་པས་དབུགས་མི་བདེ་བ་སེལ། །ཞེས་པ་སོགས་ཀྱིས་བཅོས་པར་བྱའོ། །

ས་བཅད་བཞི་པ། ཆེན་པོ།

དང་པོ། སློང་རྐྱེན།

གོང་ལྟར་ཟས་སྤྱོད་མི་འཕྲོད་པ་སོགས་ཀྱིས་བད་ཀན་འཕེལ་བས་དྲངས་མའི་ལམ་བཀག་པ་དང་། ལུད་པ་འཕེལ་བས་གློ་སྐབས་སུ་ལུ་ཞིང་དབུགས་རྒྱུ་བའི་ལམ་བཀག་པ་ལས་དབུགས་མི་བདེ་བ་ཆེན་པོ་འབྱུང་ངོ་། །

གཉིས་པ། ནད་རྟགས།

ཆེན་པོ་སྐད་འཛེར་མགུལ་སྐམ་ང་རོ་ཆེ། །བསྐྱོད་ཆེ་དབུགས་རྔོད་ལུད་པ་མང་དུ་འབྱུང་། །

འགྲེལ་བ་ བླ་ཐེར་ལས། སྐད་འཛེར་ཞིང་མགུལ་བ་སྐམ་ལ་གང་ཐོན་པ་དེ་ང་རོ་ཆེ་བ་དང་། འགུལ་བསྐྱོད་ཀྱིས་འགྲོ་ཚེ་དབུགས་རྔོད་ཅིང་ལུད་པ་མང་དུ་འབྱུང་བ་དང་། ཕྱར་ལོབས་ཤིང་ཤེས་པ་རྣམས་ཀྱང་བརྗེད་དེ་མི་དྲན། མིག་གིས་མི་མཐོང་ལ་འཁྲུལ། བཞིན་འགྱུར། གཤང་གཅི་འགགས་ཏེ་མི་འབྱུང་། གྲི་བ་སྐམ། རྣ་བ་དང་མུར་འགྲམ་དང་ཀླད་པ་ན་བར་བྱེད་དོ། །ཞེས་གསུངས་སོ། །

གསུམ་པ། བཅོས་ཐབས།

ཆེན་པོ་སྔོན་ཐོག་སྲུ་ལོ་དཀར་པོའི་ཐང་། །ལོ་བརྒྱད་དྲི་ཚ་ག་རས་ཇོ་བསྐྱར་བཏང་། །

དབུགས་མི་བདེ་བ་ཆེན་པོ་ལ་གོང་ལྟར་སྐྱུ་རུ་ར། རུ་རྟ་ཤིང་མངར་རྣམས་ཞོ་དང་སྦྱར་བས་གློ་མིག་གི་བད་

ཀན་དྲང་ལ། བཤལ་བར་བྱེད་པའི་སྨན་ནི་ཨ་རུ་ར་དང་དན་རོག ལྕུམ་རྩ། རྒྱམ་ཚྭ་བཅས་ཀྱིས་སྦྱང་བར་བྱ་བ་དང་། རྗེས་ལ་སྙིང་ཐོག་པ་དང་སྲོ་ལོ་དཀར་པོའི་ཐང་ལོ་བརྒྱད་དྲི་ཆུ་དང་བསྲེས་པ་ཀ་རས་རོ་བསྒྱུར་ལ་བཏང་བར་བྱའོ། །

ས་བཅད་ལྔ་པ། གྲེན་འཛུང་།

དང་པོ། སྔོང་རྐྱེན།

མགུལ་བ་དང་གློ་བའི་སྨུ་གུ་དང་། ཙ་སྒོ་རྣམས་བད་ཀན་གྱིས་ཚོད་དེ་དབུགས་རྒྱུ་བའི་ལམ་བཀག་པས་བསྐྱེད་པར་བྱེད་དོ། །

གཉིས་པ། ནད་རྟགས།

གྲེན་འཛུང་བད་ཀན་དབུགས་རྒྱུའི་ལམ་བཀག་པས། །ཕྱིར་འབྱིན་བདེ་ཞིང་ནང་དུ་དབུགས་རྔུབ་དཀའ། །

ཕྱིར་དབུགས་འབྱིན་བདེ་ཞིང་ནང་དུ་དབུགས་ཐུང་རྔུབ་རྔུབ་པ་དཀའ་བར་འོང་ལ། མིག་གྲེན་དུ་བལྟ་བ་དང་མིག་འབྲུལ་ཅིང་ཕྱོགས་ཀུན་ཏུའང་བལྟ་བར་བྱེད། གནད་རང་སྲོག་ཆད་ལ་ཐུག་པ་ཙམ་ན་ཉམ་ཐག་ནས་སྐྱི་སྤུགས་འདོན་ཅིང་ཚིག་མི་འབྱིན་ལ། ནང་དུ་དབུགས་འབྱིན་མི་ནུས་ཏེ་དབུགས་བདེ་ལ་མནམ་པོར་འབྱུང་། ནད་ཐབས་འདི་ལྟ་བུར་སྔ་གྲངས་ཚང་ན་གསོར་མི་རུང་ལ། འདི་ལྟར་མ་ཚང་ན་གསོར་རུང་ཞེས་བརྒྱད་པ་རྩ་འགྲེལ་ལས་གསུངས་སོ། །

གསུམ་པ། བཅོས་ཐབས།

གྲེན་འཛུང་མ་ནུ་སྨྲང་གི་ལྡེ་གུ་ཡིན། །ཀུན་ལ་སྦྱོར་གོང་རྩ་དང་ཐོང་རྩ་གཏར། །གོ་ཆེན་གོ་ཆུང་སྐེ་སྟོད་ཐུར་མས་གསེང་། །

གོང་གི་སྐར་བུ་སོགས་ཀྱིས་གློ་མིག་གིས་བད་ཀན་དྲངས་ལ། རྗེས་ལ་པུཥྐར་དང་སྲང་གི་ལྡེ་གུ་སྦྱར་བ་ཡིན། མདོར་ན་ཀུན་ལ་སྦྱོར་གོང་རྩ་དང་ཐོང་རྩ་གཏར་བ་དང་། བྱ་རོག་མིག་ནས་ཕྱི་ལ་ཚོན་གང་བཅལ་བ་རྩིབ་བར་གོང་

འོག་གི་གོ་ཆེན་དང་གོ་ཆུང་སྐེ་སྟོང་རྣམས་ཐུར་མས་གསེང་ལ། ཟས་སྤྱོད་འདུ་བ་འཁྲུགས་རིགས་ཀུན་སྤང་བར་བྱའོ། །ཡང་ན་མན་ངག་བཀའ་རྒྱ་མ་ལས། གྱེན་རྒྱུ་རླུང་སོགས་འཇོམས་བྱེད་པའི། ། སྐྱུར་ཚབས་ཆེ་བའི་ལག་ལེན་བསྟན། །གྲོ་ཡི་སྨྱུ་གུ་ཁ་འབུས་བཏུས། །ས་སོགས་བཀྲུས་ལ་ཁྲམ་ཁྲམ་བརྡུངས། །དེ་ལ་ཕབས་བཏབ་སྦྲོ་བར་བསྐོལ། །ལངས་ནས་སྐྱུར་མནམ་ཉི་མར་བསྐམ། །སྐམ་ནས་ཞིབ་བཏགས་རིལ་བུ་དྲིལ། །མེར་བཏབ་སྣ་ལ་བདུག་གསུར་ན། །དབུགས་མི་བདེ་དང་ཡི་ག་འཆུས། །གྱེན་རྒྱུའི་རླུང་འཇོམས་རྡོ་རྗེ་ཡིན། །ཞེས་པ་ལྟར་གསོ་བར་བྱའོ། །

སྡོམ་ཆུང་།

བད་ཀན་གྱིས་རླུང་རྒྱུ་བའི་ལམ་བཀག་པས་སྲོག་ཅེས་བྱ་བའི་རླུང་དེ་འཁྲུགས་པར་གྱུར་པ་ལས་དབུགས་མི་བདེ་བའི་ནད་འབྱུང་བ་ཡིན་ཞིང་། དབྱེ་ན་ཕྲན་ཚོགས་དང་། མུན་ཅན། དབུགས་ཆད། ཆེན་པོ། གྱེན་འབྱུང་ཞེས་རིགས་ལྔ་ཡོད། དེ་དག་ཀུན་ཀྱང་བད་ཀན་གྱིས་གནོད་ཅིང་བུ་ག་བཀག་པ་ལས་བྱུང་བ་ཡིན་པས་བུ་ག་རྣམས་དག་ཅིང་སྦྱངས་པར་བྱས་ཏེ་རླུང་གནོད་པ་མེད་པར་ལེགས་པར་རྒྱུ་བ་ལ་འབད་དགོས་པ་དང་། ཀུན་ལ་ལི་ཤི་བཅུ་གཅིག་མ་ནུ་བཞི་ཐང་གིས་སྦུལ་ན་མཆོག་ཏུ་ཕན་པར་བཞེད། ཞོར་ལ་སྤྱིར་སོང་དང་ཐོང་རྩ་གཏར་དགོས་པ་ཡིན།

(དོན་གྲུབ་ཚེ་རིང་། གཙོད་པ་རྒྱལ།)

བསམ་གཞིགས།

༡ མ་ཞུ་བད་ཀན་འཕེལ་ཏེ་དབུགས་ལམ་བཀག་པ་ཐམས་ཅད་དབུགས་མི་བདེ་བའི་ནད་ཡིན་ནམ།

༢ དབུགས་མི་བདེ་བའི་ནད་ལ་གསོ་ཐབས་ཀྱི་གོ་རིམ་ག་འདྲ་ཞིག་བརྒྱུད་དགོས།

༣ དབུགས་མི་བདེ་བའི་ནད་དེ་ནད་གཞན་དང་འབྲེལ་ཉེན་ཨེ་ཆེ།

༤ བད་ཀན་དང་ལུད་པ་འཕེལ་བ་ལ་ཁྱོད་ཀྱིས་གསོ་ཚུལ་དང་གསོ་ཐབས་གང་ཞིག་སྤྱོད་རྒྱུ།

༥ དབུགས་མི་བདེ་བའི་ནད་ལ་དབྱེ་བ་དུ་ཡོད།

༦ དབུགས་མི་བདེ་བའི་ནད་ཀྱི་འབྱུང་རྐྱེན་གཙོ་བོ་གང་ཡིན།

ལེའུ་དྲུག་པ། སྙང་ཐབས།

སྙང་ཐབས་ཞེས་པ་ནི། ཚ་གྲང་སོགས་དོན་སྣོད་ཀྱི་གནས་གང་རུང་དུ་བྱུང་བའི་ན་ཟུག་གི་མངོན་རྟགས་འདྲ་བ་རྒྱ་མཚན་དུ་བྱས་ནས་བརྟགས་པའི་ནད་གཞིའི་མིང་སྟེ། དཔེ་སྙང་གི་རྣམ་བསྟུན་པ་ལྟར་ཟུག་རྫུ་དྲག་པོ་བཟོད་དཀའ་བ་གཏོང་ཞིང་། ལུས་རྩལ་བ་དང་འཁྱེན་སྨྲ་འདོན་པ། མདོར་ན་བྱང་ཁོག་སྨད་དུ་ན་ཟུག་དྲག་ལ་ལྷང་དུབ་ཅན་འཕྲལ་འཕྲལ་ལ་འབྱུང་བའི་ནད་རིགས་ཁག་ཚུད་ཡོད། དེ་དག་ནི་ཆེས་མཐོང་མང་ཞིང་ཛ་དྲག་ཅན་གྱི་ནད་འབའ་ཞིག་ཡིན།

སྤྱིར་བཤད་པ།

སྙང་ཐབས་ནད་ལ་རྒྱུ་རྐྱེན་དབྱེ་བ་དང་། །རྟགས་དང་བཅོས་ཐབས་རྣམ་པ་བཞི་ཡིས་བསྟན། །

སྙང་ཐབས་ནད་ལ་རྒྱུ་རྐྱེན་དང་། དབྱེ་བ་དང་། རྟགས་དང་། བཅོས་ཐབས་བཅས་རྣམ་པ་བཞིའི་སྒོ་ནས་བསྟན་པའོ། །

དང་པོ། རྒྱུ་རྐྱེན།

རྒྱུ་རྐྱེན་མ་ཞུ་བ་དང་མི་འཕྲོད་ཟས། །རྩོལ་གྲང་སྲིན་འབྲུགས་གདོན་ལས་འབྱུང་བར་བྱེད། །

དེར་རླུང་མཁྲིས་བད་ཀན་སོགས་སྤྱི་རྒྱུ་དང་། ཡོངས་གྲགས་སུ་རྒྱུ་རྐྱེན་གཞི་མཐུན་དུ་བསྟན་པ་ལ། ཁ་ཟས་མ་ཞུ་བ་དང་མ་འཚམ་པ། མི་འཕྲོད་པའི་རིགས་ཟོས་པ། བཤལ་རྗེས་ལོག་པ། ལུས་པོ་རྩོལ་རྗེས་གྲང་བ། དུག་སྲིན་ཁྲིམས་ཤིང་འཁྲུགས་པ། འབྱུང་གདོན་སོགས་ཀྱིས་བསྐྱེད་དེ་བྱུང་བར་བྱེད་དོ། །

གཉིས་པ། དབྱེ་བ།

༡ འབྱུང་ས་གནས་ཀྱི་དབྱེ་བ།

གནས་ནི་དོན་སྙང་སྣོད་སྙང་རྩ་སྙང་གསུམ། །དོན་སྙང་མཆིན་སྙང་མཆེར་སྙང་རྣམ་

པ་གཉིས། །སྙིང་རླུང་ཕོ་བ་རྒྱུ་མ་ལོང་དང་གསུམ། །རྩ་རླུང་ཕྱི་རྩ་ནང་རྩའི་རླུང་ཐབས་གཉིས། །

དེ་ལ་བབས་སའི་གནས་ལའང་སྤྱིར་དོན་རླུང་དང་སྣོད་རླུང་། རྩ་རླུང་གསུམ་དུ་ཕྱེ་བ་དང་། བྱེ་བྲག་ཏུ་དོན་རླུང་ལ་མཆིན་པའི་གནས་སུ་བབས་པ་དང་མཆེར་བའི་གནས་སུ་བབས་པའི་རླུང་ཐབས་རྣམ་པ་གཉིས། སྣོད་རླུང་ལའང་ཕོ་བ་དང་རྒྱུ་མ། ལོང་ག་གསུམ་གྱི་གནས་སུ་བབས་པའི་རླུང་ཐབས་གསུམ། རྩ་རླུང་ལ་ཕྱི་རྩ་དང་ནང་རྩའི་གནས་སུ་བབས་པའི་རླུང་ཐབས་གཉིས་བཅས་གནས་ཀྱི་སྒོ་ནས་དབྱེ་ན་རླུང་ཐབས་རྣམ་པ་བདུན་ཡིན་ནོ། །

༢ ནད་གཞི་རིགས་ཀྱི་དབྱེ་བ།

རིགས་ནི་ཚ་གྲང་སྲིན་དང་གཉན་རླུང་བཞི། །

ནད་གཞི་རིགས་ཀྱི་སྒོ་ནས་དབྱེ་བ་ལ། ཚ་བའི་རིགས་ཀྱི་རླུང་ཐབས་དང་། གྲང་བའི་རིགས་ཀྱི་རླུང་ཐབས། སྲིན་ནད་རིགས་ཀྱི་རླུང་ཐབས། གཉན་ནད་རིགས་ཀྱི་རླུང་ཐབས་བཅས་བཞིར་དབྱེ་བས་སྡོམས་ན་རགས་པར་གནས་རིགས་གཉིས་ལ་རླུང་ཐབས་ཀྱི་དབྱེ་བ་བཅུ་གཅིག་ཏུ་བསྟན་ཡོད་དོ། །

- རླུང་ཐབས།
  - གནས།
    - དོན་རླུང་།
      - མཆིན་རླུང་།
      - མཆེར་རླུང་།
    - སྣོད་རླུང་།
      - ཕོ་རླུང་།
      - རྒྱུ་རླུང་།
      - ལོང་རླུང་།
    - རྩ་རླུང་།
      - ཕྱི་རྩའི་རླུང་ཐབས།
      - ནང་རྩའི་རླུང་ཐབས།
  - རིགས།
    - ཚ་རླུང་།
    - གྲང་རླུང་།
    - སྲིན་རླུང་།
    - གཉན་རླུང་།

རིས་དབྱིབས། 6－1 རླུང་ཐབས་ཀྱི་དབྱེ་བ།

གསུམ་པ། ནད་རྟགས།

མན་ངག་ལྷན་ཐབས་ལས། སྤྱི་རྟགས་ཐོག་མར་ལྷང་ཟུག་བྱེད་སྐྲམ་པའི། །དང་ནས་དེ་མ་ཐག་ཏུ་འགྲིལ་

ནས་ན། །ཟུག་ཆེ་སྐད་འདོན་ལུས་རྟུལ་འོག་རླུང་འཁྱིལ། །ཞེས་སྨྲང་ཐབས་སྤྱིའི་ནད་རྟགས་ནི། ཐོག་མར་གང་དུ་ན་བའི་གནས་སུ་ཟུག་རྫུ་ལྷང་དུབ་ཅན་འབྱུང་བར་སླམ་ལ། དེ་ནས་མྱུར་དུ་གཟེར་བ་གཅིག་དུ་འགྲིལ་དེ་སྨྲང་གི་རྣམ་བསྒྱུན་པ་ལྟ་བུའི་ན་ཟུག་བཟོད་དཀའ་བ་འཁྲུན་སྒྲ་འདོན་པ། ལུས་པོ་རྟུལ་བ། འོག་རླུང་འཁྱིལ་ནས་མར་མི་ཐོན་པ་སོགས་འབྱུང་སྟེ། དེ་ནི་ནད་རིགས་གཅིག་དང་གཉིས་ཀྱི་རྣམ་གྲངས་ཙམ་མ་ཡིན་པར་ན་ཟུག་གི་ཁྱད་ཆོས་དེ་རིགས་དང་ལྡན་པའི་བྱང་ཁོག་སྨད་ཀྱི་ནད་རིགས་ཁག་ཚུད་ཡོད། །

ཐེ་ཐྲག་ཏུ་བཤད་པ།

ས་བཅད་དང་པོ། ཚ་སྣང་།

དང་པོ། སྐྱོང་རྐྱེན།

ཚ་སྣང་མཆིན་མཆེར་གཉིས་ཀྱི་ཁྲག་འཁྲུགས་དང་། །ཁྲག་དང་མཁྲིས་པ་ཚ་ལོང་ལྡང་ལས་འབྱུང་། །

ཞེས་པ་སྟེ། ཚ་སྣང་ནི་ཚ་སྣང་རྒྱུ་རྐྱེན་ཚ་བས་བསླང་པ་དང་། །ཞེས་པ་ལྟར། གཙོ་བོ་ཟས་སྐོམ་ཆང་སྤྱུར་སོགས་ངོ་བོ་ཚ་བ་དང་མི་འཕྲོད་པའི་རིགས་བསྟེན་པ། ཟས་དུག་ཞོག་པ། མཆིན་མཆེར་གཉིས་ཀྱི་ཁྲག་འཁྲུགས་པ། འགྲམས་འབྲུགས་དང་ཚ་བའི་བསྐྱེད་པའི་ཁྲག་མཁྲིས་གཉིས་ལོ་ལོང་དུ་ལྡང་སྟེ་གྲང་པའམ་འཁྲུགས་པ་སོགས་མདོར་ན་རྒྱུ་རྐྱེན་ཚ་བའི་རིགས་ཀྱིས་བསྐྱེད་དེ་སྐྱོང་ངོ་། །

གཉིས་པ། ནད་རྟགས།

ལུས་རྩོལ་གསུམ་པ་ཆུང་ལ་ལྡང་དུབ་བྱེད། །ཁྲག་གམ་མཁྲིས་པ་འཁྲུ་སྐྱུགས་རྫ་ཆུ་ཚ། །ཁྲིད་པར་ལོ་བ་ལོང་དུ་ཁྲག་ལྡང་ན། །གྲང་རྗེས་ན་ཞིང་སྒྲེག་ལ་སྐྱུག་ཚུལ་སྟོན། །རོ་རྒྱབ་མཆིན་དྲི་ སྨྲག་ཅིང་ཚ་ཉམ་བྱེད། །མཁྲིས་པ་ལྡང་ན་ཁ་སྐམ་སྐོམ་དད་ཆེ། །ཁ་ཁ་མཁྲིས་པ་སྐྱུག་ཅིང་གཟེར་འབྱུང་སྒྲེག །

ལུས་པོ་རྩོལ་བ་དང་གསུམ་པ་ཞེས་ལོ་བ་ཆུང་ལ་ནད་ལྡང་དུས་བྱེད་ཅིང་། ཁྲག་གམ་མཁྲིས་པ་འབྲུའམ་ཡང་ན་སྐྱུག་པར་བྱེད་ཅིང་རྫ་ཆུའི་རྟགས་ལ་ཚ་བ་ཆེ་ཁྲིད་པར་དུ་ལོ་བ་དང་ལོང་གཉིས་སྣང་ཐབས་ཀྱི་ཡུལ་ཡིན་ལ་དེ་སྟེང་དུ་ཁྲག་ལྡང་ན་གྲང་པ་སྟེ་འཁྲུགས་པའི་རྗེས་སུ་ན་ཞིང་སྒྲེག་པ་བྱེད་ལ་སྐྱུགས་ཚུལ་སྟོན་ཅིང་རོ་རྒྱབ་དང་མཆིན་དྲི་གཉིས་སྨྲགས་པ་ལྟར་སྨྲགས་ཤིང་ན་ལ་ལོ་ལོང་ཚ་ཉམ་ཉམ་བྱེད། མཁྲིས་པར་ལྡང་ན་ཁ་སྐམ་ཞིང་སྐོམ་དད་ཆེ་ལ་ཁ་ཁ་མཁྲིས་པར་སྐྱུག་ཅིང་གཟེར་འབྱུང་བ་དང་སྒྲེག་པ་འོང་།

གསུམ་པ། མི་ནོར་བའི་རྟགས།

སྨན་བསྡུས་ཨེ་ལས། ཁྲག་ལས་གྱུར་པའི་སྣང་ཐབས་ནི། །སྐྲག་པོ་ཚ་བའི་སྣང་ཐབས་དང་། །མཁྲིས་པ་ལས་གྱུར་ཤེས་པར་བྱ། །ཁྲག་ལས་གྱུར་པའི་སྣང་ཐབས་ནི། །དྲག་ཤུལ་བྱས་ཚེ་ལྡང་བ་དང་། །ཉི་མའི་གུང་ལ་ལྡང་བ་དང་། །ཚ་སྐྱུར་ཟོས་ཚེ་ལྡང་བ་དང་། །ཆང་བཏུང་ཚེ་ན་ལྡང་བ་དང་། །མདོར་ན་ཁྲག་ཏུ་སྐྱེས་པའོ། །ཚ་སྣང་གི་རྒྱུ་གཙོ་བོ་ཁྲག་མཁྲིས་ཤས་ཆེ་བས། །སྤྱོད་ལམ་རྩོལ་དྲག་སྤྱད་པ་དང་། དུས་ཉིན་གུང་ཚ་བ། ཟས་ཚ་སྐྱུར་རིགས་བསྟེན་དྲག་པ་སོགས་ཀྱིས་བསྐྱེད་དེ་ནད་ལྡང་བར་བྱེད་པའོ། །ཡང་དེ་ལས། ཚ་སྣང་མཆིན་མཆེར་ཕོ་སོང་བཞི་ལ་འབྱུང་ལ་ཚ་བའི་རྟགས་འབྱུང་། ཡང་། ཚ་སྣང་ལུས་རྫུལ་ལྡང་དུ་བྱེད། །ཁྲག་མཁྲིས་སྐྲུག་ཅིང་རྩ་ཚུ་ཚ། །ཚ་གྲང་གི་སྣང་ཐབས་ཀྱི་ནད་གང་ལའང་ཟུག་གཟེར་དྲག་པོ་བཟོད་དཀའ་བ་ལྡང་བ་འདྲ་མོད། འོན་ཀྱང་ཚ་སྣང་ནི་གནས་མཆིན་པ་དང་མཆེར་བ། ཕོ་སོང་བཞི་ལ་འབྱུང་བ་ཤས་ཆེ་བ་དང་། ནད་རྟགས་ལུས་དྲོད་ཚ་ལ་རྫུལ་འབྱུང་བ། ཁྱད་པར་དུ་གཟེར་ཟུག་ལྡང་དུབ་ཅན་འབྱུང་བ། ཁྲག་དང་མཁྲིས་པ་སྐྲུག་ཅིང་རྩ་རྒྱུད་གྲིམས་མགྱོགས་ཆུ་མདོག་དམར་སེར་བཅས་ཚ་བའི་རྟགས་གསལ་བས་ཤེས་ལ། གཞན་ཡང་རྒྱུ་འཁྲིལ་དང་རྒྱུ་འགགས་ཀྱི་ནད་ལ་ཉེར་ཉེན་ཆེ་མོད། དེ་ལ་རྒྱུ་འཁྲིལ་ནི་དགྱེ་དགུ་མི་ཐུབ་པ་དང་རྩ་ཚུ་དང་འོག་རླུང་སྡོམ་ཞིང་། རྡུ་བུར་འདྲིལ་སྐམ་བྱེད་པ། རྒྱུ་འགགས་ལ་ཁྲག་དང་མཁྲིས་པའི་ཚ་བས་དྲི་མ་འགགས་ཏེ་ཚ་ལ་འདྲིལ་བར་གཟེར་ཞིང་དྲི་མ་ཤུ་རིལ་འདྲ་བ་འབྱུང་བས་མི་འདྲ་བའོ། །

བཞི་པ། བཅོས་ཐབས།

༡ བཅོས་ཚུལ།

དགོས་པ་ཀུན་འབྱུང་ལས། ཚ་བའི་སྣང་ཐབས་བསིལ་གྱིས་བཅོས། །ཞེས་པ་ལྟར་འདིར་ཡང་ཚ་བའི་སྣང་ཐབས་ཀྱི་ནད་ལ་གཉེན་པོ་ཟས་སྤྱོད་སྨན་དཔྱད་བསིལ་བའི་བཅོས་པར་བྱའོ། །

༢ གཉེན་པོ།

ཚ་སྣང་དུགས་གཏར་ཐང་ཕྱེ་སྦྱོངས་ཀྱིས་བཅོས། །མཆིན་ཁྲག་ཕོ་བར་ལྷུང་ན་སྦྱང་བ་གཅེས། །ཏྲ་ཐུང་གཏར་ཞིང་ཡོས་སམ་ཚ་རྫའི་བདུག །བྲག་ཞུན་བཞི་བ་ཀ་ར་སྦྱར་ལ་བཏང་། །མཁྲིས་པ་ལྷུང་ན་གཡའ་ཀྱིའི་སྦྱོངས་སྨྱུགས་སྨུག །རྗེས་ལ་སེ་འབྲུ་བདུན་པ་སྦྱར་

བར་བྱ། །

ཁ་ཟས་ཟུལ་སྐྱུར་ཚ་བའི་རིགས་སྤོངས་པ་དང་། བ་རའི་ཞོ་དར་དང་མར་གསར་རི་དྭགས་ཤ་འབྲས་སོགས་འཇུ་སླ་ལ་ངོ་བོ་བསིལ་བའི་རིགས་བསྟེན་པར་བྱ།

སྤྱོད་ལམ་མེ་ཉི་བསྟེན་དྲག་པ་དང་རྩོལ་སྤྱོད་དྲག་ཤུལ་བང་མཚོང་། ལྕི་མོ་འདེགས་པ་སོགས་སྤོང་བར་བྱ།

སྨན་དུ་ཐྲག་ཞུན་དང་བ་ཤ་ག བ་ལེ་ག་བཅས་སྦྱར་བའི་ཐང་ལ་དོམ་མཁྲིས་དང་གུར་གུམ་བཏབ་ནས་གཏོང་བ་དང་། ཨ་རུ་ར། ཐྲག་ཞུན། སླ་སྟེ། བོང་དཀར། དོམ་མཁྲིས། གུར་གུམ། སུག་སྨེལ། ཁྲི་ཡང་ཀུ །ལི་ཤི་སྟེ་ཨ་རུ་དགུ་བའི་ཕྱེ་མ་བཏང་ཞིང་། ཨ་རུ་དུར་བྱེད་ལྕུམ་རྩ་རྒྱམ་ཚྭ་སྟེ་ཨ་རུ་བཞི་བའི་བཤལ་གྱིས་སྦྱོང་གིས་ནད་རོ་སྦྱང་བར་བྱ། ཁྱད་པར་དུ་མཆིན་ཁྲག་ཕོ་བར་ལྷུང་ན་སྟར་བུ་དང་དུང་ཐལ། སྒྲོལ་ཤ། རྒྱ་ཚ། དུར་བྱེད་སོགས་ཀྱིས་སྦྱང་བར་གཅེས། ཡང་ན་ཐྲག་ཞུན། དོམ་མཁྲིས། གུར་གུམ། ཨུཏྤལ་བཅས་སྦྱར་བའི་ཐྲག་ཞུན་བཞི་པ་ག་ར་དང་སྦྱར་ལ་བཏང་བར་བྱ། ཕོ་ལོང་གཉིས་སུ་མཁྲིས་པ་ལྷུང་བ་ལ་གཡའ་ཀྱི་མ་དང་དུར་བྱེད། རྒྱམ་ཚྭ་བཅས་སྦྱར་བའི་སྦྱོངས་གཏོང་བ་དང་། རྗེས་ལ་ཕྱེ་རྒྱུད་ཀྱི་སེ་འབྲུ་བཞི་བའི་སྟེང་དུ་གུར་གུམ། དུག་ཞུང་། གསེར་མེ་བཅས་བསྣན་པའི་སེ་འབྲུ་བདུན་པ་སྦྱར་ནས་བཏང་བར་བྱའོ། །གཞན་རྒྱུན་སྤྱོད་ཀྱི་སྨན་སྦྱོར་ཁོངས་ནས་ཚ་ཤས་ཆེ་སྐབས་ཐྲག་ཞུན་དགུ་བ་དང་། ཐང་ཁྲུང་ལྔ་བུ། གཟེར་ཟླུག་དང་སྲོས་རྒྱང་ཆེ་བར་རུ་ཁྲུང་དང་གཡུ་ཁྲུང་། དུག་ཤས་ཆེ་བར་དབང་རིལ་ཉེར་ལྔ། ཟླ་ཤེལ་ཆེན་མོ། དཔའ་བོ་ཉེར་ལྔ། མང་སྦྱོར་ཆེན་མོ་སོགས་ནད་རྟགས་དང་བསྟུན་ནས་གང་འཚམ་རིག་པས་དཔགས་དགོས།

དཔྱད་དུ་མཆིན་ཁྲག་ཕོ་བ་སོགས་སྣོད་དུ་ལྷུང་བ་དང་མཚོན་ཁྲག་ནང་དུ་ལུས་པ་སོགས་སྟོད་དུ་བབས་པ་ལ་རུ་ཐུང་གཏར་བ་དང་སྨད་དུ་རྒྱུ་ལོང་སོགས་སུ་བབས་ན་ལོང་རྩ་གཏར་བ། གཞན་ཡང་སྐབས་བསྟུན་གྱིས་གང་ཉེ་གང་རྒྱས་ཀྱི་རྩ་ལ་གཏར་བར་བྱ་བ་དང་ཚ་བའི་གནས་སུ་ཇ་གྲང་གི་དུགས་དང་སྐར་ཆུའི་ཐྲན་པ་སོགས་སྤྱད་པར་བྱའོ། །

ས་བཅད་གཉིས་པ། གྲང་སྐྲང་།

དང་པོ། སློང་རྐྱེན།

གྲང་སྐྲང་ཕོ་བར་མ་ཞུ་ལྷུང་བ་དང་། །རྒྱུ་ལོང་ནང་དུ་ཐུར་སེལ་འཁྲིལ་ལས་འབྱུང་། །

གྲང་སྐྲང་ནི་རྒྱུད་ལས། གྲང་སྐྲང་རྒྱུ་རྐྱེན་གྲང་བས་ལྡང་བ་ལ། །ཞེས་པ་ལྟར་ཟས་སྐོམ་རྗེན་པ་དང་ཁེངས་

ཕོ་སྲུངས་ཅན། ངར་པོ་གྲང་བ། འཇུ་དཀའ་བ། མི་འགྲོད་པ་དང་མ་གོམས་པའི་རིགས་བསྟེན་པ། དུས་མིན་དུ་ཟོས་པ། ལུས་ཁམས་མེ་ཉི་དང་རྩོལ་རྗེས་གྲང་སྔོ་སྲིན་འབྲུགས་པ། ཁྱད་པར་དུ་ཕོ་བར་ཁ་ཟས་མ་ཞུ་བ་ལྷུང་བ། རྒྱུ་ཡོང་གི་གནས་སུ་ཐུར་སེལ་གྱི་རླུང་འཁྲིལ་བ་བཅས་རྒྱུ་རྐྱེན་གྲང་བའི་རིགས་ཀྱིས་བསླང་བར་སྣང་ངོ། །

གཉིས་པ། ནད་རྟགས།

སྦོ་ལྷིང་ལྷང་དུབ་མེད་པར་ཐེར་ཟླུག་ན། །མ་ཞུ་བད་ཀན་སྐྱུག་ཅིང་གྲང་རྩོལ་བྱེད། །
ཁྱད་པར་མ་ཞུ་མི་འགྲོད་ཟོས་རྗེས་ལྷང་། །རྩལ་སྐྲེག་མང་ཞིང་སྐྱུག་ལ་ཟོས་ཐོག་ན། །

གྲང་སླང་ཕོ་བར་མ་ཞུ་བ་ལྷུང་བ་སོགས་རྒྱུ་རྐྱེན་ཟས་དང་སྤྱོད་ལམ་གྲང་བས་བསླང་ཞིང་ལྷུང་ལ། ན་སྟངས་ཕོ་བར་གཟེར་ཟླུག་འཕོ་འགྱུར་རམ་སྦོ་ལྷིང་མེད་པར་རྒྱུན་མཐུད་དེ་ཐེར་ཟླུག་ཏུ་ན་བ། ཟས་སྤྱོད་གྲང་བའི་རྐྱེན་གྱིས་ཁ་ཟས་མ་ཞུ་བས་བད་ཀན་བེ་སྣབས་དང་བཅས་སྐྱུག་ཅིང་ལུས་གྲང་རྩོལ་བྱེད་པ་སྟེ་རྩོལ་ཚ་དོན་ཅིང་ལུས་གྲང་མོ་ཚགས་པ་དང་། ཁྱད་པར་དུ་ཟས་ཟོས་མ་ཞུ་བ་དང་། མི་འགྲོད་པའི་ཁ་ཟས་ཟོས་རྗེས་སུ་ནད་ལྷང་བ་དང་། སྐྲེག་པ་བསུད་དེ་རྩལ་སྐྲེག་མང་ཞིང་ཟོས་པ་ཕྱིར་སྐྱུག་པ། བད་ཀན་ཆེ་བས་ཟོས་མ་ཐག་ཏུ་ལྷང་བས་ན་བ། དྲི་ཆུའི་མདོག་དཀར་ལ་དྲི་རླངས་ཆུང་བ། ཡོག་རྗེས་དར་ཆུ་འདྲ་བ། རྩ་རྒྱུད་ཕྲ་ལ་ལྡིབ་མོ་འཕར་བ། གང་མ་འགྲོད་པའི་ཁ་ཟས་བསྟེན་ན་སྡུག་ཏུ་འགྲོ་བའོ། །

གསུམ་པ། མི་ཉོར་བའི་རྟགས།

ཐུན་བསྡུས་ཨེ་ལས། བད་ཀན་གྲང་བའི་སླང་ཐབས་ནི། །ཕལ་དུ་དགོང་དང་ཕྱི་འབྲེད་ལྷང་། །གྲང་བའི་རྗེས་ལ་ལྷང་བ་དང་། །ཆུ་གྲང་འཐུངས་པས་ལྷང་བ་དང་། །རྩོལ་གྲངས་རྗེས་ལ་ལྷང་བ་རྣམས། །བད་ཀན་གྲང་བའི་རྟགས་སུ་ཤེས། །བད་ཀན་གྲང་བའི་སླང་ཐབས་ཏེ། །ཡོང་ནས་འཕོ་བ་དག་ཏུ་འགྱུར། །ལྟེ་བའི་ཟླུར་རམ་དབུས་ན་མར། །མཆོག་ཏུ་གཟེར་བར་བྱེད་པ་ཡིན། །ཞེས་གསུངས། གྲང་སླང་ངོས་འཛིན་པའི་གཟེར་ནི། དུས་ཕལ་ཆེར་དགོང་དང་ཕྱི་དྲོ། ད་གཞི་མཆིན་ཁྲག་ཕོ་ཡོང་དུ་ལྷུང་རྗེས་གྲང་བའམ་འཁྲུགས་པ། སྐོམ་དུ་ཆུ་གྲང་འཐུངས་པ། ལུས་པོ་མི་ཉིས་དྲོས་རྗེས་ཚུར་ཞུགས་གོས་སྲབ་སོགས་ཀྱིས་རྩོལ་རྗེས་གྲང་བ་རྣམས་ཀྱི་ནད་ལྷང་བར་བྱེད་བས་ངེས་ལ། ན་ལུགས་ཐོག་མར་ཡོང་ནས་ལྟེ་ཟླུར་གཡས་གཡོན་དང་དབུས་སུ་གཟེར་ལ། །དེ་ནས་མར་རྒྱུ་སྣོད་སོགས་སུ་ཤིན་ཏུ་གཟེར་བ་ཡིན་ནོ། །

བཞི་པ། འབྲུལ་སོ་བསལ་བ།

སྨན་བསྡུས་ཨེ་ལས། གྲང་སྣང་ཕོ་བ་རྒྱུ་མ་ལོང་ལ་འབྱུང་། །ཞེས་དང་། གྲང་སྣང་སྦྲོས་ཤིང་ཐེར་ཟུག་ན། །མ་ཞུ་བེ་སྣབས་སྐྱུག་ཚུལ་སྟོན། །ཞེས་གསུངས། གྲང་སྣང་གི་གནས་ཕོ་བ་དང་རྒྱུ་མ་ལོང་དུ་འབྱུང་བ་ཤས་ཆེ་ཞིང་། ལོག་པ་སྦྲོས་རྒྱང་བྱེད་པ། ཁྱད་པར་དུ་གཟེར་ཟུག་ལྷང་དུབ་མེད་པར་གནས་གཅིག་ཏུ་ཟུག་པ་ལྟར་ན་བ། ཁ་ཟས་མ་ཞུ་བས་སྐྱུག་ཚུལ་སྟོན་པ་བཅས་བྱེད།

གཞན་ཡང་ན་ལུགས་རྒྱུ་ལུག་དང་བད་ཀན་ལྡེན་དང་མཐུན་མོད། རྒྱུ་ལུག་ན་ཟུག་ཆེ་ཞིང་ཙ་ཚ་འཁྲིན་པ་སྟེ་ཐོགས་པས་མི་འོང་བ་དང་། བད་ཀན་ལྡེན་ལ་སྟོང་ངེ་སྟེ་ལག་པས་འཛིན་རྒྱུ་ཡོད་པ་ལྟར་གསལ་བར་ན་བས་མི་འདྲ་བའོ། །

ལྔ་པ། བཅོས་ཐབས།

༡ བཅོས་རྒྱུས།

དགོས་པ་ཀུན་འབྱུང་ལས། གྲང་བ་དྲོད་ཀྱིས་བཅོས་པ་ཡིན། །ཞེས་པ་ལྟར་ཟས་སྐམ་དྲོ་ལ་འཇུ་སླབ་དང་། སྤྱོད་ལམ་དྲོད་དུགས་དང་རྩོལ་བཅག་དྲོ་སར་བསྟེན་པ། སྨན་དཔྱད་དྲོ་ཞིང་དུགས་བསྲེག་བཅས་ཀྱིས་བཅོས་པར་བྱའོ། །

༢ གཉེན་པོ།

གྲང་སྣང་དུགས་ཐང་ཕྱེ་མ་བསྲེགས་པས་བཅོས། །མ་ཞུ་ལྷུང་ན་སྒྲུགས་རྗེས་དྲོད་སྨན་སྦྱར།

ཞེས་པ་ལྟར། ཁ་ཟས་སྐམ་སའི་འབྲུ་སྙིང་དང་ཟན་དྲོན། ཚུ་སྐོལ། ཆང་གསར་འཇམ་སོགས་ངོ་བོ་དྲོ་ལ་འཇུ་སླབའི་རིགས་དང་། སྤྱོད་ལམ་རྩོལ་བས་མི་ཧྲུལ་ཙམ་བཅག་པ་དང་། མེ་ཉི་གོས་དྲོན་བགོ་བ་བཅས་བསྟེན་པར་བྱའོ། །

སྨན་དུ་ཚ་བ་གསུམ་སྟེ་སྣ་པི་ཕོ་གསུམ་གྱི་ཐང་དང་། རྒྱམ་ཚྭ། ཟླ་མྱང་ཚྭ། པི་པི་ལིང་རྣམས་སྦྱར་བའི་ཐང་བཏང་ལ། གལ་ཏེ་རླུང་དང་ལྡན་པ་ན་ཁ་རུ་ཚྭ་ཡི་ཐང་བཏང་བ་དང་། རླུང་མེད་པའི་གྲང་བ་བད་ཀན་རྒྱས་ན་རྩབས་རུ་ཚྭ་ཡི་ཐང་ཡང་བཏང་ངོ་། །ཁྱད་པར་དུ་མ་ཞུ་བའི་ནད་ཕོ་བར་ལྷུང་ན་སྤྱང་ཆེར་དང་དུར་བྱེད། རྒྱམ་ཚྭ།

པི་པི་ལིང་བཅས་ཀྱི་སྐྱུགས་བཏང་བའི་རྗེས་སུ་སེ་འབྲུ་དང་ཚ་བ་གསུམ། རྒྱམ་ཚྭ། ཁ་རུ་ཚྭ་བཅས་སྦྱར་བ་གཏོང་བ་དང་། གཞན་རྒྱུན་སྤྱོད་སྨན་སྦྱོར་ལས་མེ་ཉམས་ཆེན་མོའི་སྦྱོར་བ། རྒྱམ་ཚྭ་བཞི་ཐང་། ཞི་བྱེད་དྲུག་པ། རུ་རྟ་དྲུག་པ། ཀ་རུ། བཙོ་ལྡེ་དྲུག་སྦྱོར་སོགས་ན་ལུགས་དང་བསྟུན་ནས་གང་འོས་ལྟར་གཏོང་དགོས། དཔྱད་དུ། སྨན་བསྟུས་ཨེ་ལས། གྲང་བ་གནས་གཞིལ་མན་ངག་ནི། །ཤག་མ་བཛོས་པ་དག་གི་སྟེང་། ཁ་སྤྲུ་བཏབ་ལ་སྟན་ཡང་བཏིང་། དེ་ཡི་སྟེང་དུ་ནད་པ་བཞག །གོས་ལག་ཙྪ་བས་བྱིབས་ལ་ཉལ། ཚྭའམ་ཤག་མས་རྡོད་དུགས་བྱ། །ཞེས་དང་། ཡོས་དག་ཚྭ་དང་སོ་ཐག་གིས། །སྟེའུ་མཆན་གཡས་གཡོན་བདུག་པར་བྱ། །སྐལ་གཞུག་ཚྭ་བཛོས་དུགས་ཀྱང་བྱ། །གལ་ཏེ་ལྷུང་དང་ལྡན་གྱུར་ན། །འབའ་ཆས་དུགས་དང་རུས་པའི་དུགས། །འོལ་སྐྱོལ་དག་གིས་བདུག་པར་བྱ། །ཞེས་པ་ལྟར་དང་། དེ་དག་གིས་ཀྱང་མ་ཕན་ན་རྒྱབ་ཚིགས་པ་དགུ་པ་དང་བཅུ་གཉིས་པ། བཅུ་གཅིག་པ། བཅུ་གསུམ་པ་རྣམས་མེ་ཡིས་ཙྪས་པར་བསྲོ་བ་དང་། ཡང་ན་བཅུ་གཉིས་པ་དང་བཅུ་དྲུག་པ་གཉིས་མེ་བཙས་བསྲེགས་པར་བྱའོ། །

ས་བཅད་གསུམ་པ། མཆིན་སླང་།

དང་པོ། སློང་རྐྱེན།

དགོས་པ་ཀུན་འབྱུང་ལས། རྟུལ་གྲང་རྗེས་ལ་གཡས་སུ་གཟེར། །མཆིན་ཁྲག་འཁྲུགས་ལས་བྱུང་བ་ཡིན། །ཞེས་པ་ལྟར། ཆང་རག་དང་རུལ་སུངས་སོགས་ཟས་སྐོམ་ཚ་སྐྱུར་དང་མི་འཕྲོད་པའི་རིགས་བསྟེན་དྲག་པ། དུག་རིགས་ཟོག་པ། བང་མཆོངས་རྩལ་འགྲན་སོགས་རྩོལ་དྲག་དང་མི་ཉིས་ལུས་པོ་རྟུལ་རྗེས་གྲང་བ། མཆིན་པ་བརྡབས་འགྲམས་དང་མཚོན་ཁྲག་ནང་དུ་ལུས་པ་འཁྲུགས་པ་བཅས་ཀྱིས་ནད་ལྡང་བར་མདོན་ནོ། །

གཉིས་པ། ནད་རྟགས།

དེ་རྟགས་མཆིན་སླང་གཡས་ངོས་མཆིན་སྟེང་གཟེར། །རྟུལ་གྲང་རྗེས་ལ་ནད་ལྡང་རྩ་ཚ་ཚ། །

མཆིན་སླང་བྱུང་ཚོག་གཡས་ཀྱི་རྩིབས་ཕྲང་ཐད་དང་། མཆིན་པའི་སྟེང་དུ་གཟེར་ལ། ལུས་རྟུལ་བའི་ཚེ་འཕྲལ་དུ་གྲང་བའི་རྗེས་ལ་ནད་ལྡང་བ། རྩ་རྒྱུད་གྲིམས་མགྱོགས་དང་དྲི་ཆུའི་མདོག་དམར་སེར་ཚ་རྟགས་འབྱུང་བ། ཚ་བ་རྒྱག་པ། སྐོམ་དད་ཆེ་བ། ཚ་སྐྱུར་རིགས་ཀྱི་ཟས་དང་ལུས་འཁྲུགས་པ་སོགས་ཀྱིས་སྡུག་ཏུ་འགྲོ་བ

བཅས་བྱེད་དོ། །

གསུམ་པ། བཅོས་ཐབས།

༡ བཅོས་ཚུལ།

མཆིན་སླང་ཕལ་ཆེར་མཆིན་ཁྲག་འཁྲུགས་པ་ལས་བསླངས་པས་ཚ་ཤས་ཆེ་བ་རེད། དེར་བརྟེན་ཟས་སྤྱོད་སྨན་དཔྱད་བསིལ་བ་བསྟེན་དགོས་ཤིང་། མཆིན་པ་སྲུང་སྐྱོབ་བྱེད་པ། ཁ་ཟས་ཟུལ་སྐྱུར་དྲོད་ཆེ་བ་དང་། སྤྱོད་ལམ་དྲག་ཤུལ་གྱི་ལས་རྣམས་སྤང་བར་བྱའོ། །

༢ གཉེན་པོ།

བཅོས་ཐབས་མཆིན་སླང་ཁྲོག་ཤིང་བསྲེས་པས་བཏུག །དྲི་ཆུར་བྲག་ཞུན་བ་ཤ་ཀ་སྤངས་བཏང་། གུར་གུམ་བདུན་དང་རྩ་གང་བརྒྱད་པ་སྦྱར། །ཏུ་ཐུང་རྩ་ལ་གཏར་ལ་ཁྲག་ཤེད་བཅག །

དོན་སླང་ལ་གཙོ་བོ་གཏར་ཀ་དང་སྨན། དུགས་ཀྱིས་བཅོས་པར་བཤད་དེ། དེར་དང་པོ་མཆིན་པའི་སླང་ཐབས་ལ་ཟས་ཚ་སྐྱུར་དང་རྙིང་བ། སྤྱོད་ལམ་དྲག་ཤུལ་གྱི་ལས་བརྡབ་འགྲམས་རྩལ་སྟོན་སོགས་མདོར་ན་ལུས་ཟུངས་འཁྲུགས་པའི་རིགས་སྤོང་བར་བྱ། །

སྨན་དུ་ལོ་བརྒྱད་དྲི་ཆུར་བྲག་ཞུན་དང་བ་ཤ་ཀ་སྤངས་ལ་བཏང་། ཡང་ན་གུར་གུམ་དང་རྩ་གང་། བ་ལེ་ཀ ཏིག་ཏ། ཨུཏྤལ། ཨ་རུ། མཆོ་ལྷམ། ག་ར་བཅས་སྦྱར་བའི་བདུན་པ་དང་། ཡང་ན་རྩ་གང་དང་གུར་གུམ། སེ་འབྲུ། སུག་སྨེལ། བྲག་ཞུན། ཏིག་ཏ། པི་པི་ལིང་། ཚ་ལ། ག་ར་བཅས་རྩ་གང་བརྒྱད་པ་སྦྱར་བ་བཏང་། གཞན་ཡང་རྒྱུན་སྤྱོད་སྨན་སྦྱོར་རིགས་ལས་ཟླ་ཤེལ་བདུད་རྩི་མ། གུར་གུམ་མཆོག་བདུན། གཡུ་སྙིང་ཉེར་ལྔ། ཨུཏྤལ་ཉེར་ལྔ། སྟར་བུ་ལྔ་བཤལ། རྒྱུད་ནས་བསྟན་པའི་ར་ས་ཡ་ནའི་བཤལ་སྦྱོང་སོགས་སྐབས་བསྟུན་གྱིས་གང་དགོས་གཏོང་།

དཔྱད་དུ་སྲིབ་ངོས་ཁྲོག་ཤིང་སླ་ངའི་ནང་དུ་བསྲེས་པའི་དུགས་ཀྱིས་བཏུག་པ་དང་། ཡང་ན་ཁྲག་ཤེད་གཅོག་པ་དང་ཚ་བ་ཞི་བའི་ཕྱིར་ཏུ་ཐུང་གཡས་པ་གཏར་བར་བྱའོ། །

ས་བཅད་བཞི་པ། མཆེར་སྐྲན་ཀྱི།

དང་པོ། སྤྱིར་རྒྱུན།

དགོས་པ་ཀུན་འབྱུང་ལས། །མཆེར་སྐྲན་རྒྱ་འཁྱུགས་འཕྲུང་རྗེས་ལ། །གཡོན་ངོས་མཆེར་བའི་སྟེང་དུ་གཟེར། །ཞེས་པ་སྟེ། རྒྱ་གྲང་མོ་འཕྲུང་བ། དྲངས་མ་མ་ཞུ་མཆིན་གནས་སུ་ཤོར་བས་མཆིན་ཁམས་ལ་ནད་འགྱུར་བྱུང་བ། ཚང་རག་འཕྲུང་ཆེ་བ། ཉི་མས་དྲོས་དྲག་པ། ཁ་ཟས་མི་འཕྱོད་པ། མཆེར་བ་རང་ལ་བརྡབས་འགྲམས་བྱུང་བ་དང་མཆེར་ཁྲག་འཁྱུགས་པ། ཁྲག་སྐྲན་ཆགས་པ་སོགས་ཀྱིས་བསྐྱེད་དེ་སྐྱོང་བར་སྣང་ངོ། །

གཉིས་པ། ནད་རྟགས།

མཆེར་སྐྲན་མཆེར་སྟེང་རྫེབ་ཐུང་གཟེར་བ་དང་། །སྟོ་འཁྲིག་བྱེད་ཅིང་རྒྱ་གྲང་འཕྲུང་ན་ན། །

བྱང་ཁོག་གཡོན་གྱི་རྩིབས་ཐུང་ངམ་མཆེར་བའི་སྟེང་དུ་གཟེར་བ་དང་ཁོག་པ་སྦོས་རྒྱང་བྱེད་པ། ལྕེ་མདོག་སྔོ་ནག་ཆགས་པ། མཆུ་དོ་དང་གདོང་མདོག་སྨུག་པོར་གྱུར་བ། སྐལ་འདབ་གཡོན་ངོས་ཀྱི་བཤུལ་ཤ་ན་བ། ལྟག་པར་དུ་རྒྱ་གྲང་འཕྲུང་ན་དེ་མ་ཐག་ཏུ་ན་ཟུག་ལྡང་བ་དང་། ཡང་ན་ཚང་འཕྲུངས་པ་དང་དྲོས་ཆེ་ན་ན་བར་བྱེད། འཕར་རྩའི་རྒྱུ་བ་གྲིམས་པ་དང་། དྲི་ཆུའི་མདོག་དམར་ལ་ལྦང་ཤས་ཡོད་ན་ཚ་བ་དང་། མདོག་དཀར་ལ་སྔོ་ལྦང་ཤས་ཡོད་པ། འཕར་རྩའི་རྒྱུ་བ་ཞན་པ་ཡིན་ན་གྲང་བ། ལྕེའི་མདོག་ཁྲ་བོ་ཆགས་པ་བཅས་ཀྱི་མངོན་ཚུལ་ཡོད།

གསུམ་པ། བཅོས་ཐབས།

༡ བཅོས་ཚུལ།

ཟས་སྤྱོམ་འཇུ་དཀའ་བ་དང་ཚ་སྐྱུར་ཆེ་བ། ལུས་གློ་བུར་དུ་འཁྲུགས་ལས་ཆེ་བ་རྣམས་སྤོང་བ་དང་། ཟས་སྤྱོད་གཉིས་བསིལ་དྲོད་སྙོམས་པར་བཅོས་པ། སྨན་དཔྱད་ནད་ཀྱི་ཚ་གྲང་ལ་དཔགས་ནས་སྦྱོང་གཏར་བཅོས་སོགས་སྐབས་དང་བསྟུན་ནོ། །

༢ གཞིན་སོ།

མཆེར་སྐྲང་སེ་འབྲུ་རྒྱམ་ཚྭ་བཞི་ཐང་བཏང་། །མ་ནུ་དྲུག་པ་ཚ་བསྐོལ་འཕྱུལ་ལ་བྱིན། །ཡོས་སམ་སྲན་ཕུབ་དུགས་བྱ་མཆེར་རྩ་གཏར། །དེ་གཉིས་ཞི་དཀའ་ལྷུམ་རྩའི་ཐང་གིས་སྦྱང་། །

ཁ་ཟས་མཛོ་དང་རྟོལ་གྱི་ཤ་སོགས་འཇུ་སླ་བའི་རིགས་བསྟེན་པ་དང་། འཇུ་དཀའ་བ་དང་རྙིང་བ། རྔུལ་སྲུངས། ཆང་སྐྱུར་རྣམས་སྤོང་བའོ། །

སྤྱོད་ལམ་གློ་བུར་དུ་དྲག་ཤུལ་གྱིས་ལུས་འབྲུགས་ཆེ་བ་དང་། བརླན་གཤེར་ཆེ་བའི་གནས་དང་བསེར་བུ་སོགས་ཀྱི་ཁྲོད་གོས་སྲབ་པའི་རྐྱེན་གྱིས་འཁྱགས་པ་སོགས་སྤོང་བར་བྱའོ། །

སྨན་དུ་སེ་འབྲུ། རྒྱམ་ཚྭ་བཞི་ཐང་ཕྱི་རྒྱུད་ལྟར་བཏང་བ་དང་། ཡང་ན་མ་ནུ་དྲུག་པ་སྟེ་མ་ནུ་པ་ཏྲ་དང་སེ་འབྲུ། སུག་སྨེལ། ཀ་ཀོ་ལ། རྒྱམ་ཚྭ། པི་པི་ལིང་རྣམས་དང་ཀ་ར་སྦྱར་བ་ཆུ་སྐོལ་གྱིས་ཕྱུལ་ལ་བཏང་། གཞན་ཡང་ཚ་ཤས་ཅན་ལ་ལི་ཤི་བདུན་པ། བྱང་ལུགས་ཀོ་ལ་བཅོ་བརྒྱད། ཨ་རུ་བདུན་པ་སོགས་དང་། ཚ་བ་འཛགས་ནས་མཆེར་བ་སྦོས་ན་ཨ་ཞི། ཀོ་ལ་བཅུ་དགུ་རྣམས་བཏང་། གྲང་ཞད་ཅན་ལ་ཀོ་ལ་བཅུ་གཅིག ཀོ་ལ་བཅོ་ལྔ་སོགས་གང་འོས་ནད་བབས་དང་བསྟུན་ནས་བཏང་ངོ་། །

དཔྱད་དུ་ཁྲག་དང་ཚ་བ་ཆེ་བའི་རིགས་ལ་སྲིན་ལག་རྒྱབ་རྩ་དང་ནུ་ཐུང་གཡོན་པ། ཧ་མཐུར་གཡོན་པ་སོགས་གཏར་བ་དང་། མཆེར་སྟེང་གཟེར་སར་ཡོས་སམ་སྲན་མའི་ཕུབ་མ་བཙོས་པའི་དུགས་བྱ། གལ་ཏེ་མཆིན་མཆེར་གཉིས་ཀྱི་སྐྲང་ཐབས་དེ་ཞི་དཀའ་ན(ཨ་རུ་བཞི་བཤལ)ལྷུམ་རྩ། ཨ་རུ་ར། དུར་བྱེད། རྒྱམ་ཚྭ་བཅས་པའི་ཐང་གིས་སྦྱོངས་བཏང་ངོ་། །

ས་བཅད་ལྔ་པ། ཕོ་སྐྲང་།

དང་པོ། སློང་རྐྱེན།

ཁ་ཟས་མ་གོམས་པ་དང་དུས་མིན་དུ་ཟོས་པ། ཟས་ཚོད་མ་ཟིན་པ། རྔུལ་སྐྱུར་དང་རྫེན་པ་ཟོས་པ་སོགས་ཀྱིས་མ་ཞུ་བ་ཕོ་བར་ལྷུང་བ། མཁྲིས་པ་ཁ་ལུད་པས་མཁྲིས་ཁུ་ཕོ་བར་ལྷུང་བ་དང་མཆིན་པ་བསྣད་འགྲམས། མཆིན་ཁྲག་རྒྱས་པས་ངན་ཁྲག་ཕོ་བར་ལྷུང་བ་འཁྱུགས་པ་བཅས་ཀྱི་རྐྱེན་གྱིས་ཕོ་བའི་གནས་སུ་བཟོད་དཀའ་བའི་ན་ཟུག་ལྡང་དུབ་ཅན་འབྱུང་བར་བྱེད།

གཉིས་པ། ནད་རྟགས།

གོང་དུ་བསྟན་པའི་རྒྱུ་རྐྱེན་དག་གིས་བསྐྱེད་དེ་བསླངས་པའི་ནད་རྟགས་ལ། ཕོ་བར་མ་ཞུ་བ་ལྡང་བ་དང་། མཁྲིས་པ་ལྡང་བ། མཆིན་ཁྲག་ལྡང་བ། གཉན་ནམ་དུག་སྲིན་གྱིས་བསྐྱེད་པ་སོགས་ན་ལུགས་མང་ངོ་། །

དཔོགས་པ་ཀུན་འབྱུང་ལས། ཕོ་བར་མ་ཞུ་ལྡང་བའི་སླང་ཐབས་ནི། །མི་འཕྲོད་ཟས་ཟོས་རྗེས་ལ་ན། །སྐྱིག་པ་མང་ཞིང་སྐྱུག་ཚུལ་སྟོན། །འཁྲུགས་དང་རྔུལ་གྲང་རྗེས་ལ་ན། །ལུས་ལ་གྲང་རྔུལ་འབྱུང་བ་ཡིན། །ཞེས་མི་འཕྲོད་པའི་རིགས་ཀྱི་ཁ་ཟས་ཟོས་རྗེས་ན་ཟུག་གཏོང་བ་དང་། ཕོ་བར་སྦོས་རྒྱང་བྱེད་པ། སྐྱུག་མེར་ལངས་ནས་ཆུ་དྭངས་སམ་མ་ཞུ་བའི་ཟས་རིགས་སྐྱུག་པ། འགག་སྐྱིག་རྒྱག་པ། ལུས་ལ་རྔུལ་ཆུ་གྲང་མོ་འབྱུང་བ། ལོག་པ་བཤལ་བ། རྩ་རྒྱུད་སྡོམ་ལ་མཁྲང་བ། དྲི་ཆུའི་མདོག་དཀར་སེར་སྤྲིས་མ་འཐུག་ལ་གང་མ་ཞུ་བའི་ཟས་དྲི་མནོམ་པ། ལྕེ་སྟེང་དྲིག་པ་དཀར་སེར་འཐུག་ལ་མང་པ་སོགས་མདོར་ན་བད་ཀན་གྱི་རྟགས་ཤས་ཆེ་ཞིང་ལྷེན་སྣའི་འོག་དང་ཕོ་བའི་གནས་སུ་ཐེར་ཟུག་ཏུ་གཟེར་གཏོང་བར་སྣང་ངོ་། །

དཔོགས་པ་ཀུན་འབྱུང་ལས། །མཁྲིས་པ་ལྡང་ན་ཁ་སྐམ་སྐོམ་དད་ཆེ། །ཁ་ཁ་མཁྲིས་པ་བག་རེ་སྐྱུག །ཕོ་བར་གཟེར་འགྱུར་སྐྱུག་ཚུལ་སྟོན། །ཞེས་ཕོ་བ་སྦོས་ཤིང་ཚ་འུམ་བྱེད་པ། ལྷེན་གསང་དང་མཁྲིས་གནས་སུ་གཟེར་ཟུག་བཟོད་དཀའ་བ་གཏོང་ཞིང་ལུས་དྲོད་ཆེ་ལ་རྔུལ་ནག་དོན་པ། ཁ་ལྕེ་སྐམ་ཞིང་ཁ་ཁ་ལ་མཁྲིས་ཁུ་སྐྱུག་པ། སྐོམ་དད་ཆེ་བ། མིག་སྤྲིན་སེར་བ། མཁྲིས་ཚད་ཞུ་བར་མ་གྱུར་ན་ཕོ་བའི་ན་ཟུག་མི་འཇགས་པ་བཅས་སྣང་ངོ་། །

དཔོགས་པ་ཀུན་འབྱུང་ལས། མཆིན་ཁྲག་ལྡང་བ་གྲང་རྗེས་ན། །སྐྱིག་ཅིང་ཕོ་བ་ཚ་འུམ་བྱེད། །རོ་རྒྱབ་མཆིན་དྲི་སྤྲེལ་བར་ན། །མི་སྐྱུག་སྐྱུག་ཚུལ་ཡང་ཡང་སྟོན། །ཞེས་དྲག་ཤུལ་དང་བརྟབ་འཁྲམས་སོགས་ཀྱིས་མཆིན་པ་བསྣད་ཁྲག་ཕོ་བར་ལྡང་བ་གྲང་བའི་རྗེས་སུ་གཟེར་ཟུག་ལྡང་བ་དང་། ཡང་ན་རྟ་རྒྱུག་དྲག་པས་ཕོ་ཤེད་འཁྲུགས་པ་དང་ཕོ་བའི་དྲིག་པ་སྟེ་ཕོ་རྩེའི་ཟགས་ཐོན་གཤེར་ཆུ་དཀྲུགས་པས་ན་ཟུག་གཏོང་ཞིང་ཕོ་བར་ཚ་འཁྱུག་བྱེད་པ། འགག་སྐྱིག་བྱེད་པ། རོ་སྟོད་དང་རྒྱབ་མདུན། མཆིན་དྲི་རྣམས་སྤྲེལ་གས་ན་བ་དང་། སྐྱུག་སྐམ་བྱེད་ཅིང་སྐྱུག་མི་ཐུབ་པ། ཕོ་བའི་གནས་སུ་ཟུང་ཙམ་འབུར་མཉེད་བྱས་ན་ཁྲག་དང་འདྲེས་པའི་ཁ་དོག་སྨུག་པོའམ་དམར་པོ་སྐྱུགས་པ་འང་འོང་ངོ་། །

བད་ཀན་འཕེལ་བ། དཔོགས་པ་ཀུན་འབྱུང་ལས། ཕོ་བ་སྦོས་ཤིང་ཆུ་སྐྱུར་སྐྱུག །ལུས་པོ་རྔུལ་ཞིང་ལྐོ་མགོ་སྨུག །བད་ཀན་སླང་ཐབས་རྟགས་སུ་ཤེས། །ཞེས་གསུངས་པ་ལྟར་ཕོ་བར་བད་ཀན་བེ་སྐབས་འཕེལ་ཏེ་ཕོ་བའི་མེ་དྲོད་ཀྱི་སྟོབས་ཞན་པར་གྱུར་པས་གྲང་བའི་ཤུགས་ཆེ་རུ་ཕྱིན་ཏེ་ཁ་ཟས་འཇུ་དཀའ་བ། ཕོ་བར་སྦོས་རྒྱང་བྱེད་པ།

ཐང་ཁ་ཚ་ཞིང་ཆུ་སྐྱུར་སྐྱུག་པ། ལུས་པོ་གྲང་ཏྲུལ་བྱེད་པ། ལྟེ་མགོ་སྦྲུག་པོར་གྱུར་བ། རྩ་རྒྱུད་གྱི་ངས་ལ་གྲུད་པ། ཆུ་མདོག་དཀར་ལ་དྲི་ཆླངས་ཆུང་བ་སོགས་ཀྱི་རྟགས་འབྱུང་ངོ་། །

གསུམ་པ། མི་འཚོར་བའི་རྟགས།

ཕོ་བའི་སྨད་ཐབས་ལྷེན་སྣའི་འོག་ཏུ་ན། །

སྤྱིར་སྨད་ཐབས་ཀྱི་ནད་གཞི་ཀུན་གྱི་ན་ཚུལ་འདྲ་མོད། འོན་ཀྱང་དེ་དག་ལ་གནས་དང་རྒྱུ་རྐྱེན་མི་འདྲ་བས་འདིར་སྔོད་སྨད་ལས་ཕོ་བའི་སྨད་ཐབས་ལ་རྒྱུ་མ་ཞུ་བ་སོགས་ཕོ་བར་ལྷུང་བ་དང་། གནས་ལྷེན་སྣའི་འོག་སྟེ་ཕོ་བའི་གནས་ཡུལ་དུ་གཟེར་ཟུག་འབྱུང་ངོ་། །

བཞི་པ། བཅོས་ཐབས།

༡ བཅོས་ཚུལ།

ཕོ་བ་ནི་མེ་དྲོད་གསུམ་གྱིས་ཁ་ཟས་མྱུག་པར་བྱེད་པའི་གནས་ཡིན། དེར་བརྟེན་ཟས་སྤྱོད་སྨན་དཔྱད་དྲོ་བའི་རིགས་ཀྱིས་ཕོ་བའི་མེ་དྲོད་བསྲུང་ཞིང་འཇུ་སླབ་དང་འཕྲོད་པའི་ཟས་སྐོམ་བསྟེན་པར་བྱ། གང་མ་ཞུ་བ་དང་བད་ཁྲག་མཁྲིས་པར་ལྷུང་བ་སོགས་སྤྱོངས་བར་བྱའོ། །

༢ གཉེན་པོ།

སྔོད་སྨད་གང་ཡང་དཔྱད་མཆོག་སྦྱོངས་ཡིན་པས། །སྟར་བུ་དུང་ཐལ་སྦྲུལ་ཤ་རྒྱམ་ཚྭ་དང་། །དུར་བྱིད་བུ་རམ་དྲི་ཆུའི་རིལ་བུས་སྦྱང་། །སྔོད་དུ་ཁྲག་མཁྲིས་མ་ཞུ་ལྷུང་བ་འདོན། །ཁྱད་པར་ཕོ་སྨད་སྐྱུགས་ལ་[རྒྱུ་མ་བཤལ]**། །**

ཁ་ཟས་ཀྱི་རིགས་ངོ་བོ་དྲོ་ཞིང་འཇུ་སླབ་དང་གོམས་ཤིང་འཕྲོད་པ་བསྟེན་པ། སྤྱོད་ལམ་རྩོལ་བས་འཚམས་པར་བཅག་ཅིང་ལུས་འཁྲུགས་པའི་ལས་སྤངས་བར་བྱའོ། །

སྨན་དུ་སྤྱིར་སྔོད་སྨད་གི་རིགས་གང་དང་གང་ལ་ཡང་། གཉེན་པོ་ནི་དཔྱད་མཆོག་སྦྱོང་བཏང་སྟེ་སྦྱང་བར་བྱ་དགོས་པ་ཡིན་པས། དེ་ཡང་སྟར་བུ་དང་དུང་ཐལ། སྦྲུལ་ཤ རྒྱམ་ཚྭ། དུར་བྱིད། བུ་རམ་བཅས་ལ་བརྒྱད་དྲི་ཆུའི་རིལ་བུ་དྲིལ་བས་སྦྱང་བར་བྱ། དེས་ནི་ཕོ་ལོང་སོགས་སྔོད་དུ་ཁྲག་མཁྲིས་དང་མ་ཞུ་བའི་ནད་ལྷུང་བ་འདོན་པར་བྱེད་ཅིང་། ཁྱད་པར་དུ་ཕོ་བའི་སྨད་ཐབས་ལ་སྐྱུགས་བཏང་སྟེ་མ་ཞུ་བ་དང་བད་ཀན་བེ་སྣབས་ཕྱིར་འདོན་པར་བྱ། དེ་ལ་ཕྱི་རྒྱུད་ལས་ལྔ་ལྷར་གྱི་སྐྱུག་ཏུ་འཇུག་སྟེ། རེ་ཤ སྦྱང་ཚེར། དུར་བྱིད་གསུམ་གྱི་གཙོའི་ཤུ་དག

གཞན་ཡང་རྒྱུན་སྤྱོད་སྨན་སྦྱོར་གོང་དུ་བྲང་སྨད་སྐབས་བསྟུན་པ་རྣམས་དང་སེ་འབྲུའི་རིགས་བསྟེན་པས་ཕན་ནོ། །

ས་བཅད་དྲུག་པ། རྒྱ་སྨད།

དང་པོ། སྔོན་རྒྱུན།

རྒྱ་ལོང་ནང་དུ་ཐུར་སེལ་འཁྲིལ་ལས་འབྱུང་། །

རྒྱུ་སྨད་ནི་རྒྱུ་མར་ཐུར་སེལ་གྱི་རླུང་གྱེན་དུ་འཁྲིལ་བས་འཕྱེན་མི་ཐོན་པ་དང་། ཁྲག་མཁྲིས་རྒྱུ་མར་ལྷུང་བ། ཁ་ཟས་མ་ཞུ་བ། རྒྱུ་མར་གཉན་ཚད་རྒྱས་ཏེ་འབྱར་བ་སོགས་ཀྱིས་བསྐྱེད་དེ་བསླངས་པ་དང་། གཞན་ཡང་སྲིན་བུ་བསྒོངས་པས་རྒྱུ་ལམ་འགགས་པ། རྒྱུ་མ་གཅུས་པ། རྒྱུ་ལྷག་ཚ་ནད། རྒྱུ་གཟེར་སོགས་མང་བས་སོ་སོའི་སྐབས་ལྟར་ཤེས་པར་བྱའོ། །

གཉིས་པ། ནད་རྟགས།

དགོས་པ་ཀུན་འབྱུང་ལས། རླུང་ལོག་རྒྱུ་ལོང་ནང་དུ་ཞུགས། །ཚབས་ཆུང་སྦྲ་འཁྲིག་གྱེན་ཐུར་འབྱུང་། །གསོ་བས་ཐུབ་པར་འགྱུར་པ་ཡིན། །ཚབས་ཆེ་རླུང་གིས་རྒྱུ་ལོང་བུས། །རྒྱུ་སྟོང་ཕུ་ཡིས་བཏབ་པ་འདྲ། །རྒྱུ་མ་འཆུས་ཤིང་འཁྲིལ་བ་དང་། །རང་གི་གནས་སུ་འཁྲུགས་པ་དང་། །རླུང་རྣམས་བུ་གའི་ལམ་བཀགས་པས། །གསོ་བའི་རེ་ཐག་ཆད་པ་ཡིན། །ཞེས་པ་སྟེ། རྒྱ་མའི་སྨད་ཐབས་ནི་ཐུར་སེལ་གྱི་རླུང་ལོག་པ་སོགས་ཚབས་ཆུང་བ་སྦྲ་འཁྲིག་བྱེད་ཅིང་གྱེན་ཐུར་གང་རུང་དུ་སྐྱུག་འཁྲུ་བྱེད་པ་དང་། ཚབས་ཆེ་བ་རླུང་དམ་འགྱུལ་བསྐྱོད་དབང་གིས་རྒྱུ་མ་གཅུས་པ་སྟེ་སྒྲིམ་པ་དང་། འཁྲིལ་བ་སྟེ་ཕན་ཚུན་དཀྲིས་པར་གྱུར་པ། ཡང་ན་གཉན་ཚད་སྐྱེས་ཏེ་རྒྱུ་མ་ཕན་ཚུན་འབྱར་བ་སོགས་ཀྱིས་ན་ཟུག་ཤིན་ཏུ་བཟོད་དཀའ་བ་ཧིལ་ཧིལ་དུ་ན་ལ་འཁྱུན་པ་འདོན་པ། འོག་རླུང་དང་བཤང་བ་མི་ཐོན་པ། ན་བའི་གནས་སུ་གནོན་གཟེར་ཆེ་ཞིང་གསུས་པའི་ཤ་གྲིམ་མཁྲེགས་པོ་ཆགས་པ། རྩ་རྒྱུད་ཞན་ལ་མགྱོགས་པ། ཆུ་མདོག་དམར་སེར་སོགས་ཀྱི་མངོན་རྟགས་ཡོད་དོ། །

གསུམ་པ། མི་ནོར་བའི་རྟགས།

རྒྱ་མའི་སྨད་ཐབས་ལྟེ་བའི་འོག་ཏུ་ན། །

རྒྱུ་མའི་སྨད་ཐབས་འདི་ཉིད་ཀྱི་ནད་རྟགས་སྤྱིར་གོང་དུ་བརྗོད་མོད། ཁྱད་པར་དུ་ཕོ་ལོང་གི་ན་ལུགས་དང་

མི་འདྲ་བའི་གཟེར་ནི། རྒྱུ་མར་མཁྲིས་པ་ལྷུང་བ་སོགས། ནད་སྣ་ཚོགས་བྱུང་སྟེ་གནས་མི་ནོར་བ་ལྟེ་འོག་ན་བ་སྟེ། དེ་ཡང་གཞུང་ལས། ལྟེ་འོག་ཚོན་གང་རྒྱུ་སྟོད་གསང་གི་དང་། དེ་འོག་ཚོན་གང་རྒྱུ་སྨད་ཀྱི་གསང་དུ་བསྟན་པའི་གནད་ཀྱིས་སོ། །ན་ལུགས་མི་ནོར་བ་རྒྱུ་མ་སྟོད་ཀུན་ལས་གཞན་པས་དེར་གཟེར་ཟུག་བྱུང་ན་ཁྱད་པར་དུ་དྲགས་པས་ཧྲིལ་ཧྲིལ་ཏེ་ལུས་སྒྱུར་ཏེ་གྲུ་གུ་འདྲིལ་བ་ལྟར་དུ་ན་བ་ཡིན་ནོ། །

བཞི་པ། འབྲུལ་སོ་བསལ་བ།

སྦྱོར་སྦྱང་ཐབས་ཀྱི་རིགས་འདི་ཤོང་ཚོག་དང་ནོར་ཉེན་ཆེ་བས་ཁྱུང་ལྔ་གཤོག་རྫོགས་ཀྱིས་གཟེར་རྩེ་བཅིལ་ན་ཤོང་ཚོག་ཡིན། རྟགས་རྩ་གྲིམས། ཚ་མདོག་ལྡང་ན་གོང་གི་གཉན་རིམས་ལྟར་བཅོས།

ཁྱད་པར་དུ་གཉན་ནད་སྟོད་བབས་ཀྱི་ན་བའི་གནས་དང་རྒྱུ་སྦྱང་གཉིས་མཐུན་པས་ནོར་ཉེན་ཆེ་མོད། རྒྱུ་སྦྱང་ལ་རྩ་རྒྱུད་ཞན་ལ་མགྱོགས་པ། ཚ་མདོག་དམར་སེར་བ། གསུམ་པའི་ཤ་མཁྲིགས་པ་སོགས་མི་འདྲའོ། །གཞན་ཡང་རྒྱུ་ཚད་དང་རྒྱུ་གཟེར་སོགས་ལའང་ནོར་ཉེན་ཆེ་བས་ཞིབ་ཏུ་བརྟག་པ་གལ་ཆེ།

ལྔ་པ། བཅོས་ཐབས།

༡ བཅོས་ཚུལ།

རྒྱུ་མར་རླུང་འཁྲིལ་མེས་བསྲོ་བཀྲུ་འཇམ་བཏང་།

སྦྱོར་སྟོད་གནས་སྐྱུགས་དང་བར་གནས་བཤལ། སྨད་གནས་ནུ་རུ་ཧ་ཡིས་དྲངས་དགོས་པ་ལྟར། འདིར་རྒྱུ་མ་ནི་ཞུ་དང་མ་ཞུ་བ་བར་ན་གནས་པ། དེར་ཐུར་སེལ་གྱི་རླུང་གྱེན་དུ་འཁྲིལ་བས་ངོ་བོ་གྲང་བ་ཡིན་ཕྱིར། སྡོད་དུགས་སོགས་ཀྱིས་རླུང་ཞི་བར་བྱ་ལ། བཤལ་གྱིས་ནད་རོ་འདོན་པ། འཇམ་རྩི་སོགས་ཀྱིས་རླུང་རང་མལ་དུ་གཞུག་པ་བཅས་བྱའོ། །

༢ གཉེན་པོ།

ཟིང་ཀུན་བཞི་བའི་ཕྱེ་མ་ཆང་གིས་དབྱལ། །

སྨན་བསྡུས་ཨེ་ལས། སྲོག་གཅོད་རྒྱུ་འཁྲིལ་སྦྱང་ཐབས་ནི། །གྲོག་ལྟར་ལྟ་བུར་ཆད་པ་ལ། །འབུད་པའི་སྦྱོར་བཅས་རྒྱུ་མ་གནས་སུ་གཞུག །མན་ངག་དེ་ལ་དོན་རྐང་རྣམ་གསུམ་སྟེ། །སྦྲང་དང་མཉེ་བ་སྦྱོང་བ་གསུམ་ཡིན་ནོ། །སྦྲངས་པ་ཆང་དང་བུལ་ཏོག་བཏབ་ལ་བཏང་། རྒྱུ་མ་མཉེ་བ་ཞེས་བྱ་བ། ཟངས་གཞོང་ཁ་སྦུབ་དེ་སྟེང་

ནད་པ་བཞག(བསྐལ་ནས)།རྒྱ་མའི་སྟེང་ནས་དབྱུག་པས་སྦྲིལ་བ་ཡིན། །གསུམ་པ་རྒྱ་མ་སྦྱོང་བའི་མན་ངག་ནི། ། ཕྲད་པུས་སྦྱི་བོའི་གཙུག་ནས་འབུད་པ་ཡིན། །བུས་པས་ཁ་ཊ་སྦྲེག་པ་ཐོལ་གྱིས་ཡོང་། །དེ་ནས་དྲོད་སྨན་བསྟེན་ཞིང་འཇམ་རྩིའང་བཏང་།

ཟས་ལ་འབྲུ་མར་དང་ལོ་མར། ཟན་ཆང་། ཏུས་ཆང་སོགས་དྲོ་བཅུད་ཀྱི་ཟས་སྐོམ་བསྟེན་པར་བྱ།

སྤྱོད་ལམ་དྲོ་ལ་དབེན་པའི་གནས་སུ་གོས་དྲོན་གཡོག་ཅིང་དལ་བར་སྡོད་པར་བྱ།

སྨན་དུ་སྦྱིར་སྡོད་ཀྱི་སླང་ཐབས་གང་ལའང་། གཉེན་པོ་མཆོག་སྦྱོང་ཡིན་པ་དང་། ཁྱད་པར་དུ་རྒྱ་མའི་སླང་ཐབས་ཀྱི་བཅོས་གཙོ་བོ་བཤལ་ཡིན་པས། བཤང་འགགས་དང་འོག་རླུང་འཕྱེན་པ། ཁྲག་མཁྲིས་རྒྱ་མར་ལྷུངབ་སོགས་ལ་གོང་དུ་བསྟན་པའི་སྡོད་སླང་སྦྱི་བཤལ་གྱི་སྟེང་དུ་དུག་མོ་ཉུང་དང་སྣ་ལོ་བསྣན་པའི་སྦྱོང་བཏང་བ་བསྡུགས། ཡང་ཤིང་ཀུན། ཁ་རུ་ཚྭ། ཐོ་བ་རིས། སྣ་བཅས་བུ་རམ་དང་སྦྱར་བའི་ཤིང་ཀུན་བཞི་བའི་ཕྱེ་མ་ཆང་གིས་དབུལ་ལ་བཏང་། གཞན་ཞི་དྲུག་དང་ཞི་ལྔུམ་སོགས་སྦྱི་སྨན་རིགས་སྐབས་བསྟུན་གྱིས་སྦྱོད་དགོས།

དཔྱད་དུ་རྒྱ་མར་རླུང་འཁྲིལ་བ་དང་མ་ཞུ་ལྷུང་བ་སོགས་ལ་ཕྱིང་བ་སྣུམ་ལྡན་དང་འཕྱི་ཁྲུང་ཤར་བལྔས་ཀྱི་ས་བསྲོས་པས་དུགས་བྱ་བ། ཡང་ན་མདུན་ལྟེ་འོག་ཚོན་གང་གསུམ་རྒྱུ་སྟོད། དེ་འོག་ཚོན་གང་ཁ་གསུམ་རྒྱུ་སྨད། རྒྱབ་ཚིགས་པ་བཅུ་བདུན་པ་བཅས་སུ་མེ་བཙའ་དང་། ཡང་ན་ཕྱི་རྒྱུད་ཀྱི་འཇམ་རྩིའི་སྦྱོར་བ་བཀྲུ་འཇམ་བཏང་ངོ་། །

ས་བཅད་བདུན་པ། ཡོང་སླང་།

དང་པོ། སློང་རྐྱེན།

ཐུར་སེལ་གྱི་རླུང་རྒྱེན་དུ་འཁྲིལ་བས་བཤང་བ་དང་ཕྱེན་བཀག་པ། ཁྱད་པར་དུ་ཕོ་བ་དང་ལོང་གཉིས་སླང་ཐབས་ཀྱི་ཡུལ་ཡིན་པས་དེར་མཆིན་ཁྲག་ལྷུང་ན་འཁྲུགས་པའི་རྗེས་སུ་ན་ལ་རྨུག་ཚུལ་སྟོན་པ། ཁ་ཟས་དཀར་མངར་རིགས་ཟོས་པ་དང་ལུས་རྩལ་གྲང་རྐྱེན་གྱིས་སྲིན་འབྲུགས་པ་དང་འདྲིལ་བ། གཞན་ཕོ་བ་དང་རྒྱ་མའི་ནད་ཪ་ལོང་དུ་འཁྲུགས་པ། ལོང་དུ་སྨུག་པོའི་ནད་དང་འཐབ་པ། མཁྲིས་པ་ལོང་དུ་བབས་པ་སོགས་ཀྱིས་བསྐྱེད་དེ་བསླངས་པའོ། །

གཉིས་པ། ནད་རྟགས།

ཡོང་དུ་སྨུག་པོ་འཐབ་པའི་སྣང་ཐབས་ནི། །འོག་རླུང་མི་ཐོན་ཡར་འཐོར་ཚུར་འཐོར་རྒྱུ། །འགྲངས་དང་མཚན་མོའི་དུས་སུ་ཁྱད་པར་ན། །སྟོགས་ཤིང་ཉིན་མོའི་དུས་ན་ཟུང་ཟད་བདེ། །

ཡོང་དུ་ཐུར་སེལ་གྱི་རླུང་གྱེན་དུ་འཁྱིལ་བ་དང་། སྨུག་པོའི་ནད་འཐབ་པའི་སྣང་ཐབས་ནི། འོག་རླུང་མི་ཐོན་པར་ཡོང་ནང་དུ་ཡར་འཐོར་ཚུར་འཐོར་རྒྱུ་བ། ཟས་ཀྱི་སྟོ་བ་འགྲངས་པ་དང་མཚན་མོའི་དུས་སུ་ལྷག་པར་ན་བ། སྟོགས་ཤིང་ཉིན་མོའི་དུས་སུ་ཅུང་བདེ་བར་མངོན་པ། དགོས་པ་ཀུན་འབྱུང་ལས། ཡོང་དུ་ཁྲག་མཁྲིས་ལྷུང་བ་ཡིས། །མཚན་ཉིད་གོང་གི་ཕོ་བ་མཚུངས། །གནས་ནི་ལྟེ་བའི་སྨད་དུ་འབྱུང་། །གཞན་གྱི་ཁྱད་པར་ཡོད་མ་ཡིན། །ཡོང་སྲིན་དཀར་མངར་ཟོས་རྗེས་ན། །ལྟེ་ཟུར་འོག་གི་སྣ་ནས་ལྡང་། །དེ་ནས་ཕོ་སྟོད་གྱེན་དུ་འདྲིལ། །ལངས་པའི་དུས་སུ་བསྲུན་ཐབས་མེད། །ཞི་དུས་ཟུག་མེད་རང་སར་འབྱུང་། །ཁ་ཅིག་མཁྲིས་པ་སྐྱུག་ཚུལ་སྟོན། །ཞེས་པ་ལྟར། ཁྱད་པར་དུ་ཕོ་བ་དང་ཡོང་གཉིས་སུ་མཆིན་མཆེར་དང་མཚོན་ཁྲག་ལྷུང་བའི་སྣང་ཐབས་ཡིན་ན་ལུས་གྲང་བའི་རྗེས་སུ་ལྷག་པར་དུ་ན་ལ། དེ་ནས་ཕོ་སྟོད་གྱེན་དུ་འདྲིལ་ཏེ་སྐྲོག་པ་འབྱུང་བ། སྐྱུག་སྐམ་སྟོན་པ། རོ་སྟོད་རྒྱབ་མདུན་སྦྲགས་ནས་ན་བ། ཁྱད་པར་དུ་ལྟེ་ཟུར་གཡས་གཡོན་དུ་ན་བ་བཅས་བྱེད། གཞན་གཉན་སྲིན་གཉིས་ཀྱི་སྣང་ཐབས་ཀྱི་རྟགས་རྣམས་འོག་ཏུ་སོ་སོའི་ས་བཅད་སྐབས་སུ་གསལ།

གསུམ་པ། མི་ནོར་བའི་རྟགས།

ཡོང་སྣང་ལྟེ་བའི་གཡས་གཡོན་ཐད་ཀར་ན། །

སྟོད་སྣང་སྤྱི་དང་ཁྱད་པར་དུ་ཕོ་ཡོང་གཉིས་ཀྱི་སྣང་ཐབས་རྒྱུ་རྐྱེན་ཕལ་ཆེར་འདྲ་བས་ན་ལུགས་ཀྱང་མཚུངས་མོད། འོན་ཀྱང་མི་ནོར་བའི་རྟགས་ལ་ཡོང་གི་གནས་ལྟེ་བའི་གཡས་གཡོན་དུ་ཡོད་པས་གནས་ངེས་པར་ན་བ་དང་། ལྷག་པར་དུ་ཐུར་སེལ་གྱི་རླུང་གི་ཡུལ་ཡིན་པས་ན། ན་ལུགས་ཐུར་སེལ་གྱི་རླུང་གྱེན་དུ་འཁྱིལ་བས་ཡོང་གི་ནང་དུ་ཡར་འཐོར་ཚུར་འཐོར་རྒྱུ་བས་མི་ནོར་བ་ཡིན་ནོ། །

བཞི་པ། འཁྲུལ་སོ་བསལ་བ།

ཕོ་ཡོང་གཉིས་ཀྱི་སྣང་ཐབས་ལ་སྤྱིར་རྒྱུ་རྐྱེན་ན་ལུགས་འདྲ་བ་གོང་དུ་བརྗོད་པ་ལྟར་འཁྲུལ་སོ་ཆེ་མོད། འོན་

ཀྱང་དེ་གཉིས་བསྡུར་ནས་བརྟག་ན་རྒྱུ་རྐྱེན་དང་ནུ་ལུགས་ལ་ཁྱད་པར་ངེས་ཅན་རེ་ཡོད་དེ། དགོས་པ་ཀུན་འབྱུང་ལས། ཕོ་མོང་དབྱེ་ན་རྣམ་བཞི་སྟེ། །མ་ཞུ་བ་དང་མཁྲིས་པ་ཁྲག །གཉན་ནད་ཕོ་བར་བབས་པའོ། །མོང་སྐྲང་དེ་བཞིན་རྣམ་བཞི་སྟེ། །མཁྲིས་པ་སྲིན་དང་སྨུག་པོ་ཁྲག །ཅེས་པ་ལྟར། ཕོ་བའི་སྐྲང་ཐབས་ལ་མ་ཞུ་བ་དང་ཁྲག་མཁྲིས་ཤས་ཆེ་བ་དང་མོང་སྐྲང་ལ་སྲིན་དང་སྨུག་པོའི་རྒྱུ་རྐྱེན་ཤས་ཆེ་བ། ན་བའི་གནས་ཀྱང་ཕོ་སྐྲང་ལྟེན་འོག་དང་མོང་སྐྲང་ལྟེ་བྲུར་གཡས་གཡོན་དུ་ན་བའི་ཁྱད་པར་ཡོད་པས་མི་ནོར་རོ། །

ལྔ་པ། ལྷ་གཉན།

ཐུར་སེལ་གྱི་རླུང་འཁྲུགས་པ་དང་སྨུག་པོའི་ནད་གཉིས་འཐབ་པ་འདོམས་པའི་ལྷ་གཉན་དང་། ཐུར་སེལ་གྱི་རླུང་གྱེན་དུ་འཁྱིལ་ཏེ། བཤང་བ་སྐམ་པོ་ཆགས་པ་དང་། དེ་བ་ཙོར་དྲག་པས་གཞང་གི་ཁྲག་རྩ་བསྣད་པ་སོགས་ཀྱིས་གཞང་འབྲུམ་བསྐྱེད་པ་སོགས་ལྷ་གཉན་གྱི་ནད་རྣམས་སུ་འགྱུར་རོ། །

དྲུག་པ། བཅོས་ཐབས།

༡ བཅོས་ཚུལ།

མོང་སྐྲང་བཅོས་ཐབས་སྤྱིར་ཕོ་སྐྲང་དང་འདྲ་སྟེ་ཁྱད་པར་དུ་སྲིན་གྱིས་བསྐྱེད་ན་བཤད་པ། རླུང་ཞུགས་ན་བགྲུ་འཇམ་དང་མོང་གསང་མེས་བསྲོ་བ། ཁྲག་དང་བསྡོངས་ན་མོང་རྩ་གཏར་བ། རླུང་གི་སྣ་སླན་ནས་རང་མལ་དུ་གཞུག་པ་བཅས་སོ། །

༢ གཉེན་པོ།

མོང་སྐྲང་ནི་ཏུ་ཏ་ཡིས་དྲང་བར་བྱ། །

ཟས་རིགས་འཇུ་སླ་ཞིང་འཕྲོད་ཅིང་གོམས་པའི་རིགས་བསྟེན་པ་དང་། དམན་ལྷག་ལོག་པ། དུས་མིན་དང་འཇུ་དཀའ་བའི་རིགས་སྤང་ངོ་། །

ཡུལ་དང་ཅན་བརླན་གྲང་ཆེ་བའི་གནས་སུ་ཡུན་རིང་མི་སྡོད་པ་དང་། ཉོན་པ་ཡུན་རིང་ཉོན་པ་དང་དྲག་ཤུལ་གྱི་ལས་སོགས་ཐུར་སེལ་གྱི་རླུང་འཁྲུགས་པའི་སྤྱོད་ལམ་རྣམས་སྤང་བར་བྱའོ། །

སྨན་དུ། དགོས་པ་ཀུན་འབྱུང་ལས། མོང་སྲིན་འཁྲུགས་པ་སྨན་གྱིས་བསད། བཙན་དུག་ཨ་རུ་འཛིན་པ་གསུམ། །རྣམ་པར་རྒྱལ་བ་བདུན་འགྱུར་བཏང་། །དྲི་ཆུས་སྦྲུས་པའི་རིལ་བུ་ནི། །སྲིན་ཚད་ལྔ་དྲུག་ཁྱུར་མིད་

བྱ། །གྲིན་ནད་མ་ལུས་འཇོམས་པ་ཡིན། །ཡང་ན། སྨན་བསྡུས་ཨེ་ལས། རྒྱ་སོང་རླུང་ཞུགས་བཀྲུ་འཇམ་བཏང་། །སོང་གསང་མདུན་རྒྱབ་མེ་ཡིས་བསྲོ། །ཤིང་ཀུན་སྣ་དང་ཁ་རུ་ཚྭ། །ཕོ་བ་རིས་རྣམས་བུ་རམ་སྦྱར། །ཕྱི་མ་ཆང་གིས་འཕྱུལ་ལ་བཏང་། །མ་ཕན་ལ་ཆེན་འདའ་བ་སྟེ། །མཁས་པའི་གསོ་བའི་རེ་ཐག་ཆོད། །གཞན་ཡང་དེ་ལས། སོང་གླང་ཕལ་ཆེར་ཕོ་བ་དང་འདྲ་ལ་ཁྲག་ཡིན་ན་སོང་རྩ་གཏར་བའོ། །ཁྱད་པར་དུ་བྱུར་སེལ་གྱི་རླུང་འཁྲུགས་པར་ཕྱི་རྒྱུད་ནི་ཏུ་ཧ་བར་མ་ལ་དཔྱི་མིག་བསྣུན་པས་དྲང་བར་བྱ། གཞན་གོང་དུ་ཕོ་གླང་སྐབས་བསྟན་པའི་སྨན་སྦྱོར་རྣམས་གང་འོས་སྐབས་བསྟུན་གྱིས་སྦྱོད་དགོས། །

ས་བཅད་བརྒྱད་པ། གྲིན་གླང་།

དང་པོ། སློང་རྐྱེན།

གྲིན་གླང་ཕོ་སོང་གཉིས་སུ་གྲིན་འདྲིལ་ལ། །

ཟས་སྐྱོམ་མི་གཙང་བ་དང་མི་འཕྲོད་པ། སྲུངས་པའི་ཤ་དང་ཤ་དམར་རྫེན་པ། ཆུ་གྲང་མོ་བཏུང་བ་སོགས་མི་འཚམ་པའི་རིགས་བསྟེན་པས་གྲིན་བུ་སྐྱེ་འཕེལ་བྱུང་བ་དང་། ཁ་ཟས་དཀར་དམར་རིགས་བསྟེན་པ། ལུས་ཁམས་འཁྲུགས་པ། ཚ་གྲང་འཐབ་པ། རྩོལ་རྫེས་གྲང་བ། བརླན་སྟེང་ཉལ་བ་དང་དུས་ཡུན་རིང་པོར་ཆུར་ཞུགས་པ་སོགས་ཀྱིས་བསྐྱེད་དེ་འཁྲུགས་ནས་དྲུ་བུར་འདྲིལ་བ་སོགས་བྱས་པས་གྲིན་གླང་གི་ནད་བསླང་བར་བྱེད་དོ། །

དགོས་པ་ཀུན་འབྱུང་ལས། ནད་འདི་སློང་བར་བྱེད་པའི་རྒྱུ་རྐྱེན་ནི། །གོས་སྲབ་གསར་ཐོག་སེར་ཅན་སྲུངས་པའི་ཤ །རི་སྟོག་ལ་སོགས་རྫེན་ཟས་མཐའ་དག་དང་། །བརླན་སྟེང་ཉལ་དང་ཆུར་ཞུགས་གོས་སྲབ་འཁྲུགས། །མ་ཆོས་ཚིག་དང་ཁེངས་པོའི་ཟས་རྣམས་དང་། །ཟ་མ་མ་ཞུ་ཕྱི་མ་ཟོས་པ་དང་། །གྲོ་སྲན་ལ་སོགས་བག་མེད་ཟོས་པ་དང་། རྒྱུ་དེ་རྣམས་ཀྱིས་ལྡང་བར་འགྱུར། །

གཉིས་པ། ནད་རྟགས།

ཕོ་སོང་གྲིན་གླང་དཀར་མངར་ཟོས་རྗེས་ན། །དྲུ་བུར་འདྲིལ་ལམ་ཚ་ལ་འབྲུགས་སྐམ་བྱེད། །ལྡང་དུབ་ཆེ་ལ་ལངས་དུས་བསྲན་ལྟགས་མེད། །

ཕོ་བ་དང་ལོང་གི་སྲིན་སླང་འདི་རྐྱེན་དང་མ་འཕྲད་པའི་དུས་སུ་ནད་རྟགས་མངོན་གསལ་ཆེར་མེད་རུང་བཞིན་མདངས་ཉམས་པ་དང་། གདོང་ལ་རྨུག་དྲིའི་མེ་ཏོག་ཅེས་པའི་སྐྱ་ཐིག་གོར་མོ་དང་མིག་ཐྲིན་སྟེང་དུ་སྔོ་ཐིག་དོན་པ། མཚན་གཉིད་དུས་སུ་སོ་བཏར་བ། རྒྱུན་དུ་སྲིན་བུ་སྐྱུགས་པའམ་ཡང་ན་བཤང་བ་དང་མཉམ་དུ་དོན་པ། ཞོ་དང་འོ་མ་སོགས་དཀར་ཆུའི་རིགས་དང་། ག་ར་དང་བུ་རམ་སྦྲང་སོགས་མངར་ཆའི་རིགས་ཀྱི་ཁ་ཟས་ཟོས་པ། ལུས་ཁམས་གྲང་བའི་རྗེས་སོགས་ཟས་སྤྱོད་ལོག་པའི་རྐྱེན་དང་འཕྲད་ན་གློ་བུར་དུ་ལྟེ་ཟུར་གཡས་གཡོན་གང་རུང་ངམ་སྙིང་རྒྱུད་ནས་བཙམས་ཏེ་ན་ཟུག་ལངས་པ། ཕོ་ལོང་གི་ནང་དུ་སྲིན་བུ་དྲུ་བུར་འདྲིལ་ལམ་སྐམ་པའི་རྫོག་པོ་ཡོད་པའི་ཚོར་སྣང་དང་། ཕོ་ལོང་ལ་ཚ་ཤར་རྒྱུག་ལ་རྫ་བས་ཁྲུང་འབུགས་སོང་སྐམ་པའི་ན་ཟུག་དྲག་པོ་གཏོང་བར་བྱེད་པ། སྐབས་རེ་ན་ཟུག་དྲག་ཏུ་ལྡང་ལ་སྐབས་རེ་ན་ཟུག་ཞི་ནས་རྒྱུན་ལྡན་ལྟར་གང་ཡང་མེད་པ། ཚབས་ཆེན་གཟེར་ཟུག་བསྲན་སླགས་མེད་པར་འཁྱེན་སྒྲ་ཤོར་ཞིང་ལུས་པོ་རྟུལ་བ། ཐན་བརྒྱལ་འགྲོ་བའང་ཡོད་དོ།

གསུམ་པ། མི་ཐོར་བའི་རྟགས།

དགོས་པ་ཀུན་འབྱུང་ལས། སྲིན་གྱི་སླང་ཐབས་འདི་ལྟར་འོང་། །ཕོ་བའི་ནང་དུ་རྫོ་བཙུག་ལྟར། །འཁྱུར་ཞིང་གྲུ་གྲུ་བཞིན་དུ་འདྲིལ། །དྲག་ཏུ་ན་ཞིང་ཟུག་གཟེར་ཆེ། །སྐྱུག་པར་བཟོ་ཞིང་ནག་ལྷོག་གཟེར། །འོང་རྒྱུ་མེད་པར་ཡང་ཡང་སྐྱུག །དེ་ནི་སྲིན་དུ་ཤེས་པར་བྱ། །

ཕོ་ལོང་གི་གནས་སུ་སྲིན་འབུ་འཁྲུགས་པའི་ན་ཟུག་གི་རྣམ་པ་གཙོ་བོ་སྲིན་བུ་དེ་ཕོ་ལོང་གི་ནང་དུ་དྲུ་བུར་འདྲིལ་བའམ་རྫོག་པོ་རེག་ཐུབ་པའི་ཚོར་སྣང་ཡོད་ལ། ལྷག་པར་དུ་ཕོ་བའི་གནས་སུ་གཟེར་ན་སྐྱུག་རྒྱུ་མེད་པར་ཡང་ཡང་སྐྱུག་སྐམ་བྱེད་པ་དང་། ཁོག་པའི་ནང་དུ་ནག་ལྷོག་གེར་གཟེར་བ། ལོང་གི་གནས་སུ་ན་ན་སྐབས་འགར་བཤལ་བ་དང་། ལྷག་པར་དུ་ལྟེ་བའི་གཡས་གཡོན་དུ་སླང་གི་ར་བཙུགས་པ་ལྟར་བཟོད་དཀའ་བའི་ན་ཟུག་གཏོང་བ། ན་ཟུག་འཛགས་རྗེས་རྒྱུན་ལྡན་ལྟར་བདེ་ཐང་ཡིན་པའོ། །

བཞི་པ། འཁྲུལ་སོ་བསལ་བ།

སྲིན་སླང་དང་གཉན་ནད་སྙོད་བབས་ཀྱི་ན་ལུགས་གཉིས་འཁྲུལ་སོ་ཆེ་མོད། སྲིན་སླང་གཙོ་བོ་ཕོ་ལོང་གཉིས་ཀྱི་སར་གཟེར་བ་ཤས་ཆེ་ཞིང་། ན་ལུགས་ཀྱང་ལྡང་དུབ་ཆེ་བ་ཡིན། ཁོང་སྙོག་སྙོད་བབས་དེ་གནས་ལྟེ་བའི་འོག་ཏུ་གཟེར་བ། རུས་ཚིགས་ཐམས་ཅད་རེངས་པར་འགྱུར་བ། བ་སྤུ་གྱེན་དུ་ཕྱོག་པ། དྲི་ཆུ་བསྒོམས་པ། རུས་ཚིགས་ཐམས་ཅད་རེངས་པར་འགྱུར་བ། བ་སྤུ་གྱེན་དུ་ཕྱོག་པ། དྲི་ཆུ་བསྒོམས་ཤིང་ལྷག་པར་དུ་ལོང་ལ

བབས་ན་ཁྲག་དང་འདྲེས་མར་འཐུ་བ་སོགས་ཀྱིས་མི་འགྲུལ་ལོ། །

ལྔ་པ། བཅོས་ཐབས།

༡ བཅོས་རྒྱུས།

ཐོག་མར་ཁ་ཟས་དཀར་དམར་གྱིས་སྲིན་བུ་སྦྲིད་དེ་སྐྱོང་བར་བྱེད། བར་དུ་སྨན་གྱི་སྦྱོར་བས་སྲིན་ཚང་བཤིག་སྟེ་བསད་པར་བྱ། ཐ་མར་སྲིན་རོ་སྦྱོངས་ཀྱི་དབྱུང་བར་བྱའོ། །

༢ གཞིན་པོ།

(༡) སྦྲིད་པ།

འོ་མ་ཐུན་ཅིག་གི་ནང་དུ་མངར་གསུམ་བཏབ་ལ་བཏང་། ཡང་ན། རའི་འོ་མ་ལ་མངར་གསུམ་བཏབ་ལ་བཏང་།

(༢) གསོད་པ།

སྲིན་ལ་རྒྱ་ཚྭ་དྭ་བའི་རྩ་བ་འམ། །ཤུ་ཏི་བྲུ་རམ་སྦྱར་བའི་རིལ་བུ་འམ། །ལང་ཐང་ཅེ་འམ་ཐང་ཕྲོམ་སྔོག་སྐྱུ་འམ། དཀར་པོ་ཆིག་ཐུབ་དྲི་ཆུར་སྦྱངས་བས་འཇོམས། །རྟ་སྦྲངས་ཕུར་མོང་སྦྲུ་རྩའི་དུགས་ཀྱིས་བདུག །

རྒྱ་ཚྭ་དང་དྭ་བའི་རྩ་བ་སྦྱར་བའམ། ཡང་ན་ཤུ་ཏི་སྟེ་ཨུ་ སུའི་འབྲུ་བུ་རམ་བཅས་སྦྱར་བའི་རིལ་བུའམ། ཡང་ན་ཐང་ཕྲོམ། ལང་ཐང་ཅེའམ། སྔོག་སྐྱུ། དཀར་པོ་ཆིག་ཐུབ་སྟེ་ཐང་ཕྲོམ་དཀར་པོ་བཅས་དྲི་ཆུར་སྦྱར་བས་སྲིན་སྐྲང་འཇོམས་པར་བྱེད་པ་ཡིན་ནོ། །གཞན་ཡང་། རྟ་སྦྲངས་དང་ཕུར་མོ། སྦྲུ་རྩ་བཅས་པའི་དུགས་ཀྱིས་བདུག་པས་ཀྱང་སྲིན་སྐྲང་འཇོམས།

(༣) དབྱུང་བ།

སྨན་བཏང་བའི་ཕྱི་ཉིན་ཨ་རུ་མཆུ་སྒྲུང་གཅིག་དང་། དུར་བྱེད། རྒྱམ་ཚྭ་གཉིས་དེ་ཙམ་རེ་རེ་དང་གསུམ་ཤ་ཁུ་སྦྱར་ལ་གཏོང་བར་བྱའོ། །དེ་རྗེས་ལ་ཆང་གསར་འཇམ་དང་ཚོ་ཁུས་སྲུང་བར་བྱའོ། །

གཞན་ཡང་དགོས་པ་ཀུན་འབྱུང་ལས། །ཚ་སྲིན་གྲང་སྲིན་སྐྲང་ཐབས་ནད། །སྐད་ཅིག་གཅིག་གིས་ཞི་ཐབས་ལ། །རྒྱལ་པོ་ཐང་ཕྲོམ་འབྲས་བུ་ནི། །ནད་པའི་ལོ་གྲངས་དག་དང་ནི། །ཤུ་དག་ནག་པོ་མཐེབ་རྡོག་ཙམ། །ཕྱི་དང་གནི་རྡོག་པོ་ལྔ། །དེ་གསུམ་ཞིབ་ཏུ་བཏགས་ནས་ནི། །ཀ་ར་དག་གི་རྟ་ལ་བསྐྱོན། །ཚ་སྲིན་ཆུ་གྲང་དག་གིས་ཕུལ། །གྲང་སྲིན་ཆུ་ཁོལ་དག་གིས་ཕུལ། །སྨན་བཏང་རྗེས་ལ་ཆར་བས་དྲིལ། །རྒྱག་པ་གཉིས་ཀྱི་

ཁྲིང་དྲིལ་བྱེད། །སྐྱུག་ཅིང་ཟུག་གཟེར་འཆག་པར་བྱེད། །དེ་སྙིང་གཉེན་པའི་ཟས་སྤྱོད་བསྟེན། །ཤ་ཁྱུང་སྤོ་དང་རུལ་སྐྱུར་སྤངས། །ཞེས་དང་། སྨན་བསྡུས་ཨེ་ལས། ཟུག་གཟེར་སྙིང་གི་སླང་ཐབས་ནི། གཞུ་རྒྱུད་ལྟར་དུ་སྒྲིལ་བ་ལ། །སྦྱོར་བས་བསྐོར་བའི་མན་ངག་ནི། །སྙིང་གནས་(ནས)སྐྱུག་པའི་ལག་ལེན་ལ། །ནད་པ་མགོ་མཇུག་ལྡོག་བྱ་སྟེ། །སྙིང་གི་གདུང་ལ་རྐང་པ་བཏགས། །བསྐོར་ཞིང་འཁོར་ནས་སྙིང་བུ་སྐྱུགས། །སྨན་ནི་སྙིང་སྨན་ཚང་མ་བཏང་། །ཡང་སྙིང་བསད་ཀྱི་བཅོས་པ་ལ། །ཡང་ན་(སྤྱུ་མའི་འབྲས་བུ)ཤུ་དྷི་བུ་རམ་སྦྱར། །ཡང་ན་གོ་བྱི་བུ་རམ་སྦྱར། །ཡང་ན་དྭ་རྒོད་(པའི་རྩ་བ)བུ་རམ་སྦྱར། །ཡང་ན་བསེ་སྤུར་(གྱི)རིལ་བུ་བཏང་། །ཡང་ན་ཐང་ཕྲམ(རྩ་བ)དྲི་ཆུར་སྦྱར། །ཡང་ན་ལང་ཐང་(འོ་མ)རྩེ་(དྲི་ཆུར)སྦྱར་བླུད། །(ཡང་ན)དཀར་པོ་ཆིག་ཐུབ་དྲི་ཆུར་སྦྱར། །དེ་རྣམས་རེ་རེས་སྙིང་སླང་འཇོམས། །ཡང་ན་ཀོང་སྤྲུལ་ཟིན་ཏིག་ལས། སྙིང་སླང་ལ་དང་པོ་ཀ་ར་ཆུ་ཁོལ་ནང་བཏབ་པ་བཏང་ལ་སྙིང་བསྙོངས་པ་བཞིག དེ་ནས་འཆི་མེད་སྙིང་སེལ་བྱི་ཏང་ག་བུངས་མཉམ་ཅན་དང་། སྤྱི་སྨན་གཉིས(ཕན་པ་ཀུན་ལྡན་དང་དཔའ་བོ་ཉེར་ལྔ)བཏང་། ལྟེ་བའི་གཡོན་ནས་ཚོན་གང་གཞལ་བ་ཡོང་གི་ཐེར་དང་། དེ་ནས་ཚོན་གང་གཞལ་བའི་ཡོང་ཕྱུགས་གསང་གཉིས་བསྲེག གཞན་ཡང་སྤྱི་སྨན་རྒྱུན་སྤྱོད་ཆིག་ཐུབ་རིལ་བུ། ཞི་ཁྲུང་། གཡུ་ཁྲུང་། རུ་ཁྲུང་སོགས་འབྲེལ་ཡོད་སྨན་སྦྱོར་རིགས་གང་འོས་རིག་པས་བརྟག་སྟེ་བཏང་ངོ་། །

ས་བཅད་དགུ་པ། གཉན་སླང་།

དང་པོ། སློང་རྐྱེན།

གཉན་སླང་ཕོ་བ་རྒྱ་མར་གཉན་བབས་པའོ། །

དཔལ་སྤུངས་པའི་རྒྱུད་བཞིའི་དཀའ་འགྲེལ་ལས། གཉན་ནད་ནི་ཙོ་ཕོ་ལུས་ལ་གནས་པའི་ལྷན་སྐྱེས་ཀྱི་སྲིན་བུ་དང་། ནད་བདག་གིས་བསྐྱེད་པའི་པར་པ་ཏ་ཞེས་པའི་དུག་ཅན་སྲིན་བུ་གཉིས་རྐྱེན་གྱིས་སྲིད་ནས་ལུས་ཟུངས་དྲི་མ་བཅས་ལ་བབས་པའི་དུག་རིམས་ལ་ཟེར་ཞིང་། ངེས་ཚིག་ནི། སྲིན་བུ་ཁྲིས་པའི་དུག་གིས་ལུས་ཟུངས་དྲི་མ་བཅས་པ་མ་རུང་བ་བྱེད་ཅིང་། འཕྲལ་འཕྲལ་དུ་སྲོག་འཕྲོག་པའི་གདུག་པ་ཅན་གྱི་ནད་ཉེན་ཆེ་བའི་མིང་ངོ་། །

སྤྱིར་གཉན་ནད་ལ་བབས་ས་གནས་དང་ནད་གཞི་རིགས་ཀྱི་སྒོ་ནས་ཕྱེ་བས་མཆེད་སྐྱེན་ཞིང་ནད་སྣ་མང་བས། རྒྱུད་ལས་ཀྱང་ཕོ་བར་བབས་པ་གཉན་སླང་དང་རྒྱ་མར་བབས་པ་རྒྱ་གཟེར་སོགས་ཤིན་ཏུ་མང་པོར་དབྱེ་ཡོད་པ་བཞིན་ངོས་བཟུང་དཀའ་ལ། འཕེལ་སྐྱེན་པ། བཅོས་ལ་ཐོབ་ཤ་བྱེད་དགོས་པ་སོགས་རྒྱུ་རྐྱེན་རྟགས་དབྱེ་

རྣམས་ཚབ་གཉན་རིམས་སྐབས་རྒྱས་པར་གསལ་བས་འདིར་མང་པོ་སྤྲོས་མེད་དོ། །

གཉིས་པ། ནད་རྟགས།

ཕོ་བ་རྒྱ་མར་གཉན་བབས་གྲིས་དཀྲུགས་འདྲ། །ཕོ་བ་གྲིམས་ལ་ཧྭ་འཐྲོས་བ་སྤྲུ་སྤོག །རྩ་འཛུར་རྟ་བ་ལྷེབ་ཅིང་རྫི་མ་ཆག །

སྐབས་འདིར་བསྟན་པའི་གཉན་སྲང་གི་ངེས་ཚིག་ལ། གོང་སྨྲན་པའི་པོད་དམར་ལས། དུག་ཅན་སྲིན་བུས་བསྐྱེད་པའི་གཉན་ནད་དང་སྲང་ཐབས་གཉིས་འདོམས་པའི་ནད་ལ་གཉན་སྲང་ཞེས་བཞེད་ལ་དོན་ནི་ཕོ་བ་དང་རྒྱ་མའི་གནས་སུ་དུག་སྲིན་སོགས་ཀྱིས་བསྐྱེད་པའི་གཉན་ཚད་བབས་ན་ཟུག་གཟེར་ཛ་དྲག་བཟོད་དཀའ་བ་གྲིས་དཀྲུགས་པ་ལྟ་བུ་ལྟར་དུབ་ཅན་གཏོང་ཞིང་། ལུས་ལ་རྣུལ་ཆུ་འབྱུང་བ། ཕོ་བ་དང་གསུམ་པའི་ཤ་མཁྲིགས་ལ་མནན་མི་བཟོད་པ། ལུས་ཀྱི་བ་སྤུ་ཟིང་ནས་གྱེན་དུ་ཕྱོག་པ། གྲང་ཤུམ་བྱེད་ཅིང་རེག་བྱ་རྩུབ་པ། རྣ་གཤོག་གི་མཁྲིང་ཆ་ཉམས་ཏེ་གུག་པའམ་ལེབ་པ། ཡན་ལག་གི་ཉ་བཞི་ཐྲོས་པ། མིག་གི་རྫི་མ་ཕྱུར་དུ་གཞོལ་བ། འཕར་རྩའི་ཤུགས་ཉམས་པ། དྲི་ཆུའི་མདོག་དམར་སྨུག་འབྱུང་བ་སོགས་ཀྱི་མངོན་རྟགས་ཡོད་དོ། །

གསུམ་པ། མི་ནོར་བའི་རྟགས།

དགོས་པ་ཀུན་འབྱུང་ལས། དུག་སྲིན་ཁྲིས་པའི་རྒྱུ་བྱུས་ནས། །གཉན་ནད་ཕོ་བར་བབས་པའི་རྟགས། །ཕོ་བ་གཟེར་ཞིང་སྤོག་ཐབས་ན། །ཕོ་བ་སྒྲིག་ལ་ཟུག་གཟེར་ཆེ། །བ་སྤུ་ཕྱོག་ཅིང་རྫི་མ་ཆག །ཡན་ལག་ཉ་བཞི་མོད་དུ་ཐྲོས། །སྨྲ་བ་གཞན་ལས་ལྡིབ་ཅིང་ཆག །རྩ་རྣམས་ཞ་བར་འགྱུར་པ་ཡིན། །ཞེས་གསུངས་པ་ལྟར་གཉན་སྲང་གི་ཁྱད་པར་གྱི་རྟགས་ལ་ཚ་ཤས་ཆེ་ཞིང་ན་ཚུལ་ཕོ་བ་དང་རྒྱ་མ་དཀྲུགས་པ་ལྟར་བཟོད་དཀའ་བ། ལྷག་པར་དུ་ལུས་ཕྱིར་མངོན་པ་ནི་མིག་གི་རྫི་མ་ཆག་པ། ན་མ་ཐག་ཏུ་ཡན་ལག་གི་ཉའི་ཤ་རྣམས་ཤོར་བ། སྨྲ་བརྗོད་ཀྱི་སྐད་གདངས་གཞན་ལས་ལྡབ་ལྡིབ་ཏུ་གྱུར་པ། འཕར་རྩའི་རྒྱུ་བ་ཤུགས་ཉམས་ཞན་དུ་གྱུར་པ་བཅས་སོ། །

བཞི་པ། འཁྲུལ་སེལ་བ།

སྤྱིར་ རླུང་མཁྲིས་བད་ཀན་ཁྲག་སོགས་ཉེས་པ་དང་གློ་མཆིན་ཕོ་མོང་རྒྱུ་མ་སོགས་དོན་སྣོད་དུ་བབས་པའི་གཉན་ནད་ཀྱིན་ལུགས་སོ་སོར་མི་འདྲ་བའི་རྟགས་ཤིན་ཏུ་མང་མོད། འདིར་ཕོ་བ་དང་རྒྱ་མར་བབས་པའི་གཉན་

གླང་དང་སྨུག་པོའི་གླང་ཐབས། རྒྱུ་གཟེར། རྒྱུ་འགགས་སོགས་ཀྱི་ན་ལུགས་རྣམས་འབྲུལ་སོ་འབྱུང་བ་ཡོད་པས། གཉན་གླང་ནི་ཕོ་བ་དང་རྒྱུ་མའི་གནས་སུ་གཟེར་བ་བཟོད་དཀའ་བ་གྲིས་དཀྲུགས་པ་འདྲ་བ་འབྱུང་ཞིང་རྒྱུ་མའི་ལམ་ནས་དྲི་མ་འགག་པ་ཕོ་བར་བབས་ནས་ཕོ་བ་བསྐྲིམས་ཏེ་ཕྲ་རུ་སོང་བ་ལྟར་འགྲོ་ལ་ཡན་ལག་གི་ཉྭ་ཤ་འཁྲོས་པ། འཕར་རྩའི་རྒྱུ་བ་ཤེད་ཉམས་པ་སོགས་ཀྱིས་མི་འདྲ་ལ། རྒྱུ་གཟེར་དང་སྨུག་པོའི་གླང་ཐབས་རྣམས་སོ་སོའི་སྐབས་སུ་གསལ་བས་དེར་རྟོགས་པར་བྱའོ། །

ལྔ་པ། བཅོས་ཐབས།

༡ བཅོས་ཚུལ།

གཉན་རིམས་ཀྱི་ནད་ནི་ཡམས་ཐབས་སུ་འགོས་མཆེད་སྐྱེན་པས་དུས་ལྟར་གསོ་བཅོས་སྒྲིམས་པ་གཅེས་ལ། རྒྱུན་དུ་དཀར་མངར་གྱིས་དང་རྩལ་གྲང་། དྲག་ཤུལ་སོགས་གཉན་ཚད་སྐྱེད་པའི་རིགས་ཀྱི་ཟས་སྤྱོད་ལ་འཛེམས་དགོས་སོ། །

༢ གཉེན་པོ།

གཉན་གླང་སྟོག་དུག་གསུམ་གྱི་སྦྱོར་བའམ། །བྱ་ཁྱུང་རིལ་བུས་བསད་རྗེས་རྒྱལ་བློན་སྦྱར། །

གཉན་གླང་གི་བཅོས་འདི་ལ་སྨན་དཔྱད་ཟས་སྤྱོད་བཞིས་བཅོས་པར་བྱ་སྟེ། དང་པོ་སྨན་གྱིས་བཅོས་པར་སྟོག་དུག་གསུམ་སྟེ་ལུག་མུག་ནག་པོ། ཨ་བྱག སྟག་ཤ་གསུམ་དང་། པི་པི་ལིང་། རྒྱམ་ཚྭ་རྣམས་དྲི་ཆུར་བཏབ་པའི་སྦྱོར་བའམ། ཕྱི་རྒྱུད་ལྟར་གྱི་བྱ་ཁྱུང་ལྔའི་རིལ་བུས་བསད་པའི་རྗེས་ལ། རྒྱལ་བློན་ཐར་ནུ། ཆུ་རྩ། ཐོན་བུ་སྦྱར་བ་བཏང་། ཡང་ན་བཙན་དུག བོང་ང་དཀར་པོ། འཛིན་པ། རྣམ་རྒྱལ་བདུན་འགྱུར་སྦྱར་བ་ལོ་བརྒྱད་དྲི་ཆུས་སྦྱས་ལ་རིལ་བུར་དྲིལ་ཏེ་བཏང་། གཞན་ཡང་ཕན་པ་ཀུན་ལྡན། བྲག་ཁྱུང་། ཐ་ཁྱུང་སོགས་ནད་རྟགས་དང་བསྟུན་ནས་སྐབས་ཐོབ་ཀྱིས་བསྟེན་ནོ། །

དཔྱད་ཀྱིས་བཅོས་པར་གཟེར་སྨན་ཆེན་མོ། སེར་པོ་དགུ་སྦྱོར། དྲག་པོ་བཅུ་གསུམ་སོགས་སྨན་བསྡུས་ཨེ་ལས་གསུངས་པ་རྣམས་ཀྱིས་སྦྱོངས་བར་བྱའོ། །གཉན་ཁ་དང་ཚ་བ་སོད་རྗེས་ད་དུང་ཕྲན་བུ་རེ་གཟེར་ན་ནད་ཀླངས་དང་ཚ་བའི་ཁྲག་རོ་ལུས་པ་ཡིན་པས། གང་དུ་གཟེར་བའི་རྩ་སྣ་ཙུང་དབྱེ་བར་བྱ། གཉན་ཚད་མ་བཅག་པར་གཏར་ག་སྤང་བར་བྱའོ། །

ཟས་ཀྱིས་བཅོས་པ་ལ། གཉན་མ་སོད་བར་དུ་དཀར་གསུམ་དང་མངར་གསུམ་ཤིན་ཏུ་འཛེམ་བྱ་ཡིན་པས་

ཐོག་མཐའ་ཀུན་ཏུ་སྤྱང་དགོས་སོ། །

ས་བཅད་བཅུ་པ། རྩ་སླད་།

དང་པོ། སྔོང་རྐྱེན།

རྩ་སླད་ལ་སླད་ཐབས་སྤྱིའི་རྒྱུ་རྐྱེན་ལས་ལོགས་སུ་བསྟན་པ་མ་མཐོང་བས་གོང་ལྟར་ཤེས་པར་བྱའོ། །

གཉིས་པ། དབྱེ་བ།

རྩ་སླད་ཕྱི་རྩ་ནང་རྩའི་སླད་ཐབས་གཉིས། །

རྩ་ལ་ཞུགས་པའི་སླད་ཐབས་ལ་དབྱེ་ན། ལྟེ་བའི་གཡས་གཡོན་གྱི་སྟོད་ཙར་རླུང་ཞུགས་པའི་ཕྱི་རྩའི་སླད་ཐབས་དང་། ནང་སྲོག་རྩར་རླུང་ཞུགས་ཏེ་གཟེར་བའི་སླད་ཐབས་ཏེ་གཉིས་སོ། །

གསུམ་པ། ནད་རྟགས།

༡ ཕྱི་རྩའི་སླད་ཐབས།

ཕྱི་རྩ་སླད་ཐབས་ལྟེ་བའི་ཟུར་གཉིས་འཕར། །

རྩ་སླད་གི་རྟགས་ལས། ཕྱི་རྩའི་སླད་ཐབས་ནི་ལྟེ་བའི་གཡས་གཡོན་ཟུར་གཉིས་ནས་རྩ་འཕར་བ་མངོན་ཞིང་གཟེར་ཟུག་ལྷང་ངུབ་ཅན་བཟོད་དཀའ་བ་འབྱུང་ངོ་། །

༢ ནང་རྩའི་སླད་ཐབས།

ནང་རྩ་སླད་ཐབས་སྲོག་རྩ་གཟེར་འཁྲུག་འཕར། །

ནང་རྩའི་སླད་ཐབས་ཀྱི་རྟགས་ལ། སྲོག་རྩ་གཟེར་ཅིང་འཁྲུགས་ལ་འཕར་བར་བྱེད་པའོ། །

བཞི་པ། བཅོས་ཐབས།

རྩ་སླད་རྐྱེད་པ་བཅག་ཅིང་རྩ་བཞི་བཅིང་། །བརྒལ་གཏར་ཚད་སྦྱང་མེ་ཡིས་རླུང་

ལམ་དགག །

རྩ་སྨྱུང་གི་སྐབས་འདིར་སྙིང་པ་བཅག་ཅེས་པར་བཅོས་ཐབས་སྣ་ཚོགས་སུ་འདོད་པ་ཡོད་མོད། དོན་དུ་སྙིང་ཚོགས་ཕྱི་ནང་དུ་བཀག་པའི་དོན་ཏེ། སྨན་པ་སོགས་ཀྱིས་ནད་པའི་རྒྱབ་ནས་སྙིང་ཚོགས་ལ་པུས་མོ་བཙུགས་ཏེ། ལག་པ་གཉིས་ཀྱིས་མདུན་ནས་ཕྱིར་འཐེན་ནས་བཀག་པ་དང་། ཡང་ན་ནད་པ་རང་གིས་ཆེད་པར་རྒྱབ་ནས་དབྱུག་པ་བཏང་སྟེ་ལག་གཉིས་ཀྱིས་མདུན་ཕྱོགས་སུ་འཐེན་སྟེ་བཀག་པའི་ཐབས་ཀྱིས་རྩ་སྨྱུང་བཅག་ཅིང་། རྩ་བཞི་སྟེ་སྟེ་ས་བཞི་བཅིང་ལ། སྨན་ལྡུམ་རྩ་དང་། བྱང་བ་སོགས་ཀྱིས་བཤལ་བཏང་བ་དང་། ཡོང་རྩ་གཏར་བས་ཚད་པ་སྦྱོང་། ཕྱི་རྩ་ལ་མེ་ཡིས་ལྕེ་བྲུར་གཉིས་དང་རླུང་ལམ་བསྲིགས་ཅིང་དགག་པར་བྱའོ། །

ལྔ་པ། རྗེས་གཙོད།

བེ་བུམ་ལས། ཟས་ནི་ཞོ་དར་ཆུ་གྲང་བ་ར་ཕག །རི་དྭགས་ཤ་དང་ཆང་སྐྱུར་མར་རྙིང་དང་། །སིང་རྙིང་འབྲུ་ཕྱེ་སུངས་པ་བྲུས་ཟན་དང་། །གྲོ་སྲན་མར་ནག་ཁུ་བ་སྔོ་དང་དང་། །གཡེར་མ་ཇ་དང་སྐྱུར་པོ་ལ་སོགས་པ། །ཁ་ཟས་འཇུ་དཀའ་གྲང་མོ་བཟའ་ཆེས་སྤང་ས། །ནས་དཀར་ལེགས་བསྐམས་ཚོས་པའི་རྩམ་པ་དང་། །གནག་ལུག་ཤ་དང་མར་གསར་ལ་སོགས་པ། །ཁ་ཟས་འཇུ་སླ་ཞུང་བ་བསྟེན་པ་གཅེས། །སྤྱམ་མ་ཞུ་ཕྱི་མའི་ཟས་རྣམས་སྤངས། །སྤྱོད་ལམ་ཁ་ཡེད་ཆར་ངམ་འདུག་པ་དང་། །ཚན་གྲང་བསེར་བུ་ཉིན་གཉིད་སྤང་ལ་འཆག །སྨྲ་བརྗོད་སེམས་ལས་ཉལ་བོ་གཉིད་ཆག་སྤངས། །ཟས་ཞུ་སྨན་བཏང་སྨན་ཞུ་ཟས་བཏང་གཅེས། །

ཟུར་རྒྱུད་།

སྐྲང་ལྟར་འཁྲུམ་པ་སྐྲང་ཐབས་ནད། །ཅེས་པ་ལྟར་སྐྲང་ཐབས་ནི་དོན་སྣོད་སོགས་ཀྱི་གནས་གང་རུང་དུ་བྱུང་བའི་ན་ཟུག་གི་མངོན་ཚུལ་འདྲ་བ་རྒྱུ་མཚན་དུ་བྱས་ནས་བཏགས་པའི་ནད་ཅིག་སྟེ། ན་ཟུག་འཕྲལ་འཕྲལ་དུ་དྲག་པོ་འབྱུང་བ་ཞིག་ཡིན། བབས་ས་གནས་ཀྱི་དབྱེ་ན་དོན་སྐྲང་དང་། སྣོད་སྐྲང་། རྩ་སྐྲང་གསུམ་དུ་ཕྱེ་ལ། རིགས་ཀྱི་དབྱེ་ན་ཚ་གྲང་སྲིན་དང་གཉན་བཅས་རིགས་བཞིར་ཕྱེ་ཡོད། དེ་ཡང་སྐྲང་ཐབས་ཀྱི་ནད་གཞི་འདི་ཉིན་ཞག་གཅིག་གི་རིང་ལ་གསོ་བཅོས་གང་ལེགས་བྱས་ཀྱང་ཕན་བསྐྱེད་མ་བྱུང་བར་ནད་ཇི་ཐུ་རུ་སོང་ན་སྲོག་ལ་ཉེན་ཆེ་བར་བཤད་པ་དང་། དེ་ལས་ཟློག་སྟེ་བཅོས་སྐྱིད་ཅན་ནི་གསོ་སླ་བར་བཤད་དོ། །སྤྱིར་སྐྲང་ཐབས་སྤྱི་ལ་དཀར་པོ་དྲུག་སྦྱོང་དང་། འཆི་མེད་སྲིན་སེལ། རུ་རྟ་བཅུ་གཅིག་སོགས་བཏང་ན་ཕན་ཞིང་གལ་སྲིད་དེས་ཀྱང་བཅོས་བསྐྱེད་ཆེར་མེད་ན་དུར་བྱེད་དང་སྟར་བུ། དུང་ཐལ། སླྀལ་ཤ རྒྱ་ཚ། བུ་རམ་སྦྱར་བའི་རིལ་བུས་སྦྱོང་བཏང་ན་ཕན་ཏེ། བུ་དོན་ལ་ལས། ཡང་ན་མན་ངག་བཤལ་གྱིས་སྦྱང་། །ཞེས་གསུངས་པ་ལྟར་ལག་ལེན་དུ་འདེབས་པ་ནི་

གནད་དམ་པ་ཡིན་ནོ། །

(དོན་གྲུབ་ཚེ་རིང་། གཙོད་པ་རྒྱལ།)

བསམ་གཞིགས།

༡ ཚ་སྣང་དང་གྲང་སྣང་གི་མི་ནོར་བའི་རྟགས་གང་ཡིན།

༢ གཉན་སྣང་གི་རྒྱུ་རྐྱེན་གཙོ་བོ་གང་དང་དེ་ལ་དཀར་གསུམ་མངར་གསུམ་སྤྱང་དགོས་པའི་རྒྱུ་མཚན་ཅི།

༣ སྨིན་སྣང་གི་མི་ནོར་བའི་རྟགས་གང་ཡིན།

༤ རྩ་སྣང་ཡིན་ན་ལྷེ་བའི་ཐུར་གཉིས་འཕར་པའི་རྒྱུ་མཚན་ཅི།

༥ སྣང་ཐབས་ཀྱི་ནད་ལ་བབས་སའི་གནས་ཀྱི་དབྱེ་ན་དུ་ཡོད། གང་དག་ཡིན།

ལེའུ་བདུན་པ། སྲིན་ནད།

སྲིན་ནད་ཅེས་པ་ནི་མི་རྣམས་ཀྱི་ལུས་ལ་ལྷན་སྐྱེས་སུ་གནས་པའི་སྲིན་བུའི་རིགས་རྐྱེན་གང་རུང་གིས་རྣམ་པར་གྱུར་ཏེ་ལུས་སྲོག་ལ་གནོད་ཅིང་གདུངས་པས་ན་དེ་སྐད་ཅེས་བྱ་སྟེ། བགྲ་འབུམ་པས་མཛད་པའི་རྒྱུད་བཞིའི་དཀའ་འགྲེལ་ལས། སྤྱིར་ལུས་འདི་ལ་སྲིན་བུ་སྤྲ་མོ་ཉིས་ཁྲི་ཆིག་སྟོང་ཡོད་པར་བཤད་པས་དེ་དག་གིས་ཟས་འཇུ་བ་དང་ལུས་ཀྱི་སྟོབས་མདངས་སྐྱེད་པའི་གྲོགས་བྱེད་པར་གྲགས་ཤིང་། དེ་རྣམས་ནད་དུ་གྱུར་ན་ལུས་ལ་མི་བཟོད་པའི་ཟུག་རྫུ་འབྱུང་བའི་ཕྱིར་སྲིན་ནད་ཅེས་ཟེར་རོ། །ཞེས་གསུངས།

སྤྱིར་བཤད་པ།

སྲིན་བུའི་ནད་ལ་རྒྱུ་རྐྱེན་དབྱེ་བ་དང་། །རྟགས་དང་བཅོས་ཐབས་རྣམ་པ་བཞི་ཡིས་བསྟན། །

ཞེས་སྲིན་བུའི་ནད་ལ་རྒྱུ་རྐྱེན་དང་དབྱེ་བ། རྟགས། བཅོས་ཐབས་བཅས་རྣམ་པ་བཞི་ཡིས་བསྟན་ཡོད་དོ། །

དང་པོ། རྒྱུ་རྐྱེན།

རྒྱུ་རྐྱེན་ཟས་དང་སྤྱོད་ལམ་གདོན་ལ་སོགས། །འདུ་བ་འཁྲུགས་པས་སྲིན་ནད་སློང་བར་བྱེད། །

ཅེས་པ་སྟེ། ཟས་དང་སྤྱོད་ལམ་དམན་ལྷག་ལོག་ཅིང་གདོན་ལ་སོགས་པའི་རྐྱེན་ཅི་རིགས་ཀྱིས་ལུས་ལ་ལྷན་སྐྱེས་སུ་གནས་པའི་རླུང་མཁྲིས་བད་ཀན་གྱི་སྲིན་བུ་སོགས་སྲིན་བུའི་རིགས་ཉིས་ཁྲི་ཆིག་སྟོང་། རྣམས་འཁྲུགས་ཤིང་ཁྲོ་བར་བྱས་ཏེ་སྲིན་ནད་སློང་བར་བྱེད་པའོ། །གསོ་རིག་ཀུན་འདུས་ལས། སྲིན་ནད་བསྐྱེད་པའི་རྐྱེན་ནི་བུ་རམ་དང་འོ་མ། ཤ་དང་ལན་ཚྭ་འབྲས་ཆན་སོགས་མངར་སྐྱུར་ལྡན་པའི་བཟའ་བཏུང་བརྙེན་དྲགས་པ་དང་། མེ་དང་ཉི་མའི་འོད་ལ་བསྡད་དྲགས་པ་སོགས་ཏ་ཙང་ཧྲས་ཆེ་བ་དང་། ཡང་ན་གྲང་ངར་ཆེ་སར་བསྡད་དྲགས་པ་

དང་། གཞན་ཡང་དུ་བ་དང་དྲི་ དྲག་པོས་ཐོག་པ་སོགས་གོང་དུ་གཉན་ རིམས་ཀྱི་སྐབས་སུ་བཤད་པའི་རྐྱེན་གྱི་རིགས་ཀྱིས་ལུས་གནས་ལྷན་སྐྱེས་ཀྱི་སྲིན་བུ་རྣམས་ཆེས་ཆེར་འཕེལ་ཞིང་བསྐྱེད་པར་བྱེད་པའམ་ཡང་ན་འབྲུགས་ཤིང་ཁྲོ་བར་བྱས་ཏེ་ལུས་ཟུངས་ཟ་བར་བྱེད་དོ། །ཞེས་གསུངས། །

གཉིས་པ། དབྱེ་བ།

དབྱེ་བ་ཕྱིར་གནས་ཤིག་དང་སྲོ་མ་སྟེ། །ནང་གནས་བད་ཀན་རླུང་མཁྲིས་ཁྲག་དང་བཞི། །

ཞེས་པ་སྟེ། ཕྱི་ནང་གི་དབྱེ་བ་གཉིས་ཏེ། ཕྱི་གནས་ནི་ཕྱིའི་ཁྲག་དྲི་མ་ཅན་ལས་སྐྱེས་པའི་རིགས་ཡིན་ཏེ། ཡན་ལག་བརྒྱད་པ་ལས། དེ་ལ་ཕྱི་ཡི་ཁྲག་ལས་བྱུང་། །ཚད་དབྱིབས་མདོག་ནི་ཏིལ་འབྲུ་འདྲ། །སྐྲ་དང་གོས་ལ་བརྟེན་པ་ཡིན། །ཕྲ་ཞིང་རྐང་པ་མང་ལ་མིང་། །ཤིག་དང་སྲོ་མ་ཞེས་བྱའོ། །གཉིས་ཀས་ཐོར་བུ་འབྲུམ་བུ་དང་། །གཡན་པ་དག་ནི་སྐྱེད་པར་བྱེད། །ཅེས་འབྱུང་ཞིང་། ནང་གནས་ནི་བད་ཀན་དང་རླུང་དང་མཁྲིས་པ་དང་ཁྲག་ལས་སྐྱེད་པ་དང་བཞིའོ། །བརྒྱད་པའི་སྙིང་བསྡུས་ལྟར་ན་བད་ཀན་གྱིས་སྐྱེད་པ་དང་། ཁྲག་གིས་སྐྱེད་པ། མི་གཙང་བས་སྐྱེད་པ་དང་གསུམ་ཡོད་པ་ལས་མང་ཆེ་བ་ནི་བད་ཀན་ལས་སྐྱེད་པ་ཡིན་ལ། དེས་བསྐྱེད་པའི་སྲིན་བུ་ནི་མངར་བ་སོགས་ལ་དགའ་ཞིང་འཕེལ་བར་འགྱུར་བ་དང་། གནས་ནི་མ་ཞུ་བའི་གནས་ལས་སྐྱེས་ཤིང་འཕེལ་ནས་གྱེན་ཐུར་དུ་འགྲོ་བ་ཡིན་ལ་ཚད་དབྱིབས་ནི་ཕྲེང་བ་འདྲ་བ་དང་། ཁྲོལ་མའམ་ཧ་ཟ་འདྲ་བ། ཁ་ཅིག་ནི་འབྲས་ཀྱི་སྨུ་གུ་དང་འདྲ་ཞིང་དཀར་ལ་ཕྲ་བ་དང་། ཁ་ཅིག་ནི་ཕྲ་ཞིང་རིང་བས་སྦལ་མ་དང་འདྲ་བ། ལ་ལ་ནི་ཆུང་ཞིང་ཕྲ་བ་ཡིན་ལ་མདོག་དཀར་བ་དང་དམར་བ་ཉིད་དུ་ཕལ་ཆེར་སྣང་ངོ་། །མིང་གིས་དབྱེ་བ་ནི་རྒྱུ་མ་ཟ་བ་དང་། ཉོན་འཁྱིལ་བ་དང་། སྙིང་ཟ་བ་དང་། ཡ་མཚན་ཆེན་པོ་དང་། མི་མངོན་པར་རྒྱུ་བ་དང་། འཇག་མ་འདྲ་བ་དང་། དྲི་ཞིམ་ཞེས་བྱ་བ་དང་བདུན་ཡོད། ཁྲག་ལས་གྱུར་པའི་སྲིན་བུ་ཕྲ་བོ་ནི་གནས་ཁྲག་རྒྱུ་བའི་རྩ་བོ་ཆེའི་ནང་དུ་རྒྱུ་ཞིང་། ཚད་དབྱིབས་ནི་སྲིན་བུ་ཤིན་ཏུ་ཕྲ་ཞིང་ཟླུམ་ལ་རྐང་པ་མེད་པ། མདོག་ཟངས་ལྟར་དམར་ལ་ཤིན་ཏུ་ཕྲ་ཞིང་ཆུང་བས་ལྟར་མི་སྣང་ངོ་། །མིང་གིས་དབྱེ་བ་ནི་སྐྲ་རྩ་ཟ་བ་དང་། སྤུ་ཁྲེ་བར་བྱེད་པ་དང་། སྤུ་ལྷིང་བར་བྱེད་པ་དང་། ཨུ་དུམ་ཝ་ར་འདྲ་བ། ཞགས་པ་འདྲ་བ། ཐོང་ག་སྟེ་དྲུག་ཡོད་དོ། །བཤང་བ་ལས་སྐྱེས་པའི་སྲིན་བུ་ནི་གཞང་སྲིན་དང་མཇུག་སྲིན་ཟེར་ཞིང་། ཚོད་མའི་རིགས་ལ་དགའ་ཞིང་དེས་འཕེལ་བར་འགྱུར་བ་དང་གནས་ཞུ་བའི་གནས་སུ་མི་གཙང་བ་ལས་སྐྱེས་ནས་ཐུར་དུ་འགྲོ་བ་དང་། ཚད་དབྱིབས་ནི་ཟླུམ་པ་དང་། ཕྲ་བ་དང་། སྦོམ་པོར་འགྱུར་ལ་མདོག་སྐྱ་པ་སོགས་གང་ཡང་རུང་བར་ལྡན་ནོ། །མིང་གིས་དབྱེ་བ་ནི་ཁམས་ཀྱི་ཟས་དང་། དལ་གྱིས་འགྲོ་བ་དང་། སྦྱོང་བར་བྱེད་དང་། སྐམ་པ་དང་། ལུས་ལ་གནོད་བྱེད་དེ་རྣམ་པ་ལྔའོ། །

རྒྱུད་ལས་ཕྱིར་གནས་གཉིས་དང་། ནང་གནས་ལ་བད་ཀན་དང་། རླུང་དང་། མཁྲིས་པ་དང་། ཁྲག་གི་སྲིན་དང་བཞིར་ཕྱེ་ནས་མཁྲིས་སྲིན་ལ་སོ་དང་། མིག པགས་པ་དང་གཞང་། མཚན་མར་གནས་པའི་སྲིན་དང་ལྔ། ཁྲག་སྲིན་ལ་ཡ་མ་དཀར་ནག་གི་ནད་རིགས་གཉིས་ཏེ་སྲིན་ནད་བཅུ་གཅིག་ཏུ་ཕྱེ་ནའང་དོན་ལ་སྙིང་པོ་བསྡུས་པ་དང་དགོངས་པ་གཅིག་ཏུ་མཐུན་པའོ། །

གསུམ་པ། གནས་ས།

བད་ཀན་ཕོ་བ་རླུང་སྲིན་ལོང་ཀ་གནས། །མཁྲིས་སྲིན་སོ་མིག་པགས་གཞང་མཚན་མར་གནས། །ཁྲག་སྲིན་རྐང་མེད་ཀླུམ་ལ་དམར་བ་སྟེ། །ཁྲག་ལ་གནས་ཤིང་རྩ་ནང་ཀུན་ཏུ་རྒྱུག །གཉན་ནད་ཀུན་གྱི་རྒྱུ་དང་མཛེ་ནད་བྱེད། ཀླད་སྲིན་ཡ་མ་དཀར་ནག་དེ་ལས་བྱུང་། །

ཞེས་པ་སྟེ། བད་ཀན་གྱི་སྲིན་ཏྲ་དྲུ་ཀུ་བསྡོགས་པ་འདྲ་བ་ཕོ་བར་གནས་པ་དང་། རླུང་སྲིན་ཕྲུར་མ་འདྲ་བ་ལོང་ཀ་གནས། མཁྲིས་སྲིན་ཤ་སྦྲུ་འམ་ཁབ་རྩེ་འདྲ་བ་སོ་དང་། མིག་དང་། པགས་པ་དང་། གཞང་དང་མཚན་མར་གནས་ཤིང་། ཁྲག་སྲིན་རྐང་མེད་ཀླུམ་ལ་དམར་བ་དེའི་རིགས་ཁྲག་ལ་གནས་ཤིང་རྩའི་ནང་ཀུན་ཏུ་རྒྱུག་ལ་གཉན་ནད་ཀུན་གྱི་རྒྱུ་དང་མཛེ་ནད་ཀྱི་རྒྱུ་འང་བྱེད་ཅིང་། ཀླད་སྲིན་ཡ་མ་དཀར་ནག་གཉིས་ཀྱང་དེ་ལས་བྱུང་བའོ། །

རེའུ་མིག 7－1 སྲིན་ནད་ཀྱི་དབྱེ་བ་དང་གནས་ས།

དབྱེ་བ།		གནས་ས།
ཕྱིར་གནས།	ཤིག	ལུས་ཀྱི་ཕྱི་གོས་ཀྱི་ནང་།
	སྲོ་མ།	སྐྲ་སོགས་སྤུ་ཡི་གསེབ།
ནང་གནས།	བད་སྲིན།	ཕོ་བ།
	རླུང་སྲིན།	ལོང་།
	མཁྲིས་སྲིན།	སོ། མིག པགས་པ། གཞང་། མཚན་མ།
	ཁྲག་སྲིན།	རྩ། ཁྲག

བཞི་པ། ནད་རྟགས།

དེ་རྟགས་དཀར་དང་མདངར་བག་གྲང་རྐྱེན་ལྡང་། །སྣ་ཆེ་ལྡང་དུབ་བྱེད་ལ་ཚིག་པ་ཟ། །འབྲུགས་པའི་གནས་ཀྱིས་སྲིན་བུ་ནད་རིགས་དབྱེ། །ཡ་མ་དཀར་ནག་ཚ་གྲང་ནད་སྟོབས་དཔག །ཀློག་ལྟར་འཁྱུག་ཅིང་ཀོ་ལེར་གཟེར་བ་ཡིན། །

ཞེས་པ་སྟེ། ནང་གནས་སྲིན་བུ་ནི་དཀར་གྱི་རིགས་དང་མདངར་བག་དང་གྲང་བས་རྐྱེན་བྱས་ཏེ་ལྡང་ལ། སྣ་བ་སྦོས་པ་ལྟར་ཆེ་ཞིང་ན་ཟུག་ལྡང་དུབ་བྱེད་ལ་ཚིག་པ་ཟ་བ་སོགས་འབྱུང་། འབྲུགས་པའི་གནས་ཀྱིས་དབྱེ་བས་ཕོ་ལོང་སོ་མིག་པགས་གཞང་མཚན་མ་སོགས་གང་དུ་བྱུང་བ་དེར་ཕོ་སྲིན་ལོང་སྲིན་སོགས་སྲིན་བུའི་མིང་སོ་སོ་དང་། ཡམ་དཀར་ནག་གཉིས་ནད་སྟོབས་དཔག་དགོས་པ་ལས་རྟགས་ཚ་ལ་ནད་སྟོབས་ཆེ་བ་ནག་པོ། རྟགས་གྲང་ལ་ནད་སྟོབས་ཆུང་བ་དཀར་པོར་ལྟ་ཞིང་། ཀློག་ལྟར་འཁྱུག་ཅིང་ཀོ་ལེར་གཟེར་བ་ཚ་གྲང་འབྲུགས་པ་དང་། སྲིན་གྱི་རྩ་རྒྱུད་ནི་འཁྱུག་ཅིང་ཞིང་དུ་ལེབ་མོར་འཕར་བ་བཅས་འབྱུང་ངོ་། །

གཞན་ཡང་སོམ་ནྲ་ཛ་ལས། སྤྱི་ཡི་མཚན་ཉིད་བསྟན་པ་ནི། །མིག་ལ་སྐྲི་ག་ཆགས་པ་དང་། །མིག་མི་མཐོང་ཞིང་སྟོང་སྐྱུགས་འོང་། །ཁ་ནས་ཆུ་སྟོན་ནལ་ནལ་འོང་། །ན་བ་གླང་ཐབས་དག་དང་ནི། །ཕོ་བ་རེས་མཁྲང་རེས་འཁོལ་བྱེད། །བརྒྱལ་དང་གླང་ཐབས་མགོ་འཁོར་དང་། །ཕོ་བར་ལོང་ལ་གཟེར་བའོ། །ཞེས་གསུངས། །

ལྔ་པ། མི་ནོར་བའི་རྟགས།

ཟས་སྐྱོམ་དཀར་མདངར་རིགས་དང་ལུས་པོ་འབྲུགས་པ་སོགས་ཀྱིས་སློང་ཞིང་ན་ཟུག་གིས་གདུབས་པ་ལྟར་འབྱུང་བ་དང་། ལྡང་དུབ་ཆེ་བ། འགུལ་འཕྲིག་བྱེད་པ། དེ་བཞིན་ཕྲོ་ཞིང་ཚིག་པ་ཟ་བ་དང་རྩ་རྒྱུད་འཁྱིག་པ་སོགས་འབྱུང་། །

དྲུག་པ། འབྲུལ་སོ་བསལ་བ།

དེའུ་དམར་བས། ན་ལུགས་གཅིག་ཏུ་མ་ངེས་ཚ་ཅག་རྒྱུགས། །ཟུག་གཟེར་དྲག་པོ་བཟོད་མེད་འཕར་བ་དང་། །གཟེར་ཚ་གཡའ་སྐྲངས་འབྲུམ་པ་རེངས་འཁྲུམས་སོགས། །མ་ངེས་གང་ཡང་ས་བདག་འབྲས་སྨུག་དང་། །ན་ལུགས་འདྲ་བས་ནོར་འཕྲང་ཡོད་པར་བཤད། །ཅེས་པ་ལྟར་སྨུག་པ་དང་སྲིན་ནད་གཉིས་ཤེས་པ་འཚྭ་

ཞིང་སྙིང་མི་དགའ་བ་དང་། གཟེར་ཟུག་དང་སྐྲངས་པ་འབྱུང་། འབྲུམ་ཐོར་དོན་པ་འདྲ་ཡང་ཐོག་པ་ནི་ཐོར་པའི་མགོ་ནག་པོ་དང་དམར་ནག་ཆགས་ནས་སྐྲངས་ཏེ་སྲ་ལ་མཁྲེགས་པོ་འབྱུང་ཞིང་དབྱིབས་མ་ངེས་པ་སྣ་ཚོགས་སུ་འགྱུར་རོ། །

བདུན་པ། ལྷ་གཉན།

སྐྲན་གྱི་ནད་རིགས་འདིའི་ལྷ་གཉན་དུ་གཉན་གཟེར་དང་། སླང་ཐབས། ལྐུད་གཟེར། པགས་ནད་ཚུ་སེར་སོགས་ཀྱི་ནད་རིགས་དག་འབྱུང་སྲིད་པས་ན། འདི་དག་མི་འབྱུང་བར་སྔོན་འགོག་བྱེད་རྒྱུ་གལ་ལོ། །

བརྒྱད་པ། བཅོས་ཐབས།

ཀུན་ལ་བྱི་ཏང་ག་དང་མ་ནུ་ཅེ། །ལྷ་རྩི་ཤིང་ཀུན་སྙིག་སྨྱུ་གཡེར་མ་དང་། །ཐང་ཕྲམ་ཕུར་ཐལ་ལང་ཏང་ཙེ་དང་འབྲུམ། །ངེས་འབྲུ་སྒྲོ་མ་དཀར་པོ་ཆིག་ཐུབ་རྣམས། །མངར་གསུམ་འོ་མར་སྦྱར་བ་ཁོང་དུ་བཏང་། །ཤ་བའི་ཆིལ་དང་སྦྱར་བ་སྣ་རུ་བདུག །ཟོ་མར་རེང་བུ་བྱས་ལ་མས་ཡར་བཏང་། །དྲ་བའི་ཁྱཱ་སྦྱར་ལ་ཕྲགས་ལ་བྱུག །བྱ་ཁྱུང་རིལ་བུ་ཡུན་བསྟེན་སྐྲན་ཀུན་འཇོམས། །བྱི་རུག་བྱི་ཏང་ག་དང་ཞིམ་ཐིག་ལེ། །སྐྱེ་ཚེ་ལྕ་བ་སྣེ་ཁུ་འབམ་པོ་དང་། །ཤ་སྣ་བསྐོལ་ཁུར་སོ་ཆ་པི་པི་ལིང་། །ས་ཛི་ཀ་བཏབ་ཏིལ་མར་མས་ཡར་བཏང་། །ཁུ་བར་དུར་བྱེད་སྦྱར་བའི་སྐྲན་བཤལ་བྱ། །

ཞེས་པ་སྟེ། སྐྲན་ནད་དེ་དག་ཀུན་ལ་གཉེན་པོ་ཐུན་མོང་དུ་བསྟན་པ་ནི། བྱི་ཏང་ག་དང་མ་ནུ་ཙེ་སོགས་ཀ་ར་དང་བུ་རམ་སྦྲང་རྩི་བཅས་མངར་གསུམ་དང་འོ་མ་སྦྱར་བའི་བྱི་ཏང་ག་བཅུ་གཉིས་ཁོང་དུ་བཏང་བ་དང་། གོང་སྨོས་སྐྲན་སྨན་དེ་དག་ཤ་བའི་ཆིལ་དང་སྦྱར་བ་མགོ་སྐྲན་ལ་སྣར་བདུག་པ་དང་། གཞང་སྐྲན་ལ་སྨན་དེ་དག་ཟོ་ཟའི་ལྤེབས་ལ་ཆགས་པའི་ཟོ་མར་དང་སྦྱར་བའི་རེང་བུ་བྱས་ལ་གཞང་ནས་མས་ཡར་བཏང་། པགས་སྐྲན་ལ་ནི་དྲ་བའི་ཁྱཱ་དང་སྦྱར་ལ་པགས་ལ་བྱུག གཞན་ཡང་བྱ་ཁྱུང་རྣམ་པ་ལྔ་ཡི་རིལ་བུ་ཡུན་རིང་དུ་བསྟེན་ན་སྐྲན་ནད་ཀུན་འཇོམས་པར་ནུས་པ་ཡིན་ལ། བྱི་རུག་པ་དང་། བྱི་ཏང་ག་དང་། ཞིམ་ཐིག་ལེ། སྐྱེ་ཚེ། ལྕ་བ། སྣེ་ཁུ། འབམ་པོ། ཤ་སྣ་ཚོགས་ཚད་བསྐོལ་བའི་ཁུ་བར་སོ་ཆ་དང་པི་པི་ལིང་ས་ཛི་ཀ་བཏབ་ལ་ཏིལ་མར་དང་སྦྱར་ལ་མས་ཡར་བཏང་བ་སྟེ་འཇམ་རྩི་བཏང་བ་དང་། སྨན་དེ་རྣམས་ཀྱི་ཁུ་བར་དུར་བྱེད་སྦྱར་བའི་སྐྲན་བཤལ་གཏོང་བར་བྱའོ། །

གཞན་ཡང་གསོ་རིག་ཀུན་འདུས་ལས། མདོར་ན་སྐྲན་ནད་ཀྱི་རིགས་ཀུན་ལ་རྒྱུད་ཀྱི་བྱི་ཏང་ག་བདུན་པ

དང་། མན་རྒྱུད་ཀྱི་ཁྱི་དང་ག་བཙུ་གཉིས་པ་སོགས་ཚུལ་བཞིན་དུ་སྦྱར་བ་བཏང་། ཡང་ན་ཁྱུང་ལྔའི་རིལ་བུ་དང་། ཁྱི་རིང་སྤྱི་འཇོམས་སྲོག་སྙེར་དྲུག་པ་ཚ་གྲང་ནད་ལ་ཁ་བསྒྱུར་ཅན་ཕོང་དུ་བཏང་བའམ་ཕྱི་ལ་བྱུག་ཅིང་། སྣར་བདུག་པ་སོགས་ནད་དང་སྦྱར་ལ་བསྟེན། ཡང་ན་སྲིན་སྨན་ལྔ་མོ་བདུན་སྦྱོར་དང་། ཁྱི་རིང་ཚིག་ཐུབ་ཀྱི་སྦྱོར་བ་ངོ་མཚར་སྲོག་སྐྱོབ་ལ་ཁ་བསྒྱུར་ཀྱི་སྦྱོར་བ་གང་དགོས་དཔྱད་ལ་བཏང་བར་བྱའོ། །དེ་བཞིན་ཀོང་སྤྲུལ་ཟིན་ཏིག་ལས། སྲིན་སྨན་གང་ཡང་ཐོག་མར་ཐུན་གཅིག་གཉིས་ཀྱིས་ཕན་པ་ལྟར་སྣང་ཡང་བསྟུད་ན་མི་ཕན་པར་འགྲོ་བ་ནི་སྲིན་གབ་པ་ཡིན་པས། སྨན་ཐུན་རྗེས་མ་རྣམས་ཀྱི་སྔོན་དུ་ག་ར་སོགས་ཙུང་ཟད་རེ་བཏང་ནས་བསླངས། དེ་རྗེས་སྨན་བཏང་བ་ཟབ་གསུངས། སྲིན་རིགས་ཕལ་ཆེར་ལ་དུད་པ་དང་དཔྱད་སྤྲ་ན་ཁྲིས་ནས་བཅོས་སུ་མེད་པར་འགྲོ་བས་གཟབ་དགོས་ཤིང་། ནད་འདི་གདོན་རྒྱུབ་ཆེ་བས་རིམ་གྲོ་དང་སྔགས་སོགས་གལ་ཆེ་བར་སྣང་ངོ་། །ཞེས་གསུངས་པ་ལྟར་བཅོས་དགོས་སོ། །

དགུ་པ། རྗེས་གཅོད།

དཀར་མངར་རྒྱ་སྐྱེ་སྐྱུམ་པའི་ཟས་རྣམས་སྤང་། །

ཞེས་པ་དཀར་དང་མངར་གྱི་རིགས་སྔོ་རྒྱ་སྐྱེ་བཅས་དང་། སྐྱུམ་པའི་ཟས་རྣམས་སྤང་དགོས་སོ། །

མན་ངག་ལྷན་ཐབས་ལས། དཀར་མངར་སྐྱུར་དང་བཙུད་ཅན་རྒྱ་སྐྱེ་དང་། །དྲག་ཤུལ་འདུ་བ་འབྲུགས་པའི་རིགས་རྣམས་སྤངས། །ཞེས་སྲིན་གྱི་ནད་འདི་ལ་མཐུག་གི་བྱ་བའི་རིམ་པ་ནི་མར་དང་འདྲེས་པའི་ཟས་ནི་ཤིན་ཏུ་བཟང་ལ། ཞོ་དང་འོ་མ་ལྷ་བུ་དཀར་བ་དང་། ཀ་ར་བུ་རམ་དང་ཚང་དང་དར་བ་ལྟ་བུ་མངར་སྐྱུར་དག་གི་ཁུ་བ་དང་། དེ་བཞིན་ཤ་ཆོལ་འབྲུ་སྐྱུམ་སོགས་སྐྱུམ་བཙུད་ཀྱི་ཟས་དང་། གཙང་མ་མ་ཡིན་པའི་ཟས་རྙོམ་བཅོག་པའི་རིགས་དང་རྒྱ་སྐྱེ་སོགས་འདབ་མ་ཅན་གྱི་ཚོད་མ་དང་དྲག་ཤུལ་གྱི་བྱ་བ་རྣམས་ནི་རིང་དུ་སྤང་བར་བྱའོ། །

བརྒྱུད་པའི་སྙིང་བསྡུས་ལས། འོ་མ་ཤ་དང་མར་དང་བུ་རམ་དང་། །ཞོ་དང་འདབ་མ་ཅན་གྱི་ཚོད་མ་དང་། །མདོར་ན་མངར་དང་སྐྱུར་བའི་ཁུ་བ་རྣམས། །སྲིན་བུ་གཞོམ་པར་འདོད་པས་ཡོངས་སུ་སྤངས། །ཞེས་གསུངས། །

ཆེ་བྲག་ཏུ་བཤད་པ།

ས་བཅད་དང་པོ། བད་སྲིན།

བད་སྲིན་གྱི་ནད་ཅེས་པ་ནི་ཕོ་བ་དང་རྒྱ་མའི་གནས་སུ་བད་སྲིན་དྲུ་གུ་བསྡོག་པ་ཅན་ནམ་རྒྱུ་སྲིན་ལེབ་མོ་ཡང་ཟེར་བ་དེ་འཕེལ་ཞིང་འཁྲུགས་ནས་ལུས་ལ་གནོད་པ་བྱེད་པའི་ནད་ཅིག་གོ །

དང་པོ། སློང་རྐྱེན།

བྱེ་བ་རིང་བསྲེལ་ལས། དང་པོ་དཀར་མངར་ཟས་ཟོས་དང་། །ལུས་ཟུངས་ཞན་དང་གཉན་གྱིས་བསྐུལ། །སྦྱོངས་སྐྱུགས་བཏང་རྗེས་སྲིན་ཁྲིས་དང་། །འཁྲུགས་སམ་འདྲེ་གདོན་གྱིས་བསྐྱེད་པའི། །ཞེས་གསུངས་པ་ལྟར། །བད་སྲིན་ནད་ཀྱི་སློང་རྐྱེན་ནི་དཀར་མངར་སོགས་སྦྱི་དང་སྔོས་སུ་ལུས་འཁྲུགས་པ་དང་། ཟས་སྐོམ་བཅོག་པ་དང་། ཆུ་གྲང་མོ། ཤ་དམར་པོ་རྗེན་པར་ཟོས་པ་སོགས་སོ། །

གཉིས་པ། ནད་རྟགས།

བྱེ་བ་རིང་བསྲེལ་ལས། ཕྱི་ཡུལ་དྲོད་མེད་ཡན་ལག་རེངས། །ཁ་ནས་ཆུ་འཛག་སྐྱོ་ཡང་སྐྱིད། །རེས་འགའ་དྲི་ཆུ་བསྣམ་པ་དང་། །ཁ་ཟས་མི་ལེན་སྐྱུག་གམ་འཁྲུ། །ཟུག་གཞན་གོང་འདྲ་ཁོང་མི་ཚ། །རྩ་ལེབ་ཤེད་ཆུང་དལ་ལ་འཁྱིག །ཆུ་མདོག་སྔོ་འམ་དཀར་ལ་ཉག །ཞེས་པ་ལྟར། ཕྱི་ཡུལ་དུ་དྲོད་མེད་ཅིང་ཡན་ལག་ཤིང་ལྟར་རེངས་པ་དང་། ཁ་ནས་བད་མཆུ་འཛག་ཅིང་ཁོང་པ་སྐྱོ་ལ་རེས་འགའ་དྲི་ཆུ་སྟོམ་པ་དང་། ཁ་ཟས་མི་ལེན་པར་སྐྱུག་གམ་འཁྲུ་བ། ཟུག་གཞན་གོང་དང་འདྲ་ལ་ཁོང་པ་མི་ཚ། བལྟ་རྩ་ལེབ་ཆགས་སུ་འཕར་བ་དང་། ཤེད་ཆུང་ཞིང་དལ་ལ་འཁྱིག་པ་དང་། དྲི་ཆུའི་མདོག་སྔོ་བ་འམ་དཀར་ལ་ཉག་པ་ཅན་འབྱུང་བའོ། །

གསུམ་པ། མི་ཉོར་བའི་རྟགས།

བྱེ་བ་རིང་བསྲེལ་ལས། རྩ་ལེབ་ཤེད་ཆུང་དལ་ལ་འཁྱིག །ཆུ་མདོག་སྔོ་འམ་དཀར་ལ་ཉག །ཅེས་པ་ལྟར།

བལྷ་ཚ་ལེབ་ཆགས་སུ་འཕར་བ་དང་། ཤེད་ཆུང་ཞིང་དལ་ལ་འཁྱིག་པ་དང་། དྲི་ཆུའི་མདོག་སྔོ་བ་འམ་དཀར་ལ་ཉག་པ་ཅན་འབྱུང་བ་ནི་བད་སྲིན་གྱི་མི་འགྱུར་པའི་རྟགས་ཡིན་ནོ། །

བཞི་པ། བཅོས་ཐབས།

༡ བཅོས་རྒྱུན།

དེའང་ཕོང་སྲིན་རང་གནས་སུ་གསོད་པ་དང་སྲིན་རོ་ཕྱིར་དབྱུང་བ་ལ་བརྟེན་ནས་གསོ་དགོས་པ་དང་། ཁྱད་པར་དུ་གྲང་བའི་རང་བཞིན་གྱི་བད་སྲིན་ལ་སྲིན་སྨན་དང་ལྷན་དུ་སེ་འབྲུ་དང་སྒོ་གཟེར་སོགས་དྲོད་ཀྱི་གཉེན་པོ་གཏོང་དགོས།

༢ གཉེན་པོ།

(༡) ཟས་སྤྱོད།

ཕག་པ་སོགས་ཕྱུགས་རིགས་ཀྱི་ཤ་རྗེན་པ་དང་། ཆུ་གྲང་མོ། དེ་བཞིན་བཙོག་པའི་ཟས་སྐོམ་རིགས་སྤང་ལ། སྤྱོད་ལམ་དྲག་ཤུལ་མི་བྱའོ། །

(༢) སྨན།

བད་ཀན་སྲིན་བུ་འོ་མ་ལ་བསྟུས་ལ། །ཁྱི་ཏང་ག་དང་མ་ནུ་ཙེ་དང་བཙོད། །འབྲས་དང་སེ་འབྲུ་མ་ནུ་སྒྲུ་ཏུ་ར། །སྒོ་གཟེར་སྣང་དང་སྦྱར་བའི་ཕྱེ་མ་བཏང་། །

ནད་པ་རང་གི་ཁ་དང་འཕོངས་ནས་བད་སྲིན་གྲུ་བུ་བསྡོགས་པ་ལྟ་བུ་ཐོན་བྱུང་བ་དེ་འོ་མར་བསྟུས་ལ་བཏང་། ཁྱི་ཏང་ག་དང་། མ་ནུ་ཙེ། བཙོད། སྐྱི་བའི་འབྲུམ་སྟེ་འབྲས་བུ། སེ་འབྲུ། མ་ནུ། སྒྲུ་ཏུ་ར། སྒོ་གཟེར་བཅས་སྣང་དང་སྦྱར་བའི་ཕྱེ་མ་བཏང་བར་བྱ།

གཞན་ཡང་སྨན་སྦྱོར་འཆི་མེད་སྲིན་སེལ་དང་། ཁྱི་ཏང་བདུན་པ། ཁྲུང་ལྔ་སོགས་དང་། སེ་འབྲུའི་སྦྱོར་བ་དང་ཚ་བ་གསུམ་གྱི་སྦྱོར་བ་སོགས་བསྟེན་པ་སྟེ། མན་ངག་ལྷན་ཐབས་ལས། ཕོང་དུ་དོང་གྲ་བསྣན་པའི་སེ་འབྲུ་ལྔའི། །སྙིང་དུ་ཙིཏྲ་ཁྱི་ཏང་མ་ནུ་ཙེ། །ཁ་རུ་ཚ་བསྣན་ཆུ་བསྐོལ་ཚན་མོས་དབུལ། །གྲང་སྲིན་འཇོམས་པའི་རྡོ་རྗེ་ཕ་ལམ་ཡིན། །ཞེས་གསུངས། །

(༣) དཔྱད།

བརྒྱད་པའི་སྙིང་པོ་བསྡུས་པ་ལས། ཕོང་བུའི་སྲིན་ཡོད་རྨུམ་དུགས་བྱས། །བུ་རམ་འོ་མ་ཉ་སོགས་ཀྱིས། །བད་ཀན་སྲིན་བུ་བསླུས་ནས་ནི། །ནུབ་མོ་དེ་ནི་བདེ་བར་གནས། །ཕྱེའུ་རུག་སོགས་སྐྱེ་བ་གཅིན་དང་། །ཆུ་ཕྱིད

བཅས་པ་བསྐོལ་ནས་ནི། །ཁུ་བ་དེའི་ནང་པི་པི་ལིང་། །པོ་སོན་ཚ་དང་བྱི་ཏང་ག །ཏིལ་དམར་ས་ཛཱི་ཀ་རར་བཅས། །མས་བཏང་བས་ནི་གཏང་བར་བྱ། །ཞེས་པ་ལྟར་བད་སྲིན་ལ་སྨུམ་དུགས་དང་། བྱིའུ་རུག་པ་དང་། པི་པི་ལིང་དང་། ས་ཛཱི་ཀ་དང་། བ་གཅིན་སོགས་སྦྱར་བའི་བགྱུ་འཇམ་མས་ནས་བཏང་བས་བསལ་ཞིང་ཕྱིར་དབྱུང་བར་བྱའོ། །

ས་བཅད་གཉིས་པ། རླུང་སྲིན།

རླུང་སྲིན་དང་སྲིན་སླང་གཉིས་འདྲ་སྟེ། དེ་ནི་རྒྱུ་མའི་ནང་གནས་པའི་རླུང་སྲིན་ཕྲུར་མ་འདྲ་བ་ཞེས་པ་དེར་རྐྱེན་གྱིས་བསྐྱེད་ནས་གློ་བུར་དུ་ཁོང་དུ་བཟོད་སླག་མེད་པའི་ན་ཟུག་རབ་ཏུ་འབྱུང་ཞིང་ལྷང་དུབ་བྱེད་པའི་ནད་ཅིག་ཡིན་ནོ། །

དང་པོ། སློང་རྐྱེན།

ཕོ་ལོང་སྲིན་སླང་དཀར་མངར་གྲང་རྗེས་ན། །

ཞེས་པ་སྟེ། ཕྲག་མར་ཟས་སྐོམ་བཅོག་པའམ་མ་འཕྲོད་པའི་རིགས་བསྟེན་པའི་རྐྱེན་གྱིས་རྒྱུ་མའི་སྲིན་དེ་འཕེལ་བ་དང་། དེ་རྗེས་ཟས་སྐོམ་དཀར་མངར་རིགས་བསྟེན་པ་དང་། ལུས་འཁྲུག་པའམ་ཚ་གྲང་འཐབ་པ། རྩོལ་གྲང་བྱུང་བ་སོགས་ཀྱིས་སློང་ངོ་། །

གཉིས་པ། ནད་རྟགས།

བྲུ་བུར་འདྲིལ་ལམ་ཚ་ལ་འབིགས་སྐམ་བྱེད། །ལྷང་དུབ་ཆེ་ལ་ལངས་དུས་བསྲན་སླག་མེད། །

ཅེས་པ་སྟེ། ཕོ་བའི་ནང་དུ་སྲིན་བུའི་བྲུ་བུ་འདྲིལ་ལམ་སྐམ་པའི་རྫོག་པོ་ཡོད་པའི་ཚོར་སྣང་དང་། ཕོ་ལོང་ལ་ཚ་ཁྲུར་རྒྱག་ལ་ཁོང་འབུགས་སམ་སྐམ་པའི་ན་ཟུག་དྲག་པོ་ལྷང་བར་བྱེད་པ། སྐབས་རེར་ན་ཟུག་དྲག་ཏུ་ལྷང་ལ། སྐབས་རེར་ན་ཟུག་ཞི་ནས་གང་ཡང་མེད་པའི་ལྷང་དུབ་ཆེ། ནད་ལངས་པའི་དུས་སུ་ན་ཟུག་བསྲན་སླག་མེད་པ་བཅས་ཀྱི་རྟགས་ཡོད།

གསུམ་པ། མི་ཐོར་བའི་རྟགས།

མན་ངག་ལྷན་ཐབས་ལས། སྲིན་སྐྲང་དཀར་མངར་གྲང་རྗེས་ལྟེ་བའི་འོག །དྲེ་བུར་འཁྲིལ་ནས་ན་ཞིང་ལྷང་ཟུག་ཆེ། །ཞེས་པ་ལྟར། ལྟེ་བའི་འོག་ཏུ་སྲིན་བུའི་དྲེ་བུ་འདྲིལ་ཞིང་རྡོག་པོ་ཡོད་སྙམ་པ་དང་། ན་ཟུག་དྲག་པོ་ལྷང་དུབ་དང་བསྲུན་སྐྲག་མེད་པ་འབྱུང་བ་བཅས་སོ། །

བཞི་པ། བཅོས་ཐབས།

༡ བཅོས་ཚུལ།

དེའང་ཁོང་སྲིན་རིགས་གང་ཡང་རང་གནས་སུ་གསོད་པ་དང་སྲིན་རོ་ཕྱིར་དབྱུང་བ་དང་། དེ་སྟེང་རླུང་སྲིན་ཐུར་མ་ལས་བསྐྱེད་པའི་སྲིན་སྐྲང་ལ་སྲིན་སྨན་དང་ལྷན་དུ་ཐྀ་ལ་སྨུམ་པའི་རླུང་གི་གཉེན་པོ་གཏོང་ངོ་། །

༢ གཉེན་པོ།

(༡) ཟས་སྤྱོད།

ཕག་སོགས་ཕྱུགས་རིགས་ཀྱི་ཤ་རྗེན་དང་། བཙོག་པའི་ཟས་སྣུམ་རིགས་སྤྱང་ལ། མར་དང་འདྲེས་པའི་ཟས་ནི་ཤིན་ཏུ་བཟང་བ་དང་། སྤྱོད་ལམ་དྲོ་སར་དལ་བུར་སྡོད་པའོ། །

(༢) སྨན།

རླུང་སྲིན་བྱ་རམ་ལ་བསྡུས་ཤིང་ཀུན་བཙོང་། །སོ་མ་ར་ཛ་ཏྲ་ཏྲ་བ་ཏྲ་ར། །ཐུ་དག་ཁྱི་ཏྲང་ག་དང་བྱ་རམ་སྦྱར། །ཚ་བ་གསུམ་དང་ཤིང་ཀུན་སྒོག་སྐྱ་དང་། །འོ་མ་སྦྱར་བའི་འཇམ་རྩི་བཏང་བར་བྱ། །

ཞེས་པ་སྟེ། ནད་པ་རང་གི་ཁ་དང་འཕོངས་ནས་རླུང་སྲིན་ཐུར་མ་འདྲ་བ་ཐོན་པ་དེ་བུ་རམ་ལ་བསྡུས་ལ་ཤིང་ཀུན་དང་བཙོང་། སོ་མ་རཱ་ཛ། ཏྲ་ཏྲ། བ་ཏྲ་ར། ཐུ་དག་ཁྱི་ཏྲང་ག་བཅས་དང་བུ་རམ་སྦྱར་བ་བཏང་བ་དང་། ཡང་ན་ཚ་བ་གསུམ་དང་ཤིང་ཀུན། སྒོག་སྐྱ་དང་བཅས་པ་འོ་མར་སྦྱར་བའི་འཇམ་རྩི་བཏང་བར་བྱའོ། །

གཞན་ད་དུང་ཆིག་ཐུབ་རིལ་བུ་དང་། ཞི་ཁྲུང་། གཡུ་ཁྲུང་། ཏྲ་ཁྲུང་སོགས་དང་རླུང་གི་སྨོས་བཅོས་སོགས་ལུས་ཟྭ་དང་ན་ཚོད་སོགས་དང་སྦྱར་ནས་གང་ལ་གང་འཚམ་གྱིས་གཏོང་ངོ་། །

(༣) དཔྱད།

རྒྱུད་ཀྱི་སྐྲང་ཐབས་ལེའུར། རྟ་སྤྲངས་ཕུར་མོ་སྤྱི་རྩའི་དུགས་ཀྱིས་བདུག །ཅེས་པ་ལྟར། རྟ་སྤྲངས་ཀྱི་

 དུགས་དང་། ལན་ཚྭ་དང་སོ་ཕག་མེར་བསྲེས་པའི་དུགས་དང་། དེ་བཞིན་གྲང་རླུང་ལ་ཕན་པའི་རྫོད་དུགས་རིགས་གང་འཕྲོད་དཔྱད་དེ་བསྟེན་ནོ། །

ས་བཅད་གསུམ་པ། མིག་སྲིན།

མིག་སྲིན་ཞེས་པ་ནི་མིག་ནང་དུ་སྲིན་བུ་རྒྱུ་བ་སྦུབ་འདོད་ཀྱི་རྣམ་པས་མིག་འཕྱུར་འདོད་པའི་གཡའ་བ་དང་འབྲུམ་ཕྲན་འབྱུང་བའི་ནད་ཅིག་ཡིན་ནོ། །

དང་པོ། སློང་རྐྱེན།

མིག་སྲིན་གྱི་རྒྱུ་ནི་རླུང་མཁྲིས་བད་ཀན་ཁྲག་བཅས་ལ་སློང་བྱེད་ཀྱི་རྐྱེན་ནི་ཟས་སྤྱོད་གཉིས་དམན་ལྷག་ལོག་པར་གྱུར་པ་དང་ཁྱད་པར་ཁྲག་མཁྲིས་སྐྱེད་པའི་ཟས་སྐོམ་ཤ་རུལ་བ་དང་། སྔོག་བཙོང་གི་རིགས། ཚང་སྒྲུར་སོགས་དང་སྤྱོད་ལམ་སྒྲི་བུར་དུ་དཀའ་སྤྱད་ཆེན་པོ་བྱས་པ་སོགས་ཀྱིས་སྐྱེད་པར་བྱེད་དོ། །

གཉིས་པ། ནད་རྟགས།

སྲིན་ཟུར་སྲིན་བུ་སྦུབ་འདོད་གཡའ་བ་འབྱུང་། །

ཞེས་པ་སྟེ་སྲིན་ལས་གྱུར་ཚེ་སྲིན་བུ་སྦུབ་པ་སྟེ་མིག་འཕྱུར་འདོད་བའི་གཡའ་བ་འབྱུང་། དེའུ་དམར་བའི་ཡ་མའི་བཅོས་བསྡུས་དོན་གསུམ་པ་ལས། མིག་དམར་མཆིལ་མ་མང་ངམ་དེ་ལས་ལྡོག །ཚ་གཡའ་རྒྱབ་ཚག་གྲ་མ་ཡོད་སྐམ་དང་། །ཟུག་འཁྲུག་འབྲུམ་ཕྲན་འབྱུང་ལ་ལིང་ཏོག་མེད། །མིག་གི་སྲིན་ཡིན་ཤས་ཆེར་ཁྲག་ལས་གྱུར། །ཞེས་གསུངས་པ་ལྟར་རོ། །

གསུམ་པ། མི་ནོར་བའི་རྟགས།

མིག་ནང་དུ་ན་ཟུག་འཁྲུག་གིས་འབྱུང་ཞིང་འབྲུམ་པ་ཕྲན་བུ་མདོག་དཀར་པོ་ཅན་ཐོན་པ་ལ་སྲིན་བུ་རྒྱུ་བའི་རྣམ་པ་འཕྱུར་འདོད་བྱེད་པ་བཅས་སོ། །

བཞི་པ། བཅོས་ཐབས།

༡ བཅོས་ཚུལ།

མིག་གི་སྒྲིབ་ཡིན་ཤས་ཆེར་ཁྲག་ལས་བྱུར། ། ཅེས་པ་ལྟར་འདི་ལ་སྒྲིབ་སྨན་སྤྱི་དང་དེ་བཞིན་བསིལ་ཤས་ཆེ་བའི་གཉེན་པོ་གཏོང་དགོས།

༢ གཉེན་པོ།

(༡) ཟས་སྤྱོད།

ཟས་སྤྱོད་ནི་རོ་ཚ་སྐྱུར་དང་རྩུལ་སྲུངས་ཀྱི་ཤ་ཚོད་རྙིང་པ་དང་། མར་ནག་དང་། བུ་རམ་སྨུག་པོ་སོགས་སྤངས་ཤིང་། དུད་པ་དང་བསེར་བུའི་ནང་སྡོད་པ། དྲག་ཤུལ་གྱི་ལས་དང་ཆགས་སྤྱོད། ངག་ལས་དྲག་པ་སོགས་རིང་དུ་དོར་ལ་ཡང་ཞིང་འཇམ་སླ་བའི་ཟས་དང་སྤྱོད་ལམ་མ་འཁྲུགས་པར་དལ་བུར་སྡོད་དོ། །

(༢) སྨན།

མིག་སྒྲིབ་ལ་གུར་གུམ་བཅུ་གསུམ་དང་གུར་ཁྱུང་། སྤང་ཁྲག་བཅུ་གཉིས། སྐྱེར་ཁཎ་སོགས་གང་འཚམ་གྱིས་གཏོང་དགོས།

(༣) དཔྱད།

སྒྲིབ་བྱུར་པ་ལྷིའམ་ཏ་སྤངས་དུགས་བྱས་ནས། །ཐོར་བ་བཙོལ་ལ་ནག་མཚུར་རྒྱ་ཚྭ་དང་། །འབྲས་བུ་གསུམ་དང་སྤང་རྩི་སྦྱར་བ་བྱུགས། །

ཞེས་པ་སྟེ། སྒྲིབ་ལས་གྱུར་པ་ལ་བ་ཡི་ལྷི་བའམ། ཏ་ཡི་སྤངས་སམ་ལྷི་བ་དུགས་བྱས་ནས་ཐོར་བ་བཙོལ་ལ་དེར་ནག་མཚུར་དང་། རྒྱ་ཚྭ། འབྲས་བུ་གསུམ་དང་སྤང་རྩི་བཅས་སྦྱར་བ་བྱུགས་པར་བྱའོ། །

ས་བཅད་བཞི་པ། སོ་སྒྲིབ།

སོ་སྒྲིབ་ཞེས་པ་ནི་མཁྲིས་སྒྲིབ་ཤ་སྲུ་ཁབ་རྩེ་འདྲ་བ་དེ་ཉིད་ཟས་སྤྱོད་དམན་ལྷག་ལོག་པའི་དབང་གིས་འཁྲུགས་ཏེ་ཁྲི་བར་འགྱུར་ཞིང་སོ་ལ་ཟུག་གཟེར་དྲག་ཏུ་ལྡང་བ་དང་མཇུག་ཏུ་སོ་དབུས་རུལ་བར་བྱེད་པའི་ནད་ཅིག་གི་མིང་ངོ་། །

དང་པོ། སྙིང་རྐྱེན།

ཡན་ལག་བརྒྱད་པའི་སྙིང་པོ་བསྡུས་པ་ལས། ནད་ཀྱི་རླུང་ནི་ཤས་ཆེར་འགྱུར། །རྩ་བར་བཅས་པའི་སོ་ལ་བརྟེན། །སོ་དབུས་སྐམས་ཏེ་སྟོངས་པར་བྱས། །སོ་ནི་ཟས་ཀྱི་དྲི་མས་གང་། །རུལ་བས་སྲིན་བུ་སྦྲ་མོ་ནི། །སྐྱེ་བར་འགྱུར་དེ་དེ་འོག་ཏུ། །རྒྱུ་མེད་བརྡག་དཀའ་ལྷང་དུབ་ཅན། །སྦྲམ་ཆེ་གནས་ལ་ཤས་ཆེར་ན། །བཅད་པ་འདྲར་སྣང་རྣག་ཁྲག་འཛག །དེ་ནི་སོ་སྲིན་ཅན་ཞེས་བཤད། །ཞེས་གསུངས། འགྲེལ་བ་ཟླ་ཟེར་ལྟར་ན་རླུང་ལ་སོགས་པའི་ནད་ཀྱི་ཚོགས་རླུང་གི་ཤས་ཆེ་ཞིང་རྒྱས་པར་གྱུར་པ་རྩ་བ་དང་བཅས་པའི་སོ་ལ་བརྟེན་ཅིང་གནས་པས་སོའི་དབུས་སྐམས་པར་གྱུར་པ་ལས་སོ་དེའི་ནང་ཁོང་སྟོང་དུ་བྱས་ལ། ཁོང་སྟོང་གི་སོ་དེར་ཟས་ཀྱི་དྲི་མས་གང་བ་དེ་རུལ་བར་གྱུར་པ་དང་། སྲིན་བུའི་རིགས་སྦྲ་མོ་སྐྱེ་བར་འགྱུར་པ་ལས་ནད་འདི་སྐྱེད་པར་བྱེད་དོ། །

གཉིས་པ། ནད་རྟགས།

སྲིན་ནད་ཚ་གྲང་གང་ཡང་རེག་ཐབས་མེད། །ལྷང་དུབ་བྱེད་ཅིང་ཟུག་ལངས་ལྷང་ལྷང་གཟེར། །

ཞེས་པ་སྟེ། སོ་ཡི་སྲིན་ནད་ནི་ཟས་སྐོམ་སོགས་ཚ་གྲང་གང་ཡང་སོར་རེག་ཐབས་མེད་པར་ན་ཟུག་གཏོང་བ་དང་། ན་ཚ་ལྷང་དུབ་བྱེད་ལ། ཟུག་ལངས་པ་དང་ལྷང་ལྷང་དུ་གཟེར་བ་འབྱུང་ངོ་། །གཞན་ཡང་མདོག་ནག་པ་དང་། ཤས་ཆེར་ན་བ་དང་། སོ་བཅད་པ་ལྟ་བུར་སྣང་བ་དང་། རྣག་དང་ཁྲག་གི་ཚོགས་འཛག་པར་གྱུར་པ་བཅས་སོ། །

གསུམ་པ། མི་ནོར་བའི་རྟགས།

ནད་འདི་བྱུང་བས་ཟས་སྐོམ་སོགས་ཚ་གྲང་གང་ཡང་རེག་ཐབས་མེད་པར་ན་ཟུག་འབྱུང་བ་དང་སྔག་ཏུ་དཀར་མངར་རིགས་ཀྱིས་སྨོང་སླ་ལ་མཐུག་ཏུ་སོ་རྐང་རུལ་བར་འགྱུར་རོ། །

བཞི་པ། བཅོས་ཐབས།

7 **བཅོས་ཚུལ།**

ཁོང་སྨན་དུ་སྲིན་སྨན་སྤྱི་དང་ཁྱད་པར་དུ་སོ་སྲིན་ལ་མཁྲུར་དགང་དང་དུགས་བྱེད་པ་དང་། མཐུག་ཏུ་བཅོས་ཐབས་ཟད་ན་ཆ་བྱད་ཀྱིས་སོ་དབྱུང་བར་བྱའོ། །

༢ གཉིས་པ།

(༡) ཟས་སྤྱོད།

ཪོ་ཚ་སྐྱུར་དང་། ཙུལ་སུངས། དཀར་མངར་སོགས་སྤངས་ཤིང་། བསེར་བུའི་ནང་སྡོད་པ་དང་དྲག་ཤུལ་གྱི་ལས། ངག་ལས་དྲག་པ་སོགས་རིང་དུ་སྤང་ལ་ཡང་ཞིང་འཇུ་སླ་བའི་ཟས་སྐོམ་བསྟེན་ནོ། །

(༢) སྨན།

ཤིང་ཀུན་ནག་མཚུར་ཙུ་ཏ་ཡི་ཧང་ག །ས་རྀ་ཀ་དང་མར་སྦྱར་མཐུར་བར་དགང་། །

དེ་ལ་སྨན་དུ་ཤིང་ཀུན་དང་། ནག་མཚུར། ཙུ་ཏ། ཡི་ཧང་ག ས་རྀ་ཀ་རྣམས་དང་མར་ཁུ་སྦྱར་ལ་མཐུར་བར་དགང་བ་དང་། གཞན་ཡང་འཆི་མེད་སྲིན་སེལ་དང་། རྡོ་རྗེ་རབ་འཇོམས། ཡི་ཧང་བདུན་པ། བྱ་ཁྱུང་ལྔ་བའི་རིལ་བུ་སོགས་སྲིན་སྨན་གྱི་དང་ཁྱད་པར་དུ་གོང་སྦྱལ་ཟིན་ཏིག་ལས་གསུངས་པའི་ཤིང་ཏ་དྲུག་པ་ཟབ་པོ། །

(༣) དཔྱད།

སོ་སྲིན་ཏ་ཐངས་ཕུར་མོ་སྦྲུ་དུགས་བྱ། །ཏིག་ཏ་ཐང་ཕྲོམ་སག་རྩེ་ཤ་ཚིལ་ལམ། །ར་ཚིལ་སྦྱར་བ་འཁར་གོང་མེས་བསྲེག་བདུག །

ཞེས་པ་སྟེ། སོ་སྲིན་ལ་ནི། ཏ་གསེབ་སྔོ་ནག་གི་ཐངས་ལྕི་དང་། ཕུར་མོང་། སྦྲུ་ནག་རྣམས་ཀྱིས་དུགས་བྱ་ཞིང་། ཡང་ན་ཏིག་ཏ་དང་། ཐང་ཕྲོམ་དཀར་པོ། སག་རྩེ་སྟེ་ཟངས་ནང་དུ་ཚོ་བསླལ་བའི་སྔོན་པོ་དེ་རྣམས་ཤ་བའི་ཚིལ་ལམ་ར་ཚིལ་ལ་སྦྱར་བ་དེ་འཁར་གོང་མེར་བསྲེགས་བདུག་པ་ནི་སླང་ཆུས་བཀང་བའི་དབུས་སུ་རྡོའི་སྒྲེད་པུ་མགོ་གསུམ་བཙུགས་པའི་སྟེང་དུ་རྡོ་ལེབ་བཞག་པའི་ཁར་འཁར་གོང་སྲིན་ཅན་མེར་བསྲེག་པ་དམར་ལམ་མེ་བ་བཞག དེའི་སྟེང་དུ་སྨན་གོང་གསལ་རྣམས་བཏབ་པའི་དུ་བ་ཚ་བྱད་དུ་རྫུབས་ཀྱིས་སོ་ན་སར་བདུག་པས་སྲིན་བུ་ཆུ་ནང་དུ་བྲུལ་འོང་།

ཡང་ན་སྨུག་སྐྱའི་མེ་བཙའ་ཞེས་སོ་གང་ན་ངོས་ཀྱི་ལག་པའི་མཁྲིག་མའི་ཚིགས་ཀྱི་ཕྱི་ངོས་ཟུས་མགོ་གཉིས་ཀྱི་བར་དུ་སྨུག་སྐྱ་གཅིག་སྐྱེས་དང་། བཙན་དུག་གཉིས་ཞིབ་བཏགས་བྱས་པ་ཁམ་ཚོས་ཕྱེད་ཀའི་ནང་དུ་ཆུགས་ལ་ཁ་སྦུན་དུ་ལྷམ་སྨྲིག་གིས་བསྡམས་ནས་ཟུག་མ་ཆོག་བར་འཇོག་ཅེས་བེ་སྔོན་ལས་གསུངས། ཡང་ན་ཐང་ཕྲོམ་དང་། མུ་ཟི་དང་། གུ་གུལ་ནག་པོ་རྣམས་ཏ་དང་རྐྱང་། བོང་བུ་སོགས་ཀྱི་བཤུལ་ཚིལ་ལ་སྦྱར་བ་བདུག་ལུགས་གོང་མ་དེ་བཞིན་བདུག དེ་མིན་ན་དྲུང་ཞེས་པ་སྟེའུ་ཆུང་བའི་མདུན་དེ་དང་སྲིན་ལག་གི་རྩེ་མོ་དང་། ལག་པའི་ཕྱིའི་མཁྲིག་མའི་ཙུས་རྡོག་གི་མགོ་བསྲེག་པས་ཀྱང་ཕན། དེ་བཞིན་ཡན་ལག་བརྒྱད་པའི་སྙིང་བསྡུས་ལས། སྲིན་ཅན་སོ་ནི་མི་འགྱུལ་ལ། །དུགས་བྱས་ནས་ནི་ཁྲག་དབྱུང་བྱ། །སྐྱུམ་གྱིས་བསྐུ་ཞིང་མཐུར་བཀང་དང་། །སྣ་སྨན་ཁ་ཟས་རླུང་འཇོམས་སྦྱིན། །ཁོང་སྡོང་བུ་རམ་སྦྲ་ཚིལ་གྱིས། །གང་བས་ཕུར་མས་བསྲེག་པར་བྱ། །ཞེས་དང་།

ཡང་། དེ་ལྟར་གསོ་བ་མང་པོ་ཡིས། །ནད་ནི་ཞི་བར་མ་གྱུར་ན། །སྐམ་པ་ཕྲ་མོ་དག་གིས་སམ། །སོ་དབྱུང་བ་ཡི་ཆ་བྱད་ཀྱིས། །དང་པོ་རྩ་བ་ནས་བསླངས་ཏེ། །གཏན་ནས་དེ་ནི་དབྱུང་བར་བྱ། །ཞེས་གསུངས་པ་དང་། ཡང་དེ་ལས། རིད་ཅིང་ཉམ་ཆུང་རྒན་པོ་དང་། །རླུང་ནད་ཀྱིས་ཉེན་སོ་མི་དབྱུང་། །ཡ་སོ་དབྱུང་བར་མི་བྱ་སྟེ། །དེ་ནི་ བླ་གཉན་མང་པོ་སྐྱེད། །ཅེས་གསུངས་པ་ལྟར་ཤེས་པར་བྱའོ། །

ས་བཅད་ལྔ་པ། པགས་སྲིན།

པགས་སྲིན་ཅེས་པ་ནི་ལུས་ལ་ལྷན་སྐྱེས་སུ་གནས་པའི་སྲིན་བུ་དང་ཚ་སེར་འཕེལ་འཁྲུགས་སུ་གྱུར་པ་ལས་བྱུང་བའི་པགས་ནད་ཀྱི་མིང་ངོ་། །

དང་པོ། སློང་རྐྱེན།

རྒྱུ་ནི་ལུས་ལ་གནས་པའི་ལྷན་སྐྱེས་ཀྱི་སྲིན་བུ་དང་ཚ་སེར་ལ་རྐྱེན་ཁ་ཟས་དཀར་དམར་གྱི་རིགས་བསྟེན་དྲགས་ཏེ་འཕེལ་བའམ་ཟས་སྤྱོད་དམན་ལྷག་ལོག་པས་འདུ་བ་འཁྲུགས་ཏེ་སྐྱེད་པ་ཡིན་ནོ། །

གཉིས་པ། ནད་རྟགས།

སྐྱ་རེངས་གསར་བ་ལས། ཡན་ལག་སོགས་ཀྱི་པགས་པའི་སྟེང་དུ་ཐོར་བ་ལེབ་མོ་ཅན་དོན་ནས་ཟ་ཕྲུག་ལངས་པ་དང་། པགས་མདོག་སྔོ་ལ་རྩུབ་པ། སྐབས་འགར་ལུས་ཁམས་སྦོས་ཤིང་སྐྲངས་པ། སྐྲ་དང་སྨིན་མ་བུད་པ། དེ་མིན་གྲ་མ་ཕུབ་མའི་རིགས་དང་ཐུག་པ། ཆུར་ཞུགས་པ་དང་ལུས་ཁམས་འཁྲུགས་པ་སོགས་ཀྱི་སྐབས་སུ་སྡུག་ཏུ་འགྲོ་བ་ཞེས་གསུངས། །

གསུམ་པ། བཅོས་ཐབས།

༡ བཅོས་ཚུལ།

པགས་སྲིན་འདི་ལ་སྲིན་སྨན་སྤྱི་བཞིན་དང་ཁྱད་པར་ཚ་སེར་སྐེམ་པར་བྱེད་པ་དང་ཞོར་དུ་གཉན་ཚད་གཙོག་པའི་སྨན་བསྟེན་དགོས།

༢ གཉེན་པོ།

(༡) ཟས་སྤྱོད།

རོ་ཚ་སྐྱུར་དང་། ཐལ་སྲུངས་དང་། དཀར་མངར་སོགས་སྤངས་ཤིང་། ལུས་འཁྲུགས་པ་སོགས་མཇོར་ན་སྨིན་དང་ཆུ་སེར་སྐྱེད་པར་བྱེད་པའི་ཟས་སྤྱོད་རིང་དུ་དོར་ལ་ཡང་ཞིང་འཇུ་སླ་བའི་ཟས་སྐོམ་བསྟེན་ནོ། །

(༢) སྨན།

མན་ངག་རིན་ཆེན་འབྱུང་གནས་ལས། ཙནྡ་ཀ་དང་སྔོག་སྐྱ་བྱི་ཏང་ག །གཡེར་མ་དྭ་བ་བྱི་རུག་ཕུར་མོང་ནག །ལྷུམ་ཟེ་མར་སྦྱར་བས་པགས་སྨིན་སེལ། །ཞེས་སོགས་གསུངས་པ་ལྟར་གསོ་དགོས།

(༣) དཔྱད།

ཀོང་སྤྲུལ་ཟིན་ཏིག་ལས། པགས་སྨིན་ལ་སྒྲོན་ཤིང་དང་སྤོས་དཀར་དུད་པས་ཕན་ངེས། ཞེས་འབྱུང་། ཡང་ན་སུ་ཟིའི་ཆུ་ཚན་དང་སྨན་ལུམས་བཟང་།

ས་བཅད་དྲུག་པ། གཞང་སྨིན།

མཁྲིས་སྨིན་ཤ་སྐྱ་འམ་ཁབ་རྩེ་འདྲ་བའང་ཟེར་ལ་དེ་སོང་དུ་འཕེལ་ནས་གཞང་ཁར་ན་ཟུག་དང་ཟ་འཕྲུག་འོང་བའི་ནད་ཅིག་གོ །

དང་པོ། སློང་རྐྱེན།

རྒྱུ་རྐྱེན་ནི་བུ་རམ་དང་འོ་མ། ཤ་དང་ལན་ཚྭ་འབྲས་ཆན་སོགས་མངར་སྐྱུར་ལྡན་པའི་བཟའ་བཏུང་བསྟེན་དྲགས་ཏེ་སྨིན་ནད་བསྐྱེད་པ་དང་། ལྷག་པར་དུ་ཟས་སྐོམ་བཅོག་པ་དང་། ཙནྡ་ཀ་དང་ཆང་སྐྱུར་སོགས་རྫ་ཞིང་ཚ་བའི་ཟས་དང་སྤྱོད་ལམ་དྲག་པོ་རྣམས་ཀྱིས་སྐྱེད་པར་བྱེད་དོ། །

གཉིས་པ། ནད་རྟགས།

དེའུ་དམར་བའི་གཅེས་བསྡུས་ལས། བཤང་བ་སྲི་ལྦུགས་གཞང་གཟེར་ཟ་ཞིང་ཁོལ། །མི་བཟོད་འཕྲུག་ཚེ་ཁྲག་དང་ཆུ་སེར་འཛག །བརྩེ་ཞིང་ཟ་བས་བཟོད་པའི་སྐབས་མི་རྙེད། །གཞང་ཁ་སྐྲངས་དང་འཕྲུག་ཚེ་སྨིན་གྱི་འབུ། །སྲུ་ཙམ་ཡང་ཡང་འབྱུང་ཡང་ཟད་མི་ཤེས། །སྟོད་ས་མི་ནོན་གཞང་སྨིན་ཡིན་པར་ངེས། །ཞེས་གཞང་ཁ

ནས་ཤ་བའི་སྤུ་དང་འདྲ་བའི་སྲིན་བུ་ཕྲ་མོ་ཐོན་པ་དང་། དགུང་མོ་གཞང་ལ་ན་ཟུག་གཏོང་བ་དང་། ཟ་འཕྲུག་བཟོད་གླགས་མེད་པར་གཏོང་བ་སོགས་ཀོང་གི་ན་ལུགས་མངོན་ཚུལ་སྟོན་པའོ། །

གསུམ་པ། མི་ནོར་བའི་རྟགས།

གཞང་ཁར་ཟ་འཕྲུག་ལྷང་ཞིང་བཟོད་གླགས་མེད་པ་དང་། ཤ་བའི་སྤུ་དང་འདྲ་བའི་སྲིན་བུ་ཐོན་མི་ཚར་བ་དང་སྲོད་ཀྱི་དུས་སུ་ལྷག་པར་གཡའ་བ་འབྱུང་ངོ་། །

བཞི་པ། བཅོས་ཐབས།

1 བཅོས་ཚུལ།

ཁྱད་པར་གཞང་སྲིན་གྱི་ནད་གཞི་ལ་རང་གནས་སུ་སྲིན་གྱི་གྲོང་ཁྱེར་བཤིག་པ་དང་སྲིན་རོ་ཕྱིར་དབྱུང་སྟེ་བཅོས་དགོས་སོ། །

2 གཉེན་པོ།

(1) ཟས་སྤྱོད།

ཐག་སོགས་ཕྱུགས་རིགས་ཀྱི་ཤ་རྗེན་པ་དང་། དཀར་མངར་རིགས། དེ་བཞིན་རྗེ་ཞིང་ཚ་བའི་ཟས་སྐོམ་རིགས་སྤང་ལ། སྤྱོད་ལམ་དྲག་ཤུལ་མི་བྱའོ། །

(2) སྨན།

མན་ངག་རིན་ཆེན་འབྱུང་གནས་ལས། ཕོང་སྨན་མུ་ཟི་དུག་ཐལ་ཉེ་དོ་དང་། །དངུལ་ཆུ་བཏུལ་མ་ཞོ་གང་སྦྱར་བ་ནི། །བུ་རམ་སྙིང་བས་ལུག་རིལ་ཙམ་དུ་དྲིལ། །ཆང་གིས་ཕུལ་བཏང་སྲིན་བུ་སྐྱེ་རྒྱུན་ཆད། །ཅེས་དང་། བྱེ་རིང་ལས། ད་བའི་རྩ་བ་བྱི་ཏང་ག །ཆ་མཉམ་ཕྱེ་མ་མར་སྦྱར་བའི། །རིལ་བུ་ཡུན་བསྟེན་སྲིན་ཀུན་འཇོམས། །ཞེས་དང་། ཡང་ན། ཆིག་ཐུབ་བྱི་ཏང་མ་ནུ་ཙེ། །ལང་ཐང་བུར་སྦྲང་རིལ་བུ་བྱ། །གནའ་དགོ་ར་ཡི་མགོ་ཁྲུས་ཕུལ། །མས་ནས་སླ་རྩེ་སྔོག་སྐྱུ་དང་། །ཤིང་ཀུན་ལང་ཐང་མ་ནུ་ཙེ། །ཐང་ནག་མར་སྦྱར་རིལ་བུ་བྱ། ། གཞང་ལུག་སྨུམ་ཀོང་བསྲོས་ནས་བདུག །གཞང་སྲིན་ཟ་འཕྲུག་སེལ་བའི་མཆོག །ཅེས་དང་། ཡང་མན་ངག་རིན་ཆེན་འབྱུང་གནས་ལས། སོང་སྲིན་མདུག་སྲིན་གཉིས་པོ་གང་ལ་ཡང་། །ཀོ་བྱི་ལ་བཞི་འོ་མར་བཏབས་ལ་བཙོས། །ཤ་བཞིན་ཆོས་ཆེ་རེ་རེའང་བཞི་རུ་བྱ། །བསྐམས་ནས་ཞིབ་བཏགས་ཚ་སྲིན་ཆུ་གྲང་དང་། །གྲང་བའི་

སྲིན་ལ་ཆང་གིས་ཕུལ་བཏང་མཆོག །ཅེས་དང་། ཡང་ན། ཤིང་ཀུན་དཀར་པོ་ཆིག་ཐུབ་སྣོག་གཅིག་མ། །ཨ་རུ་བཙན་དུག་བཅས་པ་ཞིབ་པར་བཏགས། །རིལ་བུ་ཙམ་དྲིལ་མཇུབ་མོས་འོག་སྣོར་བཏང་། །སྲིན་བུ་ཡོད་ཚད་ཐོན་ཡོང་མན་ངག་ཟབ། །ཅེས་སོ། །

(༣) དཔྱད།

གཞང་སྲིན་སླ་རྩེ་སྣོག་སྐྱ་ལང་ཐང་ཅེ། །ཚ་བ་གསུམ་དང་ཟྭ་མར་རེང་བུ་གཉུག །སྣོག་པ་རྒྱམ་ཚྭ་སླ་རྩེ་ཁྲི་ཧང་ག །སྤུ་ཟེ་མར་སྦྱར་བཙུག་ལ་བྱིང་པས་བསྒོ། །

སླ་རྩེ་དང་། སྣོག་སྐྱ་དང་། ལང་ཐང་ཅེ། ཚ་བ་གསུམ་བཅས་ཟྭ་མར་སྦྱར་བ་རེང་བུ་འཕོངས་ནས་མས་བཏང་བྱ་ཞིང་། སྣོག་པ་དང་། རྒྱམ་ཚྭ། སླ་རྩེ། ཁྲི་ཧང་ག སྤུ་ཟེ་མར་དང་སྦྱར་བའང་མས་བཏང་བྱེད་པ་དང་། རྒྱུན་དུ་ཕྱིང་བ་སྨུམ་ལྷན་མེར་བསྲོས་ཏེ་ཚ་པོ་བཟོས་པས་བདུག་ལ་བསྒོ་བར་བྱ། གཞན་ཡང་བརྒྱད་པའི་སྙིང་བསྡུས་དང་གསོ་རིག་ཀུན་འདུས་རྣམས་སུ་གསུངས་པའི་བཀྲུ་འཇམ་དང་མས་བཏང་རིགས་ཀྱིས་གསོ་བར་བྱའོ། །

ས་བཅད་བདུན་པ། མཆན་མའི་སྲིན།

མཆན་མའི་སྲིན་ཞེས་པ་ནི་བུད་མེད་ཀྱི་མངལ་ན་གནས་པའི་སྲིན་བུ་མ་རུ་ཙེ་དང་ཨ་སོ་ཀ་གཉིས་ཟས་དང་སྤྱོད་ལམ་དམན་ལྷག་ལོག་པ་ལས་བསྐྱེད་དེ་བྱུང་བའི་སྲིན་བུ་ལངས་ཁྲིས་ཀྱི་ནད་ཅིག་གོ །

དང་པོ། སློང་རྐྱེན།

གཙང་སྦྲར་དོ་སྣང་མ་བྱས་པ་དང་། ཆགས་པ་གང་བྱུང་དུ་སྤྱད་པ། མཇུབ་མོ་དང་ཤིང་བུས་མཆན་མ་ཕྲུགས་པ། ཟས་དང་སྤྱོད་ལམ་དམན་ལྷག་ལོག་པ་སོགས་ཀྱིས་སློང་ངོ་། །

གཉིས་པ། ནད་རྟགས།

མངལ་གྱི་སྲིན་བུ་ལངས་པ་ཆ་བའི་ནད། །མཆང་ར་མཆན་མ་གཡའ་འཁོལ་རྣ་མ་རྒྱས། །སེམས་འཕྱོ་གཉིད་མེད་འགྲོ་འདོད་སྐྱེས་པ་འདོད། །ཞ་སྐམ་མོ་མཆན་དྲི་མ་ཞེན་དུ་མནམ། །ཁྲིས་པ་དེ་དུས་སྐྱེས་པ་མ་འཕྲད་པས། །མཇུབ་མོ་ཤིང་བུས་ཕྲུགས་པས་སྲིན་ཁྲིས་

ཏེ། །མངལ་ཁ་སྐྲངས་ཤིང་ཆུ་སེར་འཛག་པ་དང་། །ཤིན་ཏུ་སྲ་ཞིང་ན་ལ་མཚན་མ་སྨྲོ། །

ཞེས་པ་ལྟར། འདི་ལ་སྲིན་བུ་ལངས་ཁྲོས་གཉིས་ལས། དང་པོ་མངལ་གྱི་སྲིན་བུ་ལངས་པ་ནི་ཚ་བའི་ནད་ཡིན་པ་དང་། མཚང་ར་མཚན་མ་གཡའ་བ་སྐྱེ་ཟ་ཧོལ་བྱེད་ཅིང་ནུ་མ་རྒྱས་པ་དང་། སེམས་ངེས་མེད་དུ་འཁྱོ་བ། གཉིད་མེད་པ། གནས་གཅིག་ཏུ་མི་ཚུགས་པར་གཞན་དུ་འགྲོ་འདོད་ལ་སྐྱེས་པ་འདོད་ཅིང་། ལུས་ཀྱི་ཤ་སྐམ་པ་དང་མོ་མཚན་གྱི་དྲི་ངན་ཤིན་ཏུ་མནམ་པའོ། །ཁྲོས་པ་ནི། མཚན་སྲིན་ལངས་པའི་དུས་སུ་སྐྱེས་པ་དང་མ་འཕྲད་པས་མཛུབ་མོ་དང་ཤིང་བུས་མོ་མཚན་འཕྲུགས་པས་སྲིན་ཁྲོས་ཏེ་མངལ་ནང་ཀུན་ཏུ་རྒྱུགས་ཏེ་ཟོས་པས་མངལ་གྱི་ཁ་སྐྲངས་ཞིང་ཆུ་སེར་འཛག་པ་དང་། ཤིན་ཏུ་སྲ་བར་འགྱུར་ཞིང་ན་ལ་མཚན་མ་སྨྲོ་བའོ། །

གསུམ་པ། མི་ནོར་བའི་རྟགས།

མཚན་སྲིན་ལངས་པ་ནི་སྐྱེས་པ་དང་འཕྲད་འདོད་ལ་ལུས་ཤ་སྐམ་ཞིང་མོ་མཚན་ལ་དྲི་ཤིན་ཏུ་མནམ་པ་དང་ཁྲོས་པ་ནི་མངལ་ཁ་སྐྲངས་ཤིང་ཤིན་ཏུ་སྲ་ལ་མཚན་མ་སྨྲོ་བའོ། །

བཞི་པ། བཅོས་ཐབས།

༡ བཅོས་ཚུལ།

མཚན་མའི་སྲིན་ལ་ཟས་སྐོམ་དཀར་མངར་གྱི་རིགས་སྤང་ཞིང་སྤྱོད་ལམ་ཉལ་པོ་གང་འཚམ་བྱེད་པ་དང་། སྨན་ནི་སྲིན་འཇོམས་པའི་རིགས་བསྟེན་པར་བྱའོ། །

༢ གཉེན་པོ།

(༡) ཟས་སྤྱོད།

སྲིན་ལངས་ཚ་བའི་ནད་ལ་སྐྱེས་པ་བསྟེན། །

ཞེས་པ་ལྟར་མངལ་སྲིན་ལངས་པ་ལ་སྤྱོད་ལམ་ནི་སྐྱེས་པ་བསྟེན་པ་སྟེ་ཉལ་པོ་བྱེད་པ་དང་། དེ་བཞིན་དུ་དེའུ་དམར་བའི་སྲིན་ནད་བཅོས་བསྐུས་ལྟར་སྲིན་ཁྲོས་ལ་འང་བྱི་ཏང་བཞི་བའི་ཁཎྜ་སྲུབ་རིལ་ཙམ་བྱས་པ་མངལ་དུ་བཙུག་རྗེས་སྙོམས་འཇུག་བྱེད་པའོ། །འདི་གཉིས་ལ་ཟས་སྐོམ་ནི་ཡང་ཞིང་འཇུ་སླ་བའི་རིགས་བསྟེན་ལ་ཞོ་སྐྱུར་མངར་བ་རྣམས་སྤང་ངོ་། །

(༢) སྨན་དཔྱད།

དྲིལ་ཕྱིས་ས་བོན་དྭངས་མ་ཐང་དུ་བཏང་། །སྲིན་ཁྲོས་འབྲུ་འམ་མེ་ཏོག་བྱི་རུག་བདུག །བྱི་རུག་བརྒྱད་པའི་ཁུ་བ་མངལ་དུ་བཏང་། །

ཞེས་པ་ལྟར་སྨིན་ལངས་པ་ལ་དྲིལ་ཕྱིས་ཞེས་པ་འདིར་ལུས་དྲེག་གི་རིལ་བུ་བྱ་བ་དང་། ཟན་ལ་སྦྱོད་བཏབ་སོགས་ཇི་སྐྱིད་ཀྱི་བཞེད་པ་སྣང་མོད། སྐྱེས་པའི་ལུས་རྩལ་ཐོག་ལ་ཕྱེ་བྱུགས་ཏེ་ཕྱིས་པའི་ཟན་དེ་འཐད་ཅིང་རྒྱུ་མཚན་ཡང་ཁམས་ཀྱི་སྙིགས་མ་མིག་སྐྱུག་དང་། ཧ་ཕྱབས། སྣབས། སོ་དྲེག བ་སྤུ་ནས་འབབ་པའི་རྩལ་རྣམས་ཡིན་པས་སྙིགས་མ་གཞན་རྣམས་ཀྱང་རུང་ལ། གཙོ་ཆེ་བ་རྩལ་དེ་དང་ས་བོན་གྱི་དྭངས་མ་དངོས་དེ་ཉིད་ཐང་དུ་བཏང་བའོ། །ཡང་ན་སྟར་བུ་བཅུ་དགུའམ་སླ་མཐུག་བརྒྱད་པའི་སྙིང་མཚལ་དང་། འཕང་མའི་འབྲས་བུ། སླ་རྩི་བསྣན་པ་བཏང་། སྨིན་ཁྲིས་པ་ལ་དངུལ་ཆུ་བཅུ་པ་ཁོང་དུ་གཏོང་ཞིང་འབྲུ་སྣ་ཚོགས་པའམ་དྲིས་མའི་མེ་ཏོག་གམ་ཕྱི་རུག་བདུག་ཅིང་། ཕྱི་རུག་བརྒྱད་པ་ཞེས་སྨིན་བུའི་ནད་གསོ་སྐབས་ཕྱི་རུག་དང་། ཕྱི་ཏང་ག ཞིམ་ཐིག་ལེ། སྐྱེ་ཚེ། ལྷ་བ། སྣེའུ། འབམ་པོ། ཤ་སྣ་བཅས་བརྒྱད་མཉམ་དུ་བསྐོལ་བའི་ཁུ་བ་དེ་མངལ་དུ་གཏོང་ངོ་། །གཞན་ཡང་གུར་ཀུམ་བཅུ་གསུམ་དང་། ཨ་རུ་བཅུ་བདུན། གུར་རྩི་སོགས་ནད་གཞིར་གཞིགས་ཏེ་གཏོང་དགོས།

ས་བཅད་བརྒྱད་པ། ཡ་མ་དཀར་པོ།

ཡ་མ་ཞེས་པ་ནི་ཞང་ཞུང་གི་སྐད་དུ་སྨིན་བུའི་མིང་སྟེ་མགོར་གནས་ཀྱི་ནད་སྨིན་འཁྲུགས་པའི་སྐབས་ལ་སྦྱར་བའི་མིང་འདོགས་ལུགས་ཤིག་ཏེ། འདིར་དེས་བསྐྱེད་པའི་ནད་ཀྱི་ངོ་བོ་གྲང་ལ་ནད་རྟོབས་ཆུང་བའི་མགོ་སྨིན་ལ་ཡ་མ་དཀར་པོ་སྟེ། ནད་འདིའི་ངོ་བོ་དོན་ལ་བད་ རླུང་གི་ཤས་ཆེ་བའོ། །

དང་པོ། སློང་རྐྱེན།

མན་ངག་ལྷན་ཐབས་ལས། ཙ་བོ་མགོ་ནད་སྐྱི་དང་མཐུན་ནའང་། །རྣམ་པ་གདོན་དང་རྒྱ་དན་ཐུར་ཆགས་ཀྱིས། །བསྐྱེད་ཕྱིར་འདི་ལ་གཉན་གྱི་འཁྲི་ཡང་ཆེ། །

ཡ་མ་དཀར་ནག་གང་ཡང་སྤྱིའི་རྒྱུ་རྐྱེན་ནི་ཞེས་གསུམ་ཁྲག་དང་ཆུ་སེར་སྨིན་རྣམས་ལས་བྱུང་བ་ཡིན་ལ་རྐྱེན་ནི་དུས་གདོན་ཟས་སྤྱོད་སྤྱི་དང་། མྱ་ངན་ཐུར་ཆགས་སོགས་ཀྱིས་བསྐྱེད་པ་དང་། གཉན་གྱི་འཁྲི་ཤས་ཀྱང་ཆེ་བ་ཡིན་ནོ། །

གཉིས་པ། ནད་རྟགས།

མན་ངག་ལྷན་ཐབས་ལས། དེ་ཡང་དཀར་པོ་སློག་ལྟར་འཁྱུག་པ་ཡིན། །ཞེས་གསུངས་པ་ལྟར། སེམས་

འཁྲུལ་ཞིང་སྟོབས་ཆུང་བ། སྐབས་རེ་ན་ཟུག་མི་བཟོད་པར་ན་བ། སྣབས་ཀྱི་མདོག་དམར་ཞིང་རྒྱ་སྲུབས་ཀྱི་སྟེང་དུ་སྐྲངས་པ་དང་། རྒྱུ་རྐྱེན་ངེས་མེད་དུ་ནད་ལྡང་ལ་ཟས་དང་སྤྱོད་ལམ་གྱི་ཕན་གནོད་ཀྱི་འགྱུར་པ་ཆུང་བ་སོགས་ཡ་མ་དཀར་ནག་གཉིས་ཀྱི་སྤྱིའི་ནད་རྟགས་སྟེང་དུ། ཡ་མ་དཀར་པོ་ནི་སློག་ལྟར་གཟེར་འཁྲུག་བྱེད་པ་དང་། ཁྱད་པར་དུ་མདུན་རྒྱབ་ན་ཞིང་མིག་རབ་རིབ་བྱེད་པ། མགོ་བོ་འཁོར་ཞིང་རྫོད་དུགས་ཀྱིས་ཕན་སྐམ་པ་དང་མགོ་བོ་དཀྲིས་པས་བདེ་སྐམ་བྱེད་པ། ལ་ལ་མགོ་བོའི་ཕྱེད་ན་བ་དང་། ལྷེ་རྩུབ་ཅིང་སྐྲ་དང་བ་སྤུ་ལྡང་བ། རྣ་བ་འུར་བ་སོགས་འབྱུང་། དེ་བཞིན་རྒྱུད་ཆུང་བདུད་རྩི་སྙིང་པོ་ལས། ཁྱད་པར་ཡ་མ་དཀར་པོས་མགོ་རྩ་འཁྲུག །ཁ་ཆུ་མིག་ཆུ་སྣ་ཆུ་ཤིན་ཏུ་མང་། །ཞེས་པ་ལྟར་རོ། །

གསུམ་པ། མི་ནོར་བའི་རྟགས།

མན་ངག་ལྷན་ཐབས་ལས། དཀར་གོང་སྟེང་དུ་ནད་པའི་མཆིལ་མ་བསྐྱུར། །ནག་པོར་སོང་ན་ནག་ལ་མ་སོང་དཀར། །ཞེས་པ་ལྟར་དཀར་ནག་གང་ཡིན་བརྟག་ན་དཀར་གོང་མེ་ལ་བསྲེག་པའི་དམར་པོ་དེ་ལ་ནད་པས་མཆིལ་མ་བཏབ་ནས་བརྟག་པ་ལ་གྲང་ནས་མདོག་དཀར་པོ་དེ་གར་སྣང་ན་དཀར་པོར་ཤེས་པར་བྱ་ཞིང་། དེ་མིན་གྲང་མོས་བཅེ་ཞིང་རྫོད་དུགས་བྱས་པས་བདེ་སྐམ་འཆར་བ་དང་། དགོང་དང་ཐོ་རངས་དུས་སུ་ལྡང་བའང་ཡ་མ་དཀར་པོའི་མི་འགྱུར་པའི་རྟགས་སོ། །

བཞི་པ། བཅོས་ཐབས།

༡ བཅོས་རྩུལ།

ཡ་མ་དཀར་པོ་འདི་ལ་ཐོག་མར་བད་རླུང་གི་མགོ་གནོན་པ་དང་གྲང་ཤས་ཆེ་བར་རྫོད་ལུམས་བྱས་ཏེ་གསོ་བར་བྱ་དགོས་པ་དང་ཤིན་ཏུ་རླུང་རྟགས་ལྡན་ན་མར་དང་སྦྱར་ལ་བཅོས།

༢ གཉེན་པོ།

(༡) ཟས་སྤྱོད།

ར་ཡི་སྙིང་དང་མཆིན་མཚེར་ཟས་སུ་བཟའ། །

ཟས་མངར་སྐྱུར་དང་དམར་སོགས་ལ་འཛེམ་པ་དང་། ལུས་སྟོབས་ཉེར་ཞིང་ནད་ཡུན་རིང་དུ་སོན་པའི་རིགས་ལ་ཤ་གསར་ཅུང་ཟད་བསྐྱེན་ཀྱང་རུང་བ་སྟེ་ར་ཡི་སྙིང་དང་། མཆིན་པ། མཚེར་བ་སོགས་ཟས་སུ་བཟའ་

ཞིང་སྒྱིད་ལམ་བཟིལ་ཛྲད་སྐོམས་པར་གནས་ཤིང་ལུས་དལ་བུར་སྟོད།

(༢) སྨན།

མན་ངག་ལྷན་ཐབས་ལས། ཆུང་ལྡན་ཁྱུང་ལྔའི་སྟེང་དུ་ཐང་ཕྲམ་དཀར། །ཕྱི་ཧིང་ག་དང་ཤ་ཆིལ་བསྣན་ལ་བཏང་། །ཞེས་གསུངས། ཡང་ན་ཐང་ཕྲམ་བཅོ་བརྒྱད་པ་དང་། མ་ནུ་ཅེ་དགུ་བ། རྡོ་རྗེ་རབ་འཇོམས། སྣ་རའི་ཤེས་བཅོས། བྱུར་དམར་ཉེར་ལྔ་སོགས་གང་དགོས་ནད་བབས་དང་བསྟུན།

(༣) དཔྱད།

ཡ་མ་དཀར་པོ་སྐྲ་ཐྲེགས་འཇུག་སར་དབྱུག །ར་ཡི་སྒྲོ་ཁྲག་ཆིལ་ལྷགས་རྫོན་མོས་གཡོག །ཞག་གསུམ་རུ་ཏ་ར་ཆིལ་འོ་མས་བྱུག །རྩ་སྒོ་མེས་མནན་སྲིན་སྨན་དུ་བས་བདུག །འཇུག་ཚབས་ཆེ་ན་རྩ་དེ་གཏར་ལ་བསྲེག །

ཡ་མ་དཀར་པོའི་ནད་ལ་སྐྲ་ཐྲེགས་ལ་གང་དུ་འཇུག་ཅིང་གཟེར་བའི་སར་གཙག་བུ་ལྷ་བུས་དབྱུག་པར་བྱ་ཞིང་། ར་ཡི་སྒྲོ་དང་ཁྲག ཆིལ་བཅས་བྱུག་ཅིང་ལྷགས་པ་རྫོན་མོས་གཡོག ཞག་གསུམ་གྱི་རིང་རུ་ཏ་དང་ར་ཆིལ། འོ་མ་བཅས་བསྐོལ་བའི་ཁུ་བ་བྱུག་ལ་རྩ་སྒོ་གང་དུ་འཇུག་སར་མེས་མནན་པར་བྱ་ལ་སྲིན་སྨན་གྱི་དུ་བས་བདུག གལ་ཏེ་ད་དུང་འཇུག་ཚབས་ཆེན་གང་འཇུག་པའི་རྩ་དེ་གཏར་ལ་དམིགས་གང་ཡོད་མེས་བསྲེག་པར་བྱ།

ས་བཅད་དགུ་པ། ཡ་མ་ནག་པོ།

ཡ་མ་ནག་པོ་ཞེས་པ་ནི་སེམས་འཕྲུལ་ཞིང་སྟོབས་ཆུང་བ། སྐབས་རེ་ན་ཟུག་མི་བཟོད་པར་ན་བ། སྐབས་ཀྱི་མདོག་དམར་ཞིང་རྒྱ་སྲུབས་ཀྱི་སྟེང་དུ་སྐྲངས་པ་བཅས་ཀྱི་རྟགས་སྟོན་ཞིང་ཁྱད་པར་དུ་ཁྲག་དང་མཁྲིས་པའི་བསྐྱོངས་ཟླ་ལྡན་པའི་སྲིན་ནད་ཟུག་རྫུ་དང་ཚ་ཤས་ཆེ་བ་ཞིག་གོ །

དང་པོ། སློང་རྐྱེན།

མན་ངག་ལྷན་ཐབས་ལས། ངོ་བོ་མགོ་ནད་སྤྱི་དང་མཐུན་ནའང་། །རྣམ་པ་གདོན་དང་སྨུ་དན་བྱུར་ཆགས་ཀྱིས། །བསྐྱེད་ཕྱིར་འདི་ལ་གཞན་གྱི་འཁྲི་ཡང་སྲིད། །ཅེས་ཡ་མ་དཀར་ནག་གང་ཡང་སྤྱིའི་རྒྱུ་རྐྱེན་ནི་ཉེས་གསུམ་ཁྲག་དང་ཆུ་སེར་སྲིན་རྣམས་ལས་བྱུང་བ་ཡིན་ལ་རྐྱེན་ནི་དུས་གདོན་ཟས་སྤྱོད་སྤྱི་དང་། སྨུ་དན་བྱུར་ཆགས་སོགས་ཀྱིས་བསྐྱེད་པ་དང་། གཞན་གྱི་འཁྲི་ཤས་ཀྱང་ཆེ་བ་ཡིན་ནོ། །

གཉིས་པ། ནད་རྟགས།

མན་ངག་ལྷན་ཐབས་ལས། མདའ་ལྟར་གཟེར་བ་ནག་པོར་བརྗོད་པ་ཡིན། །ཞེས་ཁྲག་མཁྲིས་ཀྱི་བསྙོངས་ནླར་གྱུར་པའི་ཡམ་ནག་པོ་ནི་མཚོག་གསང་དང་སྲིན་ཚང་ན་བ་དང་། ཁྱད་པར་དུ་མདའ་ལྟར་སྨྱུར་པའི་གཟེར་འཁྲུག་དྲག་པོ་འོང་། ཤ་མདོག་ནག་ལ་ལུས་ཚ། མགོ་བོའི་ལྤག་ཁྲུང་ན་ཞིང་རེངས། ཤེས་པ་ལྡི་ཞིང་ལུས་པོ་འདར། དང་ག་མི་བདེ་ཞིང་ལུས་ཟུངས་འཛད། བལྟ་རྩའི་རྒྱུ་བ་མགྱོགས་ལ་ཆུ་མདོག་དམར་སེར་འབྱུང་། ཚ་སྐྱུར་མེ་ཉི་ཉལ་སྲུངས་སོགས་གནོད་སྐམ་འཆར།

གསུམ་པ། མི་ནོར་བའི་རྟགས།

མན་ངག་ལྷན་ཐབས་ལས། དཀར་པོང་སྙེང་དུ་ནད་པའི་མཆིལ་མ་བསྐྱུར། །ནག་པོར་སོང་ན་ནག་ལ་མ་སོང་དཀར། །ཞེས་པ་ལྟར་དཀར་ནག་གང་ཡིན་བརྟག་ན་དཀར་པོང་མེ་ལ་བསྲེག་པའི་དམར་པོ་དེ་ལ་ནད་པས་མཆིལ་མ་བཏབ་ནས་བརྟག་པ་ལ་གྲང་ནས་ནག་པོར་སྣང་ན་ནག་པོར་ཤེས་པར་བྱའོ། །གཞན་ཡང་ཆུ་ལྷག་དང་གྲང་མོས་ཕན་པ་དང་ཉིན་གུང་དུས་སུན་བ་སོགས་འབྱུང་།

བཞི་པ། བཅོས་ཐབས།

༡ བཅོས་རྒྱུ།

ཡམ་ནག་པོ་འདི་ལ་ཐོག་མར་ཁྲག་མཁྲིས་གཉིས་ཀྱི་སྟོབས་དབྲི་ཞིང་ཚ་ཤས་ཆེ་བར་གྲང་ལུམས་བྱས་ཏེ་གསོ་བར་བྱ་དགོས། །

༢ གཉེན་པོ།

(༡) ཟས་སྤྱོད།

ཟས་མངར་སྐྱུར་དང་དམར་སོགས་ལ་འཛེམ་དགོས་པ་དང་ལྷག་ཏུ་རྡོ་ཚའི་རིགས་སྤང་ལ། ལུས་སྟོབས་ཉིར་ཞིང་ནད་ཡུན་རིང་དུ་སོན་པའི་རིགས་ལ་ཤ་གསར་ཙུང་ཟད་བསྟེན་ཀྱང་རུང་། སྤྱོད་ལམ་བསིལ་བར་གནས་ཤིང་ལུས་དལ་བུར་སྡོད་དོ། །

(༢) སྨན།

མན་ངག་ལྷན་ཐབས་ལས། ཅེ་བྲག་ཁྲག་མཁྲིས་ཚ་ཤས་ཆེ་བ་ལ། །སྤང་རྩི་བཅུ་གཉིས་སྙིང་དུ་ཐང་ཕྲོམ་དཀར། །ཅི་ཏང་ག་བསྣན་བསྐོལ་གྲངས་དབུལ་ལ་བཏང་། །ཞེས་དང་། ཡང་ན་ཐང་ཕྲོམ་བཅོ་བརྒྱད་པ་དང་། མ་ནུ་ཅོ་དགུ་བ། གསེར་མདོག་བཅུ་གཅིག་དང་། གུར་ཁྲུང་། དངུལ་ཆུ་བཅོ་བརྒྱད། ཅེ་རིང་ཡམ་བྲུངས་འཕྲིན་སོགས་གང་དགོས་ནད་རྟགས་དང་བསྟུན་ནོ། །

(༣) དཔྱད།

ཡ་མ་ནག་པོ་སྦྲོངས་བཏང་གཏར་ག་བྱ། །ར་ཡི་སྨི་ཁྲག་སྣག་རམས་ཁྲི་ལུད་སྦྱིན། །སྦྱར་བས་ཐུགས་ལ་གཙུག་དང་མཆོགས་མའི་སྙེང་། །ཕོངས་བཞག་མདར་གསུམ་ཐུགས་ཏེ་གྲོད་པས་བཏུམ། །དགུ་ནས་གཤགས་ལ་རྫབས་དྲངས་ སྤྲངས་འཛིབ་བྱ། །དྭགས་བདུག་ཤ་བའི་སྨི་ཁྲག་ཆིལ་ལུམས་བྱ། །སློག་ལྟར་འཁྱུག་ལ་ལོང་གསང་མདུན་རྒྱབ་བསྲེག །གཟེར་སྙེང་དྲུས་ལ་མེ་བཙས་འཚོས་པར་མནན། །

ཞེས་པ་ལྟར། ཡམ་ནག་པོ་ལ་ནི། དུར་ཁྲིད་དང་ཅི་ཏང་ག ཐུར་མོང་། དུ་བ་རལ་བ་རྣམས་སྦྱར་བའི་སྦྲོངས་བཏང་ལ། མུར་གོང་གི་འཕར་རྩར་གཏར་ག་བྱ་བ་དང་། ར་ཡི་སློ་དང་ཁྲག སྣག་ཚ། རམས། ཁྲི་ལུད། སྦྱིན་བཙས་སྦྱར་བས་མགོ་བོར་ཐུགས་ལ་སྤྱི་གཙུག་དང་མཆོགས་མའི་སྙིང་དུ་ཕོངས་ཏེ་བར་སྟོང་ངམ། བུག་པ་བཞག་ལ་དེའི་སྙིང་ག་ར་དང་བུ་རམ། སྤང་རྩི་བཙས་མདར་གསུམ་རའི་ཞོ་མར་སྦྱར་བ་ཐུགས་ཏེ་གྲོད་པས་བཏུམས་ནས་བཞག ཞག་མ་དགུ་ནས་གཤགས་ལ་རྫབས་རྣས་དྲངས་རྗེས་སྤང་མའི་འཛིབ་བྱས་ཏེ་ཡ་སྦྱིན་ཆུ་སེར་དང་བཅས་པ་ཕྱིར་དབྱུང་བར་བྱའོ། །ད་དུང་ཤིང་ཀུན་དང་སྔོག་སྐྱ། ཤ་བའི་ཚིལ་བཙས་བསྲོས་པས་དུགས་བདུག་ཅིང་། ཤ་བའི་སློ་དང་ཁྲག་ཚིལ་གྱི་ལུམས་ཀྱང་བྱའོ། །སྲིན་ནད་སློག་ལྟར་འཁྱུག་པ་ལ། ལོང་གསང་མདུན་ལྟེ་བའི་གཡས་གཡོན་ཚོན་རེའི་ས་དང་རྒྱབ་ཀྱི་ཚིགས་པ་བཅུ་དྲུག་པ་མེ་ཡིས་བསྲེག གང་དུ་གཟེར་བའི་གནས་ཀྱི་སྙིང་གཙག་བུས་བཞི་ཤོར་དྲུས་ལ་སྲིན་འདོན་པ་དང་ཡང་ན་མེ་བཙས་འཚོས་པར་མནན།

སྡོམ་ཚུང་།

ཡན་ལག་བརྒྱད་པ་ལྟར་ན་མི་རྣམས་ཀྱི་ལུས་ལ་ལྷན་སྐྱེས་ཀྱི་སྲིན་བུའི་རིགས་ཉིས་ཁྲི་ཆིག་སྟོང་དང་རླུང་མཁྲིས་བད་ཀན་གྱི་སྲིན་བུ་མང་དུ་གནས་པ་ཡིན་ལ་དེ་དག་ལུས་རྒྱུད་པའི་ཚེན་གནོད་པར་བྱེད་ཅིང་། དར་བའི་དུས་ན་ཕན་གདགས་པར་གསུངས་སོ། །དེ་ཡང་རིགས་ཀྱི་སྒོ་ནས་དབྱེ་ན་བད་སྲིན་བྲུ་བུ་སྔོག་པ་འདྲ་བ་དང་། རླུང་སྲིན་ཐུར་མ་འདྲ་བ། མཁྲིས་སྲིན་ཤ་སྦྲུའམ་ཁབ་རྩེ་འདྲ་བ་གསུམ་དང་། གཞན་ཡང་ཅེ་བ་རིང་བསྒྲིལ་ལས། ཚ་བའི་སྲིན། གྲང་བའི་སྲིན། གདོན་གྱི་སྲིན་གསུམ་དུ་དབྱེ་ཞིང་། ད་རུང་གནས་ཀྱི་སྒོ་ནས་དབྱེ་ན་ཤིག་སོ་དང་།

མིག་སྒྲིབ། སོ་སྒྲིབ། པགས་སྒྲིབ། གཞང་སྒྲིབ། མཚན་མའི་སྒྲིབ་བཅས་དབྱེ་སྲོལ་མཆིས་སོ། །སྒྲིབ་ནད་དེ་གསོམ་ཞིང་བསལ་བར་འདོད་པས་འོ་མ་ལ་སོགས་པ་སྤང་བར་བྱ་བའམ། དེ་བཞིན་དུ་འདབ་མ་ཅན་གྱི་ཚོད་མ་སྟེ་རྒྱ་སྒེའུ་དང་། ལྷམ་པ་ལ་སོགས་པའི་ཚོད་མ་སྤང་བ་སྟེ། མདོར་ན་མངར་བ་དང་སྐྱུར་བའི་རིགས་ཐམས་ཅད་ཡོངས་སུ་སྤངས་ཤིང་དོར་བར་བྱའོ་ཞེས་འགྲེལ་བ་ཟླ་ཟེར་ལས་གསུངས་སོ། །

(དོན་གྲུབ་ཚེ་རིང་། གསོད་པ་རྒྱལ།)

བསམ་གཞིགས།

༡ སྒྲིབ་ནད་ཀྱི་ངོ་བོ་ཅི་འདྲ་ཡིན་ནམ།

༢ བད་སྒྲིབ་དང་རླུང་སྒྲིབ་གཉིས་ཀྱི་ཁྱད་པར་ཅི།

༣ སོ་སྒྲིབ་དབྱུང་བར་གང་དག་ལ་འཛེམ་དགོས།

༤ ཡ་མ་དཀར་ནག་གཉིས་མི་འདྲ་ས་གང་ཡིན་ནམ།

༥ གཞང་སྒྲིབ་སྒྲིབ་བུ་གང་གིས་བསྐྱེད།

༦ སྒྲིབ་ནད་དཀར་དང་མངར་བག་གིས་སྐྱེད་པའི་རྒྱུ་མཚན་ཅི།

ལེའུ་བརྒྱད་པ། སྐྱུགས་པ།

སྐྱུགས་པའི་ནད་ཟེར་བ་ནི་ཟས་སྐོམ་མ་གོམས་པ་དང་མི་འཕྲོད་པའི་རིགས་གང་ཟོས་པ་ཕོ་བར་མ་ཞུ་བ་དང་། གཞན་ཡང་ཁོང་འབྲས། ཕོ་བ་སྐྲན་པོ། སྟོད་མཁྲིས་ཀྱི་ནད་སོགས་ནད་གཞིའི་རིགས་མང་པོར་ཐུན་མོང་དུ་བྱུང་བའི་ཚ་གཉན་གྱི་ནད་ཅིག་རེད།

སྤྱིར་བཤད་པ།

སྐྱུགས་ཀྱི་ནད་ལ་རྒྱུ་རྐྱེན་དབྱེ་བ་དང་། །རྟགས་དང་བཅོས་ཐབས་རྣམ་པ་བཞི་ཡིས་བསྟན། །

ཞེས་སྐྱུགས་པའི་ནད་ལ་རྒྱུ་རྐྱེན་དང་། དབྱེ་བ། རྟགས། བཅོས་ཐབས་བཅས་རྣམ་པ་བཞི་ཡིས་བསྟན་པའོ། །

དང་པོ། རྒྱུ་རྐྱེན།

རྒྱུ་རྐྱེན་མ་ཞུ་ལྷེན་དང་ལྷུགས་དྲེགས་དང་། །ཁོང་འབྲས་བད་སྐྲན་གྲིན་བུ་སྙིང་རླུང་འབྲུགས། །མི་སྡུག་ཡུལ་མཐོང་རྣམས་ཀྱིས་རྐྱེན་དུ་སྐྱུག །

ཅེས་འདིར་ནད་གཞི་རིགས་ཀྱི་རྒྱུ་རྐྱེན་གཞི་མཐུན་དུ་བརྗོད་པ་ལ་མ་གོམས་མི་འཕྲོད་པའི་ཁ་ཟས་གང་ཟོས་པ་རྣམས་ཕོ་བར་མ་ཞུ་བའི་རིགས་ཀྱི་ནད་དང་། བད་ཀན་ལྷེན་ནད། ལྷགས་དྲེག ཁོང་འབྲས། སྐྲན་པོ། ཕོ་རྒྱུའི་གནས་སུ་སྲིན་རིགས་འཁྲུགས་པ། སྙིང་རླུང་སྙེ་གྲིན་རྒྱུའི་རླུང་སོགས་འཁྲུགས་པའི་ནད་གཞིའི་རིགས་དང་། མི་སྡུག་པ་སྙེ་སྐྱུག་བྲོ་བ་དང་སྐྱི་གཡའ་བ། ཟས་སྐོམ་རིགས་ཐལ་ཁེངས་དྲི་རོ་ངན་པ་བྲོ་བ་སོགས་ཡུལ་ཡིད་དུ་མི་འོང་བ་རིག་མཐོང་བསྙེན་པ་བཅས་བརྒྱད་པོ་གང་རུང་དང་། གཞན་ཡང་ཕོ་བ་དང་རྒྱུ་མའི་ནད་རིགས། ཀླད་སྐྱིར་ཚ་ནད་བྱུང་བ་དང་ཀླད་འཚོམ། དུག་རིགས་སོགས་ཀྱིས་བསྐྱེད་པའི་ནད། བུད་མེད་ལ་མངལ་འཁྲི་བ་སོགས་ཀྱིས་རྐྱེན་དུ་སྐྱུག་པར་བྱེད་དེ། དགོས་པ་ཀུན་འབྱུང་ལས། རྒྱུ་ནི་མ་ཞུ་ལྷེན་ལྷགས་དྲེག །བད་སྐྲན་སྲིན་

བུ་སྙིང་རླུང་འཁྲུགས། །ཞེས་གསུངས་སོ། །

གཉིས་པ། དབྱེ་བ།

དབྱེ་བ་རླུང་མཁྲིས་བད་ཀན་འདུས་པ་བཞི། །

དབྱེ་བ་ནི་གོང་དུ་བསྟན་པའི་ལྷན་ཅིག་བྱེད་པའི་རྐྱེན་དེ་དག་གིས་བསྐྱངས་པའི་ནད་ཀྱི་རིགས་རྣམས་ལ། རྒྱུའམ་ཉེས་པའི་སྒོ་ནས་ཕྱེ་ན་ངོ་བོ་རླུང་ལས་གྱུར་པ་དང་། མཁྲིས་པ་ལས་གྱུར་པ་དང་། བད་ཀན་ལས་གྱུར་པ། འདུས་པ་ལས་གྱུར་པ་སྟེ་བཞི་རུ་བསྟན་པ་ཡིན་ནོ། །

རེའུ་མིག8 – 1 སྐྱུགས་ནད་ཀྱི་དབྱེ་བ་དང་ནད་རྟགས་གཙོ་བོ།

དབྱེ་བ།	ནད་རྟགས།
རླུང་གྱུར།	ལྟེ་ཅན་ཆུ་ཐབས་སུ་སྐྱུགས། བྲང་རྒྱབ་རྩིབ་ལོགས་གཟེར། མགོ་འཁོར།
མཁྲིས་གྱུར།	ཁ་ཁ། སེར་པོ་ཁྲག་ཅན་སྐྱུགས། ལུས་ཚ། སྐོམ་དད་ཆེ། མགོ་གཟེར།
བད་གྱུར།	བེ་སྐབས་བསྐམ་མངར་སྐྱུགས། དང་ག་འགགས། གདོང་སྐྲངས། བྲང་ཁེན།
འདུས་པ།	ཀུན་རྟགས་སྟོན།

གསུམ་པ། ནད་རྟགས།

དེ་རྟགས་མ་ཞུ་གང་ཟོས་དེ་ཉིད་སྐྱུག །ལྕེ་དང་ལྷགས་དྲེག་ཆུ་སྐྱུར་བད་ཀན་སྐྱུག །ཕོ་འབྲས་ཁ་ཟས་ཀུན་ལ་འཁྲེན་པ་སྟེ། །བད་ཀན་སྨུག་པོ་རྒྱ་བཤལ་དུད་ཁ་སྐྱུག །ཕྲིན་གྱིས་ཕྲིན་སྐྱུག་རླུང་འཁྲུགས་སྟོང་སྐྱུག་བྱེད། །མི་སྡུག་ཡུལ་མཐོང་དྲི་ངར་རེག་པས་སྐྱུག །

ཅེས་པ་ལྟར་ཕོ་བའི་མེ་དྲོད་ཉམས་པ་དང་ཁ་ཟས་འཇུ་དཀའ་བ། མ་འཕྲོད་པ་སོགས་ཀྱིས་བསྐྱངས་པའི་རྟགས་སུ་གང་ཟོས་པའི་ཁ་ཟས་རིགས་དེ་ཉིད་འཇུ་མ་ཐུབ་པར་ཟས་ཀྱི་མདོག་དང་བཅས་པ་ཕྱིར་སྐྱུག་པ་ཡིན། བད་ཀན་ལྕེ་དང་ལྷགས་དྲེག་སོགས་ཕོ་བའི་ནང་ལ་བེ་སྐབས་ཆེས་ཆེར་འཕེལ་ཏེ་ཕོ་བའི་འཇུ་བྱེད་དང་མེ་མཉམ་གྱི་མཐུ་ཞན་པར་གྱུར་པས་ཆུ་སྐྱུར་དང་བད་ཀན་བེ་སྐབས། ཁ་ཟས་གང་ཟོས་སོགས་སྐྱུགས་པར་བྱེད་ལ། ཚབས་ཆེ་བར་བྱུངས་ཁྲག་སྐྱུག་པའང་ཡོད་པས་དེ་མྱུར་དུ་གཅོད་དགོས། ཕོང་འབྲས་ཀྱི་རིགས་ལས་སྐབས་འདིར་གཙོ་ཆེར་ཕོ་བའི་ཕོ་རྗེམས་དང་། མིད་པའི་འབྲེལ་མཚམས་སོགས་སུ་འབྲས་ནད་བྱུང་ན་ཁ་ཟས་ཟོས་ཚད་ཀུན་ཕོ་བར

འགྲོ་མི་ཐུབ་པར་ཐོགས་ཏེ་ཕྱིར་སྐྱུགས་པས་ཟས་ཀུན་ལ་འཁྲིན་པ་སྟེ་ཆགས་པས་ཟས་ལ་འདོད་པ་ཆེ་རུ་འཕེལ་བར་འགྱུར། བད་ཀན་སྐྱུག་པོ་ལ་དུས་ཀྱི་ལོ་མ་རྣམ་གསུམ་འབྱུང་བའི་རྟགས་སུ་དང་པོར་ཆུ་སྐྱུར་ཆུ་ཚན་སྐྱུག་པ། བར་དུ་རྒྱ་བཤལ་སྐྱུག་པ། ཐ་མར་ཁྲག་རུལ་དུད་ཁུ་སྐྱུག་པ་བཅས་འབྱུང་ལ། སྲིན་ནད་ལ་ཟས་སྤྱོད་ལོག་པས་ཕོ་ལོང་གི་སྲིན་བུ་འཁྲུགས་ཏེ་ཟས་མདོག་མ་ཉམས་པར་མྱུར་དུ་སྐྱུག་པ་དང་། ཕོང་སྲིན་ནར་མོ་སྐྱུག་པའང་ཡོད། སྙིང་རླུང་སྟེ་གཉེན་རྒྱུའི་རླུང་འཁྲུགས་པས་མགོ་བོ་འཁོར་ཞིང་སྟོང་སྐྱུགས་བྱེད། གཞན་ཡང་ཀླད་རྒྱུའི་ཚ་ནད་དང་ཀླད་འཁྲིམས་རིགས་ཀྱི་ནད། བད་རླུང་འཁྲུགས་པ་སོགས་ཀྱིས་མགོ་ཡུ་འཁོར་ཞིང་ཞེན་པ་ལོག་པ། ཆུ་དྭངས་ལྷུ་བ་ཅན་དང་། ཁ་ཟས་སྐྱུག་པ། སྟོང་སྐྱུག་བྱེད་པ་སོགས་འབྱུང་། དེའང་ནག་པོ་ཛ་བཞུར་འདྲ་བ་ཤུགས་དྲག་པོར་བྱུང་ན་གསོར་མི་ཉན་པ་སྟེ་ཤིན་ཏུ་གསོ་དཀའ་བ། གཞན་དག་འབད་དེ་གསོ་དགོས། བུད་མེད་ཀྱི་མངལ་འཁྲི་བའི་ཐོག་མ་བདུན་ཕྲག་གསུམ་བཞིའི་དུས་སུ་ཁ་ཟས་ཡི་གར་མི་འོང་ཞིང་སྐྱུག་པ་དང་། ཟས་སྐྱུམ་ཞག་ཅན་ལ་ཞེན་ཁ་ལོག་པ། དུག་གི་ནད་ལ་ཐོག་མར་ཁ་དོག་སྣ་ཚོགས་འདྲེས་མར་སྐྱུག་པ་དང་། རྗེས་སུ་རིམ་གྱིས་མིག་གི་རྒྱལ་མོ་འདལ་བ་སོགས་དབང་པོ་རྣམས་འགྲིབ་པ་འོང་། མི་སྡུག་པའི་ཡུལ་ཏེ་དབང་པོ་ལྔའི་ཡུལ་གཟུགས་ལ་སོགས་པ་ལྔ་པོ་གང་རུང་མི་མཛེས་པ་དང་དྲི་ངན་པ་བྲོ་བ་མྱང་བའམ་ཚོར་བས་སྐྱུག་པར་བྱེད་པ་བཅས་མདོར་ན་སྐྱུག་པར་བྱེད་པའི་ནད་རྐྱེན་དང་ནད་ཀྱི་ངོ་བོར་དཔགས་ནས་དབྱེ་ཞིབ་ངོས་འཛིན་བྱེད་དགོས་ཏེ། དགོས་པ་ཀུན་འབྱུང་ལས། ཟས་ཀྱི་མདོག་འདྲ་མ་ཞུ་སྟེ། །རྗེས་ལ་སྦོ་སྐྱེགས་ཡོང་བ་ཡིན། །སྲིན་ནི་འཇུ་ཁར་སྐྱུགས་པ་ཡིན། །མདོག་མ་ཉམས་པར་མྱུར་དུ་འོང་། །སྐྱུག་པོ་ཆུ་ཚན་སྐྱུག་པ་སྟེ། །རྗེས་ལ་རྒྱ་བཤལ་ལྟ་བུ་ཐོན། །དུག་ལ་མཚོན་ཚོགས་སྐྱུག་པ་ལ། །རྗེས་ལ་དབང་པོ་འགྲིབ་པ་ཡིན། །ཡོང་ལ་ལོང་ཆུ་སེར་པོ་ནི། །སེར་པོ་གྱེན་ལ་སྐྱུག་པར་བྱེད། །ཅེས་གསུངས་སོ། །

བཞི་པ། བཅོས་ཐབས།

༡ བཅོས་ཚུལ།

བཅོས་ཐབས་ཀུན་ལ་སྐྱུང་བྱ་ཆུ་ཚན་བཏུང་། །ཟས་སྐོམ་ཡང་ལ་འཇུ་སླ་ཙང་ཟད་བསྟེན། །ཟས་ཟོས་རྗེས་ལ་ཆུ་གྲང་གདོང་བཀྲུ་གཏོར། །

སྤྱིར་སྐྱུགས་ནད་ཀྱི་རིགས་ཀུན་ལ་ཁ་ཟས་སྐྱུང་བར་བྱ་བ་དང་། སྐྱུགས་བྱ་བ་ལ་ཆུ་ཁོལ་ཚན་མོར་བསྐོལ་བ་བཏུང་ཞིང་། ཟས་སྐོམ་ཕྱེ་ཐུག་འབྲས་ཡོས་ཟན་དྲོན་ལུག་ཤ་སོགས་ཡང་ལ་འཇུ་སླ་བའི་རིགས་ཙུང་ཟད་རེ་བསྟེན་ཅིང་། ཟོས་པའི་རྗེས་ལ་སྐྱི་སྟོང་སོགས་ལ་རྗེ་འཁྲུགས་པ་སྤྲན་ཅིང་ཆུ་གྲང་མོས་གདོང་བཀྲུ་བ། དེས་ཀྱང་མ་ཐུབ་ན་སྐྱི་སྟོང་དང་ལྟེན་གསང་ལ་མེ་བཙའ་བྱའོ། །

༢ གཉིན་པོ།

ཁྲིད་པར་མ་ཞུ་རྒྱམ་ཚྭ་གསུམ་པས་བཞུ། །སྙེན་དང་ལྷུགས་ དྲེག་ཐལ་སྨན་རྗེས་ལ་ཟློས། །ཕོང་འབྲས་ཚེར་སྔོན་སྔོ་ཡི་ཚ་བ་གསུམ། །ཐར་ནུ་བསྲེགས་ཐལ་རྒྱ་ཚྭ་སེར་མཚུར་སྦྱར། །རྒྱ་བཤལ་དུད་ཁ་སྐྱུགས་ལ་སྨུག་པོ་བཞིན། །སྙིང་རླུང་འཁྲུགས་ལ་མེ་བཙའི་དུས་ཐང་བཏང་། །ཕྲིན་ལ་དེ་སྨན་མི་སྟུག་ཡིད་འོང་བཀློག །

གཞན་ནད་གཞི་རང་རང་གི་ལེའུར་བསྟན་པའི་བཅོས་ཐབས་རྣམས་ཀྱི་མདེ་ཁ་བསྒྱུར་ནས་སྐྱུག་པ་གཅོད་པའི་སྤྱི་སྨན་ལ་ཤིང་མངར་དྲུག་པ་དང་། ཚ་ཤས་ཆེ་བར་འབྲས་བཀྲུས་ཁུ་བར་པུ་ཤེལ་སྦྲང་རྩི་བཏབ་པ་བཏང་བ་དང་། ཁྲག་སྐྱུག་ལ་གུར་གུམ་དོམ་མཁྲིས་ཆོས་ཐང་བཏང་། གྲང་སེལ་ལ་ཁ་རུ་ཚྭ་དང་ཟེ་ར། པི་པི་ལིང་། ཤིང་ཚ། ལ་ལ་ཕུད། ཕོ་བ་རིས་བཅས་ཀྱི་ཐང་དང་སེ་འབྲུ་ཅུར་ཞིས། ད་ལིས་དྲུག་པ་སོགས་གཏོང་། སྙེན་དང་ལྷུགས་དྲེག་རིགས་ལ་ཅོང་ཞིའི་ཐལ་སྨན་རིགས་དང་ཅོང་ཞི་གསུམ་པ་བཅས་བཏང་སྟེ་བཤིག་པའི་རྗེས་སུ་ཕྱི་རྒྱུད་ལྟར་གྱི་སྣོན་སྐྱུགས་བྱ། ཕོང་འབྲས་ལ་ཚེར་སྔོན། སྔོའི་ཚ་བ་ལྗི་སྦྱབ་དབྱི་གསུམ་དང་ཐར་ནུ་རྣམས་བསྲེགས་པའི་ཐལ་བ་དང་རྒྱ་ཚྭ་སེར་མཚུར་བཅས་སྦྱར་བ་བཏང་། རྒྱ་བཤལ་དུད་ཁ་སྐྱུགས་པ་ལ་ཅོང་ཞི་དྲུག་པ་དང་། དགོས་པ་ཀུན་འབྱུང་ལྟར་དང་སྨུག་པོ་བཞིན་དུ་བཅོས་པར་བྱ། སྙིང་རླུང་སྟེ་གྱེན་རྒྱུའི་རླུང་འཁྲུགས་པ་དང་འཛ་བྱེད་ཀྱི་མཐུ་ཉམས་པ། མེ་ཉམས་གྱེན་དུ་ལོག་པ་སོགས་ལ་གོ་སྙོད་སུམ་ཐང་དང་ད་ལིས་བདུན་སྦྱོར་སོགས་སྙིང་རླུང་གི་སྨན་རྣམས་གཏོང་བ་དང་སྙི་སྟོང་དང་ཚིགས་པ་དྲུག་པ་རྣམས་སུ་མེ་བཙའ་བྱས་རྗེས་སྲི་ལོང་གི་ཏུས་ཐང་བཏང་། ལྷག་པར་དུ་སྙིང་རླུང་འཁྲུགས་པས་སྐྱུག་པ་ལ་སུག་སྨེལ་བཅོད་དང་ལ་ལ་ཕུད། ན་ག་པུས་པ་གེ་སར། པི་པི་ལིང་བཙའ་སྣ་རྣམས་ཞིབ་བཏགས་ཀ་ར་དཀར་པོ་དྲུག་འགྱུར་སྦྱར་བས་ལ་ལ་ཕུད་བདུན་པ་བཏང་། སྲིན་གྱིས་སྐྱུགས་པ་ལ་རང་ལེའུར་བསྟན་པའི་གཉེན་པོ་བཏང་སྟེ་སྲིན་གསོད་པ་དང་གོང་གི་སྤྱི་སྨན་གང་འོས་བསྟེན་པར་བྱ། མི་སྟུག་པ་ལ་གོང་དུ་བསྟན་པའི་ཡིད་དུ་མི་འོང་བ་རྣམས་ལས་ལྡོག་སྟེ་མཛེས་ཤིང་དྲི་རོ་ཞིམ་པ་སོགས་ཡིད་དུ་འོང་བའི་རིགས་བསྟེན་པས་བཟློག་པར་ནུས་པ་ཡིན་ནོ། །

དགོས་པ་ཀུན་འབྱུང་ལས། མ་ཞུ་ཟས་སྐོམ་སྐྱུག་པ་ལ། །ལ་ལ་ཕུད་དང་ཚ་བ་གསུམ། །སེ་འབྲུ་ཧྭ་ཏི་སུག་སྨེལ་དང་། །རྒྱམ་ཚྭ་ཤིང་ཚ་ཁ་རུ་ཚྭ། །བུར་དཀར་སྦྱར་བའི་ཕྱེ་མ་བཏང་། །ཟས་སྐོམ་འཛ་སྣ་ཅུང་ཟད་བསྟེན། །སྙེན་དང་ཆུ་སྐྱུར་སྐྱུག་པ་ལ། །ཅོང་ཞི་དྲུག་པའི་ཕྱེ་མ་སྦྱར། །ལྷུགས་དྲེག་ཅོང་ཞིའི་ཐལ་སྨན་སྦྱར། །
གར་སྦྱར་ཕྱེ་མ་ཆོས་ཁུའི་དབུལ། །ཁྲག་ལ་བཅོད་ཆོས་འབྲི་མོག་པ། །སྐྱུ་རུའི་ཐང་ལ་གུར་གུམ་དང་། །དོམ་མཁྲིས་སྲན་མའི་མེ་ཏོག་བཏབ། །དུད་ཁ་སྐྱུག་ན་སྟང་ཟེལ་དང་། །ར་ཁྲག་ཙན་དན་དམར་པོ་དང་། །བུ་ཤེལ་རྩི་དང་འབྲས་ཡོས་ཕྱེ། །བ་ཤ་ཀ་དང་དོམ་མཁྲིས་རྣམས། །གར་སྦྱར་ཕྱེ་མ་བསྐོལ་གྲང་དབུལ། །སྲིན་སྐྱུག་སྲིན་སྨན་སྦྱར་བས་བསད། །སྙིང་རླུང་འཁྲུགས་ན་སྙི་སྟོང་དང་། །ཚིགས་པ་དྲུག་པ་ལྕེན་སྣ་བསྲེག །ཅེས་གསུངས།

ཟིན་ཏིག་ལས། སྤྱི་སྨན་ཤུ་དག་དཀར་པོ་ཆ་གཅིག སོག་ག་བ་ཆ་ཕྱེད། འོམ་བུ་དེའི་ཕྱེད། ཀུན་དང་མཉམ་པའི་སྐྱེར་དཀར་འབྲུ། འབྲས་ཕྱེ་ཕབས་ཙམ་བཏབ་པ་ཐུན་ཆུང་ལན་མང་དུ་བཏང་བས་ཚོད། ཅེས་གསུངས།

མན་ངག་ལྷན་ཐབས་ལས། ཕོང་དུ་པུཥྐར་མ་ནུ་ལ་པུ་ཤེལ་རྩེ། །སོག་པ་བ་བཅས་འབྲས་ཁུར་བཏབ་བཏང་ཕྱིན། །ཞེས་དང་། ཡང་ན། ཏོ་སྙོད་སྤོད་ནར་ཁ་རུ་ཚ། །ཀ་ར་སྦྲང་དང་སྦྱར་བས་སྐྱུག་པ་ཆད། །ཡང་ན་ཨ་བར་སྦྲང་རྩི་འབྲས་ཡོས་བཏབ། །ཤིང་མངར་དྲུག་དང་ལྷག་པ་སྦྲད་ལ་བཏང་། །སྐྱེ་སྟོང་མཚོགས་སྙིང་བྲང་ཁ་རྒྱུ་གྲོད་བདུག །རང་རང་སྐབས་སུ་བཤད་པའི་ཕོང་སྨན་བསྟེན། །ཚབས་ཆེན་ལྟེན་གསང་སྐྱེ་སྟོང་བསྲེགས་པར་བྱའོ། །ཞེས་གསུངས།

ཅེ་བྲག་ཏུ་བཤད་པ།

ས་བཅད་དང་པོ། རླུང་ལས་གྱུར་པ།

དང་པོ། སློང་རྐྱེན།

རླུང་གི་མཚན་ཉིད་དྲུག་དང་རྗེས་སུ་མཐུན་པའི་ཟས་སྤྱོད་རིགས་བསྟེན་དྲགས་པས་སྙིང་རླུང་སྟེ་ཐེབ་རྒྱུའི་རླུང་འཁྲུགས་པ། མི་མཉམ་དང་ཐུར་སེལ་གྱི་རླུང་ཐེབ་ཏུ་ལོག་པས་སྐྱུག་པ་དང་། གཞན་ཡང་སྨད་པའི་རྒྱུ་དར་གྱི་ཚ་ནད་དང་གླད་འཁྱམ་སོགས་སྨད་པའི་ནད་སྣ་ཚོགས་ཀྱིས་ཀྱང་སྐྱུག་པར་བྱེད།

གཉིས་པ། ནད་རྟགས།

རླུང་གྱུར་ལྦུ་ཅན་ཆུ་ཐབས་སྐྱུག་པ་ལ། །བྲང་རྒྱབ་རྩིབ་ལོགས་གཟེར་ཞིང་མགོ་བོ་འཁོར། །

ཞེས་ལྦུ་བ་ཅན་ཆུ་ཐབས་ཏེ་ཆུ་དང་འདྲ་བར་སྐྱུགས་ལ། བྲང་དང་རྒྱབ་གཞུང་། རྩིབ་ལོགས་གཡས་གཡོན་གཉིས་བཅས་གཟེར་ཞིང་སྟོང་སྐྱུག་བྱེད་པ། མགོ་བོ་འཁོར་བ་སོགས་བྱེད་པ་ཡིན།

དགོས་པ་ཀུན་འབྱུང་ལས། རླུང་གྱུར་ཆུ་སྟེང་ལྦུ་ཅན་སྐྱུག །རྩིབ་ལོགས་གཟེར་ཞིང་མགོ་བོ་འཁོར། །ཞེས་གསུངས།

གསུམ་པ། མི་ནོར་བའི་རྟགས།

དགོས་པ་ཀུན་འབྱུང་ལས། རླུང་གི་སྐྱུགས་པ་ལྦུ་བ་ཅན། །ཕལ་ཆེར་སྟོང་སྐྱུགས་བྱེད་པ་ཡིན། །ཞེས་གསུངས་སོ། །

བཞི་པ། བཅོས་ཐབས།

རླུང་སྒྱུར་ཚ་བ་གསུམ་དང་ཙྭ་སྣ་གསུམ། །ཞུན་མར་སྦྱར་བཏང་ཐུག་ཐུས་མེ་བཙའ་ཐུ། །

རླུང་ལས་གྱུར་བའི་སྐྱུག་པ་གཅོད་པ་ལ། ཚ་བ་སྣ་པི་ཕོ་གསུམ་དང་། ཙྭ་སྣ་རྒྱ་ཙྭ། རྒྱམ་ཚྭ། ཁ་རུ་ཚྭ་གསུམ་ཞུན་མར་དང་སྦྱར་བ་ཤོང་དུ་བཏང་ལ། ཕྱིར་ཐུག་པར་བྱ། ཡང་ན་ཐྭ་ཧི་དང་ཚ་བ་སྣ་པི་ཕོ་གསུམ། ཙྭ་སྣ་རྒྱ་རྒྱམ་ཁ་སོགས་ཞུན་མར་དང་སྦྱར་བ་ཤོང་དུ་གཏོང་བ། ཡང་ན་ཆང་དང་རུས་བཅུད་གསུམ་གྱི་ཁུ་བ། བུ་རམ་བཅས་ལ་ཤིང་ཀུན་བཏབ་སྟེ་བཏང་བ་དང་། གཞན་ཡང་རླུང་སྨན་རིགས་དང་སྐྱུག་པ་གཅོད་པའི་སྤྱི་སྨན་རྣམས་སྐབས་བསྟུན་གྱིས་གཏོང་བ་ཤེས་དགོས། རྗེས་སུ་ཨན་སྟོང་ཚིགས་པ་དང་པོ་དང་། སྐྱེ་སྟོང་། མཚོགས་གསང་བཅས་ལ་མེ་བཙའ་བྱའོ། །

དགོས་པ་ཀུན་འབྱུང་ལས། རླུང་གྱུར་ཐྭ་ཧི་ཚ་བ་གསུམ། །ཙྭ་སྣ་ཞུན་མར་སྦྱར་ལ་བཏང་། །ཐུག་པ་བྱ་ཞིང་སྐྱེ་སྟོང་བསྲེགས། །ཡང་དེ་ལས། མི་དེ་རླུང་གིས་སྐྱུག་པ་ལ། །ཨན་སྟོང་ལྟག་པའི་སྟུད་སྒོ་བསྲེགས། །ཆང་དང་རུས་ཁུ་བུ་རམ་ལ། །ཤིང་ཀུན་བཏབ་པས་ཆད་པ་ཡིན། །ཞེས་གསུངས།

ས་བཅད་གཉིས་པ། མཁྲིས་པ་ལས་གྱུར་པ།

དང་པོ། སློང་རྐྱེན།

མཁྲིས་པ་ལས་གྱུར་པའི་ནད་གཞི་གང་རུང་ལ་རང་རང་གི་སློང་བར་བྱེད་པའི་རྐྱེན་གྱིས་བསྐྱེད་དེ་ལྷང་བར་བྱས་པ་ལ་ཚ་རྡོ་རྨུམ་པ་སོགས་མཁྲིས་པའི་མཚན་ཉིད་བདུན་དང་རྗེས་སུ་མཐུན་པའི་རང་བཞིན་ཤས་ཆེར་འཕེལ་བར་གྱུར་པ་ལས་འབྱུང་ངོ་། །

གཉིས་པ། ནད་རྟགས།

མཁྲིས་གྱུར་ཁ་ཁ་སེར་པོ་ཁྲག་ཅན་སྐྱུག །ལུས་ཚ་སྐོམ་དད་ཆེ་ལ་མགོ་ཐོ་གཟེར། །

ཁ་ཁ་ལ་སྐྱུགས་པའི་མདོག་སེར་པོ་དང་ཁྲག་ཅན་གང་རུང་སྐྱུགས་པ། ལུས་ལ་ཚ་བ་དང་སྐོམ་དད་ཆེ་ཞིང་

མགོ་བོ་གཟེར་བ་ཡིན།

དགོས་པ་ཀུན་འབྱུང་ལས། མཁྲིས་གྱུར་སེར་པོ་ལྦུ་ཅན་སྐྱུག །ཁ་སྐྱུར་ལུས་ཚ་སྙོམ་དད་ཆེ། །ཞེས་དང་། མཁྲིས་པ་སྐྱུག་པ་སེར་པོ་སྟེ། །རྗེས་ལ་སྙོམ་གདུང་ཆེ་བ་ཡིན། །ཞེས་གསུངས། །

གསུམ་པ། མི་ནོར་བའི་རྟགས།

མཁྲིས་གྱུར་ཁ་ཁ་སེར་པོ་ཁྲག་ཅན་སྐྱུགས། །ལུས་ཚ་སྙོམ་དད་ཆེ་ལ་མགོ་བོ་གཟེར། །

ཞེས་པ་སྟེ། ཁ་ཁ་ལ་སྐྱུགས་པའི་མདོག་སེར་པོ་དང་ཁྲག་ཅན་གང་རུང་སྐྱུགས་པ་ལུས་ལ་ཚ་བ་དང་སྙོམ་དད་ཆེ་ཞིང་མགོ་བོ་གཟེར་བ་ཡིན།

བཞི་པ། བཅོས་ཐབས།

མཁྲིས་གྱུར་སྦྱངས་རྗེས་འབྲས་ཀྱི་སྦྱོར་བས་བཅད། །

ཞེས་པ་སྟེ། ནད་བབས་དང་བསྟུན་ནས་མཁྲིས་སྦྱོང་གི་སྤྱི་སྨན་རྣམས་ཁ་འཛིན་རིགས་འཕྲུལ་ཤེས་པར་བྱས་ནས་སྦྱངས་ལ། རྗེས་སུ་འབྲས་ཀྱི་སྦྱོར་བ་སྟེ་ག་ར་དང་འབྲས་ཡོས་བཏང་བས་བཅད་པར་བྱའོ། །

དགོས་པ་ཀུན་འབྱུང་ལས། མཁྲིས་སྐྱུག་ཏིག་ཏུང་ཏིག་ཏ་དང་། །ཤིང་མངར་ཨུ་སུ་ག་གོ་ལ། །དོམ་མཁྲིས་ག་ར་སྦྱར་ལ་བཏང་། །ཞེས་དང་ཡང་ན། མི་དེ་མཁྲིས་པས་སྐྱུགས་པ་ལ། །འབྲུ་སྨན་དག་གིས་འོག་ནས་འདོན། །འབྲས་ཡོས་སྐྱོ་མས་སྐྱུག་པ་བཅད། །ཅེས་གསུངས། ཡང་ན་རྒྱུན་འབྱམ་དང་། ཤིང་མངར། ཏུར་ཁྲིད་བཅས་ཀྱིས་སྦྱངས་པ་དང་། ཏིག་ཏུང་། ཏིག་ཏ། ཤིང་མངར། ཨུ་སུ། ག་གོ་ལ། དོམ་མཁྲིས་བཅས་ལ་ག་ར་དང་སྦྱར་བའི་སྦྱོངས་བྱའོ། །

ས་བཅད་གསུམ་པ། བད་ཀས་ལས་གྱུར་པ།

དང་པོ། སློང་རྐྱེན།

རྒྱུ་མ་ཞུ་བ་དང་བད་ཀན་ལྗིན། ལྟུགས་དྲིག་སོགས་གོང་སྨོས་ནད་གཞི་རྣམས་དང་། གཞན་ས་ཆུའི་རང་བཞིན་ཤས་ཆེ་ཞིང་གྲང་བའི་ནད་རིགས་གང་རུང་ལ། ལྷི་སྣུམ་བསིལ་རྟུལ་སོགས་བད་ཀན་གྱི་མཚན་ཉིད་ལྡན་པ་

གང་ཟུང་བསྙེན་དྲུགས་པས་བེ་སྐབས་འཕེལ་ཏེ་ཕོ་བའི་མེ་དྲོད་ཉམས་པའི་རྐྱེན་གྱིས་སློང་བར་བྱེད་པའོ། །

གཉིས་པ། ནད་རྟགས།

བད་ཀན་ལས་གྱུར་བེ་སྐབས་བསྐ་མངར་སྐྱུག །དང་ག་འགག་ཅིང་གདོང་སྐྲངས་བྲང་ཁ་ན། །

བད་ཀན་ལས་གྱུར་པའི་སྐྱུགས་པ་ནི། བེ་སྐབས་ཅན་ རོ་བསྐ་དང་མངར་བ། ཆུ་སྔོན་བཅས་སྐྱུགས་པ། ཁ་ཟས་ཀྱི་དང་ག་འགགས་ཅིང་གདོང་སྐྲངས་ལ། (གྲང་དུས)བྲང་ཁན་བ་བཅས་འབྱུང་ངོ་། །

དཔོས་པ་ཀུན་འབྱུང་ལས། བད་གྱུར་བེ་སྐབས་བསྐ་མངར་སྐྱུག །དང་ག་འགག་ཅིང་གྲང་དུས་ན། །ཞེས་དང་། བད་ཀན་ཆུ་སྔོན་ཡོང་བ་སྟེ། །རྗེས་ལ་དང་ག་འགགས་པ་ཡིན། །ཞེས་གསུངས།

གསུམ་པ། མི་ནོར་བའི་རྟགས།

བད་ཀན་བེ་སྐབས་བསྐ་མངར་སྐྱུགས། །དང་ག་འགག་ཅིང་གྲང་དུས་ན། །

ཞེས་པ་ལྟར། བད་ཀན་བེ་སྐབས་ཅན་རོ་བསྐ་དང་མངར་བ། ཆུ་སྔོན་བཅས་སྐྱུགས་པ། ཁ་ཟས་ཀྱི་དང་ག་འགགས་ཅིང་གདོང་སྐྲངས་ལ། གྲང་དུས་ན་བ་བཅས་འབྱུང་ངོ་། །

བཞི་པ། བཅོས་ཐབས།

བད་ཀན་སྐྱུག་རྗེས་བྱི་ཚེར་སྨྲང་སྦྱར་རམ། །སེ་འབྲུ་འབྲས་ཡོས་ནས་ཕྱེ་སྦྱར་བ་བྱིན། །

བད་ཀན་གྱིས་སྐྱུག་པ་ལ། ནིམ་པ་དང་པི་པི་ལིང་། སོ་ཆ། ཡུངས་དཀར་བཅས་སྦྱར་བའི་སྐྱུགས་བཏང་པའི་རྗེས་སུ་བྱི་ཚེར་སྨྲང་དང་སྦྱར་བའམ། ཡང་ན་སེ་འབྲུ་དང་འབྲས་ཡོས་ནས་ཕྱེ་བཅས་སྦྱར་བ་བྱིན་པར་བྱ།

དཔོས་པ་ཀུན་འབྱུང་ལས། བད་གྱུར་ལ་ལ་ཕུད་ཕྱེ་དང་། །ཙོང་ཞིའི་ཐལ་སྨན་ལྟག་པ་སྤྲད། །སྨན་རྗེས་སྐྱུག་དང་བཤལ་གྱིས་སྦྱངས། །ཞེས་དང་། མི་དེ་བད་ཀན་སྐྱུག་པ་ལ། །ཆུ་ཚན་ཉུང་ཤས་བཏུང་བ་དང་། །ད་ཧིག་རྩམ་པ་འཛིན་པ་ཡིན། །ཞེས་གསུངས། ཡང་ན་ལ་ལ་ཕུད་བདུན་པ་དང་ཙོང་ཞིའི་ཐལ་སྨན་རིགས་ལྟག་པ་སྤྲད་ལ་བཏང་རྗེས་སྐྱུག་དང་བཤལ་གང་ཟུང་བཏང་ནས་ནད་རོ་སྦྱངས་པར་བྱ། །

ས་བཅད་བཞི་པ། འདུས་པ་ལས་གྱུར་པ།

དང་པོ། སློང་རྐྱེན།

རྒྱུ་ནི་བད་ཀན་ཁྲག་མཁྲིས་རླུང་དང་བཞི། །ནད་ཀུན་འདུས་ཕྱིར་འདུས་ནད་རྟགས་བཅོས་དཀའ། །ཞེས་པ་ལྟར། འདུས་གྱུར་ནི་རྒྱུ་རླུང་མཁྲིས་ཁྲག་དང་བད་ཀན་བཞི་འདུས་ཤིང་ཚ་ཆེ་ཆུང་དང་འཕེལ་ཟད་འཐབ་པ་སོགས་ལ་ཕྱི་རྐྱེན་བརྡབས་འགྲམས་དང་ཁ་ཟས་མི་འཕྲོད་པ་སོགས་ཀྱིས་སློང་བར་བྱེད་པ་ཡིན། ཡང་ལ་ལས་ཁྲག་ནི་ལུས་ཟུངས་ཡིན་པས་ནད་ཀྱི་རྒྱུ་རུ་འགྲོ་བ་མི་སྲིད་དོ་ཞེས་ན། དཔའ་བོའི་ཡན་ལག་བརྒྱད་པ་ལས། ཉེས་པ་གཞན་ལྟར་ཁྲག་དག་ནི། །གཞན་གྱི་དབང་གིས་ཉེས་མིན་ཀྱང་། །དེ་ནི་ཏིལ་མར་ཚོག་པ་ལྟར། །ནད་ཀྱི་རྒྱུ་རུ་བཞག་པ་ཡིན། །ཞེས་པ་ལྟར་ཤེས་པར་བྱའོ། །

གཉིས་པ། ནད་རྟགས།

འདུས་པ་ལས་ནི་ཀུན་རྟགས་སྟོན་པར་བྱེད། །ཅེས་པ་ལྟར་འདུས་གྱུར་སྐྱུགས་ནད་ནི་རླུང་མཁྲིས་བད་ཀན་ཁྲག་སོགས་ཀུན་གྱི་ནད་རྟགས་འདྲེས་པར་སྟོན་ཅིང་བཤང་གཅིའི་དྲི་མནམ་ཞིང་དྲག་པོར་སྐྱུག་ན་འཆི་བ་ཡིན། །

གསུམ་པ། བཅོས་ཐབས།

འདུས་པའི་ནད་ལ་གསུམ་གས་བཅོས་པར་བྱ། །

ཞེས་པ་སྟེ། ཉེས་གསུམ་འདུས་པ་ལས་གྱུར་པའི་སྐྱུགས་ནད་ལ་རླུང་མཁྲིས་བད་ཀན་གསུམ་གའི་གཉེན་པོ་བསྟེན་ནས་བཅོས་པར་བྱ་དགོས་པའོ། །

འོན་ཀྱང་ཀུན་ལ་ཟས་སྐོམ་འཇུ་སླ་ཞིང་། །ཡང་བ་ཅུང་ཟད་བསྟེན་ཞིང་སྐྱུང་བར་གནས། །ཞེས་དང་། བསིལ་ དྲོད་སྙོམས་པའི་གནས་སུ་དལ་བར་བསྡད། །ཅེས་ཡུན་རིང་དུ་ཟས་སྤྱོད་ལ་གཟབ་སྟེ་རང་རང་ཁ་འཛིན་གྱི་གཉེན་པོས་གསོ་བར་བྱ་དགོས།

ཟུར་རྒྱན།

སྐྱུགས་པའི་ནད་ནི་རླུང་མཁྲིས་བད་ཀན་སོགས་ནད་གཞི་ཅི་རིགས་ཀྱི་རྐྱེན་གྱིས་ལྦུ་བ་ཅན་ཆུ་ཐབས་དང་། སེར་པོ་བེ་སྣབས། སྨུག་པོ་རྒྱ་བཤལ། ཟས་དང་སྲིན་སོགས་ཕྱིར་སྐྱུགས་པའི་ནད་ཅིག་ཡིན། དེ་དག་ནི་ཁ་ཟས་མ་ཞུ་བ་དང་། ལྗེན། ལྟོགས་དྲེག ཁོང་འབྲས། བད་ཀན་སྨུག་པོ། སྲིན་བུ་དང་སྙིང་རླུང་འཁྲུགས་པ། མི་སྡུག་པའི་ཡུལ་མཐོང་བ་སོགས་རྐྱེན་རྣམ་པ་བརྒྱད་པོ་གང་རུང་གིས་སློང་བར་བྱེད་པ་དང་། དེ་ལ་ཡང་རྒྱུ་དང་ཉེས་པའི་དབྱེ་བ་ལས་རྣམ་པ་བཅུ་གཉིས་སུ་གསུངས་ཀྱང་གཙོ་བོ་ཉེས་པ་རླུང་མཁྲིས་བད་ཀན་དང་། འདུས་པ་བཅས་བཞིར་དབྱེ་ཡོད། དེ་ཉིད་གསོ་བའི་སྐབས་ཀུན་ལ་གཙོ་བོ་ཟས་སྐོམ་ཡང་ཞིང་འཇུ་སླ་བའི་རིགས་རུང་ཟད་རེ་བསྟེན་ཞིང་སྦྱུང་བར་གནས་པ་དང་སྐྱི་སྟོང་དང་མཆོག་སྙིང་བྲང་ཁ་སོགས་ལ་ཆུ་དུགས་བྱས་ཏེ་གང་ལ་གང་འཚམས་ཀྱིས་གསོ་དགོས།

(དོན་གྲུབ་ཚེ་རིང་། གཙོད་པ་རྒྱལ།)

བསམ་གཞིགས།

༡ སྐྱུག་ནད་ཀྱི་རྒྱུ་རྐྱེན་དང་དབྱེ་བ་གང་དག་རེད།

༢ སྐྱུག་ནད་ཀྱི་སྤྱི་ཅེ་བྲག་གི་རྟགས་ལ་ཁྱད་པར་ཅི་ཡོད།

༣ ནད་གང་དག་ལ་སྐྱུག་པའི་རྟགས་འབྱུང་བ་ཡིན་དེ་དག་གི་འབྲེལ་སོ་ཇི་ལྟར་བསལ་དགོས།

༤ མཁྲིས་པས་བསླངས་པའི་སྐྱུག་ནད་ཡིན་ན་ཁ་ཁ་ཞིང་མགོ་བོ་གཟེར་བའི་རྒྱུ་མཚན་ཅི་ཡིན།

༥ བད་ཀན་ལས་གྱུར་པའི་སྐྱུག་ནད་ལ་གདོང་སྐྲངས་པའི་རྟགས་འབྱུང་བའི་རྒྱུ་མཚན་ཅི་ཡིན།

ལེའུ་དགུ་པ། འབྲུ་བ།

འབྲུ་བའི་ནད་ཅེས་པ་ནི། འགྲེལ་བ་བཻཌཱུར་སྔོན་པོ་ལས། གང་གི་ཕྱིར་འབྲུ་བ་ཕལ་ཆེར་མང་དུ་ནི་མ་ཞུ་བའི་གནས་ལ་བརྟེན་ཞིང་དེར་གནས་པའི་རྒྱུ་དང་འབྲེལ་བའི་བདག་ཉིད་ཅན་ཡིན་པས་ན། དེའི་ཕྱིར་དེ་ན་གནས་པའི་མེ་དྲོད་ཉམས་པར་བྱས་ཤིང་བཅོམ་པ་ནས་འབྲུ་བ་འབྱུང་བར་འགྱུར། ཞེས་ཕོ་བར་ཁ་ཟས་རིགས་མ་ཞུ་བ་དང་རྒྱུ་མར་ནད་རྫ་ཚོགས་བྱུང་བ་སོགས་ཀྱིས་བཤད་པ་སྐབས་སུ་ཁུར་བ། གང་མ་སྨིན་པའི་ཁ་ཟས་དངོས་དང་རྣག་ཁྲག་འདྲེས་པ། ཚ་དང་ལྷུ་བ་འདྲེས་པ་སོགས་ལན་གྲངས་མང་པོར་བཤལ་བའི་ནད་རིགས་ལ་ཟེར།

སྤྱིར་བཤད་པ།

འབྲུ་བའི་ནད་ལ་རྒྱུ་རྐྱེན་དབྱེ་བ་དང་། །རྟགས་དང་བཅོས་ཐབས་རྣམ་པ་བཞི་ཡིས་བསྟན། །

ཞེས་འབྲུ་བའི་ནད་ལ་རྒྱུ་རྐྱེན་དང་དབྱེ་བ། རྟགས་དང་བཅོས་ཐབས་བཅས་རྣམ་པ་བཞི་ཡིས་བསྟན་ཡོད་དོ། །

དང་པོ། རྒྱུ་རྐྱེན།

རྒྱུ་ནི་མ་ཞུ་གནས་སྐབས་འབྲུ་བ་དང་། །ཕོ་བའི་མེ་ཉམས་རྒྱུ་ལོང་གྲང་བ་སྐྱེས། །མཁྲིས་པ་སྟོད་ལྷུང་མཆིན་ཚད་ཐུར་དུ་བབས། །

ཞེས་པ་སྟེ། འབྲུ་བའི་ནད་ཀྱི་རྒྱུ་རྐྱེན་གཞི་མཐུན་དུ་བསྟན་པ་ལ། རྒྱུ་རྐྱེན་ནི་ཟས་སྐོམ་གང་ཟོས་པ་རྣམས་མེ་དྲོད་གསུམ་གྱིས་ལེགས་པར་མྱུག་བཞུ་དྭངས་སྙིགས་འབྱེད་མ་ཐུབ་པས་གནས་སྐབས་སུ་འབྲུ་བ་དང་། ཕོ་བའི་མེ་དྲོད་ཉམས་པའི་དབང་གིས་འབྲུ་བ། རྒྱུ་མ་དང་ལོང་དུ་གྲང་བའི་ནད་སྐྱེས་པའི་དབང་གིས་འབྲུ་བ། སྟོད་ཀྱི་མཁྲིས་ཁུ་ཕོ་ལོང་སོགས་སྟོད་ཀྱི་ནང་དུ་ཆེ་ཆེར་ལྷུང་བས་འབྲུ་བ། མཆིན་ཚད་དང་རྣག་ཁྲག་རྒྱུ་ལོང་སོགས་ཐུར་དུ་བབས་པའི་རྐྱེན་གྱིས་འབྲུ་བ། གཞན་ཡང་ཉེས་གསུམ་རྒྱུང་བ་དང་འདུས་པ། སྲིན་དང་གདོན་བུ་སོགས་ཀྱི་ནད་རྫ་ཚོགས་བཅས་ཀྱིས་བསྐྱེད་དེ་བསླང་བ་ཡིན་ནོ། །

མན་ངག་ལྷན་ཐབས་ལས། འབྲུ་ནད་མ་ཞུ་མེ་ཉམས་མཁྲིས་སྐྱོད་ལྡང་། །མཆིན་ཚད་ཐུར་བབས་ཞེས་གསུམ་རྒྱུད་དང་འདུས། །ཞེས་གསུངས།

གཉིས་པ། དབྱེ་བ།

དབྱེ་བ་རླུང་མཁྲིས་བད་ཀན་འདུས་པའོ། །

ཞེས་འབྲུ་བའི་ནད་ལ་ཉེས་པའི་སྒོ་ནས་དབྱེ་ན། རླུང་ལས་གྱུར་པའི་འབྲུ་བ་དང་། མཁྲིས་པ་ལས་གྱུར་པ། བད་ཀན་ལས་གྱུར་པ། འདུས་པ་ལས་གྱུར་པ་བཅས་རྣམ་པ་བཞི་ཡོད་དོ། །

རེའུ་མིག 9－1 འབྲུ་བའི་ནད་ཀྱི་དབྱེ་བ་དང་ནད་རྟགས་གཙོ་བོ།

དབྱེ་བ།	ནད་རྟགས།
རླུང་གྱུར།	སྒོ་འཁྲོག་བྱེད། ལྦུ་བ་ཅན་སྒྲ་དང་བཅས་འབྲུ།
མཁྲིས་གྱུར།	དམར་སེར་འབྲུ། དྲི་མནམ། ཚོར་མེད་དུ་འབྲུ།
བད་གྱུར།	བེ་སྣབས་ཅན་འབྲུ། ལྟོ་སྦྱི། སྐྲོགས།
འདུས་པ།	རྟགས་ཀུན་ལྡན་པར་འབྲུ།

གསུམ་པ། ནད་རྟགས།

དེ་རྟགས་མ་ཞུ་དོན་མེད་འཁྱིངས་རྗེས་འབྲུ། །མེ་ཉམས་ཁ་ཟས་མ་སྨིན་རྒྱུན་པར་འབྱུང་། །རྒྱུ་ལོང་གྲང་བ་འཁྲོག་ཅུར་གྲང་ན་ལྡང་། །མཁྲིས་པ་སྐྱོད་ལྡང་སེར་པོ་ཚ་བཅས་འབྲུ། །མཆིན་ཚད་བབས་པ་དམར་སྨུག་ཏུད་ཁྲར་འབྲུ། །

ཞེས་མ་ཞུ་བའི་གནས་སྐབས་སུ་འབྲུ་བ་ནི། རྐྱེན་གཞན་གང་ཡང་མེད་པ་ལྟོ་བུ་དོན་མེད་དུ་ལྟོ་བ་འཁྱིངས་པ་དང་དེའི་རྗེས་གནས་སྐབས་སུ་ཅི་ཟོས་ཀྱི་ཁ་ཟས་དངོས་དང་ལྦུ་བ་ཆུར་བཅས་འབྲུ་བར་བྱེད་པ་ཡིན། །མེ་ཉམས་ཀྱིས་འབྲུ་བ་ནི་ཕོ་བའི་མེ་དྲོད་ཀྱི་སྟོབས་སམ་ནུས་པ་ཉམས་ནས་ཟས་སྐོམ་མྱུག་བཞུ་དྭངས་སྙིགས་ཀྱི་བྱ་བ་བྱེད་མ་ཐུབ་པར་ཁ་ཟས་མ་སྨིན་པར་ཟས་སྐོམ་ཅི་ཟོས་ཀྱང་རྒྱུན་དུ་འབྱུངས་པ་སྐྱེ་འབྲུ་བར་བྱེད་པ། རྒྱུ་ལོང་དུ་གྲང་བའི་ནད་ཡོད་པའི་རྐྱེན་གྱིས་འབྲུ་བ་ནི། ལོང་བ་འཁྲོག་ཅིང་སྦོ་བ་སྐྱེ་སྒྲ་བཅས་ཅུར་བ་དང་ཁྱད་པར་དུ་ལུས་གྲང་བའི་ཚེ་ན་ལྡང་སྐྱེ་འབྲུ་བར་བྱེད། མཁྲིས་པ་སྐྱོད་དུ་ལྡང་བའི་འབྲུ་བ་ནི། མཁྲིས་ཁུ་དེ་ཉིད་རྒྱུ་བའི་ལམ་དུ

ལྷང་ཚད་ལྟར་རྒྱ་ཞིང་ཚུལ་དང་མཐུན་པའི་ལས་བྱེད་མ་ཐུབ་པར་ཚད་ལས་མང་དུ་འཕེལ་ནས་ལམ་གཞན་དུ་ཞུགས་ཏེ་ཕོ་ལོང་རྒྱུ་མ་སོགས་སྣོད་ཀྱི་ནང་དུ་མཁྲིས་ཁུ་བབས་པས་ཉེས་པ་གཞན་གྱི་གནས་ཡུལ་འཁྲུག་སྟེ་ལྟོ་བ་སྐྱི་ལ་འཁྲུ་བའི་མདོག་སེར་པོ་འོང་ལ། ལོང་དང་བཤང་ལམ་སོགས་ལ་ཚ་ཤར་རྒྱག་པ་དང་བཅས་འཁྲུ་བ་ཡིན། མཆིན་པར་འགྲམས་འཁྲུགས་དང་མཆིན་པའི་ཚ་བ་ཕོག་པ་བཅས་ཀྱི་རྐྱེན་གྱིས་ཁྲག་ངན་དང་ཚད་རི་ཐུར་དུ་བབས་པ་སྣོད་དུ་ལྷུང་བས་འཁྲུ་མདོག་དམར་ཞིང་སྨུག་ལ། སྐབས་རེར་ནག་པོ་དུད་ཁུ་འདྲ་བར་ཡང་འཁྲུ་བ་ཡིན། དེ་དག་ལས་མ་ཞུ་བ་དང་མེ་ཉམས་སོགས་ངོ་བོ་གྲང་བའི་རིགས་དང་། མཆིན་ཚད་དང་མཁྲིས་པ་སྣོད་ལྷུང་གི་འཁྲུ་བ་རྣམས་ནི་ཕལ་ཆེར་ངོ་བོ་ཚ་བར་འཛིན་པའོ། །

བཞི་པ། མི་ནོར་བའི་རྟགས།

མན་ངག་ལྷན་ཐབས་ལས། མ་ཞུ་མེ་ཉམས་བད་རླུང་གྲང་འཁྲུ་སྟེ། །རྩམ་པ་ལྦུ་ཆུར་སྒྲ་དང་བཅས་ཏེ་འཁྲུ། །མཁྲིས་པ་སྣོད་ལྷུངས་མཆིན་ཚད་ཐུར་བབས་ཚ། །དམར་སེར་དྲི་ཆེ་ཆུ་སྐྱུར་གཏིང་དུ་བྱིང་། །ཞེས་པ་ལྟར་འཁྲུ་བའི་ནད་དེ་དག་བསྡུས་ནས་ཚ་འཁྲུ་གྲང་འཁྲུ་གཉིས་སུ་འདུ་སྟེ། དེ་གཉིས་མི་ནོར་བའི་རྟགས་ཁྱད་པར་བ་ནི། ཚ་འཁྲུའི་རྒྱུ་གཙོ་བོ་མཆིན་མཁྲིས་གཉིས་སྣོད་དུ་ལྷུང་བ་དང་། འཁྲུ་མདོག་དམར་སེར་རམ་སྐབས་འགར་ནག་ཁྲག་འདྲེས་པའང་སྲིད། འཁྲུ་བའི་བཤང་བ་ཆུར་བསྐྱུར་ན་གཏིང་དུ་སྙིགས་འགྲོ་བ་ཡིན་ལ། གྲང་འཁྲུའི་རྒྱུ་གཙོ་བོ་ཁ་ཟས་མ་ཞུ་བའི་རིགས་དང་ཕོ་བའི་མེ་དྲོད་ཀྱི་མཐུ་ཉམས་པ། བད་ཀན་དང་རླུང་ཤས་ཆེ་བ་ཅན་ཡིན་ལ། ནད་རྟགས་ནི་ཟས་གང་ཟོས་པ་མ་འཕྲོད་པས་ཟས་དེའི་མདོག་དང་བཅས་འཁྲུ་བ། ཡང་ན་ལྦུ་བ་དང་ཆུ་འདྲེས་པ། འཁྲུ་བའི་ཆེ་རྒྱུ་ལོང་ནང་དུ་རླུང་རྒྱུ་བའི་སྒྲ་བཅས་པ་དང་། བཤང་བ་ཆུར་བསྐྱུར་ན་ཆུ་ཁར་གཡེང་བས་ཚ་གྲང་གི་འཁྲུ་བ་འཁྲུལ་མེད་དུ་ངོས་འཛིན་ནུས་སོ། །

ལྔ་པ། བཅོས་ཐབས།

༡ བཅོས་ཚུལ།

མན་ངག་ལྷན་ཐབས་ལས། བསིལ་ལ་ཡང་བའི་ཁ་ཟས་ཉུང་ཙམ་བསྟེན། །སྤྱོད་ལམ་བསིལ་སྲུང་དྲོ་སར་སྡུ་དུགས་བསྟེན། །ཞེས་པ་ལྟར་ཁ་ཟས་མ་ཞུ་བ་དང་མ་སྨིན་པར་བྱ་བའི་ཕྱིར་ཟས་སྐོམ་སྐྱུང་བར་བྱ་བ་དང་ཡང་དྲོ་འཇམ་སླ་བའི་རིགས་བསྟེན་པ། སྨན་དཔྱད་ངོ་བོ་དྲོ་བ་བསྟེན་ནས་ཕོ་བའི་མེ་དྲོད་བསྐྱེད་པ། མཆིན་མཁྲིས་སོགས་ནད་གཞི་སོ་སོའི་ཁྱད་པར་དང་མཚན་ཉིད་ལ་དཔག་ནས་རང་གི་ཁ་བསྒྱུར་དང་ཆེད་བཅོས་ཀྱི་སྨན་བཏང་ནས

འབྲུ་བ་གཙོད་པར་བྱའོ། །

༢ གཉིན་པོ།

བཅོས་ཐབས་མ་ཞུ་མེ་དྲོད་ཉམས་པ་ལ། །སྐྱུང་བྱ་ཡོས་ཐུག་ཤ་གསར་སྣ་སྤྱོད་བྲན། །
བྱངས་ཚུང་བསྙེན་ཞིང་ཚུ་སྐོལ་ཆང་འཛམ་བསྙེན། །ད་ལི་བདུན་དང་རྒོད་མ་ཁ་ཕྱེ་སྦྱར། །
སེ་འབྲུ་ཤིང་ཚ་དྲོད་གསུམ་ཚ་བ་གསུམ། །ལ་ལ་ཕུད་རྣམས་དྲོད་སྐྱེད་འབྲུ་བ་གཅོད། །
ཟས་སྤྱོད་བསིལ་ཐང་གཙན་གཟན་སྒྲ་དུགས་བསྙེན། །རྒྱ་ལོང་གྲང་བ་ལོང་གསང་མདུན་
རྒྱབ་བསྒྲོ། །ཙི་ཏྲ་ཀ་དང་སུག་སྨེལ་ཚ་བ་གསུམ། །བྲ་རམ་སྦྱར་བཏང་ལྷམ་པའི་ཚ་བ་
བཏང་། །མཁྲིས་པ་སྣོད་ལྷུང་མཁྲིས་ཕྱེ་བདུན་པ་སྦྱར། །མཆིན་ཚད་ཐུར་བབས་བད་ཀན་
སྨུག་པོར་བཅོས། །

འབྲུ་བའི་ནད་ཀྱི་བཅོས་ཐབས་སྤྱིར་བསྟན་པ་ལ། ཐོག་མར་ཟས་ཀྱིས་བཅོས་པ་ལ། མ་ཞུ་བ་དང་མེ་དྲོད་ཉམས་པས་འབྲུ་བ་ལ་ཟས་དང་སྐོམ་སྐྱུང་བར་བྱ་ཞིང་བསྙེན་དུ་འོས་པ་ཡོས་ཐུག་ལ་ཤ་གསར་བ་དང་སྣ་སོགས་སྤྱོད་རྣ་བྲན་པ་སྟེ་བཏབ་ལ་བྱངས་ཚུང་དུ་བསྙེན་པ་དང་། སྐོམ་ཡང་ཚུ་བསྐོལ་ཚན་མོ་དང་ཆང་གསར་འཛམ་པོ་ཉུང་དུ་བསྙེན་པར་བྱ།

སྤྱོད་ལམ་རྩོལ་བཅག་དྲོ་སར་བརྟེན་པ་དང་། གཡི་དང་སྦྱང་གི་ལྤ་བུའི་གཙན་གཟན་གྱི་པགས་པ་དཀྲིས་ཏེ་སྒྲ་དུགས་སོགས་བྱའོ། །

སྨན་ད་ལིས་བདུན་པ་དང་རྒོད་མ་ཁ་ཡི་ཕྱེ་མ་སྟེ་ཕྱེ་རྒྱུད་ཀར་ཆྭ་དྲུག་པ་དང་། དེ་ཡི་ཁ་བསྒྱུར་དང་བཅས་པ་གང་ལ་དེ་འཚམས་སུ་བསྙེན་པ་དང་། ཡང་ན་ཚྭ་སྣ་ལྔ་སྟེ། རྒྱ་ཚྭ། རྒྱམ་ཚྭ། ཀླེ་མྱང་ཚྭ། རྩབས་རུ་ཚྭ། ཁ་རུ་ཚྭ་བཅས་དང་། ལ་ལ་ཕུད། སེ་འབྲུ། ཤིང་ཀུན་བཅས་བུ་རམ་གྱི་རིལ་བུ་དྲིལ་ལ་བཏང་བར་བྱ། ཡང་ན་སེ་འབྲུ་དང་ཤིང་ཚ། དྲོད་སྨན་གསུམ་སྟེ་ཐྭ་ཏི། སུག་སྨེལ། ཀ་ཀོ་ལ་བཅས་དང་། སྣ་པི་ཕོ་གསུམ། ལ་ལ་ཕུད་རྣམས་སྦྱར་ལ་བཏང་བས་ཕོ་བའི་མེ་དྲོད་བསྐྱེད་ཅིང་། མ་ཞུ་བ་དང་མེ་ཉམས་ལས་བྱུང་བའི་འབྲུ་བ་གཅོད་པར་བྱེད་དོ། །

རྒྱ་མ་དང་ལོང་ལ་གྲང་བའི་ནད་བྱུང་བས་འབྲུ་བ་ལ། ཙི་ཏྲ་ཀ་དང་སུག་སྨེལ། ཚ་བ་གསུམ་བཅས་བུ་རམ་དང་སྦྱར་ལ་བཏང་བ་དང་། ལྷམ་པའི་ལོམ་བཏབ་པའི་ཚ་བ་སྟེ་ཐུག་པ་བཏང་བར་བྱ།

མཁྲིས་པ་སྣོད་ལྷུང་གིས་འབྲུ་བ་ལ། ཕྱེ་རྒྱུད་མཁྲིས་ཕྱེ་བདུན་པ། མཁྲིས་ཕྱེ་ཉེར་ལྔ་སོགས་གཏོང་བ་དང་། མཆིན་ཚད་ཐུར་དུ་བབས་ནས་འབྲུ་བ་ལ་བད་ཀན་སྨུག་པོའི་བཅོས་ལྟར་བྱའོ། །

དཔྱད་དུ་མ་ཞུ་བ་དང་མེ་དྲོད་ཞན་པ་ལ་མདུན་མེ་ཉམས་གསང་དང་རྒྱབ་ཚིགས་པ་བཅུ་གཉིས་པ་མེ་ཡིས་

བསྲོ་ལ། རྒྱུ་ལོང་གྲང་བའི་ནད་བྱུང་ནས་འགྲོ་བར་ལོང་གསང་སྐེ་མདུན་དུ་ལྡེ་བ་ནས་གཡས་གཡོན་ཚོན་དོ་རེའི་ས་དང་། རྒྱབ་ཚིགས་པ་བཅུ་དྲུག་པ་ཡི་གསང་རྣམས་མེ་བཙས་བསྲོ་བར་བྱའོ། །

ཡང་ན་གྲང་བས་འགྲོ་བ་ལ། སྨན་བསྡུས་ཨེ་ལས། སེ་འབྲུ་བརྒྱད་པ། ད་ལིས་བརྒྱད་པ། ད་ཧིག་དགུ་བ་དང་བདུན་པ། གཞང་གཟེར་ཕྱུ་བ་བེ་སྐབས་འགྲོ་བ་ལ་ཡ་བསྐུར་བདུན་པ་དང་གུ་ལིང་འབྲས་ཀྱི་རིལ་བུ། སེ་འབྲུ་ཅིར་ནིས་སོགས་གང་འོས་གཏོང་བར་བཤད་ལ། དེ་བཞིན་དུ་ཚ་འགྲོ་ལ་ཡང་ག་པེད་དྲུག་ཐང་། ཐིལ་བ་བཞི་ཐང་། གར་ནག་བདུན་པ་སོགས་གཏོང་བ་དང་། བྱེ་རིང་ལས། འགྲོ་ནད་གསོ་བ་འཕྲུལ་གྱི་ཐེམ་གཟེར་དུ། ཚ་བ་ཤས་ཆེ་འགྲོ་བ་ལ། བཙས་གཞན་གྱིས་རྟགས་འདི་ལྟར་བྱ། །ཨ་རུ་མཆུ་སྟང་དུར་བྱིད་དང་། །དན་ད་རོག་པོ་ཤྭ་ཁན྄ྡ། །འདི་བཞི་དུག་ཐྲལ་འཐེབ་ཚིགས་ཙམ། །ཆུ་རྩ་ལྷུམ་རྩ་ཐུན་ཚད་ནི། །དེ་རྣམས་གཙོ་ཡིན་ཁ་བསྒྱུར་བ། །འབྲུ་མདོག་དཀར་ན་པི་པི་ལིང་། །སེར་ན་ཏིག་ཏ་གསེར་མེ་ཏོག །དམར་ན་བཙོད་སྐྱག་ཏོང་ལེན་བསྣོན། །དུད་ཁ་སྨྲ་རྩེ་སྐྱེར་ཤུན་བསྣོན། །སྔོ་ལྗང་ཊུ་ཏ་ཁ་ཊུ་ཚ། །ཀུན་ལ་རྒྱ་ཚྭ་དུག་མོ་ཉུང་། །སུག་སྨེལ་གུར་གུམ་གི་ཤང་བསྣན། །ཁྱིམ་རྩི་བཞིན་བཏགས་བྱས་ལ། །ངོང་གའི་ཐོག་བདུན་པོང་ང་དཀར། །ཐུན་གཅིག་ཁྲམ་ཁྲམ་བཏུང་བྱས་ལ། །གང་ཆུ་བྱ་སྔོང་གང་ཙམ་བླུགས། །ཞག་གཅིག་སྦངས་པའི་དྭངས་མ་ཡིས། །གོང་གི་སྨན་སྦྱར་ཉི་མ་གཅིག །འདམ་བཏགས་རྩི་བཞིན་བྱ་བ་གཅེས། །རིལ་བུ་སྲན་མ་སྣོན་པ་ཙམ། །ལྔ་བདུན་དགུ་སོགས་ཆུ་སྐོལ་ཐུལ། །ལག་ལེན་ཕྱི་སྦྱོངས་སྤྱི་དང་མཐུན། །དག་ན་རྒྱམ་ཚྭའི་ཆུ་སྐོལ་གྱིས། །སྨན་རོ་མ་ལུས་འདེད་པ་གཅེས། །ཞེས་དང་། གྲང་འགྲོ་ལ། བད་རླུང་གྲང་བས་མེ་དྲོད་ཉམས། །དེ་ཡི་མ་ཞུ་འགྲོ་བ་ལ། །ལྷ་རིག་དྲི་བས་ངོས་ཟིན་ནས། །དང་པོར་ཕོ་བའི་མེ་དྲོད་གསོ། །སེ་འབྲུ་སུག་སྨེལ་ཚ་བ་གསུམ། །ད་ལིས་ཤིང་ཚ་ག་གོ་ལ། །ཅི་ཏྲ་ག་དང་ག་རཱྀ། །རྒྱ་ཚྭ་རྒྱམ་ཚྭ་ཁ་རུ་ཚྭ། །ཁྲི་ཏང་ཤིང་ཚ་ཨ་ཛ་མོ། །ཨ་རུ་ནུས་ལྡན་བསྲེགས་པའི་ཐལ། །ཇོ་ཞུན་ཆམ་ཉམ་བུ་རམ་སྦྱར། །ཐུན་རེ་ཞོགས་པ་ཆུ་སྐོལ་ཐུལ། །ཕོ་བར་ཚྭ་དང་བོང་བས་བདུག །དེ་འདྲ་ཞག་དགུའི་བར་དུ་བྱ། །དེ་རྗེས་གོང་གི་སྨན་འདིའི་སྟེང་། །ད་ཧིག་ག་མེན་ཆ་ར། །གཙོད་ཁྲག་སྨུག་དང་ལོ་བཙན་བསྣན། །རྐོད་ཁྲག་བཙོས་པའི་ཏ་སྦྱར་བཏང་། །ཚིགས་པ་བཅུ་དྲུག་སྲྭ་བས་བསྲོ། །ཞེས་གསུངས་སོ། །

ཚ་གྲང་གང་གི་འགྲོ་བ་མ་ཆོད་ན་འགྲོ་ནད་སྤྱི་སྨན་གཏོང་བ་དང་། འདུས་པའི་ནད་ལ་སྤྱིར་བཏང་ཀན་སྨུག་པོ་བཞིན་བཙོས་པར་བྱ་ལ། སྨོས་སུ་ལྟུགས་ཀྱུ་ཁ་ཆིངས་ཀྱི་སྦྱོར་བ་དང་རེ་རལ་བཞི་བའི་སྦྱོར་བས་ལྡན་འདུས་འགྲོ་བ་གཅོད་པས་བསྟེན་པར་བྱའོ། །

ཅེ་ཐིག་ཏུ་བཤད་པ།

ས་བཅད་དང་པོ། རླུང་ལས་གྱུར་པ།

དང་པོ། སློང་རྐྱེན།

མན་ངག་ལྷན་ཐབས་ལས། མ་ཞུ་མི་ཉམས་བད་རླུང་གྲང་འབྲུ་སྟེ། །ཞེས་པ་ལྟར་ཞྭི་སྣུམ་བསིལ་གྲང་དང་ལྡན་པའི་ཟས་སྤྱོད་མ་གོམས་པ་དང་། མི་འཕྲོད་པའི་རིགས་བསྟེན་དྲག་པ། ཕོ་བའི་འཇུ་བྱེད་ཀྱི་མཐུ་ཉམས་པས་བད་ཀན་བེ་སྣབས་ཆེས་ཆེར་འཕེལ་བ། རྒྱུ་ལོང་གི་ནང་དུ་ཐུར་སེལ་གྱི་རླུང་འཁྲུགས་པ་སོགས་ཀྱིས་སྒོ་འཁྲིག་འཚུར་བའི་སྐྲ་བཅས་འབྲུ་བར་བྱེད་པ་ཞིག་གོ །

གཉིས་པ། ནད་རྟགས།

རྒྱ་ཟེར་ལས། རླུང་ལས་གྱུར་པའི་འབྲུ་བ་ནི་བཤང་བ་ན་བ་དང་ཚུར་བཅས་ཏེ། ཚ་རྡུལ་བ་ལྟ་བུ་འབྱུང་བ་དང་། མཁྲིགས་ཤིང་ཤུང་ཞིག་འབྱུང་བ་དང་། སྐྲ་དང་བཅས་ཤིང་གཟེར་བ་དང་བཅས་པ་འབྱུང་བར་འགྱུར་པ་དང་། འགགས་ཤིང་སྐྲ་བར་འབྱུང་བར་འགྱུར་པ་དང་། མདོག་རྩུབ་པ་དང་། སླ་ཞིང་རྐྱང་རྐྱང་པོར་འབྱུང་བ་དང་། ལྦུ་བ་དང་འདྲེས་མར་འབྱུང་བ་དང་། གོང་བུར་ཆགས་ཤིང་བར་བར་ན་མདུད་པ་ཡོད་པ་འདྲ་བར་འབྱུང་བ་དང་། ཡང་དང་ཡང་དུ་སྐད་ཅིག་མ་རེ་རེར་འབྱུང་བ་དང་། དེ་བཞིན་དུ་བུ་རམ་ཆིག་པའི་མདོག་འདྲ་བར་འབྱུང་བ་དང་། སྨིན་བག་ལ་སོགས་པའི་རྣམ་པ་དང་ལྡན་བར་འབྲུ་བ་ཡིན་ནོ། །

གསུམ་པ། མི་ནོར་བའི་རྟགས།

རླུང་གྱུར་སྒོ་འཁྲིག་ལྦུ་བ་སྐྲ་བཅས་འབྲུ། །

རླུང་གྱུར་གྱི་འབྲུ་བའི་རྟགས་ཁྱད་པར་བ་ནི། ཕོ་ལོང་གི་གནས་སུ་ལྷུང་བའི་མ་ཞུ་བའི་སྙིགས་མ་དེ་ཐུར་སེལ་གྱི་རླུང་འཁྲུགས་པས་རྒྱུ་ལོང་ནང་དུ་ཕར་འཕོར་ཚུར་འཕོར་བྱེད་པས་སྒོ་འཁྲིག་འཚུར་བ་དང་། ཚུ་དང་ལྦུ་བ་

འདྲེས་པ། འབྲུ་བའི་ཚེ་འོག་རླུང་གི་སྨྲ་དང་བཅས་འབྲུ་བའོ། །

བཞི་པ། བཅོས་ཐབས།

༡ བཅོས་ཐུལ།

ཐོག་མར་ངོ་བོ་དྭོ་ཞིང་འཇུ་སླ་བའི་ཟས་སྐོམ་རིགས་དང་། སྤྱོད་ལམ་དྭོ་ཞིང་ཡིད་དུ་འོང་བར་བསྟེན་ཏེ་རླུང་གི་སྣ་སླན་པ་དང་། བར་དུ་འབྲུ་བ་གཅོད་པའི་གཉེན་པོ་ཁ་བསྒྱུར་དང་བཅས་པའི་སྨན་གྱིས་འབྲུ་བ་གཅོད་པ། མཐར་ཟས་སྤྱོད་མི་འཕྲོད་པའི་རིགས་ཡུན་རིང་དུ་སྤོངས་ཤིང་སྲུང་བར་བྱེད་པའོ། །

༢ གཉེན་པོ།

རླུང་གི་འབྲུ་ལ་སྣུམ་དུགས་འཇམ་རྩི་བྱ། །སེ་འབྲུ་ཚ་བ་ལྷ་དང་ཁ་རུ་ཚ། །ཤིང་ཀུན་བུ་རམ་སྦྱར་བཏང་ཞུན་མར་བླུད། །

རླུང་ཤུར་གྱི་འབྲུ་བ་སེལ་བར་ལོ་ཤ་དང་འབྲུ་མར། བུར་ཆང་། རུས་ཆང་སོགས་དྭོ་བཅུད་ཀྱི་ཟས་སྐོམ་བསྟེན་ནོ། །

སྤྱོད་ལམ་གནས་དྭོ་སར་སྡོད་པ་དང་། གོས་དྲོན་བགོ་ཞིང་གཉིད་ལོག་པར་བྱའོ། །

དཔྱད་དུ་ཕྱིང་བ་སྣུམ་ལྡན་སོགས་ཀྱིས་དྲོད་དུགས་བྱ་བ་དང་ཕྱི་རྒྱུད་འཇམ་རྩིའི་སྦྱོར་བ་ཁ་འཛིན་དང་བཅས་གང་འོས་གཏོང་བར་བྱ།

སྨན་དུ་སེ་འབྲུ་དང་ཚ་བ་ལྷ་སྦྱོ། སྨ་དང་པི་པི་ལིང་། ཕོ་བ་རིས། ཀླུ་ཚ། དབྱི་མོང་བཅས་དང་། ཁ་རུ་ཚ། ཤིང་ཀུན་བུ་རམ་བཅས་སྦྱར་བ་བཏང་ལ་ཞུན་མར་བླུད་པར་བྱའོ། །གཞན་ཡང་རྒྱམ་ཚ་དྲུག་པ། རུ་རྟ་དྲུག་པ། གྲང་འབྲུའི་སྤྱི་སྨན་སོགས་གང་འོས་སྐབས་བསྟུན་དུ་གཏོང་ངོ་། །

ས་བཅད་གཉིས་པ། མཁྲིས་པ་ལས་གྱུར་པ།

དང་པོ། སློང་རྐྱེན།

ཟླ་ཟེར་གྱི་ཚོད་པས་འབྲུ་བ་བཤད་པའི་སྐབས། དེ་ནི་ཆུ་འཁྱུང་དྲགས་པ་དང་། །ཤ་རིད་ཤ་སྐམ་མ་གོམས་པའི། །ཏིལ་གྱི་ཁུ་བ་མ་སྨིན་འབྲུ། །ཆང་རྩུབ་ཁ་ཟས་ཚོད་མ་ཟིན། །གཞང་འབྲུམ་སྣུམ་བག་དྲག་པ་དང་། འབུ་དང་ཤུགས་ནི་བཀག་ལས་འབྱུང་། །ཞེས་གསུངས་པ་ལྟར་ཁ་ཟས་ཀྱི་རིགས་ངོ་བོ་མ་སྨིན་པའི་འབྲུ་གསར་དང་།

མ་གོམས་པ། ཟུལ་སྐྱུར། ཚང་རྩུབ། རྣམ་བཅུད་ཆེ་བ་བཅས་མང་དུ་བསྟེན་པ། རྩ་གྲང་འཕྲང་དྲགས་པ། གཞང་འབྲུམ་གྱི་ནད་གཞི་ཡོད་པ། ལྟོ་བར་སྲིན་བུ་ཡོད་པ། བཤང་བའི་ཤུགས་བཀག་པ། མཁྲིས་པ་དང་མཆིན་ཁྲག་ཕོ་ལོང་རྒྱུ་མར་ལྷུང་བ་སོགས་ཀྱིས་བསྐྱེད་དེ་འབྲུ་བ་ཡིན། །

གཉིས་པ། ནད་རྟགས།

མཁྲིས་པ་དམར་སེར་དྲི་མནམ་ཟེར་མེད་འབྲུ། །

མཁྲིས་པ་ལས་གྱུར་པའི་འབྲུ་བ་ནི་འབྲུ་བའི་མདོག་དམར་སེར་ལ་དྲི་མ་ཆེ་བར་མནམ་པ་དང་། འབྲུ་བའི་ཚེ་ན་ཟུག་གཟེར་ཆེར་མེད་པས་ཟེར་མེད་ལྟར་དུ་འབྲུ་བ་ཡིན།

གསུམ་པ། མི་ནོར་བའི་རྟགས།

ཟླ་ཟེར་གྱི་ཚད་པས་འབྲུ་བ་བཤད་པ་ལས། མཁྲིས་པ་སེར་ཞིང་གནག་པ་དང་། སྔོ་ཞིང་དུ་བའི་མདོག་འདྲ་ལ། །ཁྲག་བཅས་ཤིན་ཏུ་དྲི་མནམ་པ། སྐོམ་དད་བརྒྱལ་ཚ་རྦུལ་དང་བཅས། །གཟེར་བཅས་གཞང་ཁ་ཚ་དང་བཅས། །གཞང་ཁར་ཐོར་བུ་འབྱུང་བ་ཡིན། །ཞེས་མཁྲིས་པ་ལས་གྱུར་བའི་ཚད་འབྲུ་ནི། འབྲུ་མདོག་སེར་སྔོ་འདྲེས་པ་དང་སེར་པོ། ཁྲག་དང་འདྲེས་པ་བཅས་འབྲུ་བ། དྲི་མ་ཤིན་ཏུ་ཆེ་བར་མནམ་པ། སྐོམ་དད་ཆེ་བ། ལུས་ཟྟོད་ཚ་ཞིང་རྦུལ་ཚུ་དོན་པ། གཟེར་བ་དང་བཅས་འབྲུ་ལ་གཞང་ཁ་ཚ་ཞིང་འབྲུམ་ཐོར་འབྱུང་བ་བཅས་སོ། །

བཞི་པ། འབྲུལ་སོ་བསལ་བ།

མན་ངག་ལྷན་ཐབས་ལས། མཁྲིས་པ་སྣོད་ལྷུང་མཆིན་ཚད་ཐུར་བབས་ཚ། །དམར་སེར་དྲི་ཆེ་ཆུ་བསྐུར་གཏིང་དུ་བྱིངས། །ཞེས་པ་ལྟར་སྤྱིར་རླུང་མཁྲིས་བད་ཀན་གསུམ་འབྲུ་བའི་ཆ་ནས་འདྲ་བར་སྣང་མོད། མཁྲིས་གྱུར་ནི་རྒྱུ་ཁྲག་མཁྲིས་གཉིས་ཀྱིས་བསྐྱེད་པས་ངོ་བོ་ཚ་བ་ཡིན་ལ། ཁྱད་པར་དུ་འབྲུ་བའི་མདོག་དམར་སེར་དང་བཤང་བ་ཆུར་བསྐུར་ན་གཏིང་དུ་བྱིངས་པ་བཅས་ཚ་འབྲུའི་མི་ནོར་བའི་རྟགས་སུ་ངེས་སོ། །

ལྔ་པ། བཅོས་ཐབས།

༡ བཅོས་ཚུལ།

དེ་ལ་ཐོག་མར་སྨིན་པའི་ཕྱིར་ཟས་སྤྱུང་བ་དང་། སྨིན་ནས་ཚ་བ་གཅོག་པའི་ཕྱིར་ཟས་བསིལ་འཇམ་སླ་བ་བསྟེན་པ། བར་དུ་ནད་སྟོབས་དང་སྦྱར་ནས་འབྲུ་གཅོད་སྨན་དཔྱད་ཀྱིས་བཅོས་པ། མཐར་ནད་གཞི་དང་མི་

འཕྲོད་པ་དང་མ་གོམས་པའི་ཟས་སྤྱོད་སྤྱང་བར་བྱ་བའོ། །

༢ གཉིས་པོ།

མཁྲིས་སྦྱར་སེ་འབྲུ་བོང་ང་བཅའ་སྣའི་ཐང་། །རྩ་མཁྲིས་སླ་སྣང་ཧོང་ལེན་དུག་མོ་ཉུང་། །ཙི་ཏྲ་ཀ་དང་ཚྭ་གསུམ་བྲ་རམ་སྦྱར། །མཁྲིས་སྐྲན་མིག་སེར་འབྲུ་བ་གཅོད་པར་བྱེད། །སླ་སྣང་བོང་ང་བིལ་བ་དུག་མོ་ཉུང་། །ཏིག་ཏ་པ་ཏྲ་ཨུ་ཤུ་སྐྱེར་ཁནྡ། །སྣ་དང་འབྲས་བཀྲུས་ཁུ་བ་སྦྱར་བླུད་ན། །ཁྲག་དང་མཁྲིས་པར་འབྲུ་ཞིང་འཁྲིག་པ་སེལ། །

མཁྲིས་པ་ལས་གྱུར་པའི་འབྲུ་བ་ལ་ནི། སེ་འབྲུ་དང་བོང་ང་དཀར་པོ། བཅའ་སྣ་བཅས་ཀྱི་ཐང་དང་། རྩ་མཁྲིས་དང་སླ་སྣང་། ཧོང་ལེན། དུག་མོ་ཉུང་། ཙི་ཏྲ་ཀ རྒྱམ་ཚྭ། རྒྱ་ཚྭ། ཁ་རུ་ཚྭ་སྟེ་ཚྭ་གསུམ་བཅས་བུ་རམ་དང་དེ་དག་གིས་འབྲུ་བ་རྣམས་གཅོད་པར་བྱེད་པ་ཡིན་ནོ། །གཞན་ཡང་སླ་སྣང་དང་བོང་ང་དཀར་པོ། བིལ་བ། དུག་མོ་ཉུང་། ཏིག་ཏ། པ་ཏྲ། ཨུ་ཤུ། སྐྱེར་པའི་ཁནྡ། སྣ་དང་བཅས་པ་འབྲས་བཀྲུས་པའི་ཁུ་བ་དང་སྦྱར་བ་བླུད་ན་ཁྲག་དང་མཁྲིས་པར་འབྲུ་ཞིང་ཁོག་པ་འཁྲིག་པ་རྣམས་སེལ་བ་ཡིན། ། ཟས་ཀྱི་བཅོས་ཐབས་ནི། བེ་བུམ་ནག་པོ་ལས། ཆག་ཆེ་ཕྱེ་ཐུག་ཚ་ཞེན་དང་། །ཆུ་སྣ་མང་བསྐུས་བསྐོལ་གྱང་བཏང་། །མཛོ་ཡི་ཞོ་དང་དར་བ་བཏང་། །འབྲོད་ཀྱི་ཟས་སྐོམ་ཐམས་ཅད་སྤང་། །ཞེས་པ་ལྟར་ནས་དཀར་གྱི་ཆག་ཆེ་དང་ཕྱེ་ཐུག་སླ་མོ་སོགས་འཇུ་སླ་བ་དང་། ཆུ་སྣ་མང་པོ་བསྐུས་པའི་བསྐོལ་གྱང་། མཛོའི་ཞོ་དར་སོགས་ངོ་བོ་སློམ་པའི་ཁ་ཟས་བསྟེན་པ་དང་། སྣུམ་པ་སོགས་ངོ་བོ་དྲོ་ལ་ལྗི་བའི་ཁ་ཟས་ཀྱི་སྐོར་སྤངས། ལྷག་པར་དུ་ནད་སློང་བར་བྱེད་པའི་གནོད་ཟས་རིགས་དུས་ཡུན་རིང་པོར་བསྲུང་ངོ་། །སྤྱོད་ལམ་བསིལ་བའི་གནས་སུ་རྩོལ་བཅག་དང་དྲག་ཤུལ་གྱི་ལས་སྤངས་ཏེ་དལ་བར་འདུག་གོ །སྨན་ལ་ཨིནྡྲ་བཞི་ཐང་། གི་ཝང་དགུ་བ། གུར་གུམ་བདུན་པ། གཙོ་བརྒྱད་སོགས་ཀྱིས་ཚད་པ་བཅག་ནས། གཙོ་བརྒྱད་སྙིང་ད་ཧིག་ཐ་རམ། སྨུག མོན་ཆ་ར་སོགས་ཁ་ཚར་བཏབ་པའམ། ཨིནྡྲ་བཅོ་ལྔ། མཁྲིས་ཕྱེ་བདུན་པ། མཁྲིས་ཕྱེ་ཉེར་ལྔ་སོགས་ཀྱིས་འབྲུ་བ་གཅོད། །

ས་བཅད་གསུམ་པ། བད་ཀན་ལས་གྱུར་པ།

དང་པོ། སློང་རྐྱེན།

ཁ་ཟས་མི་འཕྲོད་པ་དང་འཇུ་དཀའ་བའི་རིགས་བསྟེན་པས་ཕོ་བར་མ་ཞུ་བད་ཀན་བེ་སྣབས་འཕེལ་ཏེ། ཕོ་བའི་མེ་དྲོད་ཀྱི་མཐུ་ཉམས་ནས་ཟས་སྐོམ་གང་ཟོས་འཇུ་མ་ཐུབ་པར་དྭངས་སྙིགས་འབྱེད་པ་རྒྱུ་མོང་དུ་ལྷུང་བ།

ཡང་ན་རྒྱུ་ལོང་རང་ལ་གྲང་བ་སྐྱེས་པ་སོགས་ནད་སྣ་ཚོགས་བྱུང་བ་བཅས་ཀྱིས་ཁ་ཟས་མ་སྨིན་པར་ཐོངས་ཆེར་འགྲོ་བ་ཡིན་ནོ། །

གཉིས་པ། ནད་རྟགས།

བད་ཀན་བེ་སྐབས་འབྲུ་ལ་སྙོ་སླི་སྐྲེག །

ཅེས་བད་ཀན་ལས་གྱུར་བ་ནི། བེ་སྐབས་ཏེ་འབྱུར་བག་ཅན་ལྷུན་ལྷེན་པ་དེ་ཉིད་མ་སྨིན་པར་ཟས་མདོག་ཏུ་འགྲོ་བ། ལྟོ་བ་དང་རྒྱུ་འདྲིས་མར་འགྲོ་ལ་ཀོ་ཏུལ་གྱི་དྲི་མནམ་པ། ཕོ་བ་རྩིམ་པ་སྐྱེ་མཁྲིགས་ལ་སྒྲོ་ཞིང་འཁྲིག་པ། ཐོངས་ཆེར་འགྲོ་བ། བཤང་བ་ཆུར་བསྒྱུར་ན་ཁར་གཡེང་བ་སོགས་འབྱུང་། །

གསུམ་པ། མི་ནོར་བའི་རྟགས།

ཟླ་ཟེར་གྱི་ཚད་པས་འགྲོ་བ་བཤད་པ་ལས། བད་ཀན་ལས་གྱུར་སྐྲ་བ་དང་། །འབྱུར་བག་སྐྲ་ཞིང་ནལ་ནལ་པོ། །སྣུམ་ཞིང་བེའུ་སྐབས་བད་ཀན་བཅས། །རྒྱུན་དུ་འགྲོ་ཞིང་ལྕི་ལ་མནམ། །སྐྲ་ཞིང་ནད་རྗེས་འཕྲང་བ་དང་། །གཉིད་ཆེ་ལོང་སྐོམ་ཡི་ག་འཆུས། །ཉུང་ཟད་ཉུང་ཟད་འགྲོ་དང་བཅས། །ཁ་སྐྱུ་བརྩེ་ཞིང་གློངས་བཅས་དང་། །ཆུ་སོ་སྟོ་བ་གཞང་ཁ་ལྕི། །བཤང་ཡང་བཤང་བ་མ་བཏང་སྙམ། །ཞེས་པ་ལྟར་བད་ཀན་ལས་གྱུར་པའི་ཚད་པས་འགྲོ་བ་ནི་འགྲོ་བ་སྐྲ་ཞིང་གར་གར་པོར་འབྱུང་བར་འགྱུར་པ་དང་། །འབྱུར་བག་ལ་སོགས་པ་དང་བཅས་པར་འབྱུང་བ་དང་། ལོང་སྐོམ་པ་ནི་བྱ་བ་རྣམས་ལ་སྤྲོ་བ་ཆུང་བའོ། །གློངས་པ་ནི་ནད་རྣམས་བསྐྱོད་པར་གྱུར་པའོ། །ལྕི་བ་ནི་ཆུ་སོ་དང་སྟོ་བ་དང་གཞང་ཁ་ཀུན་ཏུ་ལྕི་ཞིང་སྦོམ་པ་སྙམ་དུ་སེམས་པའོ། །བཤང་ཡང་བཤང་བ་མ་བཏང་བ་སྙམ་སེམས་པ་ནི་བཤང་བ་བཤང་ཞིང་འདོར་དུ་ཟིན་ཀྱང་ལོང་སྦྲོ་བས་མ་བཤང་བ་སྙམ་དུ་སེམས་ཤིང་ཡང་དང་ཡང་དུ་འབྱུང་བར་འགྱུར་རོ། །ཁྱད་པར་དུ་ཟས་མདོག་མ་འགྱུར་པར་འགྲོ་བ་དང་། ལྟོ་བར་འགྲོ་བ། ཆུར་འགྲོ་བ་གསུམ་པོ་གྲང་བའི་རྟགས་ཡིན་ནོ། །

བཞི་པ། འབྲུལ་སོ་བསལ་བ།

མ་ཞུ་མེ་ཉམས་བད་རླུང་གྲང་འགྲོ་སྟེ། །རྩམ་པ་ལྷུ་ཆུར་སྐྲ་དང་བཅས་ཏེ་འགྲོ། །

ཞེས་ཚ་གྲང་གི་འགྲོ་བའི་ནོར་སོ་བསལ་བ་ལས་གྲང་འགྲོ་བད་གྱུར་གྱི་ངོས་འཛིན་ལ། འགྲོ་མདོག་སྐྱ་སོབ་

དང་ཟས་མདོག་ཏུ་འབྲུ་བ། བེ་སྣབས་འབྱུར་བག་ཆེ་བ། ཁྱད་པར་དུ་འབྲུ་བའི་དྲི་མ་ཐུར་འགོ་གང་ཆུ་དྭངས་ཏུ་བཞག་པས་ཆུ་ཁར་ལིང་ངེར་སྡོད་པས་ངེས་པ་ཡིན་ནོ། །

ལྔ་པ། ཀླ་གཉན།

ཆུ་རྐྱེན་མ་ཞུ་བ་དང་མེ་དྲོད་ཉམས་པ། ཆུ་ལོང་དུ་གྲང་བ་སྐྱེས་པའི་འབྲུ་བ་དེ་དག་དུས་ལྟར་བཅོས་སྐྱེད་ལེགས་པོ་མ་བྱུང་བ་དང་། ཟས་སྤྱོད་དམན་ལྷག་ལོག་པ། འབྲུ་བ་ཡུན་རིང་འབྱམས་པ་སོགས་ཀྱིས་རླུང་བད་ཀན་འཕེལ་བའི་ཀླ་གཉན་གྱི་ནད་དང་། ཆུ་རྐན་གྱི་ནད་དུ་འགྱུར་བའི་ཉེན་ཡང་ཡོད་དོ། །

དྲུག་པ། བཅོས་ཐབས།

༡ བཅོས་ཚུལ།

ཟས་སྤྱོད་སྨན་དཔྱད་རྣམས་དྲོ་བར་བསྟེན་པ་དང་ཕོ་བའི་མེ་དྲོད་བསྐྱུང་བར་བྱའོ། །

༢ གཉེན་པོ།

བད་ཀན་ཚ་བ་ལྔ་དང་ཨ་རུ་ར། །ཅུ་སྒྲུ་གཙྷ་ཤ་ཁྲུ་འབྲས་ཐུག་ཕྲུད། །ཤིང་ཀུན་ཤུ་དག་ཏོང་ལེན་བོང་ང་དཀར། །དུག་ཅུང་པ་ཏྲ་གཟེ་མ་ཚ་བ་ལྔ། །ཙྭ་སྣ་ལྔ་དང་ཏིལ་དང་ཞོ་བཅོས་ཐལ། །མར་སྦྱར་བད་རླུང་མ་ཞུ་སྐྲན་འབྲུ་སེལ། །

བད་ཀན་ལས་གྱུར་པའི་འབྲུ་བ་ལ། ཚ་བ་ལྔ་དང་ཨ་རུ་ར། ཅུ་སྒྲུ། གཙྷ་པ་ཏྲ་བཅས་ཤ་ཁྲུའམ་འབྲས་ཐུག་ལ་སྦྱར་ནས་བླུད་པར་བྱ་བ་དང་། ཡང་ན་ཤིང་ཀུན་དང་ཤུ་དག ཏོང་ལེན། བོང་ང་དཀར་པོ། དུག་མོ་ཉུང་། མ་ནུ་པ་ཏྲ། གཟེ་མ། ཚ་བ་ལྔ། ཙྭ་སྣ་ལྔ་གོང་ལྟར་དང་། ཏིལ་དང་ཞོ་བཅོས་པ་འདྲིལ་ནས་བསྲེགས་པའི་ཐལ་བ་བཅས་མར་དང་སྦྱར་ལ་བཏང་བས་རླུང་མ་ཞུ་བ་དང་། སྐྲན་གྱིས་འབྲུ་བ་རྣམས་སེལ་ལོ། །གཞན་ཡང་མ་ཞུ་མེ་ཉམས་ཀྱིས་འབྲུ་བ་ལ་སེ་འབྲུ་བཞི་བའི་སྟེང་དུ་གོ་ཐལ་བསྣན་པ་ཆུ་སྐོལ་གྱིས་དབུལ། ཡང་ན། གྲང་འབྲུ་སྨུག་དང་ད་ཏིག ཕི་ཕི་ལིང་། ཀ་པེད་ཕྱེ་མ་ཆང་ངམ་ཆུ་སྐོལ་གྱིས་ཐུལ་ཏེ་བཏང་བས་ནད་འཇོམས་གཙོད་པར་བྱེད། ཡང་ན་གོང་གི་གྲང་འབྲུའི་སྐབས་སུ་བསྟན་པའི་རྒྱུན་སྤྱོད་སྨན་སྦྱོར་གང་འོས་བསྟེན་པར་བྱའོ། །

ཟས་སྐམ་ར་དང་སྐམ་པོ་སོགས་ཀྱི་ཤ་རྫུད་པ། གསར་དུ་ཐོགས་པའི་འབྲུ། ཡང་ན་མ་ཚོས་པ་དང་རྗེན་པ། ཚིག་པོ་སོགས་ལྕི་སྣུམ་བསིལ་བ་འཇུ་དཀའ་བའི་རིགས་དང་། བཟའ་བཏུང་ཚད་ལས་འདས་པའམ་སྔ་མ་མ་ཞུ

བར་ཕྱིམ་ཐོགས་པ། མི་འཚམས་པའི་རིགས་སྤྱོང་བ། ཡང་ཞིང་དྲོ་བ་འཇུ་སླ་བའི་ཟས་རིགས་བསྟེན་པར་བྱ།

སྤྱོད་ལམ་རྩོལ་བཙག་འོས་འཚམས་བྱེད་པ་དང་། གོས་དྲོན་བགོ་ལ་དྲོ་སར་སྡོད་པར་བྱ།

དཔྱིད་དུ་འབྲུ་བ་འཇམ་ན་ཐོ་ལོང་གི་གསང་ལ་མེ་བཙའ་གདབ་པས་མེ་ཉམས་དང་འབྲུ་བ་འབྱམས་པ་སོགས་སེལ་བར་བྱེད། རྒྱུན་དུ་གཡུ་སྙིང་གི་སྤུ་དུགས་བསྟེན་པར་བྱ།

བདུན་པ། རྗེས་གཅོད།

སྨན་བསྡུས་ཨེ་ལས། རབ་སྟོན་གྲོ། མ་རྙེད་ན་མོན་བུའམ་རམ་པ་རྙིང་པ་གང་རྙེད་ཕྱུ་བཅད་ཞིབ་པར་བཏགས། འོ་མངར་གྱིས་ལྡེ་གུ་བྱ། མར་དཀར་བཙུག ཉི་མ་གསུམ་ལ་ཟ་ཞལ་རེ་སྦྱིན། དེ་ནས་ཉི་མ་གསུམ་ལ་ཐུད་ཀ་ར་བག་ཙམ་རེ་བྱིན། སྐབས་སུ་ཞོ་མངར་གང་འགྲོ་བྱ། ཤ་དང་སྔོ་ངད་ར་ཞོ་རྣམས་ཟླ་ཕྱེད་བར་དུ་སྤང་། སེ་འབྲུ་བཞི་བ་བསྟེན་ནོ། །སྦོས་ཤིང་གཟེར་ནས་སྐྱུང་མ་ཐུབ་ན་ཚང་རྐན་བར་ཤར་ཐོར་བ་གང་བསྲོས་ལ་ཐོངས་ཤིག །ཅེས་གསུངས་སོ། །

སྙོམ་ཚུད་།

འབྲུ་བ་ཕལ་ཆེར་ནི་མ་ཞུ་བའི་གནས་ལ་བརྟེན་ཞིང་དེར་གནས་པའི་རྒྱུ་དང་འབྲེལ་བའི་བདག་ཉིད་ཅན་ཡིན་པས་ན་དེ་ན་གནས་པའི་མེ་དྲོད་ཉམས་པར་བྱས་ཤིང་བཙོམ་ནས་འབྲུ་བ་འབྱུང་བར་འགྱུར་ཞིང་། དེར་ཡང་རྒྱུའི་སྒོ་ནས་དབྱེ་བ་བཞི་དང་། ཉེས་པའི་སྒོ་ནས་བཞི་སྟེ་བརྒྱད་ཡོད། གསོ་བཅོས་ཀྱི་སྐབས་སུ་ནད་གཞི་སོ་སོའི་ཁྱད་པར་དང་མཚན་ཉིད་ལ་དཔག་ནས་རང་གི་ཁ་བསྒྱུར་དང་ཆེད་བཅོས་ཀྱི་སྨན་བཏང་ནས་འབྲུ་བ་གཅོད་དགོས་པར་གསུངས་ནའང་། མེ་དྲོད་ཉམས་པ་ལས་བྱུང་བ་ཐམས་ཅད་སྒྲོ་བུར་དུ་གཅོད་མི་རུང་སྟེ། གཡུ་ཐོག་བུ་དོན་མ་ལས། འབྲུ་བ་ཕལ་ཆེར་མ་ཞུ་བས། །གནས་རྟེན་མེ་དྲོད་ཉམས་ལས་འབྱུང་། །མ་ཞུ་འབྲུ་ལ་དང་པོར་ནི། ། གཅོད་པའི་སྨན་ནི་བཏང་མི་བྱ། །ཞེས་གསུངས་པ་ལྟར་ཡུན་ཐུང་བསྲིངས་ནས་བཅད་ན་ལྷ་གཉན་གྱི་ནད་གཞན་མི་འབྱུང་བའི་དགོས་པ་ཡོད་དོ། །

(དོན་གྲུབ་ཚེ་རིང་། གཅོད་པ་རྒྱལ།)

བསམ་གཞིགས།

༡ འབྲུ་ནད་ཀྱི་རྒྱུ་རྐྱེན་དང་ངོ་བོ་ཇི་ལྟར་ཡིན།

༢ འབྲུ་ནད་འབྱུང་བའི་གནས་གཙོ་བོ་གང་དག་ཡིན།

༣ བཤང་བའི་ངོས་ནས་ཚ་གྲང་གི་འབྲུ་བ་ཇི་ལྟར་བརྟག་དགོས།

༤ མཆིན་ཚད་ཕྱུར་དུ་བབས་ཏེ་འབྲུ་བ་དེ་ཚ་འབྲུ་ཡིན་ནམ། རྒྱུ་མཚན་ཅི།

༥ འབྲུ་ནད་ལ་དབྱེ་བ་དུ་ཡོད།

ལེའུ་བཅུ་པ། དྲི་མ་འགགས་པ།

དྲི་མའམ་བཤང་བ་འགགས་པའི་ནད་ནི་ཟས་སྤྱོད་མ་འཚམས་པའམ་རྒྱུ་ལོང་གི་ཐུར་སེལ་གྱི་རླུང་འཁྲུགས་པ། ཚ་བ་ཆེན་པོ་རྒྱས་པ་དང་ཕོ་བ་སླུག་པོ་སོགས་ནད་གཞི་ཁ་ཅིག་གི་རྐྱེན་བཅས་ཀྱིས་རྒྱུ་ལོང་ནང་དུ་བཤང་བ་སྐམས་ནས་མར་འབབ་མི་ཐུབ་པའི་ནད་ཅིག་རེད།

སྤྱིར་བཤད་པ།

དྲི་མ་འགགས་ལ་རྒྱུ་རྐྱེན་དབྱེ་བ་དང་། །རྟགས་དང་བཅོས་ཐབས་རྣམ་པ་བཞི་ཡིས་བསྟན། །

དྲི་མ་འགགས་པ་ལ་རྒྱུ་རྐྱེན་དང་། དབྱེ་བ་དང་། རྟགས་དང་། བཅོས་ཐབས་བཅས་རྣམ་པ་བཞིའི་སྒོ་ནས་བསྟན་པའོ། །

དང་པོ། རྒྱུ་རྐྱེན།

རྒྱུ་རྐྱེན་ཟས་སྤྱོད་གདོན་གྱིས་འདུ་བ་འཁྲུགས། །རྒྱུ་ལོང་བཤང་ལམ་སྐམ་ནས་དྲི་མ་སྡོམ། །

ཞེས་པ་སྟེ། དྲི་མ་འགགས་པའི་ནད་ཀྱི་རྒྱུ་རྐྱེན་གཞི་མཐུན་དུ་བསྟན་པ་ལ། འོ་མ་གར་པོ་དང་ཤ་སྐམ་པོ། ཚ་བཙོས་པ། ཞིང་ཏོག་ཨ་སྦྲ་སོགས་བསྟུད་ནས་ཟོས་དྲགས་པ། བཤང་བ་དང་འོག་རླུང་འབྱུང་བ་བཀག་པ། ཐུར་སེལ་གྱི་རླུང་འཁྲུགས་པ། ལུས་ཁམས་ལ་ཚ་བ་ཆེན་པོ་རྒྱས་པ། ཕོ་ལོང་གི་སླུག་པོ། མཆིན་མཁྲིས་ཀྱི་ནད། སྲིན་ནད་རིགས་སོགས་ཟས་དང་སྤྱོད་ལམ་མི་མཐུན་པ་བསྟེན་པའམ། གདོན་སྒྲོ་བུར་བའི་རྐྱེན་གྱིས་འདུ་བ་འཕེལ་ཟད་འཁྲུགས་པར་གྱུར་ནས་རྒྱུ་མ་དང་ལོང་ག་སོགས་བཤང་བའི་ལམ་དུ་རླན་གཤེར་གྱི་ཁམས་ཞུང་དྲགས་པར་བརྟེན་བཤང་བ་སྐམ་པོར་གྱུར་ཏེ་ཕྱིར་འབྱིན་མི་ཐུབ་པར་ནང་དུ་སྡོམ་པའོ། །

གཉིས་པ། དབྱེ་བ།

དབྱེ་བ་རླུང་མཁྲིས་བད་ཀན་སྲིན་ནད་དང་། །ཕྲུར་སེར་ཡོག་དང་རྣམ་པ་ལྔར་བཤད་དོ། །

ཞེས་པ་སྟེ། དྲི་མ་འགགས་པའི་ནད་ཀྱི་དབྱེ་བ་ནི། རླུང་ལས་གྱུར་པ་དང་མཁྲིས་པ་ལས་གྱུར་པ། བད་ཀན་ལས་གྱུར་པ། སྲིན་ནད་ཀྱིས་འགགས་པ། ཕྲུར་སེལ་གྱི་རླུང་གི་རྒྱུ་བ་ལོག་པའི་དབང་གིས་འགགས་པ་བཅས་རྣམ་པ་ལྔར་བཤད་དོ། །

རེའུ་མིག 10－1 དྲི་མ་འགགས་པའི་དབྱེ་བ་དང་ནད་རྟགས་གཙོ་བོ།

དབྱེ་བ།	ནད་རྟགས།
རླུང་གྱུར།	ལོང་འཁྲིག་བཤང་བ་སྐམ། དྲི་མ་ཤ་རིལ་འདྲ།
མཁྲིས་གྱུར།	རྒྱུ་ཞབས་ན་འདྲིལ། དྲི་མ་དམ་ལ་མཁྲེགས།
བད་གྱུར།	ཕོ་སྐྱི། སྐྲག་ཅིང་གསུས་པ་སྐྲངས།
སྲིན་གྱུར།	ཨ་ལོང་ཁ་ཟ། ལྟང་དུབ་བྱེད།
ཕྲུར་སེལ་ལོག་པ།	རྒྱུ་ལོང་འཁྲིག་ཅིང་སྐྲང་། འཕྱེན་མི་ཐོན།

གསུམ་པ། བཅོས་ཐབས།

བཅོས་ཐབས་ཀུན་ལ་ནི་རུ་ཏ་ཡིས་བྲང་། །

དྲི་མ་སྐམས་ནས་འགགས་པའི་ནད་ཀུན་གྱི་གཉེན་པོ་གཙོ་བོ་ཕྱི་རྒྱུད་ནི་རུ་ཏ་ཡི་སྦྱོར་བ་གང་འོས་ནད་བབས་དང་བསྟུན་ལ་འཛོང་ནས་དྲི་མ་འགགས་པ་དྲངས་ཏེ་བཅོས་དགོས་པ་ཡིན་ནོ། །

ཅེ་བྲག་ཏུ་བཤད་པ།

ས་བཅད་དང་པོ། རླུང་ལས་གྱུར་པ།

དང་པོ། སློང་རྐྱེན།

ཁ་དང་ཡང་རྩུབ་སོགས་ཀྱི་མཚན་ཉིད་ཤས་ཆེར་ལྡན་པའི་ཟས་སྐོམ་རིགས་བསྟེན་དྲགས་པ་དང་། སྤྱོད་ལམ་ངན་ཅན་གྲང་བའི་ཡུལ་སོགས་སུ་བསྡད་པ་བཅས་ཀྱིས་རླུང་གི་སྟོབས་ཆེ་རུ་འཕེལ་བ། ཕྱུར་སེལ་གྱི་རླུང་ལོག་ནས་རྒྱུ་ལོང་གི་ནང་དུ་ཕར་འཕོར་ཚུར་འཕོར་དུ་རྒྱུ་བས་བཤང་བ་སྐམས་པར་གྱུར་པའམ་ཡང་ན། ཕོ་ལོང་གི་ནང་དུ་སྐྲག་པོའི་ནད་གཞི་ཡོད་པ་བཅས་ཀྱིས་བསླང་སྟེ་དྲི་མ་འགགས་པར་འགྱུར་རོ། །

གཉིས་པ། ནད་རྟགས།

དེ་རྟགས་རླུང་གྱུར་འཁྲིག་སྐམ་ཤ་རིལ་འདྲ། །

ཞེས་རླུང་ལས་གྱུར་པའི་དྲི་མ་འགགས་པའི་རྟགས་ནི། རྒྱུ་མ་དང་ལོང་གི་ནང་དུ་རླུང་ཕར་ཚུར་དུ་རྒྱུ་བས་སྦྲ་འཁྲིག་བྱེད་ཅིང་བཤང་བ་སྐམ་ནས་ཤ་བའི་རིལ་མ་འདྲ་བར་གྱུར་པ་ཕྱིར་མི་ཐོན་པ། རྒྱུ་ཞབས་ལ་ན་ཟུག་ལྷང་དུབ་ཅན་འབྱུང་བ་བཅས་སོ། །

གསུམ་པ། བཅོས་ཐབས།

རླུང་ལ་ཟླུ་ཧི[མཁྲིས་ལ་ལྷུམ་རྩ་སྟེ་] །

རླུང་ལས་གྱུར་པའི་དྲི་མ་འགགས་པ་ལ་ཕྱི་རྒྱུད་ནི་རུ་ཏ་རྗེ་འཛམ་གང་འོས་ལ་ཁ་བསྒྱུར་ཤུ་ཧིའམ་ཞུ་སུ་སྦྱར་ལ་བཏང་བར་བྱའོ། །

ས་བཅད་གཉིས་པ། མཁྲིས་པ་ལས་གྱུར་པ།

དང་པོ། སྔོང་རྐྱེན།

ཉ་བཅོས་དང་ཤ་རྙམ་པོ་སོགས་ཚ་སྐྱུར་རྣོ་བའི་མཚན་ཉིད་ཤས་ཆེར་ལྡན་པའི་ཁ་ཟས་རིགས་བསྟེན་དྲགས་པ་དང་། སྤྱོད་ལམ་བང་མཚོང་རྩལ་དྲགས་སོགས་ཀྱིས་འདུ་བ་འཁྲུགས་པར་གྱུར་ཏེ་མཁྲིས་པའི་སྟོབས་ཆེ་རུ་འཕེལ་བ་དང་། ལུས་ཁམས་ལ་ཚ་བ་ཆེན་པོ་རྒྱས་པ། མཆིན་མཁྲིས་ཀྱི་ནད་གཞི་རིགས་ཀྱི་རྐྱེན་ལས་རྒྱུ་ལོང་དུ་ཚ་བ་སྐྱེས་ནས་བཤང་བ་སྐམས་པས་དྲི་མ་འགགས་པར་གྱུར་པའོ། །

གཉིས་པ། ནད་རྟགས།

མཁྲིས་པ་རྒྱུ་ཞབས་ན་འདྲིལ་དམ་ལ་མཁྲེགས། །

མཁྲིས་པ་ལས་གྱུར་པའི་དྲི་མ་འགགས་པ་ནི་རྒྱུ་ཞབས་སུ་ན་ཟུག་ལྡང་ཞིང་འདྲིལ་ལ། ཁོག་པ་སྦོས་རྒྱངས་བྱེད་པ་ཅིང་དམ་པ་ལ་མཁྲེགས་པོར་འགྱུར་པའོ། །

གསུམ་པ། བཅོས་ཐབས།

[རྒྱུད་ལ་ཤུ་ཏི] **མཁྲིས་ལ་ལྕུམ་རྩ་སྐྱེ། །**

གོང་གི་སྦྱི་སྨན་ནི་རུ་ཏ་གང་འོས་ནད་བབས་ལ་དཔག་ནས་ཁ་བསྒྱུར་དུ་ལྕུམ་རྩ་སྦྱར་བ་བཏང་ནས་དྲངས་པར་བྱའོ། །ཞེས་དང་། གླིང་སྟོད་ཆོས་རྗེས། དྲི་མ་འགགས་ན་ཨ་རུ་ར། །ལྕུམ་རྩ་གདུས་པའི་ཁུ་བ་ལ། །བུལ་ཏོག་ཐུར་མགོ་འབྲིང་ཚད་ཙམ། །མ་ཐོན་བར་དུ་ཡུན་བསྲིང་བཏང་། །ཤིན་ཏུ་ཕན་པའི་གདམས་པ་ཡིན། །ཞེས་གསུངས་པ་ལྟར་བྱ་དགོས།

ས་བཅད་གསུམ་པ། བད་ཀན་ལས་གྱུར་པ།

དང་པོ། སློང་རྐྱེན།

འོ་སྙོན་དང་ཞིང་ཧོག་ཨ་སྦྲ་སོགས་ཟ་བ་ལྷོ་སྣུམ་བསིལ་བའི་ཁ་ཟས་རིགས་བསྟེན་དྲགས་པ། སྤྱོད་ལམ་བརླན་ཅན་གྱི་ཡུལ་དུ་སྡོད་པ་བཅས་ཀྱིས་བད་ཀན་གྱི་སྟོབས་ཆེ་རུ་འཕེལ་བས་འདུ་བ་འཁྲུགས་ཏེ་དྲི་མ་འགགས་པའོ། །

གཉིས་པ། ནད་རྟགས།

བད་ཀན་ལྟོ་ལྡི་སྐྲེག་ཅིང་གསུས་པ་སྐྲངས། །

བད་ཀན་ལས་གྱུར་པའི་དྲི་མ་འགགས་པར། ལྟོ་བ་ལྡི་ཞིང་ན་ཟུག་གཏོང་བ་དང་སྐྲེག་པ་འོང་བ། གསུས་པ་སྐྲངས་པ་སྐྱེ་སྒྲོས་པ་བཅས་འབྱུང་ངོ་། །

གསུམ་པ། བཅོས་ཐབས།

བད་ཀན་ཪྡོད་སྨན[སྲིན་ལ་བྱི་ཏང་ག]། །

བད་ཀན་ལས་གྱུར་པའི་བཅོས་ཐབས་ནི་གོང་གི་ཕྱི་རྒྱུད་ནི་རུ་ཏའི་ཁ་བསྒྱུར་ལ་ཪྡོད་སྨན་སྟེ་པི་པི་ལིང་གི་ཁ་ཚར་སྦྱར་ལ་བཏང་སྟེ་དྲངས་པར་བྱའོ། །

ས་བཅད་བཞི་པ། སྲིན་ལས་གྱུར་པ།

དང་པོ། སློང་རྐྱེན།

ཟས་སྐྱོམ་བཙོག་པའི་རིགས་དང་ཆུ་གྲང་མོ། ཉ་དར་སོགས་དཀར་ཟས་དང་མངར་གསུམ་རིགས་བསྟེན་

དྲགས་པས་མཁྲིས་སྲིན་ཤ་སྨུ་ཅན་ནམ་གཞང་སྲིན་འབྲུགས་པས་གཞང་ཁར་ན་ཟུག་དང་ཟ་འཕྲུག་བསླངས་པས་དྲི་མ་ཕྱིར་མི་ཐོན་པའོ། །

གཉིས་པ། ནད་རྟགས།

སྲིན་སྦུར་ཨ་ཞོང་ཁ་ཟ་ལྷང་ཏུབ་ཅེད། །

སྲིན་ལས་གྱུར་པ་ནི་གཞང་ཨ་ཞོང་ཁ་ལ་ཟ་འཕྲུག་ལྷང་ཞིང་གཞང་ཁ་ནས་ཤ་སྨུ་འདྲ་བའི་སྲིན་བུ་ཕྲ་མོ་འབྱུང་བ། ན་ཟུག་ལྷང་ཏུབ་ཅན་འབྱུང་ལ་དགོང་མོ་ན་ཟུག་ཆེ་རུ་འགྲོ་བའི་མཚོན་རྟགས་ཡོད།

གསུམ་པ། སྔོན་འགོག

དུས་རྒྱུན་ཟས་སྐོམ་བཙོག་པའི་རིགས་བཟའ་བཏུང་མི་བྱེད་པ་དང་། སྟོ་ཆས་བཟའ་ཁར་ལག་པ་བཀྲུ་བ། དཀར་མངར་གྱི་ཟས་ཐལ་མི་དྲགས་པ། ཉལ་གོས་ཉི་མར་འགྲེམས་པ་སོགས་བྱའོ། །

བཞི་པ། བཅོས་ཐབས།

[བདུད་ཀྲན་ཟྡིད་སྨན] **སྲིན་ལ་ཐྱི་ཏང་ག** །

སྲིན་གྱུར་ལ་ཕྱི་རྒྱུད་ནི་ཏུ་ཧ་རྗོ་འཇམ་གང་འོས་ནད་ཚབས་དང་བསྟུན་ནས་ཁ་བསྒྱུར་ཐྱི་ཏང་ག་སྦྱར་བ་བཏང་ངོ་། །གཞན་ སྤྱི་སྨན་ལ་འཆི་མེད་སྲིན་སེལ་དང་། ཐྱི་ཏང་བདུན་པ་སོགས་སྲིན་སྨན་རིགས་གཏོང་བ་དང་། ཡང་ན་ཀླུ་རྩེ། སྔོག་སྐྱུ། ལང་ཐང་ཙེ། ཚ་བ་གསུམ་བཅས་ཀྱི་ཕྱེ་མ་ཟོ་མར་དང་སྦྱར་བའི་རེང་བུ་གཞང་དུ་བཙུག་པས་སེལ་ལོ། །

ས་བཅད་ལྔ་པ། ཐུར་སེར་ལོག་པ།

དང་པོ། སློང་རྐྱེན།

ཐུར་སེལ་གྱི་རླུང་གཞང་ན་གནས་པ་དེ་ཟས་སྤྱོད་མི་འཚམ་པ་བརྟེན་ནས་འདུ་བ་འཁྲུགས་པའི་རྐྱེན་གྱིས

གྱེན་དུ་ལོག་སྟེ་རྒྱུ་ལོང་ནང་དུ་འཁྱིལ་ནས་བཤང་བ་སྐམས་པས་དྲི་མ་ཕྱིར་མི་ཐོན་པར་འགགས་པའོ། །

གཉིས་པ། ནད་རྟགས།

ཐུར་སེལ་ལོག་པ་འཁྲིག་སྐད་ཕྱིན་མི་ཐོན། །

ཐུར་སེལ་གྱི་རླུང་གྱེན་དུ་ལོག་པས་ཕོ་བ་འཁྲིག་ཅིང་སྐད་བ་ལྟར་སྒྲོ་ལ་བཤང་བ་དང་ཕྱིན་ཕྱིར་མི་ཐོན་པ་བཅས་ཀྱི་རྟགས་ཡོད་དོ། །

གསུམ་པ། བཅོས་ཐབས།

ཐུར་སེལ་ལོག་ན་རླུང་སྔ་རླུང་གིས་དྲངས། །ཨ་རུ་ལྕུམ་རྩ་བྱུལ་ཏོག་བསྡུས་པའི་ཐང་། །དྲི་མ་སྐམ་པ་གང་ཡང་རྣན་པར་བྱེད། །ཟས་སྤྱོད་ཁོང་སྨན་འདུ་བ་སྤྱི་དང་འདྲ། །

ཐུར་སེལ་ལོག་ན་རླུང་སྔ་རླུང་གིས་དྲངས་པ་ནི་འོག་རླུང་སྙོད་ལ་སྙིང་རླུང་མནན། འཕོངས་རླུང་ཕྱོགས་སུ་བཟེད་པ་སོགས་བྱའོ། །སྨན་དུ་ཨ་རུ་མཆུ་རིང་། ལྕུམ་རྩ། བྱུལ་ཏོག་བསྡུས་པའི་ཐང་བཏང་ན་དྲི་མ་སྐམ་པ་གང་ཡང་བརླན་པར་བྱེད་པ་ཡིན་ནོ། །གཞན་ཡང་ཨ་རུ་མཆུ་སྒང་དང་ལྕུམ་རྩ། བྱང་བྱུལ། སྣེ་ཐོན་རྣམས་ཆ་མཉམ་སྦྱར་བའི་རིལ་བུ་ཞོ་ཆུས་དབུལ་བས་སྐྱུག་སྐམས་རིགས་རྣམས་རླན་པར་བྱེད། ཡང་ན། ཤུག་ཚེར་རྩ་བའམ་མེ་ཏོག ལ་ཕུག་སྐམ་པོ། བོད་ཚྭ། དུང་ཐལ། སྦྲུལ་ཤ་རྣམས་སྦྱར་བའི་ཕྱེ་རིལ་ཆང་དང་སྦྱར་ལ་བཏང་། ཡང་ན། སྨན་ཆེན་དང་རྒྱ་ཚྭ། ཤུག་ཚེར། སྤང་སྤོས། གུར་ཀུམ། རེ་རལ། སླ་རྩི། གི་ཝང་། དོམ་མཁྲིས་སོགས་བསྡེབས་པའི་རིལ་བུ་སྤྱི་འཇོམས་རྡོ་རྗེ་ཅན་བསྟེན་པ། ཡང་ན། ཞི་བྱེད་དྲུག་པ། ཞི་ལྕུམ་སོགས་བཏང་ན་དྲི་མ་སྐམ་པ་དང་བཤང་འགགས་ཀྱི་ནད་ཀུན་ལ་ཕན་ནོ། །ཟས་སྤྱོད་ཀྱི་སྤང་བླང་བྱ་ལུགས་དང་ཁོང་སྨན་གཞན་ཇི་ལྟར་བསྟེན་ལུགས་ནི་འདུ་བ་སྤྱི་དང་འདྲ་སྟེ། ཉེས་པ་རང་རང་གང་ཤས་ཆེ་བར་བསྟུན་ནས་གང་འཚམས་སྔོས་སྤང་བླང་བྱའོ། །

ཟུར་ཆུང་།

དྲི་མ་འགགས་པའི་ནད་འདི་ནི་ནད་གཞི་ཁག་ཅིག་ལ་ཐུན་མོང་དུ་འབྱུང་བའི་རྟགས་ཤིག་ཡིན་ཞིང་། གཙོ་བོ་ཟས་སྤྱོད་མ་འཚམས་པའམ་རྒྱུ་ལོང་གི་ཐུར་སེལ་རླུང་འཁྲུགས་པ། ཚ་རྒྱས་པ་དང་སྨུག་པོའི་ནད་ཡོད་པ་བཅས་ཀྱིས་བཤང་བ་སྐམ་ནས་མར་འབབ་མི་ཐུབ་པ་ཡིན། དེ་ཡང་རྣམ་པ་རླུང་མཁྲིས་བད་ཀན་དང་། སྲིན་ནད། ཐུར་

སེལ་ཤོག་པ་བཅས་ལྡ་ཡོད། གསོ་བཅོས་ལ་ཐུན་མོང་དུ་ཨ་རུ་ལྷུམ་རྩ་བྲུལ་ཏོག་གསུམ་བསྟུས་པའི་ཐང་དང་། ཡང་ན་ཕྱུག་ཚོས་དང་ལ་ཕུག་སྨམ་པོ། བོད་ཚྭ་དུང་ཐལ་སྦྲུལ་ཤ་རྣམས་སྦྱར་བ་གཏོང་དགོས་ཤིང་། དེས་མ་ཐེབས་ན་ནི་ཕྱི་རྒྱུད་ནི་རུ་ཏ་ཡི་སྦྱོང་བ་གང་འོས་ནད་བབས་དང་བསྟུན་ནས་གཏོང་བ་ཤིན་ཏུ་གལ་ཆེ་བ་ཡིན།

(དོན་གྲུབ་ཚེ་རིང་། གཙོད་པ་རྒྱལ།)

བསམ་གཞིགས།

༡ དྲི་མ་འགགས་པའི་ནད་ཀྱི་རྒྱུ་རྐྱེན་གཙོ་བོ་གང་རེད།

༢ དྲི་མ་འགགས་པའི་ནད་ཀྱི་བཅོས་ཐབས་ལས་སྤྱི་རྒྱུག་གི་གསོ་ཐབས་གང་ཡིན།

༣ དྲི་མ་འགག་པའི་ནད་ལ་དབྱེ་བ་དུ་ཡོད།

༤ དྲི་མ་འགག་པའི་ནད་ཀྱི་རྟགས་ལས་དྲི་མ་ཤ་རིལ་འདྲ་ཞེས་པ་དེ་ནད་གང་གི་རྟགས་ཡིན།

༥ ཐུར་སེལ་ཤོག་པ་དེས་དྲི་འགག་མ་གཏོགས་ནད་གཞན་པ་བསྐྱེད་ཨེ་སྲིད།

ལེའུ་བཅུ་གཅིག་པ། གཅིན་འགགས།

སྙིང་པའི་ཁ་ཉིད་ཐུར་དུ་བལྟས་པའི་གཡས་གཡོན་གྱི་ལྟེབས་ངོས་གཉིས་སུ་ཚ་རྒྱུ་བའི་རྩ་གཉིས་མཁལ་མ་དང་རྒྱུ་མར་འབྲེལ་ནས་ཡོད་པ་དེ་དག་ལ་ཟས་སྤྱོད་དང་གདོན་སོགས་ཀྱི་རྐྱེན་གྱིས་འདུ་བ་འཁྲུགས་པར་གྱུར་ནས་མཐར་སྙིང་པའི་རྩར་ཞུགས་ཏེ་དྲི་ཆུ་འབབ་དཀའ་བ་དེ་ལ་གཅིན་འགགས་ཀྱི་ནད་ཟེར།

སྤྱིར་བཤད་པ།

གཅིན་འགགས་ནད་ལ་རྒྱུ་རྐྱེན་དབྱེ་བ་དང་། །རྟགས་དང་བཅོས་ཐབས་རྣམ་པ་བཞི་ཡིས་བསྟན། །

གཅིན་འགགས་ནད་ལ་རྒྱུ་རྐྱེན་དང་། དབྱེ་བ། རྟགས། བཅོས་ཐབས་བཅས་རྣམ་པ་བཞིའི་སྒོ་ནས་བསྟན་པའོ།

དང་པོ། རྒྱུ་རྐྱེན།

རྒྱུ་རྐྱེན་སྙིང་པའི་ཁ་ཉིད་ཐུར་བལྟས་པའི། །ངོས་གཉིས་ཚ་རྒྱུའི་རྩ་ཡོད་རྒྱུ་མར་འབྲེལ། །དེ་ལ་ཟས་སྤྱོད་གདོན་གྱིས་འདུ་བ་འཁྲུགས། །སྙིང་པའི་རྩར་ཞུགས་གཅིན་ནད་སྐྱེད་པར་བྱེད། །

གཅིན་འགགས་ནད་ཀྱི་རྒྱུ་རྐྱེན་གཞི་མཐུན་དུ་བསྟན་པ་ནི། དྲི་ཆུའམ་གཅིན་ནི་ཟས་སྙོམ་གང་ཟོས་པ་རྣམས་མེ་དྲོད་གསུམ་གྱིས་སྨུག་བཞུ་དྭངས་སྙིགས་ཀྱི་རིམ་པ་མང་དུ་ཕྱེ་ནས་དྭངས་མའི་ཆ་རྣམས་ལུས་ཀྱི་ཟུངས་སུ་འགྲོ་བ་དང་། སྙིགས་མ་སླ་བའི་ཆ་རྣམས་རྩ་སྦུབས་ཕྲ་སྦོམ་སྣ་ཚོགས་བརྒྱུད་དེ་མཐར་ཆུ་ཡི་སྣོད་སྙང་པའི་ནང་དུ་གསོག་པ་ཡིན། དེ་ཡང་སྙང་པའི་ཁ་ཉིད་ཐུར་དུ་བལྟས་པའི་གཡས་གཡོན་གྱི་ལྟེབས་ངོས་གཉིས་ལས་ཆུ་རྒྱུ་ཞིང་སྙང་པར་གསོག་པར་བྱེད་པའི་རྩ་གཉིས་མཁལ་མ་དང་འབྲེལ་ཞིང་རྒྱུ་མར་འབྲེལ་ནས་ཡོད་པ་དེ་དག་ལ་ཟས་སྤྱོད་དང་གདོན་སོགས་ཀྱི་རྐྱེན་གྱིས་འདུ་བ་འཁྲུགས་པར་གྱུར་ནས་མཐར་སྙང་པའི་རྩར་ཞུགས་ཏེ་གཅིན་འགགས་ཀྱི་ནད་རྣམས་བསྐྱེད་པར་བྱེད་པ་ཡིན་ནོ། །

གཉིས་པ། དབྱེ་བ།

དབྱེ་བ་གཅིན་སྲི་བ་དང་གཅིན་འགགས་གཉིས། །སྲི་བ་རླུང་མཁྲིས་བད་ཀན་འདུས་པ་བཞི། །འགགས་པ་ཁ་འཆུས་རླུང་འཁྱིལ་ཁྲག་དང་སྨུ། །སྐྲངས་དང་ཁུ་བ་བཤད་པ་རྗེ་འགགས་བརྒྱད།

གཅིན་འགགས་ཀྱི་ནད་ལ་དབྱེ་བ་གཅིན་སྲི་བ་དང་འགགས་པ་གཉིས་ལས། སྲི་བ་རླུང་གིས་སྲི་བ་དང་། མཁྲིས་པས་སྲི་བ་དང་། བད་ཀན་གྱིས་སྲི་བ་དང་། འདུས་པས་སྲི་བ་སྟེ་བཞི་དང་། འགགས་པ་ལ་ཁ་འཆུས་པ་དང་། རླུང་འཁྱིལ་བ་དང་། ཁྲག་གིས་འགགས་པ་དང་། སྨུ་འདྲིལ་བ་དང་། ལྷང་པའི་ཁ་སྐྲངས་ཏེ་འགགས་པ་དང་། ཁུ་བ་འཁར་བ་དང་། བཤང་བ་འགགས་པ་དང་། རྗེའུ་སྐྲན་གྱིས་འགགས་པ་དང་བརྒྱད་བཅས་དབྱེ་བ་རྣམ་པ་བཅུ་གཉིས་སུ་འགྱུར་རོ། །

རེའུ་མིག11－1 གཅིན་འགགས་ཀྱི་དབྱེ་བ་དང་ནད་རྟགས་གཙོ་བོ།

དབྱེ་བ།		ནད་རྟགས།
གཅིན་སྲི།	རླུང་གྱུར།	ཆུ་སྐྱ། ལྷང་པ་དང་ཕོ་མཚན་ན་ལ་གཟེར།
	མཁྲིས་གྱུར།	ཆུ་མདོག་དམར་སེར། ཚ་བ་ཆེ་ལ་ན།
	བད་གྱུར།	བསིལ་ཞིང་སྣ་འབྱུར། ཡུན་དུ་ཐོག
	འདུས་པ།	ཀུན་གྱི་རྟགས་དང་ལྡན་པ།
གཅིན་འགགས།	ཁ་འཆུས།	ཆུ་ཞབས་སྣང་བ། གཟུས་སྐམ་བ་ཙོར་ན་འབྱུང་།
	རླུང་འཁྱིལ།	ཆུ་སོ་ཟུག བཤང་གཅི་གཏོང་དུས་ཞུང་དུ་འབྱུང་།
	ཁྲག་གྱུར།	ཆུ་དམར་ཁྲག་རོ་བཅས་འབྱུང་ཆུ་ཞབས་ན།
	སྨུ་གྱུར།	ཟུག་ཆུང་སློ་ལ་ཆུ་འཛོམ་སྨུ་ཞག་འབྱུང་།
	ཁ་སྐྲངས་པ།	སྨ་ཞིང་ན་ལ་བཤང་གཅི་ཕྱིན་དབུགས་སྟོམ།
	ཁུ་བས་འགགས་པ།	ཁུ་བ་གཅིན་འདྲེས་ཐལ་ཁུ་འདྲ་བ་འབྱུང་།
	བཤང་བས་འགགས་པ།	བཤང་གཅི་འདྲེས། གཅིན་ལ་བཤང་དྲི་མནམ།
	རྗེའུས་འགགས་པ།	མཚན་བར་ན། སྦོ་དྲི་མནམ། ལྷང་པ་སྦོ།

གསུམ་པ། ནད་རྟགས།

གཅིན་འགགས་ལ་ནད་སྲིབ་དང་འགགས་པ་གཉིས་ལས། སྲིབ་ལ་འཆང་གྲང་སྲིད་དང་ཚ་སྲི་གཉིས་ཏེ། དང་པོ་གྲང་སྲིའི་རྟགས་ལ་ལྷང་བ་དང་ཆུ་སོན་བ་དང་། ཉམས་ལ་བསིལ་ཞིང་ཆུ་མདོག་དཀར་ལའང་སྟོ་ལ། ཚ་བས་སྲིན་ཆུ་མདོག་དམར་རམ་སེར་ལ་རྩ་རྒྱུད་གྲིམས་ཞིང་མཁྲང་བར་འོང་སྟེ། ཕན་བདེའི་བསིལ་ཟེར་སྦྲོ་བའི་ཟླ་གསར་ལས། ཚ་སྲིའི་ཆུ་ནི་དམར་རམ་སེར། །ཁ་སྐོམ་རྩ་ནི་གྲིམས་པ་ཡིན། །གྲང་སྲི་དྲི་ཆུ་དཀར་རམ་སྐྱ། །ལྷང་པ་ཆུ་སོན་བ་དང་། །རྒྱུག་རྩ་མནན་ན་འཇམ་པ་ཡིན། །ཞེས་དང་། རྡེའུས་འགགས་པའི་རྟགས་སུ་སྟོན་ཚུལ་ནས་ལྷང་པ་སྦྲོ་བ་དང་། གཞང་ཁ་དང་ཕོ་མཆིན་བར་ནམས་ན་བ་དང་། གཅིན་འགགས་པའམ་ཡང་ན་སྦྲེ་དྲི་སྣམ་པ། ཡི་ག་འཆུས་པ། ཡང་ན་གཅིན་བར་མཚམས་བཅད་ཅིང་འོང་བ། ནད་རྒྱས་པའི་ཚེ་གཅིན་འབྱུང་བའི་དུས་ན་སོ་འཆའ་བ་སྡེ་གྲིག་ཅིང་འདར་ལ། འཁྱུན་ཞིང་ལག་པས་མཚན་མ་མཉེད་ཅིང་གཅིན་གྱི་ཐིགས་པ་ཡང་ཡང་འོང་། ནད་གཞན་གྱི་འགགས་པ་རྣམས་ནི་རང་རང་གི་མཚན་ཉིད་རྗེས་སུ་འགྲོ་བས་རང་གི་ས་བཅད་དུ་ཤེས་པར་བྱའོ། །

བཞི་པ། བཅོས་ཐབས།

གྲང་བས་གཅིན་སྲི་བའི་སྤྱིའི་བཅོས་ལ་རྒྱ་ཚྭ། ཧིག་པ། སུག་སྨེལ། ཁ་རུ་ཚྭ། ལྕམ་པའི་འབྲས་བུ་བཅས་ཆང་དང་སྦྱར་ལ་བླུད། ཡང་ན། ཕན་བདེ་བསིལ་ཟེར་སྦྲོ་བའི་ཟླ་གསར་ལས། གྲང་བསྣམ་ཆུ་སོ་མཁལ་མ་ཡོས་དུགས་བྱ། །ཞེས་པ་ལྟར་གསོ་ལ། ཚ་བས་སྲིབ་ལ་སླ་རྩེ་སྦྱུ་རུ་ར། བྲག་ཞུན་གཟེ་མ་བཅས་ཀྱི་གདུས་གྲང་ཁུ་བ་བཏང་། ཡང་ན། ཚད་པས་བསྣམས་ན་རུ་རྟ་བ་ཤ་ག །དེ་སོགས་བསིལ་བའི་ཐང་དང་འབྲས་གསུམ་གྱི། །ཐང་བཏང་ཡན་ལག་བཞི་ལ་གཏར་རེས་བྱེད། །ཅེས་པ་ལྟར་གསོ་བར་བྱ་ལ། །རྡེའུ་སྐྲན་གྱི་སྤྱི་བཅོས་ལ་རྡེའུ་ཞུ་བ་དང་། ན་ཟུག་གཅོག་བྱེད་ཀྱི་སྨན་སུག་སྨེལ་བཅུ་བ། སྤྱི་འཇོམས་རྡོ་རྗེ་ཅན། སེ་འབྲུ་ཉི་དཀྱིལ་སོགས་ནད་ཁམས་དང་བསྟུན་ནས་གང་ལ་དེ་འཚམས་ཀྱིས་གཏོང་བ་དང་། གཉན་ཁ་རྒྱས་པའི་སྐབས་སུ། ཉི་ཕྲུང་གཏོང་བ། གཞན་ཡང་རྡེའུ་སྐྲན་བཤིག་པའི་སྨན་ལ་ཧིག་སྲིན་དང་། རྒྱ་མཚོའི་གསེར་བྱེ། ཕོ་བ་རིས། ཟེ་ཚྭ། སོ་བོའི་བྲུན་བཅས་བུར་ཆང་ལ་སྦྱར་ནས་གཏོང་རྒྱུ། ཡང་ན་ཟེ་ཚ་ཞོ་བཞི་དང་། རྒྱ་ཚྭ་ཞོ་དོ། ཧིག་སྲིན་ཞོ་དོ། ཚ་བ(སྒ་ཞོ་གང་། པི་པི་ལིང་ཞོ་གང་། ཕོ་བ་རིས་ཞོ་གང་།)གསུམ། །ལྕམ་པ་ཞོ་དོ་བཅས་བུ་རམ་དང་སྦྱར་ནས་ཆང་གིས་གཏོང་དགོས། ཡང་ན་རྒྱ་ཚྭ་དང་། སུག་སྨེལ། ཟེ་ཚྭ། སླ་རྩེ་བཅས་སྦྱར་བ་ཆང་ཞིམ་གར་མས་བཏང་ན་རྡེའུ་སྐྲན་བཤིག་ནས་དྲི་ཆུར་འགྱུར་ཐུབ། ཡང་ན་ནད་པ་རང་ཉིད་ཀྱི་གཅིན་དང་མཉམ་དུ་ཐོན་པའི་རྡེའུ་ཪོ་མ་བྱུང་ན་

ཕོ་རྡེ་མོ་དང་མོ་རྡེ་ཕོ་རྡེལ་གྱི་ནད་ལ་ཕན་གྱི་ཡོད་ལ། སྡིག་པ་ནག་པོ་སྦྱབས་བསྲེགས་བཏང་བའི་ཐལ་བ་ཁོང་དུ་བཏང་ན་ཡང་རྡེ་འགགས་ནད་ལ་ཕན། ནད་གཞན་གྱིས་འགགས་པའི་བཅོས་ཐབས་སྤྱི་ལ། གཉན་ཁ་དང་ནཱ་ག་གཙོག་བྱེད་ཀྱི་སྨན། ཨ་རུ་བཅུ་བ། ཨར་ཁྲུང་། ཐེ་ག་བཅུ་གསུམ། སུག་སྨེལ་བཅུ་བ། དེ་མིན་སྤྱི་འཇོམས་རྡོ་རྗེ་ཅན་དང་། གསེར་བྱེ་བརྒྱད་པ། གཟི་མ་སུམ་ཐང་། རིན་ཆེན་ཙོ་སྦྱོར་ཆེན་མོ་སོགས་ནད་རྟགས་དང་བསྟུན་ནས་གང་ལ་དེ་འཚམ་གྱིས་བཏང་ཆོག དེ་མིན་ཚབས་ཆེ་བའི་སྐབས་འཕྲལ་ཆུ་ཐུར་བཏང་ཆོག་པ་དང་། ཡང་ན་རྒྱ་ཚྭ་ཞིབ་བཏགས་བྱས་པའི་ཕྱེ་མ་འགྲིག་གི་ཆུ་ཐུར་ནང་བླུགས་ཏེ་གཅིན་ལམ་ནས་དྲི་ཆུ་འདྲེན་ཐབས་བྱས་ན་གཅིན་འགགས་ཀྱི་ནད་ལ་མཆོག་ཏུ་ཕན་ཞེས་སྐུ་རིངས་གསར་བ་རུ་གསུངས། །

ཅེ་ཐིག་ཏུ་བཤད་པ།

ས་བཅད་དང་པོ། གཅིན་སྲི།

དང་པོ། རླུང་གིས་སྲི་བ།

༡ སློང་རྐྱེན།

དེ་རྟགས་རླུང་ཐུར་ཡང་རྩུབ་ཟས་སྤྱོད་ཀྱིས། །

ཟས་དང་སྤྱོད་ལམ་ཁ་དང་ཡང་རྩུབ་བསྟེན་དྲགས་པ་དང་། ཆགས་པས་དུབ་པ། ཁྲག་མང་དུ་ཟགས་པ། ཤུགས་བཀག་པ་དང་ཡང་ན་ནན་གྱིས་བཙིར་བ་སོགས་དང་གདོན་དུག་མི་འཁྲོད་པའི་ཟས། གསོ་བ་ལོག་པ་སོགས་རྐྱེན་བྱས་ཐུར་སེལ་རླུང་གི་རྒྱུ་བ་ཉམས་པས་རླུང་གིས་གཅིན་སྲི་བའི་ནད་བསྐྱེད་པར་བྱེད་དོ། །

༢ ནད་རྟགས།

ཆུ་སྒོ་ལྷང་པ་ཕོ་མཚན་ན་ལ་གཟེར། །

ནད་ཀྱི་རྟགས་སུ་ཆུ་སྒོ་ལ་ལྷང་པ་དང་ཕོ་མོའི་མཚན་མ་གཉིས་ཀ་ན་ལ་གཟེར་བར་འོང་སྟེ། ཡན་ལག་བརྒྱད་པ་ལས། དེ་ལ་རླུང་ནད་ལས་གྱུར་ཏེ་ཆུ་འགགས་ན་ལྷང་པ་དང་ཆུ་སོ་གཡས་གཡོན་དང་། ཕོ་མཚན་འདི་རྣམས་རབ་ཏུ་ན་སྟེ་གཅིན་འགགས་ནས་གཅིན་ཐུང་ཟད་ཅིག་ཡང་དང་ཡང་སྲི་ཞིང་འགྱུར་རོ། །ཞེས་དང་། ཆ་ལག་བཅོ་བརྒྱད་ལས། སྲི་བ་གྲང་བསྲི་ཚ་བསྲི་གཉིས། །གྲང་བས་བསྲི་བ་ལྷང་པ་ཆུ་སོ་ན། །ཉམས་ལ་བསྲི་ཞིང་ཆུ་མདོག་དཀར་རམ་སྐྱོ། །ཞེས་པ་ལྟར་འབྱུང་ངོ་། །

༣ བཅོས་ཐབས།

དེ་རྣམས་བཅོས་ཐབས་རླུང་ཐུར་ཆུ་སྲི་ལ། །རྒྱ་ཚ་ཤིག་སྲིན་སུག་སྨེལ་ཁ་རུ་ཚ། །ཉི་དགའ་ཐྲ་རམ་ཆང་དང་སྦྱར་ལ་བླུད། །བསྲུ་ཐུག་རྩམ་ཏུགས་རྔོད་བཙུད་ཟས་ཀྱིས་བཅོས། །

རླུང་ལས་གྱུར་པའི་ཆུ་སྲི་བ་བཅོས་པའི་ཐབས་ནི་རྒྱ་ཚྭ། ཤིག་སྲིན། སུག་སྨེལ། ཁ་རུ་ཚྭ། ཉི་དགའ་སྟེ་

ལྟེམ་པ་རྣམས་བུ་རམ་ཆང་དང་སྦྱར་ལ་བླུད། ལུས་ཐམས་ཅད་ལ་ཏིལ་མར་གྱི་བསྐུ་མྱུག་དང་འབའ་ཆའམ་རས་སྣུམ་ཅན་གྱི་དུགས་དང་ཪྙིད་བཅུད་ཀྱི་ཟས་ཞུན་མར། ལུག་ཤ བུ་རམ། ཆང་། ཁ་རུ་ཚྭ་རྣམས་ཀྱིས་བཅོས། ཡང་ན། ཡན་ལག་བརྒྱད་པ་ལས། དེ་ལ་རླུང་ལས་གྱུར་བའི་གཅིན་འགགས་པའི་ནད་ལ་ནི་རླུང་འཇོམས་པའི་དུགས་དང་། བླུགས་པའི་དུགས་དང་སྨྱུགས་པ་རྣམས་བྱའོ། །ཡང་ན་རྒྱལ་གྱི་ཚོགས་པ་བཅོ་ལྔ་དང་བཅོ་བརྒྱད། བཅུ་དགུ མདུན་གྱི་ལྷང་པའི་གསང་རྣམས་སུ་མེ་བཙའ་གདབ་ལ། བཏུང་བ་ནི་ཁ་རུ་ཚྭ་མང་པོ་དང་སྦྱར་བའི་ཆང་འཐུངས་ན་རླུང་གིས་གཅིན་འགགས་པ་སེལ་ལོ། །ཞེས་གསུངས་སོ། །

གཉིས་པ། མཁྲིས་པས་སྲི་བ།

༡ སྐྱོན་རྐྱེན།

ཚ་བའི་རོ་དང་ནུས་པ་རྣོ་ཞིང་ཚ་ལ་སྣུམ་པའི་ཟས་སྐོམ་ཤ་མར་བུ་རམ་ཆང་སོགས་བསྟེན་དྲགས་པ་དང་རྒྱུད་ལ་ཞེ་སྡང་དྲག་པོ་སྐྱེས་པ། མི་ཐེག་བཞིན་དུ་འཁུར་བ། བང་དང་འགྲོ་ལས་དག་གིས་ཉེན་པ། གཡང་ལ་ལྷུང་བའམ་འཐིབས་འོག་ཏུ་ཚུད་པ། ཚད་གུང་གཉིད་ལོག་རྗེས་དྲག་ཤུལ་གྱི་ལས་བྱས་པ། རིམས་ཚད་མ་སྨིན་པའི་སྐབས་ན་ཉལ་པོ་བྱས་དྲགས་པ་སོགས་ཀྱིས་མཁྲིས་པ་ལས་གྱུར་པའི་གཅིན་སྲི་བའི་ནད་བསྐྱེད་པར་བྱེད་དོ། །

༢ ནད་རྟགས།

མཁྲིས་གྱུར་དམར་སེར་ཚ་བ་ཆེ་ལ་ན། །

མཁྲིས་པ་ལས་གྱུར་པའི་ནད་ཀྱི་རྟགས་ནི་ཆུ་མདོག་དམར་སེར་ཚ་བའི་རྟགས་ཆེ་ལ་ན་བར་འོང་སྟེ། ཡན་ལག་བརྒྱད་པའི་རང་འགྲེལ་ལས། མཁྲིས་པའི་ནད་ལས་གྱུར་ཏེ་གཅིན་འགགས་ན་གཅིན་གྱི་མདོག་སེར་རམ་དམར་ལ་ཚ་ཞིང་ནའོ། །ཞེས་དང་། ཚ་བས་བསྲེ་བ་དམར་སེར་ཚ་ལ་མཐྲང་། །ཞེས་གཡུ་ཐོག་པའི་ཆ་ལག་བཅོ་བརྒྱད་ལས་གསུངས་སོ། །

༣ མི་ཐོར་བའི་རྟགས།

ཆུ་མདོག་དམར་སེར་ཚ་བའི་རྟགས་ཆེ་བར་འོང་བ་ནི་མཁྲིས་པ་ལས་གྱུར་པ་ཡིན།

༤ བཅོས་ཐབས།

མཁྲིས་གྱུར་ཉེ་ཤིང་གཟེ་མ་བྱུ་ཤེལ་ཅེ། །རྒུན་འབྲུམ་དུར་བ་འབྲས་དང་བ་དུ་ར། །
བསྐོལ་ཁུར་ག་ར་སྦྲང་རྩི་བཏབ་པ་བླུད། །ལྡ་རྩི་སྤྱི་ཏུ་ཟླག་ཞུན་ཆིག་ཐང་བཏང་། །

མཁྲིས་པ་ལས་གྱུར་པའི་གཅིན་སྲི་ལ་ཧེ་ཤིང་དང་། གཟེ་མ། པུ་ཤེལ་ཙེ། རྒུན་འབྲུམ། དུར་བ་སྙེ་རྩྭ་དང་འབྲས་དང་། བ་དར་སྙེ་རྒྱས་པ་གཞམ་དུ་གཅིན་སྲི་སྐབས་བཤད་པ་ལྟར་རྒྱ་ཤུག་གི་འབྲུ་རྣམས་བསྐོལ་ཁུར་ག་ར་དང་སྦྱར་རྩི་བཏབ་པ་བླུད་ཅིང་། སླ་རྩི། སྐྱུ་རུ་ར། བྲག་ཞུན་རྣམས་གང་རུང་གི་ཚིག་ཐང་བཏང་ལ་སོང་རྩ་གཏར། ཡང་ན་ཡན་ལག་བརྒྱད་པ་ལས། མཁྲིས་པ་ལས་གྱུར་པའི་གཅིན་འགགས་པའི་ནད་ལ་ནི་བསིལ་བས་ལུས་ལ་བླུགས་པ་དང་། བྱུག་པ་དང་ལུམས་བྱའོ། །ཧེའུ་ཤིང་དང་གཟེ་མ་དང་། བ་ཏ་རི་རི་དང་། རྒུན་འབྲུམ་དང་། རྩའི་རྩ་བ་དང་། འདི་རྣམས་ཚུལ་བཞིན་བསྐོལ་བའི་ནང་དུ་སྦྱར་རྩི་དང་། ཤ་ཁར་བཏབ་པ་བླུད་དོ། །ཞེས་དང་། ཡང་ན་ཆ་ལག་བཅོ་བརྒྱད་ལས། ཚབས་བསྒྲིལ་སླ་རྩི་སྐྱུ་རུ་ར། །བྲག་ཞུན་གཟེ་མ་གདུས་གྲང་ཁུ་བ་བཏང་། །ཞེས་དང་། མན་ངག་བཀའ་རྒྱ་མ་ལས། ཆུ་འགགས་བཅོས་ཐབས་འདི་ལྟར་བསྟན་པར་བྱ། །ཨ་རུ་བཅུ་བ་ཚོས་གསུམ་ཐང་གིས་འཕྲུལ། །སྲ་འབྲས་སུག་སྨེལ་རྒྱ་ཚྭ་སླ་རྩི་དང་། །སྡིག་སྲིན་གསེར་བྱི་སྦྱར་བ་ཚང་གིས་ཕྲུལ། །ཡང་ན་གཟེ་མ་ལྷམ་པ་སྡིག་སྲིན་དང་། །བྲག་ཞུན་ག་ཤོ་གན་རྡ་སྦྱར་བ་བླུད། །ཅེས་པ་ལྟར་གསོ་བར་བྱའོ། །

གསུམ་པ། བད་ཀན་གྱིས་སྲི་བ།

༡ སློང་རྐྱེན།

ཟས་སྐོམ་རོ་དང་ནུས་པ་ཁ་མངར་ལྡི་བསིལ་དང་སྣུམ་གྱི་རིགས་བསྟེན་དྲགས་པ་དང་། སྤྱོད་ལམ་འགྲངས་རྗེས་དལ་བར་འདུག་པ་དང་ཉིན་གཉིད་ལོག་པ། ལྷན་སྐྱེང་ཉལ་བ་དང་ཆུར་ཞུགས་དྲགས་པ་སོགས་ཀྱིས་མཁལ་ཤང་གི་དྲོད་སྟོབས་ཞན་ཏེ་བད་ཀན་ལས་གྱུར་པའི་གཅིན་སྲི་བའི་ནད་བསྐྱེད་པར་བྱེད་དོ། །

༢ ནད་རྟགས།

བད་ཀན་བསིལ་ཞིང་སྣ་འབྱར་ཡུན་དུ་ཐོགས། །

བད་ཀན་ལས་གྱུར་པ་བསིལ་བས་གྲང་རྟགས་ལྡན་ཞིང་བསྣལ་འབྱར་བག་ཅན་དུ་འོང་ལ། དྲི་ཆུ་མི་ཐོན་པ་ཡུན་དུ་ཐོགས་པ་འབྱུང་སྟེ། ཡན་ལག་བརྒྱད་པའི་རང་འགྲེལ་ལྟར་ན། བད་ཀན་ལས་གྱུར་ཏེ་གཅིན་འགགས་པ་ནི་ལྷང་པ་དང་ཕོ་མཚན་ལྕི་བ་དང་སྐྲངས་པར་འགྱུར་པ་དང་། གཅིན་གར་ལ་སྤྱིན་བག་ནལ་ནལ་པོ་ཞིག་དལ་གྱིས་འབྱུང་སྟེ་ཐོགས་ཤིང་སྲི་བའི་ཚུལ་དུ་འོང་ངོ་། །ཞེས་གསུངས་སོ། །

༣ མི་ཇོར་བའི་རྟགས།

བད་ཀན་ལས་གྱུར་གཅིན་འགག་ལ་གྲང་བའི་རྟགས་དང་ལྡན་ཞིང་བསྣལ་འབྱར་བག་ཅན་མི་ཐོན་པ་ཡུན་

ཏུ་ཐོགས་སོ། །

༤ བཅོས་ཐབས།

བད་སྦྱར་རྒྱ་ཚ་སྲུག་སྨེལ་ཚ་བ་གསུམ། །ཞིག་སྲིན་ལྷམ་པ་ཆང་དང་སྦྱར་ལ་བཏང་། །བྱ་རྒོད་རུས་པ་སྲུག་སྨེལ་ཚ་བ་གསུམ། །གཟེ་མ་སྦྲང་སླད་[འདུས་པ་ཀུན་གྱིས་གསོ]། །

བད་ཀན་ལས་གྱུར་པར་རྒྱ་ཚྭ། སུག་སྨེལ། ཚ་བ་གསུམ་སྟེ་སྣ་པི་ཕོ་གསུམ། ཞིག་སྲིན། ལྷམ་པ་རྣམས་ཆང་དང་སྦྱར་ལ་བཏང་ཞིང་། བྱ་རྒོད་ཀྱི་རུས་པ། སུག་སྨེལ། ཚ་བ་སྣ་པི་ཕོ་གསུམ། གཟེ་མ་རྣམས་སྦྲང་དང་སྦྱར་བ་སླད། ཡང་ན་ཡན་ལག་བརྒྱད་པའི་འགྲེལ་བ་ལྟར་ན། བད་ཀན་ལས་གྱུར་པའི་གཅིན་འགགས་པའི་ནད་ལ་ནི་ཐོག་མར་དུགས་བྱས་ལ་དེའི་འོག་ཏུ་རྔོ་བ་དང་། དྲོ་བ་དང་། ཚ་བའི་སྨུག་སྨན་བཏང་ངོ་། །ཡང་ན་གཎྜ་ཀ་རི་བསྐོལ་བའི་ཁུ་བ་སྦྲང་རྩི་དང་སྦྱར་བ་སླད་དགོས་པར་གསུངས་ཤིང་། །ཞེས་དང་། ཡང་ན། ཆ་ལག་བཅོ་བརྒྱད་ལས། བཅོས་ཐབས་གྲང་བས་གཅིན་བསྲི་ལ། །རྒྱ་ཚྭ་ཞིག་པ་སུག་སྨེལ་ཁ་རུ་ཚྭ། །ལྷམ་པའི་འབྲས་བུ་ཆང་དང་སྦྱར་བ་སླད། །ཅེས་པ་ལྟར་གསོ་བར་བྱའོ། །

བཞི་པ། འདུས་པས་སྐྱེ་བ།

༡ ནད་རྟགས།

འདུས་པ་ཀུན་གྱི་རྟགས་དང་ལྡན་པ་ཡིན། །
འདུས་པ་ནི་ཀུན་གྱི་རྟགས་དང་ལྡན་པ་ཡིན།

༢ བཅོས་ཐབས།

[གཟེ་མ་སྦྲང་སླད] འདུས་པ་ཀུན་གྱིས་གསོ། །
འདུས་པ་བཅོས་ཐབས་ཀུན་གྱིས་གསོ་དགོས་སོ། །

ས་བཅད་གཉིས་པ། གཅིན་འགགས།

དང་པོ། ཁ་འཆུས་པ།

༡ སྒོད་རྐྱེན།

གཅིན་བསྡམས་ཤང་པ་རྒྱས་ཏེ་ཁ་འཆུས་པས། །རྒྱུ་ཞབས་སྐྲང་ཞིང་གཟུས་སྐམ་བཙིར་ན་འབྱུང་། །

རྒྱུ་རྐྱེན་ཟས་སྤྱོད་དམན་ལྷག་ལོག་པ་དང་གདོན་སོགས་ཀྱིས་ཕྱུར་སེལ་རླུང་གི་བྱེད་ལས་ཉམས་ཏེ་ཤང་བའི་ཁ་རླུང་གིས་ཚོད་དེ་ཁ་འཆུས་པར་འགྱུར་རོ། །

༢ ནད་རྟགས།

ཤང་པ་རྒྱས་ཏེ་སྒོ་བུར་དུ་ཁ་འཆུས་ནས་ཆུ་འགགས་ཟུག་ཆེ་བར་འོང་ཞིང་རྒྱུ་ཞབས་སྦོས་པ་ལྟར་སྐྲང་ཞིང་ཤང་པ་གཟུས་སྐམ་བྱེད་ཅིང་བ་ཙོར་ན་འབྱུང་སྟེ། ཡན་ལག་བརྒྱད་པའི་རང་འགྲེལ་ལས། གལ་ཏེ་རླུང་ནད་ཀྱིས་ཤང་པ་དེ་རང་གི་གནས་ནས་རབ་ཏུ་སྤགས་ཏེ་བསྐྱོད་ནས་ཤང་པ་དེ་རྒྱས་ཤིང་གང་སྟེ་ཆེ་ཞིང་སྦོམ་དུ་གྱུར་ནས། ཤང་པ་རྒྱས་ཏེ་ལོག་པར་འདུག་པར་གྱུར་ན་ན་ཚ་གཡོ་ཞིང་འཕར། གཟུས་པ་སྐམ་བྱེད། གཅིན་ཡང་འགགས་ཏེ་ཐིགས་པ་ཐིགས་ཙམ་དུ་འོང་སྟེ། དེ་ལྟ་བུ་ལ་ཤང་པ་བ་ཙོར་ཏེ་གཅིན་ཕྱུང་ཤིག དེ་བས་ན་གོང་མ་ལྟར་ཤང་པའི་ཁ་རླུང་གིས་ཚོད་དེ་འགགས་པ་དང་། ཤང་པ་ལོག་པ་འདི་རྣམ་གཉིས་ནི་རླུང་ལས་གྱུར་པའི་ཤང་པའི་ནད་ཅེས་བྱ། ཞེས་དང་། ཆ་ལག་བཅོ་བརྒྱད་ལས། ཁ་འཆུས་གཟུས་པ་སྐམ་སེམས་རྒྱུ་ཞབས་ཤང་། །ཟུག་ཆེ་སྒོ་བུར་དག་ཏུ་འགག་པའོ། །ཞེས་པ་ལྟར་གྱི་རྟགས་རྣམས་འབྱུང་བར་འགྱུར་རོ། །

༣ མི་ཆོར་བའི་རྟགས།

ཤང་པ་རྒྱས་ཏེ་སྒོ་བུར་དུ་ཁ་འཆུས་ནས་རྒྱུ་ཞབས་སྦོས་པ་ལྟར་སྐྲང་ཞིང་ཤང་པ་གཟུས་སྐམ་བྱེད་ཅིང་བ་ཙོར་ན་འབྱུང་། །

༤ བཅོས་ཐབས།

ཁ་འཆུས་རྐང་པ་ནས་སྒྲུག་ལག་པས་བསྲང་། །

ཆ་ལག་བཅོ་བརྒྱད་ལས། ཁ་འཆུས་རྐང་པ་གཉིས་ནས་འཐེན་ཅིང་སྒྲུག །འཕོངས་སུ་མཛུབ་མོ་བཙུག་ལ་ཁ་འཆུས་བསྲང་། །ཞེས་པ་ལྟར། ཁ་འཆུས་ན་རྐང་པ་ནས་སྒྲུག་ཅིང་ལག་པའི་མཛུབ་མོ་གཞང་དུ་བཙུག་པས་ཞྭང་པའི་ཁ་འཆུས་པ་བསྲང་སྟེ། རྗེས་ལ་སེ་འབྲུ་བཞི་སྙིང་འབྲས་སྣ་གསུམ། །རྩ་བ་ལྔ་དང་མཁལ་མ་ཞོ་ཤ་དང་། །ལྕམ་པ་གོ་སྙོད་བྲི་ག་དབང་པོ་ལག །ཤུག་ཆེར་རྒྱ་ཚྭ་རྒྱམ་ཚྭ་ཁ་རུ་ཚྭ། །ཐལ་ཚྭ་ཙབས་རུ་ཚྭ་དང་ཟེ་ཚྭ་དང་། །བུ་རམ་སྦྱར་བ་ཆང་ཞིམ་འཕྱུལ་ལ་བཏང་། །དཔྱད་དུ་མདུན་གྱི་ཞྭང་པའི་གསང་དང་རྒྱབ་ཀྱི་ཚིགས་པ་བཅོ་ལྔ་དང་བཅོ་བརྒྱད། བཙུ་དགུ་རྣམས་ཁ་གསུམ་དུ་བསྲེག་པར་བྱའོ། །

གཉིས་པ། རླུང་འཁྱིལ་བ།

༡ སྒྲོད་རྐྱེན།

ཁྱར་སེལ་གྱེན་དུ་འཁྱིལ་བས་ཆུ་སོར་ཟུག །ཅུང་ཤས་བཤང་གཅི་གཏོང་བའི་དུས་སུ་འབྱུང་། །

གཅིན་དང་བཤང་བ་ཤུགས་ཀྱིས་བཀག་པའམ་ཡང་ན་མི་འབྱུང་བཞིན་དུ་བཙིར་བ་དང་། ཉལ་པོ་བྱས་དྲགས་པ། མོ་ནད་རླུང་ཚབས། གཞང་ནད་ཅན་སོགས་ཀྱི་རྐྱེན་ལས་ཁྱར་སེལ་གྱི་རླུང་གྱེན་དུ་ལོག་པས་རླུང་འཁྱིལ་བ་ལས་འབྱུང་བའི་གཅིན་འགགས་ཀྱི་ནད་བསྐྱེད་པར་བྱེད་དོ། །

༢ ནད་རྟགས།

ཁྱར་སེལ་གྱི་རླུང་གྱེན་དུ་འཁྱིལ་བས་ནི་ཆུ་སོར་ཟུག་ལྡང་ཞིང་གཅིན་ཅུང་ཤས་རེ་བཤང་གཅི་གཏོང་བའི་དུས་སུ་འབྱུང་སྟེ། ཡན་ལག་བརྒྱད་པའི་རང་འགྲེལ་ལས། རླུང་ནད་ཀྱིས་འཁྱིལ་བར་བྱེད་པ་ཞེས་བྱ་བ་ཞིག་ཡོད་པ་དེས་ནི་ཞྭང་པ་རབ་ཏུ་ན་བར་བྱེད་ཅིང་གཅིན་གྱི་ནང་དུ་རླུང་དེ་ཞུགས་ནས་གཅིན་འཁྱིལ་ཞིང་འཁོར། རེམ་རེམ་པོར་འགྱུར། གཅི་བ་སླམ་བྱེད། ལྟོ། གཅིན་སྲི་སྐྱེ་ཤུང་ཤས་ཙམ་འབྱུང་། ཡང་ན་གཅིན་དང་བཤང་བ་གཉིས་ལྷན་ཅིག་ཏུ་འབྱུང་བར་བྱེད་དེ། ནད་འདི་ནི་རླུང་ནད་ཀྱིས་འཁྱིལ་བར་བྱེད་པའི་ རྩུས་འགགས་པ་ཞེས་བྱའོ། །ཞེས་དང་། ཆ་ལག་བཅོ་བརྒྱད་ལས། རླུང་འཁྱིལ་འཕྱེན་འགགས་བཤང་བ་སྟོད་དུ་འབྱུང་། །ཞེས་པ་ལྟར་ཡིན་ནོ། །

༣ བཅོས་ཐབས།

རླུང་འཁྲིས་དུགས་དང་ཐུག་པ་འཇམ་རྩི་བྱ། །

རླུང་འཁྲིལ་ལ་དུགས་དང་ཐུག་པ་འཇམ་རྩི་བཀྲུ་འཇམ་རྣམས་ཕྱི་རྒྱུད་ལྟར་བྱ་སྟེ། ཆ་ལག་བཅོ་བརྒྱད་ལས། རླུང་འཁྲིལ་བ་ལ་སྣུམ་དུགས་འཇམ་རྩི་བྱ། །ཞེས་པ་ལྟར། ཕྱི་རྒྱུད་དུ། གྲང་བས་རྒྱུ་འགགས་འབའ་ཆ་བྱ་བྲམ་བདུག །ཅེས་གྲང་བས་རྒྱུ་འགགས་པ་ལ་འབའ་ཆ་དང་བྱ་བྲ་ཞེས་པ་ཕུག་རོན་གྱི་བྲུན་གྱིས་བདུག་ལ། ཐུག་པ་ནི། མཁལ་མ་ཉམས་རྒྱུང་བས་ས་བོན་འཛག་པ་ལ། སྲམ་མམ་ད་བྱིད་ཚིལ་བུས་རྐེད་ཚིགས་ཐུག །ཅེས་པ་དང་། ཡང་ཡན་ལག་བརྒྱད་པ་ལས། རླུང་ཤས་ཆེ་བའི་ནད་རྣམས་སམ། །རླུང་ལ་མས་བཏང་བསྟུགས་པ་སྟེ། །དེ་ནི་གསོ་བ་ཐམས་ཅད་ཀྱི། །མཆོག་སྟེ་དེ་ཡང་རྣམ་པ་གསུམ། །ཞེས་པ་ལྟར། རླུང་རྒྱུང་བ་ལ་བསྟུགས་པའི་སྦྱོར་བ་ནི། ལུག་ཤའི་ཚོ་ཁུ་དང་འབྲིའི་འོ་མ་མར་ཞུན་བཅས་ལ་ཏུ་རུ། དེ་བ་དྭ་ཏུ་སྟེ་གཙང་འགྲམ་གྱི་ཤུག་པ། པི་པི་ལིང་། རྒྱམ་ཚྭ། ཨ་རུ་ར་རྣམས་ཀྱི་ཕྱེ་མ་སྦྱར་བ་ནི་སླེ་འཇམ་ཡིན་ལ། རླུང་མཁྲིས་དང་ལྡན་པར་བསྟུགས་པའི་སྦྱོར་བ་ནི་ཆུར་གནས་ཀྱི་སེམས་ཅན་ཉ་སྦལ་ལྷོང་སོགས་ཀྱི་ཤ་ཁུ་དང་། བའི་འོ་མ་དང་མར་ཁུ་བཅས་ལ་གོང་གི་སྨན་དེ་རྣམས་ཀྱི་སྙེང་དུ་དུར་བྱིད་བསྣན་ཏེ་སྦྱར་བའི་བཀྲུ་འཇམ་བཏང་བར་བྱའོ། །

གསུམ་པ། ཁྲག་གིས་འགགས་པ།

༡ སྔོན་རྐྱེན།

མཁལ་མ་བསམ་སེའི་རྩ་འགྲམས་ཁྲག་འཁྲུགས་པས། །ཆུ་དམར་ཁྲག་རོ་བཅས་འབྱུང་རྒྱུ་ཞབས་ན། །

རྒྱུ་ནི་ནད་དང་ལུས་ཐུངས་ལ་དེ་རྐྱེན་བྱ་བ་དྲག་ཤུལ་གྱི་ལས་ཏེ། བང་མཆོངས་རྩལ་དང་ཕ་བོང་འདེགས་པ། མི་ཐེག་བཞིན་དུ་ཁུར་བ་དང་བཏེགས་པ། ཐེབས་འོག་ཏུ་ཚུད་པ་དང་རྡོ་དབྱུག་གིས་བརྡུངས་པ་སོགས་ཀྱིས་ལུས་ཐུངས་འགྲམས་པ་དང་ཁྱད་པར་དུ་མཁལ་མ་དང་བསམ་སེའི་རྩ་འགྲམས་པ་དང་ཁྲག་འཁྲུགས་པས་ཁྲག་རོས་རེས་འགག་པར་བྱེད་པ་ལས་ཁྲག་གིས་འགགས་པའི་གཅིན་ནད་བསྐྱེད་པར་བྱེད་དོ། །

༢ ནད་རྟགས།

ཆུ་མདོག་དམར་ལ་ཁྲག་རོས་རེས་འགག་པར་བྱེད་པ་བཅས་འབྱུང་ཞིང་རྒྱུ་ཞབས་གཡས་གཡོན་ན་བར་འོང་སྟེ། ཡང་ནད་རྣམ་པ་གཅིག་ནི་ལུས་ཀྱི་ལས་དྲག་ཤུལ་ལ་སོགས་པ་བྱས་པ་དང་། ཁ་ཟས་རོ་ཚ་བ་དང་། རྡོད་ཆེ་བ་ལྟ་བུའི་བག་ཟོས་པ་དང་། ལམ་བགྲོད་དེ་ཆད་ཅིང་ཉི་ཚན་ལ་སོགས་པས་གདུངས་པ་དང་། མཁྲིས་པའི་

ནད་ཆེར་སྐྱེས་ལ་དེའི་སྟེང་དུ་རླུང་ནད་ཀྱིས་ཞྭང་པ་དག །ཞྭང་པའི་ཆུ་སོ་གཡས་གཡོན་གྱི་ནང་ཞུགས་ན་ན་ཞིང་ཚ་བར་འགྱུར། གཅིན་གཙུས་ན་མདོག་ཡང་ན་སེར། ཡང་ན་ཁྲག་འདྲེས། ཡང་ན་ཁྲག་དངོས་སུ་འབྱུང་སྟེ། འདི་འདྲ་བའི་གཅིན་ཚན་པོ་ཞུང་ཤས་སུ་སྲི་ཞིང་འབྱུང་ངོ་། །དེ་ནི་ཚ་བ་དང་རླུང་ལས་གྱུར་པའི་གཅིན་སྲི་བའི་ནད་ཅེས་བྱའོ། །ཞེས་དང་། ཆ་ལག་བཅོ་བརྒྱད་ལས། ཁྲག་ཤ་ཁུ་བ་སྲུ་ཡིས་འགགས་པ་ན། །ཆུ་ཡི་གསེབ་ཏུ་འགགས་ནད་ཕྱིར་འབྱུང་། །ཞེས་པ་ལྟར་ཁྲག་དང་འདྲེས་པར་འོང་ངོ་། །

༣ མི་ཚོར་བའི་རྟགས།

ཆུ་མདོག་དམར་ལ་ཁྲག་རོས་རེས་འགགས་པར་བྱེད་ལ། ཡང་ན་གཅིན་གཙུས་ན་མདོག་སེར་རམ་ཡང་ན་ཁྲག་འདྲེས། ཡང་ན་ཁྲག་དངོས་སུ་འབྱུང་ལ་རྒྱུ་ཞབས་གཡས་གཡོན་ན་བར་འོང་ངོ་། །

༤ བཅོས་ཐབས།

ཁྲག་འགགས་ཆུ་ཚན་ནང་སྦྱིང་ཡོང་རྩ་གཏབ། །དམར་པོ་བཞི་དང་མཁྲིས་སྨན་སྦྱར་ལ་བཏང་། །

ཁྲག་གིས་འགགས་ན་སྲུ་ཀྱུ་ཟངས་དུང་ཁ་བཙུག་ལ་བཙད་ཅིང་རྒྱ་ཚྭ་ཤུ་དག་ཞྭང་པར་བསྐྱུལ་ལ་ཆུ་ཚན་ནང་དུ་སྦྱིང་བ་སྟེ་ཞུགས་ལ་ཡོང་རྩ་གཏར་ཞིང་དམར་པོ་བཙོད། རྒྱ་སྐྱེགས། ཞུ་མཁན། འབྲི་མོག་བཞི་དང་བརྒྱད་ཅེས་བྱང་སྨན་མཁས་ལྡན་པའི་ལུགས། སྲ་འབྲས་སུག་སྨེལ་རྒྱ་ཚྭ་སླ་རྩེ་དང་། །སྡིག་སྲིན་གསེར་ཕྱེ་སྦྱར་བ་ཆང་གིས་དབུལ། །ཡང་ན་གཟེ་མ་ལྕམ་པ་སྡིག་སྲིན་དང་། །བྲག་ཞུན་ཨ་ཤོ་གཙྪ་སྦྱར་ལ་བླུད། །རྒྱ་ཚྭ་སྡིག་སྲིན་གསེར་ཕྱེ་ཁ་རུ་ཚྭ། །སྤོད་ནར་སྲད་དཀར་སུག་སྨེལ་ཉི་དགའ་དང་། །སླ་རྩེ་བཅས་པར་ཆང་ངམ་གཟེ་ཆང་དབུལ། །རྗེའུ་བཞིག་ཅིང་ཆུ་ལམ་བདེ་བར་བྱེད། །ཅེས་པ་ལྟར་དུ་གསོ་བར་བྱའོ། །

བཞི་པ། སྲུ་འདྲིལ་བས་འགགས་པ།

༡ སྐྱོན་རྐྱེན།

ཁ་ཟས་སྦྱར་འདྲེས་ཞྭང་པའི་རྩར་འཁྲིམས་པས། །ཟླུག་ཆུང་སྐྱི་ལ་ཆུ་འཛིམ་སྲུ་ཉག་འབྱུང་། །

ཁ་ཟས་ལ་སྲུ་འདྲེས་པ་རྒྱུ་ཕྱོག་རྩ་ནས་ཞྭང་པའི་རྩ་མིག་ཏུ་འཁྲིམས་པ་བད་ཀན་ལ་བརྟེན་ཚུས་བཙོས་ཤིང་རླུང་གིས་འདྲིལ་ནས་རྗེའུར་འགྱུར་པ་ལས་སྲུ་འདྲིལ་བའི་གཅིན་འགགས་ཀྱི་ནད་བསྐྱེད་པར་བྱེད་དོ། །

༢ ནད་རྟགས།

ཁ་ཟས་ལ་ སྨུ་འདྲིས་པ་ ལྷང་པར་འགྲིམས་པས་ཟུག་ཆུང་ཞིང་ཆུ་ཁ་སྐྱི་ལ་འཇོམ་ཞིང་སྨུ་ཉག་ཅན་འབྱུང་སྟེ། ཕན་བདེའི་བསིལ་ཟེར་སྦྲོ་བའི་ཟླ་གསར་ལས། ཁྲག་ཤ་སྨུ་དང་ཁུ་བས་འགགས་པ་གསུམ། །གང་འགགས་ཆུ་རྡུ་ཅག་ཅིག་འབྱུང་། །མ་ཐོན་ཁྲག་ཤ་ཤ་ཡི་རྨེན་དུ་འགྱུར། །སྨུ་མ་ཐོན་ན་སྨུ་ཡི་རྨེན་དུ་འགྱུར། །ཞེས་གསུངས་སོ། །

༣ མི་རྟོར་བའི་རྟགས།

ཚ་ཅག་གེ་ཟུག་ཆུང་ཞིང་ཆུ་ཁ་སྐྱི་ལ་ཆུ་འཇོམ་ཞིང་སྨུ་ཉག་ཅན་འབྱུང་ངོ་། །

༤ བཅོས་ཐབས།

སྨུ་འགགས་ལྷང་པའི་ཁ་ནས་མཉེ་ཞིང་བཙོ། །

སྨུ་འགགས་ལ་ལྷང་པའི་ཁ་ནས་མཉེ་ཞིང་བཙོའོ། །

ལྔ་པ། ལྷང་པའི་ཁ་སྐྲངས་ཏེ་འགགས་པ།

༡ སྔོན་རྐྱེན།

ལྷང་པའི་ཁ་འཐམ་བཤད་ལམ་བར་དུ་སྐྲངས། །སྲ་ཞིང་ན་ལ་བཤད་གཅི་ཕྱིན་དབྱུགས་སྡོམ། །

ཁ་ཟས་རོ་ཚབ་དང་། ཞོད་ཆེབ་ལྟ་བུའི་བག་ཟོས་པ་དང་། ལམ་བགྲོད་དེ་ཆད་ཅིང་ཉི་ཚན་ལ་སོགས་པས་གདུངས་པ་དང་། མཁྲིས་པའི་ནད་ཆེར་སྐྱེས་ལ་དེའི་སྟེང་དུ་རླུང་ནད་ཀྱིས་ལྷང་པ་དང་། ལྷང་པ་ཆུ་སོ་གཡས་གཡོན་གྱི་ནང་ན་ཞུགས་པ་ལས་ལྷང་པའི་ཁ་ནང་དུ་འདྲིལ་ནས་འགགས་པའམ་ཡང་ན་བཤད་ལམ་བར་དུ་སྐྲངས་ནས་བཤད་གཅིའི་ལམ་འགགས་པས་བསྐྱེད་དོ། །

༢ ནད་རྟགས།

ལྷང་པའི་ཁ་ནང་དུ་འདྲིལ་ནས་འགགས་པའམ་བཤད་ལམ་བར་དུ་སྐྲངས་ནས་སྲ་ཞིང་ན་ལ་བཤད་གཅིའི་ལམ་འགགས་པས་འཕྱིན་དབུགས་ཀྱང་སྡོམ་པར་བྱེད་དེ། ཕན་བདེའི་བསིལ་ཟེར་སྦྲོ་བའི་ཟླ་གསར་ལས། ལྷང་བའི་ཁ་སྐྲངས་ཟུག་གཟེར་བྱས་ཏེ་སྲི། ཞེས་གསུངས་སོ། །

༣ མི་ཏོར་བའི་རྟགས།

ལྒང་པའི་ཁ་སྐྲངས་ཏེ་ཟུག་གཟེར་ཆེ་ལ་བཤང་གཅིའི་ལམ་འགགས་པས་འཕྱིན་དབུགས་ཀྱང་སྟོམ་པར་བྱེད་དོ། །

༤ བཅོས་ཐབས།

སྐྲངས་འགགས་ཆུ་ལུམས་དུགས་དང་གཏར་བ་དང་། །མས་བཏང་གོང་མས་སྐྲངས་པ་བཞུ་བར་བྱ། །

སྐྲངས་འགགས་ལ་ཆུ་ལུམས་དང་དུགས་དང་ཡོང་རྩ་གཏར་བ་དང་། མས་བཏང་གོང་མ་ནི་ལེའུ་གོང་མ་དྲི་མ་འགགས་པ་གསོ་བར་བཤད་པའི་ནི་རུ་ཏ་དེ་ཡིན་ནམ་བསམ་པ་དང་། ཡང་ན། གསོ་རིག་སྙིང་པོ་བསྡུས་པར། བི་ད་ར་ཏ་ལ་སོགས་པའི། །སྔོ་ཚན་རྣམ་པ་ཀུན་དུ་སྦྱར། །བཀྲུ་སྨན་དོན་དུ་སེང་ཕྲོམ་མར། །འཇམ་རྩི་ལས་ཀྱང་བསྙེན་པར་བྱ། །མཆོག་ཏུ་འཇམ་རྩི་གོང་མ་བྱ། །ཞེས་སེང་ཕྲོམ་མར་གྱིས་གོང་མ་བི་ད་ར་ཏ་ལ་སོགས་པའི་འཇམ་རྩི་འམ་མས་བཏང་བཤད་པ་ལྟར་གྱིས་སྐྲངས་པ་བཞུ་བར་བྱ་སྟེ། ཕན་བདེའི་བསིལ་ཟེར་སྒྲོ་བའི་ཟླ་གསར་ལས་ཀྱང་། སྐྲངས་འགགས་ཆུ་ལུམས་སོགས་དང་ཡོང་རྩ་གཏར་བ་སོགས་རྒྱུད་ལྟར་ལ། གླིང་སྟོད་ཆོས་རྗེས། གཅིན་འགགས་ནད་ལ་གཟེ་མ་དང་། །ལྕུམ་པ་སུག་སྨེལ་བཙུ་བ་ནི། །ཟེ་ཚྭ་བཏབ་པའི་ཆང་གིས་སྦྱལ། །དེས་མ་ཐོན་ན་ཡོང་རྩ་གཏར། །ཞེས་སོ། །

དྲུག་པ། ཁུ་བ་མཁར་ཏེ་འགགས་པ།

༡ སྐྱོན་རྐྱེན།

ཚངས་སྤྱོད་པའམ་གཅིན་བྲོ་ཉལ་པོ་བྱས། །ཁུ་བ་གཅིན་འདྲེས་ཐལ་ཁུ་འདུ་བ་འབྱུང་། །

དགེ་སློང་ཚངས་སྤྱོད་པ་དང་བྱིས་པ་ལྟ་བུར་ཁུ་བ་བཀག་པ་དང་། གཅིན་བྲོ་དུས་ཏེ་གཅིན་གཏོང་དུས་ཉལ་པོ་བྱས་པ་ལས་བསྐྱེད་པར་བྱེད་དོ། །ཡན་ལག་བརྒྱད་པ་ལས། དེ་ཡང་ཁུ་བ་གནས་འཕགས་ལ་ཕྱིར་མ་ཕྱུང་བ་མ་བཏང་སྟེ། ཕོ་མཚན་གྱི་འབྲས་བུའི་བར་དུ་རླུང་གིས་བསྐམས་ཏེ། ཁུ་བ་བསྡུས་པར་གྱུར་པ་དེ་ནི་ཁུ་བ་ལས་རྡེའུར་ཆགས་པ་ཞེས་བྱའོ། །ཡང་ན། བཤད་རྒྱུད་ལས། ཁུ་བ་བཀག་པས་དེ་འཛག་ཕོ་མཚན་ན། །ཆུ་འགག་རྡེའུ་འཕེལ་དང་མ་ནིང་འགྱུར། །མས་བཏང་ལུས་བཅིང་བུད་མེད་སྤྱད་པར་བྱ། །ཞེས་གསུངས་སོ། །

༢ ནད་རྟགས།

ཁུ་བས་འགགས་པ་དགེ་སློང་ཚངས་སྤྱོད་པ་དང་བྱིས་པ་ལྟ་བུ་མིན་ན་གཅིན་བྲོ་དུས་ཉལ་པོ་བྱས་པས་ཁུ་བ་དང་གཅིན་འདྲེས་ཏེ་ཐལ་ཁུ་འདྲ་བ་འབྱུང་སྟེ། ཡན་ལག་བརྒྱད་པ་ལས། དེའི་ནད་ཐབས་ནི་ལྷང་པ་དང་ཆུ་སེར་ཟུག་ཅིང་ན། གཅིན་འགགས། ཕོ་མཚན་གྱི་འབྲས་བུ་སྐྲང་ངོ་། ཁུ་བ་ལས་རྡེའུ་ཆགས་མ་ཐག་ཏུ་ཁུ་བ་ཞུ་སྟེ་སྣ་མོར་འགྱུར། ན་ཞིང་ཟུག་པའི་ཚེ་རྡེའུ་ཆགས་པ་དེར་ལག་གིས་མནམ་ཤིང་མཉེས་ན་རྗེ་བ་བཞིན་དུ་རབ་ཏུ་སྲ་ཞིང་མཁྲང་ངོ་། །ཁུ་བ་ལས་དེ་ལྟར་རྡེའུ་ཆགས་པ་དེ་ཡང་རླུང་གིས་ཕྱི་མར་དཀྲུགས་ནས་ཞིབ་མོ་དེ་གཅིན་དང་ལྷན་ཅིག་ཐུར་དུ་ཐ་མལ་བར་འབྱུང་བ་ཡང་ཡོད་དེ། དེ་ནི་ཚུལ་བཞིན་འབྱུང་བ་ཞེས་བྱའོ། །དེ་ལ་རྡེའུ་ཕྱི་མར་མི་འཁྲུགས་པ་ནི་གཅིན་འགགས་པར་བྱེད་དེ། དེ་ཡང་ལྷང་པའི་ཁ་འགགས་ནས་ན་ཞིང་གཅིན་འགགས་ཏེ་འོང་དུ་མི་རུང་བར་བྱེད་དོ། །དེ་ལྟར་ཆུ་སོན་རྡེའུ་ཆགས་པ་དེས་ན་ལ་གཡའ་བར་བྱེད་དོ། །ཞེས་གསུངས་སོ། །

༣ མི་ཐོར་བའི་རྟགས།

གཅིན་བྲོ་དུས་ཉལ་པོ་བྱས་པས་ཁུ་བ་དང་གཅིན་འདྲེས་ཏེ་ཐལ་ཁུ་འདྲ་བ་འབྱུང་བ་དང༌། ཡང་ན། ཁུ་བ་ལས་རྡེའུར་ཆགས་པ་རླུང་གིས་དཀྲུགས་ན་ནས་ཞིབ་མོ་དེ་གཅིན་དང་འདྲེས་ཏེ་ཐལ་ཁུ་འདྲ་བ་འབྱུང་བ་དང༌། རྡེའུ་ཕྱི་མར་མི་འཁྲུགས་པ་ནི་ལྷང་པའི་ཁ་དཀྲུགས་ནས་ན་ཞིང་གཅིན་འོང་དུ་མི་རུང་བར་གཡའ་བར་བྱེད་དོ། །

༤ བཅོས་ཐབས།

ཁུ་བ་ཆགས་པ་སྒྲུད་ཅིང་མཉེས་པ་བསྲོ། །

བཅོས་ཐབས་ཁྲིམ་པ་ཡིན་ན་ཆགས་པ་སྒྲུད་ཅིང་བསྲོ་བ་དང༌། སྡོམ་ལྡན་ཡིན་ན་ཕོ་མཚན་ལག་པས་མཉེས་ལ་བསྲོ། ཡང་ན། ཡན་ལག་བརྒྱད་པའི་རང་འགྲེལ་ལས། ཁུ་བ་ལས་གྱུར་པའི་རྡེའུ་ཆགས་པ་ལ་ནི་ཉམས་སྟོབས་དང་ལྡན་པ་ཞིག་ན་ཕོ་མཚན་གྱི་ལམ་ནས་འཛམ་རྩེ་བཏང་སྟེ་གནས་དག་པར་བྱའོ། །གཞན་ཡང་སྐྱེས་བུ་དེས་ཐོག་མར་ཁུ་བ་འཕེལ་བའི་ཆོག་ཁྲིམ་བྱའི་ཤ་དང༌། མོན་སྲན་གྲེའུ་དང༌། བྱིའུ་མཆིལ་བ་དང༌། དེ་རྣམས་ཀྱི་ཤ་དང་ཁུ་བ་ངོམས་པར་འཐུངས་ལ་བུད་མེད་འདོད་པའི་ཤས་ཆེ་བ་བསྟེན་ཅིང་ཉལ་པོ་བྱས་ན་ཕན་ནོ། །དེ་ལ་རྡེའུ་མཚོན་གྱིས་དྲལ་ཏེ་དབྱུང་བའམ་ཡང་རྡེའུར་སྨིན་ནས་ངེས་པ་རེད་པ་ནི་དྲལ་བར་འོས་པ་ཡིན་ལ། མ་སྨིན་པ་ལ་ནི་གོང་གི་སྨན་གྱིས་གསོ་བར་བྱའོ། །ཞེས་སོ། །

བདུན་པ། བཤང་བས་འགགས་པ།

༡ སྐྱོད་རྐྱེན།

བཤང་བ་འགགས་པ་རྟུག་པ་གཅིན་བསྡམས་སམ། །བཤང་གཅི་འདྲེས་ན་གཅིན་ལ་

བཤད་དྲི་མནམ། །

ལུས་ཀྱི་ཡོང་རྒྱབ་ལ་ཉམས་ཆུང་བས་རླུང་ནད་སྐྱེས་ཏེ་བཤང་བ་ཕྱུར་དུ་མི་འབྱུང་བར་འགག་པས་བསྐྱེད་པར་བྱེད་དོ། །

༢ ནད་རྟགས།

བཤང་བས་འགགས་པ་དེ་རྒྱུག་པ་དང་གཅིན་བསྡམས་པ་ཡིན་ནམ་བཤང་གཅི་གཉིས་འདྲེས་པས་འགགས་པ་ཡིན་ན་གཅིན་ལ་བཤང་དྲི་མནམ། དེ་ལ་ཡན་ལག་བརྒྱད་པ་ལས། བཤང་བ་སྒྲི་ཤིང་འགགས་པ། བད་ཀན་གྱིས་ཆུ་སྲི་ཞིང་འགགས་པར་འགྱུར། ནད་ཐབས་ནི་ལུས་ཀྱི་ཡོང་རྒྱབ་ལ་ཉམས་ཆུང་བས་རླུང་ནད་སྐྱེས་ཏེ་བཤང་བ་ཕྱུར་དུ་མི་འབྱུང་ཞིང་ནམ་སྲི་ལ་འགགས་པའི་ཚེ་ན། གཅིན་འབྱུང་བའི་སྨྱུ་གུ་ནང་དུ་བཤང་བ་དེ་སོང་སྟེ་འདྲེས་པས་གཅིན་འབྱུང་བའི་དྲི་མ་མནམ་པོར་བཤང་བའི་དྲི་དང་འདྲ་བར་བྱུང་བ་དེ་ནི་བཤང་བ་འགགས་པའི་གཅིན་ནད་ཅེས་བྱའོ། །ཞེས་དང་། ཕན་བདེའི་བསིལ་ཟེར་སྤྲོ་བའི་ཟླ་གསར་ལས། བཤང་འགགས་གཅིན་ཀྱང་སྲི་བ་ཡིན། །ཞེས་གསུངས་སོ། །

༣ མི་ཉོར་བའི་རྟགས།

བཤང་བ་ཕྱུར་དུ་མི་འབྱུང་ཞིང་ནམ་སྲི་ལ་འགགས་པའི་ཚེ་ན་གཅིན་ཡང་འགགས་པའམ་སྲི་ལ། གལ་ཏེ་འབྱུང་ཀྱང་དྲི་མ་མནམ་པོར་བཤང་བའི་དྲི་དང་འདྲ་བར་བྱུང་བ་དེ་ནི་མི་ཉོར་བའི་གཟེར་ཡིན་ནོ། །

༤ བཅོས་ཐབས།

བཤང་བ་འགགས་པ་ཉེ་ཏུ་ཀ་ཡིས་བྲང་། །གང་ཡང་ཐོན་དཀའ་ཆུ་ཕྱུར་གསང་བ་ལ། །ཕོ་ལ་མཐོ་གང་སྨྲམ་ཕྲ་ཁྲོ་སོག་ཙམ། །མོ་ལ་སོར་བཞི་སྨྲམ་ཕྲ་ནས་སོག་ཙམ། །རྒྱུས་བསྲད་ཁ་དྲིལ་གསང་དུ་བཏང་ལ་དབྱུང་། །

བཤང་བས་འགགས་པ་ལ་ཕྱི་རྒྱུད་དུ་བཤད་པ་ལྟར་གྱི་ནི་ཏུ་ཀ་སྔོན་པོས་བྲང་ཞིང་། དེ་རྣམས་གང་བྱས་ནའང་ཐོན་དཀའ་བར་ཆུ་ཕྱུར་གྱིས་གསང་བ་རིང་ཕྱུང་ཕོ་ལ་མཐོ་གང་སྨྲམ་ཕྲ་ཁྲོ་སོག་ཙམ་དང་། མོ་ལ་རིང་ཕྱུང་སོར་བཞི་སྨྲམ་ཕྲ་ནས་སོག་ཙམ་པའི་ཆ་བྱད་རྒྱུས་པ་བལྟད་ཅིང་ཁ་དྲིལ་ཏེ་གསང་ཕོ་མཚན་མོ་མཚན་གྱི་ནང་དུ་བཏང་ལ་དབྱུང་ཞེས་པ། དམར་ཁྲིད་དུ་ཕྱུར་མ་ཕྲ་ལ་ནང་ཡངས་པ་གལ་ཆེ། དེའི་ནང་དུ་རྒྱུས་པ་བཙུག་ལ་དེའི་རྩ་བ་བལྟད་ཅིང་ཤོང་བ་དེ་ཕྱུར་མའི་ཁ་ལ་ཁྲིམས་པར་བཀྲམ་པའི་སྣོད་པ་འཛམ་པོ་དེ་ཕོ་མོ་གང་དེའི་གསང་བའི་བུག་པར་གཞུག་འཕོངས་སུ་སླེབ་དང་མཇུབ་མོས་ལྷང་ཕྱུག་ནང་དུ་ཕུལ་བས་ནང་དུ་སླེབས་པ་དང་། ཡངས་ཆོལ་གྱིས

འོང་། དེ་ཙཎ་ཐུར་མ་བཟུང་ལ་རྒྱུས་པ་དཔྱང་། དེའི་ཤུལ་དུ་ཆུ་འབྱུང་ངོ་། །འཕྲུལ་ཐུར་མ་ཕྱུང་ན་སོག་མ་སྦྲམ་ཕྲ་རན་པ་ཆག་ཙམ་སྦྲང་ས་པས་བྱའོ། །

བརྒྱད་པ། རྗེའུ་སྨན་གྱིས་འགགས་པ།

༡ སྔོན་རྐྱེན།

ཕན་བདེའི་བསིལ་ཟེར་སྤྲོ་བའི་ཟླ་གསར་ལས། རྒྱུ་ནི་ཕལ་ཆེར་ཉེས་གསུམ་དང་། །གྲང་བ་ཤས་ཆེར་འདོད་པ་ཡིན། །རྐྱེན་ནི་བརྟན་བསིལ་གདོན་རྣམས་སོ། །ཅེས་དང་། ཡོང་ནད་གསོ་བའི་སྐབས་སུ། ཁ་ཟས་མ་ཞུ་རང་སར་ཕོ་ཡོང་ལས། །མི་མཉམ་རླུང་གིས་དྭངས་སྙིགས་མ་ཕྱེད་པའི། །སྙིགས་མ་དྭངས་མའི་རྩ་མིག་ཤོར་བ་ཡིས། །མདངས་བསྒྱུར་མཁྲིས་པས་ཟུངས་ཁྲག་མ་སྨིན་ཏེ། །ཡུན་རིང་མཆིན་གནས་དྭངས་མ་མ་ཞུ་ཡིན། །སྙིངས་ནས་དྭངས་མ་འདྲིལ་ཟགས་བྱེར་འགྱིངས་བཞི། །འདྲིལ་བས་སྨན་རྣམས་བསྐྱེད་པར་བྱེད་པ་སྟེ། ཞེས་སྨན་ཀུན་གྱི་རྒྱུ་ནི་དྭངས་མ་མ་ཞུ་བ་ལས་བསྐྱེད་པར་བྱེད་ལ། སྔོས་སུ་ལྷང་པའི་རྗེའུ་སྨན་ནི། །སྨན་ནད་གསོ་བ་ལས། དྭངས་མ་མ་ཞུ་ལྷང་པའི་རྩ་མིག་འགྲིམས། །ཆུ་ཡི་རྡོད་ཀྱིས་བཙོས་བསྐྱིལ་རྗེའུ་འགྱུར། །ཞེས་དྭངས་མ་མ་ཞུ་ལྷང་པའི་རྩ་མིག་ཏུ་འགྲིམས་པ་ཆུའི་རྡོད་ཀྱིས་བཙོས་ཤིང་རླུང་གིས་གོང་བུར་བསྐྱིལ་ཏེ་རྗེའུར་འགྱུར་རོ། །

༢ ནད་རྟགས།

རྗེ་འགགས་བད་མཁྲིས་ཁྲ་ཚ་ཁྲག་ཅན་སྟེ། །བད་ཀན་ལ་བརྟེན་ཚ་བཙོས་རླུང་གིས་སྒྲིལ། །མདོན་ཚུལ་ཕོ་མཚན་གཞང་ཁ་བར་རྣམས་ན། །གཅིན་འགགས་སྒྲེ་མནམ་ལྷང་པར་སྦྲོ་བར་བྱེད། །ནད་རྒྱས་གཅིན་འབྱུང་དུས་ན་སོ་འཆའ་འདར། །འཁྲུན་ཞིང་ཁྲ་ཚུར་བཅང་དང་མཚན་མ་ཉེད། །དེ་ཡང་འཆོལ་རྗེ་ཟུག་རྗེ་གཉིས་སུ་ཕྱེད། །འཆོལ་རྗེ་གཅིན་ཡང་བར་མཚམས་བཅད་ཅིང་འོང་། །རྟ་འཚོན་དྲག་ཤུལ་རྫེས་ལ་ཁྲག་ཅན་འཛག །ཟུག་རྗེ་ཁ་ལ་ཟུག་ནས་རྒྱུན་དུ་སྦོམ། །གཉིང་དུ་ཟུག་ན་ན་གཟེར་ཆུ་མི་འགག །

རྗེའུ་འགགས་ནི་བད་མཁྲིས་ལས་གྱུར་ན་ཁྲ་ཚ་ཁྲག་ཅན་འཛག་ཅིང་སྤུ་དེ་བད་ཀན་ལ་བརྟེན་ནས་ཚུས་བཙོས་ཤིང་རླུང་གིས་བསྐྱིལ་ནས་རྗེའུར་འགྱུར་ཞིང་། མདོན་ཚུལ་ནི་ཕོ་མཚན་དང་གཞང་ཁའི་བར་རྣམས་ན་ལ་རྗེའུས་འགགས་ན་རིམ་གྱིས་གཅིན་འགགས་ཤིང་གཏོང་དུས་ཚ་རེག་རེག་འོང་ལ་སྒྲེ་དྲི་མནམ་ཞིང་ལྷང་པ་སྦྲོ་བར་བྱེད་པ་དང་། ནད་རྒྱས་པའི་ཚེ་གཅིན་འབྱུང་བའི་དུས་ན་སོ་འཆའ་བ་སྒྲེ་ཀྲིག་ཅིང་འདར་ལ་འཁྲུན་ཞིང་ཁྲ་ཚུར་བཅང་བ་དང་མཚན་མ་མཉེད་ཅིང་ཚ་ཐིག་ཐིག་འོང་། དེ་ཡང་འཆོལ་རྗེ་དང་ཟུག་རྗེ་གཉིས་སུ་ཕྱེད་པ་ལས།

འཚོལ་རྗེ་ནི་ཀུན་དུ་ཁྱབ་ཅིང་ཐད་གཅིག་ཏུ་མི་སྡོད་པས་གཅིན་ཡང་བར་མཚམས་བཅད་ཅིང་འོང་ལ་རྟ་ཞོན་པ་སོགས་ཀྱིས་རྗེའུ་དཀྲོགས་པས་དྲག་ཤུལ་རྗེས་ལ་ཁྲག་ཅན་ནམ་རྣག་ཅན་འཛག ཟུག་རྗེ་ལྷང་པའི་ཁ་ལ་ཟུག་ནས་ཆུ་ཐིག་ཐིག་ཙམ་ལས་རྒྱུན་དུ་སྡོམ་ཞིང་གཏིང་དུ་ཟུག་ན་ན་ལ་གཟེར་བ་ལས་ཆུ་མི་འགག་གོ ། དེ་ལ་ཆ་ལག་བཅོ་བརྒྱད་ལས། རྗེའུས་འགགས་པའི་སྔོན་ཚུལ་ལྷང་པ་སྦྲོ། །གཞང་ལ་ཕོ་མཆིན་བར་རྣམས་ན། །གཅིན་འགགས་སྦྲི་སྣམ་ཡི་ག་འཆུས། །གཅིན་ཡང་བར་མཚམས་བཅད་ཅིང་འོང་། །དེ་རྗེས་གཅིན་འབྱུང་སོ་འཆར་འདར། །འཁྱེན་ཅིང་ཕོ་མཚན་ལྟེ་བ་མཉེད། །གཅིན་གྱི་ཐིགས་པ་ཡང་ཡང་འོང་། །ཞེས་གསུངས་ལ། ཡན་ལག་བརྒྱད་པ་ལས་ཀྱང་། དེ་ལ་རླུང་ནད་ལས་རྗེའུར་ཆགས་པའི་ནད་ཐབས་ནི། ནད་ཚབས་རབ་ཏུ་ཆེ་ལ་སོ་འཐམས་པར་བསྒྲམས། ལུས་འདར། ཕོ་མཚན་ནས་ཟིན་ཏེ་ལག་པས་མཉེད། ལྟེ་བར་ཟུག་ཅིང་ན། རབ་ཏུ་འཁྱེན་ཅིང་འགགས་ཏེ་འོང་ཏུ་མི་ཏུང་བའི་ཚེ། འཕྱེན་དང་བཤང་བར་བཅས་ཏེ་འབྱུང་། གཅིན་ནི་ཐིགས་པར་ཉུང་ཤས་ཉུང་ཤས་ཡང་དང་ཡང་འོང་། ཆུ་སོའི་ནང་ན་རྗེའུ་ཡོད་པ་ནི་གནག་ཅིང་རྩུབ་སྟེ། ཉམས་ལ་ཆུ་སོའི་ནང་ན་ཚེར་མ་བསགས་པ་གང་བ་སྐམ་བྱེད། མཁྲིས་པ་ལས་རྗེའུར་ཆགས་པའི་ནད་ཐབས་ནི་མཁྲིས་པ་ཚབ་དྲོད་ཀྱིས་ལྷང་པ་དེ་བཙོས་པ་བཞིན་དུ་ཚ། རྗེའུའི་དབྱིབས་ནི་ག་བོའི་འབྲས་བུའི་ཏུས་པ་འདྲ། མདོག་ནི་དམར་ཞིང་སེར་ལ་རྩ་གནག་གོ །ལྷང་པའི་ནང་དུ་ཟུག་ཅིང་ནའོ། །བད་ཀན་གྱི་ནད་ལས་རྗེའུར་ཆགས་ན་རྗེའུ་བསིལ་ཞིང་ལྕི་ལ་བོངས་ཆེ་འཇམ། རྗེའུའི་མདོག་ནི་སྤང་རྩི་ལྟ་བུའམ་དཀར་པོར་འདུག་གོ །ཅེས་གསུངས་སོ། །

༣ མི་ཚོར་བའི་རྟགས།

གཅིན་གཏོང་དུས་ཚ་རེག་རེག་འོང་ལ་སྦྲི་དྲི་མནམ་ཞིང་ལྷང་པ་སྦྲོ་ལ་ནད་རྒྱས་པའི་ཚེ་གཅིན་འབྱུང་བའི་དུས་ན་སོ་འཆར་བ་སྐྱེ་ཀྲིག་ཅིང་འདར་ལ་འཁྱེན་ཞིང་ཁུ་ཚུར་བཅང་བ་དང་མཚན་མ་མཉེད་ཅིང་ཆུ་ཐིག་ཐིག་འོང་། ཁྱད་པར་དུ་རླུང་ལས་གྱུར་ན་ཆུ་སོའི་ནང་ན་རྗེའུ་ཡོད་པ་ནི་གནག་ཅིང་རྩུབ་སྟེ། ཉམས་ལ་ཆུ་སོའི་ནང་ན་ཚེར་མ་བསགས་པ་གང་སྐམ་བྱེད། མཁྲིས་པ་ལས་རྗེའུར་ཆགས་པ་ནི་དབྱིབས་ག་བོའི་འབྲས་བུའི་ཏུས་པ་འདྲ་བ། མདོག་ནི་དམར་ཞིང་སེར་ལ་རྩ་གནག་གོ །བད་ཀན་གྱི་ནད་ལས་རྗེའུར་ཆགས་པ་ནི་བསིལ་ལ་བོངས་ཆེ་ཞིང་འཇམ་པ་དང་། མདོག་ནི་སྤང་རྩི་ལྟ་བུའམ་དཀར་པོར་འདུག་གོ །

༤ བཅོས་ཐབས།

རྗེའུས་འགགས་པ་ལ་སྨན་གྱིས་བཤིག་པ་དང་། དཔྱད་ཀྱིས་དབྱུང་བ་གཉིས་ལས།

(༡) སྨན་གྱིས་བཤིག་པ།

རྗེ་སྨན་ཁྱུང་ཁྱུང་ཟ་མོ་བོང་ཏུས་དང་།། །དབྱི་མོང་གཟེ་མ་སྨན་སྣ་ཆང་སྦྱར་

བཏང་། །སྔོན་པོ་གསུམ་དང་ཉི་དགའ་སླ་རྩེ་དང་། །སོ་བྱའི་སྒྲོ་གཙོབ་ཚུ་དན་སྦྱར་ལ་བཏང་། །ཟེ་ཚ་རྒྱ་ཚས་སྣ་དྲངས་ཙ་སྣ་ཚོགས། །གསེར་གྱི་བྱེ་མ་ཐིག་ཕྲིན་འབྲས་སྣ་གསུམ། །ཉི་དགའ་སྲུག་སྨེལ་སླ་རྩེ་ཚ་བ་གསུམ། །སྤོས་དཀར་འབུ་སྐྱོགས་བུར་དཀར་ཆང་སྦྱར་བཏང་། །ཡང་ན་བ་ཚ་ནག་མཚུར་སྨན་མར་ལ། །ཁ་ཚར་བཏབ་བཏང་ཟས་སྤྱོད་ཅོད་དུ་བསྟེན། །ཚུ་འགགས་ཀུན་སེལ་ཁྲིད་པར་རྡེའུ་བཞིག །རྒྱ་ཚ་སྲུག་སྨེལ་སླ་རྩེ་ཐིག་ཕྲིན་དང་། །བོང་རྐྱིག་བྱིད་བྱིད་ཐྲ་ལུ་ཆང་སྦྱར་ལ། །ཨོཾ་རཾ་རཾ་ཤག་ཤག་རྩིར་རྩིར་ཚོག་ཚོག་ཐད་སླིལ་སྭཱ་ཧཱ། །སྔ་བ་བཅད་དེ་རྒྱུན་དུ་བཟླས་ལ་བྱིན། །དཔྱད་ཀྱིས་དབྱུང་བ་རྗེ་ཕྲན་ལམ་ནས་དྲལ། །སྨན་གྱིས་མ་བཞིགས་རླིངས་ཤིང་རྒྱས་པ་ལ། །ཟླུམ་བསྐུས་དུགས་བྱ་ཏ་ཤིང་ལ་བསྒྲིན་ནས། །ནད་པ་ཁ་ཟས་མ་ཟོས་ཉམ་སྨད་དེ། །ཕྱུས་མཉམ་ནས་ཀྱི་ཁྲི་ལ་པང་པས་བརྟེན། །སྒྲིད་ཁུང་བཀུག་ལ་གཡོག་བཅས་རས་ཀྱིས་བཅིང་། །ལག་གཡས་སོར་མོ་ལྕེ་འོག་གཡོན་ནས་བཅིར། །གཡོན་པའི་གུང་མོས་གཞང་ཁར་རྡེའུ་བསྐྱུག །ཚུ་རྩ་སྲིག་རྩ་སྲིད་རྩ་ལས་བྱོལ་བའི། །མདུན་གསང་ཟུར་གསང་རྒྱབ་གསང་གར་ཁུགས་སར། །རྡེའུ་བཅལ་ལ་གཅགས་ཀྱིས་ལེགས་དྲལ་ཏེ། །ཚ་བྱད་སྦྲུལ་མགོ་ལྟ་བུས་དབྱུང་བར་བྱ། །ཚུ་དྲོན་ནད་སྒྲིང་ཟ་ལ་སྦྲང་རྩི་བྱུག །བུ་རམ་སྦྲང་ཕྱིན་ནས་ཐུག་མར་བཅས་ལྟུད། །ཞག་བདུན་འདས་ནས་གཅིན་ལམ་མ་འཕྱུར་ན། །ཟ་དེ་སྒྲ་བས་བསྲེག་ཅིང་ཕྱིང་བས་བདུག །ཏ་ཙོན་ཉལ་པོ་རི་ཤིང་འཛེག་པ་དང་། །ཚུ་ཡི་ལས་དང་ཆུན་སྟེང་ལོ་དུས་སྤང་། །

རྡེའུའི་སྨན་ལ་ཁྲུང་ཁྲུང་། ཧ་མོ། བོང་བུ་རྣམས་ཀྱི་རུས་པ་དང་། དབྱི་མོང་། གཟེ་མ། སྨན་སྣ་རྣམས་ཆང་དང་སྦྱར་ལ་བཏང་། ལྷང་པའི་རྡེ་བཞལ་ནི་སྔོན་པོ་རྒྱ་ཐིག་ཕྲིན་གསེར་བྱེ་གསུམ་དང་། ཉི་དགའ་སྟེ་ལྷམ་པ། སླ་རྩེ་དང་སོ་བྱའི་སྒྲོ་གཙོབ་རྣམས་ཕོ་མོ་ཆགས་པ་སྤྱོད་པའི་སྦྱོར་མཚམས་ནས་འབྱུང་བའི་ཚུ་དན་དང་སྦྱར་ལ་བཏང་། ཡང་ན་ཕྱེ་རྒྱུད་ཡོངས་གཏང་དུ། ཚུ་འགགས་ནད་ལ་ཙ་སྦྱོར་ཆེན་མོ་མཆོག །ཅེས་ལྷང་པའི་ཙ་སྦྱོར་ཆེན་མོ་ནི་ཟེ་ཚ་རྒྱ་ཚས་སྣ་དྲངས་ཙ་སྣ་ཚོགས་ཚད། གསེར་གྱི་བྱེ་མ་ཐིག་ཕྲིན། འབྲས་སྣ་འཇམ་སྤྲ་ཨ་གསུམ། ཉི་དགའ་སྟེ་ལྷམ་པ། སྲུག་སྨེལ། སླ་རྩེ། ཚ་བ་སྣ་པི་ཕོ་གསུམ། སྤོས་དཀར། འབུ་སྐྱོགས་ཞེས་དུང་དཀར་འདྲ་བ་དེ་རྣམས་བུ་དཀར་ཆང་སྦྱར་བཏང་། ཡང་ན་བ་ཚ། ནག་མཚུར་སྤངས་པའི་ཁུབ་འབྲིའི་འོ་མ་མར་ལ་བསྐུས་པའི་སྨན་མར་བྱས་ལ་གོང་གི་སྨན་རྣམས་ཁ་ཚར་ལ་བཏབ་པ་བཏང་ཞིང་ཁྲིད་པར་རྡེའུ་བཤིག རྒྱ་ཚ། སྲུག་སྨེལ། སླ་རྩེ། ཐིག་ཕྲིན། བོང་བུའི་རྐྱིག་པ། བྱིད་བྱིད་ཐྲ་ལུ་རྣམས་ཆང་དང་སྦྱར་བ་ལ། ཨོཾ་རམ་རམ་ཤག་ཤག་རྩིར་རྩིར་ཚོག་ཚོག་ཐད་སླིལ་སྭཱ་ཧཱ། ཞེས་སྔགས་བཅད་དེ་རྒྱུན་དུ་བཟླས་པ་བཏབ་ལ་བྱིན། ཡང་ན། མན་ངག་ལྷན་ཐབས་ལས། རྒྱ་ཚ་སྲུག་སྨེལ་ཟེ་ཚ་དང་། །སླ་རྩེ་སྦྱར་བ་ཆང་ཞིམ་གར་མས་འཐུལ། །རྡེའུ་བཤིག་ནས་ཆུ་ལམ་འབྱུང་

བར་བྱེད། །གཞན་ཡང་རྡོ་རྗེ་ཅན་དང་ཨ་རུ་བཅུ། །སུག་སྨེལ་བཅུ་སོགས་ནད་འདིའི་གཉེན་པོར་བསྔགས། །ཞེས་དང་། གོང་སྨན་དཀོན་མཆོག་ཕན་དར་གྱི་ཉམས་ཡིག་བརྒྱ་རྩ་ལས། རྡེ་ནད་གསར་དུས་རྒྱ་ཚྭ་སུག་སྨེལ་བཏང་བར་བྱེད། །ཐིག་གྲིབ་ལྷམ་པ་འཕྲུལ་ལ་བཏང་། ཁྲིད་པར་པ་སྤུའི(ཨ་ཤོ་གན་ཧྲ)ཁ་རྡྲ་བཏོན་པ་དེ། །ཆང་གར་བསྒྱུར་བཏང་། ཡང་ན་སྤྲང་དཀར་སྦྱར། ཆུ་འགགས་རྡེ་ནད་ལ་ནི་སྨན་གཅིག་གོ །ཅེས་དང་། ཡང་དར་མོ་སྨན་རམས་པའི་མན་ངག་བཀའ་རྒྱ་མ་ལས། རྡེའུ་འདོན་པའི་སྦྱོར་བ་ནི། །བྱ་རྒོད་ཉ་སྲམ་ཤ་དུས་དང་། །རྒྱ་ཚྭ་རྒྱམ་ཚྭ་པི་པི་ལིང་། །ལྷམ་པ་ཐིག་གྲིབ་ཨ་རུ་ར། །བུ་རམ་བཏང་སྦྱར་སྤོ་སྤོང་བསྟེན། །སྐོམ་དུ་ཤ་ཆང་ཟན་དྲོན་བཏང་། །ཟླ་བ་གཅིག་ནས་རྡེའུ་བཤིག །ཆུ་ལམ་ཐོན་ནས་བདེ་བར་འགྲོ། །ཡང་ན་ད་བྱིད་བརྒྱུད་སྦྱོར་ད་བྱེད་དང་། །ཐིག་གྲིབ་རྒྱ་ཚྭ་གསེར་བྱེ་དང་། །ཉི་དགའ་སུག་སྨེལ་རྩ་ཁྲེ་བྱུག །སྲ་འབྲས་མཁལ་མ་ཉོ་ཤ་རྣམས། །ཞིབ་བཏགས་བུ་རམ་རིལ་བུ་ནི། །ཤ་བའི་རིལ་མ་ཙམ་དྲིལ་ལ། །ཆང་དང་བསྡེབས་ནས་བཏང་གྱུར་ན། །ཟུག་རྡུ་རྡེའུ་ལ་སོགས་པས། །མི་འགགས་ཤིན་ཏུ་ཟབ་པ་ཡིན། །ཞེས་དང་། ཡང་མན་ངག་རྒྱུད་ཀྱི་གཙོང་ཆེན་སྨན་ནད་གསོ་བའི་ལེའུ་ལས། སྨང་པའི་སྐྲན་ལ་ཟེ་ཚྭ་ཞོ་བཞི་དང་། །རྒྱ་ཚྭ་ཞོ་གཉིས་ཐིག་གྲིབ་ཆ་བ་གསུམ། །ལྷམ་པ་བུ་རམ་སྦྱར་ལ་ཆང་གིས་དབུལ། །རྡེའུ་ཞིག་ནས་ཆུ་ལམ་འབྱུང་བར་ངེས། །ཞེས་པ་ལྟར་དུ་གསོ་བར་བྱའོ། །

(༢) དཔྱད་ཀྱིས་དབྱུང་བ།

དཔྱད་ཀྱིས་དབྱུང་བ་རྡེ་ཕྲན་གྱིས་འགགས་ན་ལམ་ནས་དྲལ་བ་ནི་དམར་ཁྲིད་དུ། རྡེ་ཕྲན་ལྷང་ཐུག་ནས་ཕྱིར་ཐོན། ལམ་དུ་འཁྱུགས་ནས་འགགས་ན་གར་འདུག་པ་དེའི་སྟབས་ཀྱི་གཡོན་དུ་རྡེའུ་ལ་བསྟེན་པ་བྱས་ལ་གཙགས་བུས་དྲས་ལ་བ་ཙེར། རྨ་ལ་སྐྱུག་བྱུགས་དུགས་བྱའོ་ཞེས་འབྱུང་། སྨན་གྱིས་མ་བཤིགས་པར་རྙིངས་ཤིང་རྒྱས་པ་ལ་སྐྱུམ་བསྐུས་དུགས་བྱ་རྟའམ་ཤིང་ལ་བསྐྱོན་ནས་ཞེས་པ་སྙིང་པོ་བསྡུས་པར། རྡེའུ་ནི་གཡོ་བར་འགྱུར་ཞེས་བྱ་བ་དེ་འབྱུང་ཕྱིར་རྟའམ་ཤིང་ལ་བསྐྱོན་ནས་ཕར་ཁྲིད་ཚུར་ཁྲིད་བྱ་བ་དང་། ལུས་ཀྱི་ཆོག་ནི་ནད་པ་ཁ་ཟས་མ་ཟོས་པར་ཉམ་དམད་དེ་པུས་མོ་དང་མཉམ་པའི་ནས་ཀྱི་ཁྲི་ལ་གན་རྐྱལ་དུ་གཡོག་གི་པང་ནས་བརྟེན། སྒྲིད་ཁུང་གསུམ་པར་བསྐུམ་ལ་པང་དུ་འཛིན་མཁན་གྱི་ནད་གཡོག་དང་བཅས་རྣམས་ཀྱིས་བཅིངས། སྨན་པའི་ལག་པ་གཡས་ཀྱི་སོར་མོས་ལྟེ་བའི་གཡོན་ནས་བ་ཙེར། གཡོན་པའི་གུང་མོས་གཞང་ཁར་རྡེའུ་འབུར་གྱིས་མ་བྱུང་བར་བསྒྲུག་ཅིང་། ཆུ་རྩ་སྤྲོག་རྩ་སྲིད་རྩ་ཞེས་པ་ལྷང་པའི་ཆུ་རྩ་སྤྲོག་རྩ་སྲིད་རྩ་གསུམ། །མཚན་དཔྲག་བར་གྱི་དབུས་དང་གཡས་གཡོན་གནས། །ཞེས་ལྷང་པའི་དབུས་སུ་ཆུ་རྩ། གཡས་སུ་སྤྲོག་རྩ། གཡོན་དུ་སྲིད་རྩ་ཡོད་པ་ལས་སྤྲོལ་པ་ཨ་ལོང་ཁ་ནས་གྱེན་དུ་ཚོན་གང་གཞལ་བའི་མདུན་གསང་དང་དེ་ནས་གཡས་གཡོན་དུ་རགས་པ་ཚོན་རེ་བཙལ་བ་ཟུར་གསང་རྒྱབ་གསང་ཨ་ལོང་ཁ་རང་དང་བཅས་གསུམ་པོ་གར་ཕྱུགས་པའི་སར་རྡེའུ་བཙལ་བར་རགས་པ་གསུངས་པའི་ཞིབ་པ་གཞན་དུ་བཀོད་པ་ལྟར་ལ་གཙགས་ཀྱིས་ལེགས་པར་དྲལ་ཏེ་བུད་མེད་ལ་ལྷང་པ་དང་བུ་སྣོད་ནོར་ཉེན་ཆེ་བས་ལེགས་པར་བརྟགས་ཏེ་ཆ་དཔྱད་སྦྲུལ་མགོ་ལྟ་བུས་དབྱུང་བར་བྱ། དེ་རྗེས་ཆུ་དྲོན་ནང་དུ

སྦྱིང་བ་སྙེ་ཞུགས་ཤིང་རྣ་ལ་སྔང་རྩེ་བྱུག་ཅིང་བུ་རམ་གྱི་ཕྱེ་མ་དང་སྔང་རྩེ་ཁྱིན་ལ་ནས་ཐུག་མར་བཅས་ནང་ནུབ་བླུད། ཞག་བདུན་འདས་ནས་ཀྱང་གཅིན་རང་ལམ་དུ་མ་འོངས་པར་རྣ་ནས་མ་གཏོགས་མདུན་དུ་མ་འགྱུར་ན་རྣ་དེ་ཐུབ་བས་བསྡིག་ཅིང་ཕྱིང་བ་རྣུམ་དང་ལྡན་པས་བདུགས། རྟ་ལ་ཞོན་པ། ཉལ་པོ་སྤྱོད་པ། རི་དང་ཤིང་ལ་འཛེག་པ་དང་། ཆུའི་ལས་དང་ཆྭན་སྟེང་དུ་སྡོད་པ་སོགས་སླར་ལོ་རྙིང་མའི་དུས་དེར་མ་སླེབ་པར་སྤང་བར་བྱ་ཞེས་གསུངས་སོ། །

སྡོམ་ཚང་།

ཟས་སྐོམ་གང་ཟོས་པ་རྣམས་མེ་དྲོད་རྣམ་པ་གསུམ་གྱིས་མྱུག་བཞུ་དྭངས་སྙིགས་ཀྱི་རིམ་པ་མང་དུ་ཕྱེ་ནས་དྭངས་མའི་ཆ་རྣམས་ལུས་ཀྱི་ཟུངས་སུ་འགྲོ་བ་དང་། སྙིགས་མ་ལས་སླ་བའི་ཆ་རྣམས་རྩ་སྦུབས་ཕྲ་སྦོམ་སྣ་ཚོགས་བརྒྱུད་དེ་མཐར་རྒྱུ་གྲོག་རྩ་ནས་ཆུ་ཡི་སྣོད་ལྷང་པའི་ནང་དུ་གསོག་པ་ཡིན། དེ་ཡང་གཅིན་འགགས་ཀྱི་ནད་འདི་ནི་ཙ་བོ་ལྷང་པའི་ཁ་ཉིད་ཐུར་དུ་གཏད་པའི་གཡས་གཡོན་གྱི་ལྡེབས་ངོས་གཉིས་ལས་ཆུ་རྒྱུ་ཞིང་ལྷང་པར་གསོག་པར་བྱེད་པའི་རྩ་གཉིས་མཁལ་མ་དང་འབྲེལ་ཏེ་གནས་པ་ལ་ཟས་སྤྱོད་གདོན་རྐྱེན་གྱིས་འདུ་བ་འཁྲུགས་ནས་ལྷང་པའི་རྩར་ཞུགས་པའམ་ཡང་ན་མཁལ་མ་དང་གཅིན་ལམ་གྱི་གནས་སུ་ཞུགས་ནས་གཅིན་པ་རྒྱུན་ལྡན་ལྟར་མི་འབབ་པར་འགགས་པའི་ནད་བསྐྱེད་པ་དང་། ཟས་དང་སྤྱོད་ལམ། གདོན་སོགས་ལས་གྱུར་པའི་གཅིན་སྲི་པར་འགྱུར་པའི་མཚན་ཉིད་སྟོན་པར་བྱེད་དོ། །

(དོན་གྲུབ་ཚེ་རིང་། གཙོད་པ་རྒྱལ།)

བསམ་གཞིགས།

༡ བཤང་འགགས་ཞེས་པའི་ནད་ཅིག་ལེའུ་འདིར་དམིགས་བསལ་དུ་བསྟན་པའི་རྒྱུ་མཚན་ཅི།
༢ བཤང་འགག་དང་རྡེའུས་འགག་པ་གཉིས་ལ་ཁྱད་པར་ཅི་ཡོད།
༣ གཅིན་འགག་ནད་ཀྱི་རྒྱུ་རྐྱེན་གཙོ་བོ་གང་ཡིན།
༤ རྡེའུ་འགག་ནད་ཀྱི་གྲུར་ཚུལ་དང་མངོན་ཚུལ་ཇི་ལྟར་ཡིན།
༥ འཚོལ་རྡེ་དང་ཟུག་རྡེ་གཉིས་ཀྱི་ཁྱད་པར་ཅི། སོ་སོའི་མི་ནོར་བའི་གཟེར་གང་ཡིན།

ལེའུ་བཅྭ་གཉིས་པ། གཅིན་སྙིའི་ནད།

ཕྲུག་རྫོར་མགོན་པོའི་གཅེས་བསྡུས་ལས། གཅིན་སྙིའི་ནད་ཅེས་བྱ་བ་ནི། །མཁལ་མ་ལྷང་པའི་སྟོབས་ཉོར་ནས། །མལ་ས་སྟན་དང་གཉིད་ལོག་དུས། །དབང་མེད་གཅིན་པ་གྲངས་མེད་ཉོར། །ཟས་རོ་མངར་བའི་རིགས་དང་། ནུས་པ་ལྷི་བསིལ་སྣུམ་རྩུལ་འཇམ་པ་སོགས་བསྟེན་དྲགས་པ། གཉིད་ལོག་པ། ཀླན་སར་ཞལ་བ་སོགས་ཀྱིས་མཁལ་མ་ལྷང་པའི་སྟོབས་ཉོར་ཞིང་དྭངས་མ་རང་གནས་སུ་མ་སྨིན་པར་རིམ་གྱིས་གཅིན་དུ་ཟགས་པས་ཟགས་ཁུ་དང་དྲི་ཆུ་བོངས་ཚུང་ཕྲལ་ཕྲལ་དུ་འབྱུང་ལ་ཆུ་ཁ་སྙིའི་བས་ན་གཅིན་སྙིའི་ནད་ཅེས་ཟེར་བ་ཡིན།

སྤྱིར་བཤད་པ།

གཅིན་སྙིའི་ནད་ལ་རྒྱུ་རྐྱེན་དབྱེ་བ་དང་། །རྟགས་དང་བཅོས་ཐབས་རྣམ་པ་བཞི་ཡིས་བསྟན། །

ཞེས་པ་ལྟར་གཅིན་སྙི་གསོ་བ་པ་རྒྱུ་རྐྱེན་དང་། དབྱེ་བ། རྟགས། བཅོས་ཐབས་བཅས་རྣམ་པ་བཞི་ཡི་སྒོ་ནས་བསྟན་པའོ། །

དང་པོ། རྒྱུ་རྐྱེན།

རྒྱུ་རྐྱེན་ལན་ཚྭ་མངར་བསིལ་ལྗི་བའི་ཟས། །ཀླན་ཅན་མལ་འདུག་བད་ཀན་ཚོལ་འཕེལ་བ། །ལྷང་བར་ཟགས་པས་ཟ་ཁྲ་བསྐྱེད་པར་བྱེད། །

ཅེས་པ་ལྟར་རྒྱུ་རྐྱེན་གཙོ་བོ་ཁ་ཟས་རོ་མངར་བ་དང་། སྐྱུར་བ་དང་། ལན་ཚྭ་དང་། ཟས་སྣུམ་བག་དང་། འཇུ་དཀའ་ཞིང་ལྗི་བ་དང་། ཟས་འབྱིལ་བག་དང་། བསིལ་བའི་བག་དང་། འབྲུ་གསར་བའི་ཆང་དང་། ཡུལ་སེར་ཆེ་བ་ནས་བྱུང་བའི་བྱ་ན་ལྟ་བུ་དང་། བུ་རམ་དང་། བུ་རམ་ཤིང་དང་། དར་བ་དང་། ཁ་ཟས་འདི་ལྟ་བུའི་བག་ཟ་ཞིང་འཐུངས་པ་དང་། གནས་གཅིག་ནས་སྟན་གཅིག་གི་ཐོག་ཏུ་རྟག་པར་འདུག་པ་དང་། སྟོན་དང་མི་འདྲ་བར་མལ་མི་བདེ་བར་ལུས་མི་བདེ་བར་ཉལ་བ་དང་། ཀླན་ཆེ་སར་མལ་ས་བཅས་ནས་འདུག་དྲགས་པ་སོགས་

ཀྱིས་བད་ཀན་ཚིལ་འཕེལ་བ་ཟུངས་སུ་མ་གྱུར་པར་གཙིན་དུ་ཤོར་བར་བགས་ཀྱིས་ཟགས་པས་གཙིན་འཕེལ་ཏེ་ཟ་ཁུ་སྐྱེད་པར་བྱེད་པ་ཡིན།

གཉིས་པ། དབྱེ་བ།

དབྱེ་བ་བད་མཁྲིས་རླུང་དང་རྣམ་པ་གསུམ། །བད་ཀན་ཟ་ཁུ་རྩ་ཆང་བུར་ཤིང་དང་། །གར་པོ་འབྲས་ཕྱེ་ཁུ་རྩ་ཕྱེ་མ་དང་། །བསིལ་དང་བག་འབྱུང་ཁ་རྩ་བཅུ་རུ་བཤད། །མཁྲིས་པའི་ཟ་ཁུ་ནས་ཆོག་སྣག་ཚ་དང་། །སྔོན་པོ་སྐྱེར་ཁུ་བཙོད་ཁུ་ཁྲག་འདྲ་དྲུག །རླུང་སྦུར་ཀང་ཞག་སྣང་ཆེན་སྦྲང་འདྲ་བཞི། །ཟ་ཁུ་ཉི་ཤུ་གཅིག་སྐྱིའི་ནད་རིགས་ཡིན། །

ཞེས་གསུངས་པ་ལྟར། སྤྱིར་བད་ཀན་ལས་གྱུར་པ་དང་། མཁྲིས་པ་ལས་གྱུར་པ་དང་། རླུང་ལས་གྱུར་བ་གསུམ་དུ་ངེས་ནའང་རེ་རེའི་ཁྱད་ཆོས་ལས་ཕྱེ་བྲག་ཏུ་དགར་ན་བད་ཀན་ལ་བཅུ་སྟེ། རྩའི་ཟ་ཁུ། བུར་ཤིང་གི་ཟ་ཁུ། གར་པོའི་ཟ་ཁུ། ཆང་གི་ཟ་ཁུ། འབྲས་ཕྱེའི་ཟ་ཁུ། ཁུ་རྩའི་ཟ་ཁུ། ཕྱེ་མའི་ཟ་ཁུ། བསིལ་བའི་ཟ་ཁུ། བག་འབྱུང་གི་ཟ་ཁུ། ཁ་རྩའི་ཟ་ཁུ་དང་བཅུའོ། །མཁྲིས་པ་ལ་དྲུག་སྟེ། ནས་ཆོག་གི་ཟ་ཁུ། སྣག་ཚའི་ཟ་ཁུ། སྔོན་པོའི་ཟ་ཁུ། ཟ་ཁུ་སེར་པོ། བཙོད་ཀྱི་ཟ་ཁུ། ཁྲག་གི་ཟ་ཁུ་དང་དྲུག་གོ །རླུང་ལ་བཞི་སྟེ། ཀང་དུ་འབྱུང་བའི་ཟ་ཁུ། ཞག་ཏུ་འབྱུང་བའི་ཟ་ཁུ། སྣང་ཆེན་ཟ་ཁུ། སྦྲང་རྩི་ལྟར་འབྱུང་བའི་ཟ་ཁུ་དང་བཞིའོ། །

- གཅིན་སྙི།
  - བད་ཀན་ཟ་ཁུ།
    - ཆུའི་ཟ་ཁུ།
    - བུར་ཤིང་གི་ཟ་ཁུ།
    - ཀོར་པོའི་ཟ་ཁུ།
    - ཆང་གི་ཟ་ཁུ།
    - འབྲས་བུའི་ཟ་ཁུ།
    - ཁུ་ཆུའི་ཟ་ཁུ།
    - ཁྲི་མའི་ཟ་ཁུ།
    - བསིལ་བའི་ཟ་ཁུ།
    - བག་འབྱུང་གི་ཟ་ཁུ།
    - ཁ་ཆུའི་ཟ་ཁུ།
  - མཁྲིས་པའི་ཟ་ཁུ།
    - ནས་ཆོག་གི་ཟུ་ཁུ།
    - སྨུག་ཚའི་ཟ་ཁུ།
    - སྔོན་པོའི་ཟ་ཁུ།
    - ཟ་ཁུ་སེར་པོ།
    - བཙོད་ཀྱི་ཟ་ཁུ།
    - ཁྲག་གི་ཟ་ཁུ།
  - རླུང་གི་ཟ་ཁུ།
    - ཀང་དུ་འབྱུང་བའི་ཟ་ཁུ།
    - ཞག་དུ་འབྱུང་བའི་ཟ་ཁུ།
    - སྣང་ཆེན་ཟ་ཁུ།
    - སྦྲང་རྩི་ལྟར་འབྱུང་བའི་ཟ་ཁུ།

རིས་དབྱིབས། 12－1 གཅིན་སྙིའི་ནད་ཀྱི་དབྱེ་བ།

གསུམ་པ། ནད་རྟགས།

སྤྱི་རྟགས་མཚོན་ཚུལ་མལ་སྟན་གཉིད་ལ་སྐྱེ། །རྩོལ་མང་དྲི་མནམ་སྐྲ་དང་སེན་མོ་རིང་། །ཁ་མངར་གྲེ་བ་ཀན་སྐམ་བསིལ་ལ་སྐྱེ། །མཐིལ་བཞི་ཚ་ཞིང་གཅིན་མདོག་རྙོག་ཅན་འབྱུང་། །གཅིན་གྱི་ཁུལ་ལ་སྦྲང་མའི་ཚོགས་ཀུན་འདུ། །

ཞེས་པ་ལྟར་མངོན་ཚུལ་ལ་མལ་སྟན་ཏེ་མལ་ས་བཅས་ནས་གཉིད་མལ་བ་ལ་སྐྱེ་ཞིང་། ལུས་རྩུལ་མང་ལ་དྲི་མནམ་པ་སྐྲ་དང་སེན་མོ་རིང་ཞིང་ཁ་མངར་གྲེ་བ་རྐན་བཅས་སྐམ་ཞིང་བསིལ་ཟས་ལ་སྐྱེ་བ་དང་། རྐང་ལག་གི་མཐིལ་བཞི་ཚ་ཞིང་གཅིན་མདོག་སྨུག་ཅན་འབྱུང་བ་དང་། གཅིན་བཏང་རྗེས་ཀྱི་ཤུལ་ལ་སྦྲང་མའི་ཚོགས་ཀུན་འདུ་བར་བྱེད་པ་དང་། གསུངས་བ་ལྟར་གཉིད་ལ་སྐྱེ་ཞིང་། ལུས་རྩུལ་མང་ལ་དྲི་མནམ་པ་སྐྲ་དང་སེན་མོ་རིང་ཞིང་ཁ་མངར་གྲེ་བ་རྐན་བཅས་སྐམ་ཞིང་བསིལ་ཟས་ལ་སྐྱེ་བ་དང་། རྐང་ལག་མཐིལ་བཞི་ཚ་ཞིང་གཅིན་མདོག་སྨུག་ཅན་འབྱུང་བ་དང་། གཅིན་བཏང་རྗེས་ཀྱི་ཤུལ་ལ་སྦྲང་མའི་ཚོགས་ཀུན་འདུ་བ་བཅས་མངོན་ཚུལ་དེ་ལྟར་དུ་མི་གསལ་ན་མདོག་ལ་ངེས་བ་མ་ཡིན་ཏེ། ནད་གཞན་ཡང་ཆུ་མདོག་དེ་ལྟར་དུ་འབྱུང་བས་ཞིབ་ཏུ་བརྟག་པ་ཤིན་ཏུ་གཅེས་སོ། །

བཞི་པ། མི་ནོར་བའི་རྟགས།

དེ་རྟགས་མངོན་ཚུལ་མལ་སྟན་གཉིད་ལ་སྐྱེ། །རྩུལ་མང་དྲི་མནམ་སྐྲ་དང་སེན་མོ་རིང་། །ཁ་མངར་གྲེ་བ་རྐན་སྐམ་བསིལ་ལ་སྐྱེ། །མཐིལ་བཞི་ཚ་ཞིང་གཅིན་མདོག་སྨུག་ཅན་འབྱུང་། །གཅིན་གྱི་ཤུལ་ལ་སྦྲང་མའི་ཚོགས་ཀུན་འདུ། །ཞེས་པ་ལྟར་མངོན་ཚུལ་ལ་མལ་སྟན་ཏེ་མལ་ས་བཅས་ནས་གཉིད་མ་ལ་བ་ལ་སྐྱེ་ཞིང་། ལུས་རྩུལ་མང་ལ་དྲོ་མནམ་པ་སྐྲ་དང་སན་མོ་རིང་ཞིང་ཁ་མངར་གྲེ་བ་རྐན་བཅས་སྐམ་ཞིང་བསིལ་ཟས་ལ་སྐྱེ་བ་དང་། རྐང་ལག་གི་མཐིལ་བཞི་ཚ་ཞིང་གཅིན་མདོག་སྨུག་ཅན་འབྱུང་བ་དང་། གཅིན་བཏང་རྗེས་ཀྱི་ཤུལ་ལ་སྦྲང་མའི་ཚགས་ཀུན་འདུ་བར་བྱེད་པ་དང་། བརྒྱུད་པའི་རང་འགྲེལ་ལས། གཅིན་སྙི་བ་ཟ་གུར་གུར་པའི་ནད་ཐབས་ནི། ལུས་རྩུལ། ལུས་དང་རྐང་ལག་དྲི་མི་ཞིམ་པ་དང་ཁོང་སྟོད་པར་འགྱུར། སྟན་གྱི་ཐོག་ན་འདུག་པ་དང་། མལ་ན་ཉལ་ན་བདེ་བ་སྙམ་བྱེད་ཅིང་འདུག་ཅིང་ཉལ་ཆགས། སྙིང་དང་མིག་དང་ལྕེ་དང་རྣ་བ་དང་འདི་རྣམས་ཀུན་ལ་བད་ཀན་གྱི་སྣུག་པོ་ལྤྱིན་བག་ཏུ་བྱུགས་ཤིང་ཡོགས་པ་སྙོམ་བྱེད། སྐྲ་དང་སེན་མོ་ལྷག་པར་རིང་པོར་འགྱུར། ལུས་ཀྱི་ཉམས་བསིལ་བ་ལ་དགའ། གྲེ་བ་དང་རྐན་ནི་སྐམ། ཁའི་ནང་གི་རོ་མངར་བར་འགྱུར། རྐང་མཐིལ་དང་ལག་མཐིལ་ཚ། གཅིན་གར་གཅིས་པར་སྦྲང་མ་ཀུན་འདུ་བར་འགྱུར་ཏེ། ནད་ཀྱི་ཚུལ་འདི་འདྲ་བ་ནི་ཟ་ཁུ་ཐམས་ཅད་ཀྱི་ནད་ཐབས་ཡིན་ནོ། །ཞེས་གསུངས་པ་ལྟར་ཤེས་པར་བྱའོ། །

ལྔ་པ། བཅོས་ཐབས།

འབྲུ་སྙིང་སྐམ་སའི་ཟ་ལ་སོགས་པ་ཡི། །ཡང་ཞིང་རྩུབ་པའི་ཟས་སྐོམ་སྤྱོད་ལམ་

བསྙེན། །བ་གཅིན་ལྡི་བ་ལས་བྱུང་ཁ་ཟས་བཟའ། །ངལ་དུབ་མང་དུ་སྤྱད་ཅིང་གཉིད་མི་ལོག །ཡང་ཞིང་རྩུབ་པའི་སྨན་གྱིས་དྲིལ་ཕྱིས་བྱ། །ཕྱུང་སྐྱེར་སྐྱུ་རུ་གཟི་མའི་བསྡུས་ཐང་གཏང་། །འབྲས་གསུམ་ཆང་སྦྲངས་སྐམས་ཕྱེ་སྦྲང་སྦྱར་བཟའ། །

ཞེས་པ་ལྟར། དེ་རྣམས་བཅོས་པའི་ཐབས་སྤྱི་བྱེ་བྲག་གཉིས་ཀྱི་དང་པོ་ཟ་ཁུ་ལ་བད་ཀན་དང་ཆོལ་གཉིས་གཙོ་བོར་བཅོས་དགོས་ཏེ་འབྲུ་རྙིང་དང་སྐམ་སའི་ཤ་ལ་སོགས་པའི་ཡང་ཞིང་རྩུབ་པའི་ཟས་སྐོམ་དང་སྤྱོད་ལམ་བསྟེན་ཅིང་། བ་གཅིན་དང་ལྡི་བའི་དཀྱིལ་དུ་སྦྲངས་པ་ལས་བྱུང་བའི་ཁ་ཟས་ཟ་སྟེ། སྙིང་པོ་བསྡུས་པར། ལྡི་བ་རུ་རྒྱུག་ལས་བྱུང་ངམ། །འོ་མ་ལས་ཀྱང་སྐྱེས་བ་དག །ཁུར་བ་ཟན་དྲོན་ཆག་ཚེ་སོགས། །ནས་ལ་བྱས་པའི་ཟན་ཀྱང་ཕན། །ཞེས་སོ། །ངལ་དུབ་ཀྱི་རིགས་དང་འགྲོ་འདུག་མང་དུ་སྤྱད་ཅིང་མཚན་མོ་གཉིད་མི་ལོག་སྟེ། ཡན་ལག་བརྒྱད་པར། ལམ་དུ་གདུགས་དང་ལྷམ་དག་ནི། །མེད་པར་དྲང་སྲོང་ཚུལ་དུ་ནི། །དཔག་ཚད་བརྒྱ་ཡི་བར་དུ་འགྲོ། ཆུ་ཡི་གནས་ནི་བརྐོ་བའམ། །བ་གཅིན་ལྡི་བ་བསྟེན་པ་དང་། །བ་ལང་དང་ནི་ལྷན་ཅིག་འཁྱམས། །ཞེས་འབྱུང་བ་ལྟར་དང་། ཡང་ཞིང་རྩུབ་པའི་སྨན་སྦན་མ། སྐྱི་འབྲུ་གོང་བཤད་རྒྱ་ཤུག་སོགས་ཀྱིས་དྲིལ་ཕྱིས་བྱ་ཞིང་། ཕྱུང་བ། སྐྱེར་བ། སྐྱུ་རུ་ར། གཟི་མ་བཅས་པའི་བསྡུས་ཐང་བཏང་ལ་འབྲས་བུ་ཨ་བར་སྐྱུར་གསུམ་ཆང་གི་དཀྱིལ་དུ་སྦྲངས་ནས་སྐམས་པ་དེའི་ཕྱེ་མ་སྦྲང་དང་སྦྱར་བ་བཟའ་བར་བྱའོ། །

༧ བཅོས་ཚུལ།

བཅོས་ཐབས་ཟ་ཁུ་བད་ཆོལ་གཙོ་བོར་བཅོས། །

ཞེས་པ་ལྟར་དང་པོ་མངར་བསིལ་གྱི་ཟས་སྐོམ་རིགས་སྤང་ཅི་ཐུབ་དང་ཟས་སྤྱོད་སྨན་དཔྱད་བཞི་པོ་དྲོད་དུ་སྒྲུགས་ཏེ་བད་ཀན་ས་ཆུའི་ཁམས་མི་འཕེལ་བར་བྱེད་རྒྱུ་གལ་ལོ། །

༨ གཉེན་པོ།

ཕྱག་རྫོར་མགོན་པོའི་གཅེས་བསྡུས་ལས། གཅིན་སྙི་ནད་ལ་ཐོག་མ་རུ། །ཕྱུང་སྐྱེར་སྐྱུ་རུ་གཟི་མའི་གདུས་ཐང་བཏང་། །དེ་སྟེང་ཉི་དགའ་དག་ཀྱང་བསྟན་པ་ཤེས། །ཞེས་དང་། རྡོ་རྗེ་ཕྲུབས་སྟོམ་ཞེས་བྱ་བ། །སྐྱུ་རུ་ཕྱུང་སྐྱེར་བྲེ་ག་དང་། །གཟི་མ་སྦྲང་སྦྱར་ཆང་གིས་དབུལ། །གཅིན་སྙི་སྤྱི་སྨན་ངོ་མཚར་ཆེ། །ཐིག་ལེ་འཛག་པའང་གཅོད་པར་བྱེད། །མཆིན་ཁྲག་འོར་དུ་ལྷུང་བ་དང་། །རླུང་མཁྲིས་བད་ཀན་ཟ་ཁུ་དང་། །གཅིན་སྙིའི་ནད་རིགས་མཐའ་དག་དང་། །ལུས་ཟུངས་འཛག་ཅིང་ཆུ་ཁ་སྐོམ། །ཟབ་ཁྱད་གཉེན་པོ་འདི་ལྟ་སྟེ། །ཨ་རུ་བཙུ་སྟེང་རྡོམ་མཁྲིས་དང་། །གི་ཝང་གསེར་ཕྱེ་བ་ཤ་ཀ །གཟི་མ་སྐྱུ་རུ་ཕྱུང་སྐྱེར་རྣམས། །བསྐོལ་གྲང་ཆུ་ཡིས་འཐུལ་ཏེ་བཏང་། །སྨན་པ་གཞན་ལ་མེད་པ་ཡི། །གོང་སྨན་བླ་མ་བཀའ་དྲིན་ཆེ། །སྙན་བརྒྱུད་ཡི་གེར་བཀོད་པ་ཡིན། །

སྐལ་ལྡན་སློབ་མས་ཉམས་ལེན་མཛོད། །ཅེས་དང་། ཡང་ན་སེ་འབྲུ་བཞི་བའི་སྦྱོར་བའམ། །ཆུ་འགགས་སེལ་བའི་སེ་འབྲུ་བརྒྱད་པ་ཡིས། །མེ་དྲོད་གསོ་ཞིང་དཔྱིད་དུས་སྐྱུགས་ཀྱིས་དྲངས། །སྟོན་དུས་བ་ཆུའི་བཤལ་ཡང་འཕྲོད་པ་ཡིན། །ཟ་ཁུ་སྦྱོང་བ་རྩ་ཁྲུས་སྨན་གྱི་སྙིང་། །སྐྱེར་བའི་ཁཎྜ་ཐྲག་ཞུན་ཨ་རུ་ར། །ཁ་ཚར་བསྣན་པའི་རྩ་བཤལ་བཏང་བར་བྱ། །དེ་རྗེས་འཇམ་རྩི་གཏོང་བ་འཕྲོད་པ་ཡིན། །འབྲུ་བཅུད་ལྔེ་གུ་རྩི་མར་སྦྱོར་བ་དང་། །སེང་ཕྲོམ་སྨན་ཆང་རྩ་ལྔའི་སྨན་མར་དང་། །ད་བྱིད་(མཁལ་མའི་ལེའུ་ན་ཡོད་པའི་ས་བོན་འཛག་པ་གཅོད་པའི་ད་བྱིད)དཀྱིལ་འཁོར་སོགས་ཀྱིས་མཁལ་ཟླུངས་གསོ། །ཞེས་དང་། སྨན་བསྡུས་ཨེ་ལས། ཟ་ཁུ་གསུམ་གའི་ནད་ལ། རྩ་ནད་སྟོ་རུ་སྨྱུང་བ་ལ། །དབང་པོའི་རྒྱན་སྦྱོངས་ཞེས་ཀྱང་བྱ། །སྨན་གྱི་རྣམ་གྲངས་བསྟན་པ་ནི། །གཙོ་བོ་ལམ་ཁྲིད་ཐྲག་ཞུན་ཁཎྜ་ལ། འཁོར་དུ་ཁ་ཚར་བཏབ་པ་ནི། །དེད་དཔོན་གསུམ་(ཐར་ནུ་སྟོན་བུ་རེ་ལྕུག)དང་མཁལ་མ་(སྡིག་སྲིན)དང་། །ལྷང་བ་(སྲིན་བུ)མཆིན་པའི་ཁ་(ཕྲི་ཡང་ཀུ)འཛིན་གསུམ། །སྡུད་སྨན་གཅིག་སྒོམས་ཁྲིད་(ཤྲཱི་ཁཎྜ་ཐུན)གཉིས། །དེ་རྣམས་བུ་རམ་དག་གི་སྐྱབས་སུ་གཞུག །ཞིབ་བཏགས་རིལ་བུ་བདུན་བདུན་ཉི་མ་རྩེ་ཤར་ལ་གཏོང་། །ཉི་དྲོས་ལ་གསུམ་གཏོང་། ལྷུང་དུས་ཚུན་ལ་རིལ་བུ་བཅུ་གསུམ་ཟོས་པར་གཏང་། །འདི་ཡི་སྟོན་འགྲོ་རྗེས་ལག་ལེན་གཞན་དང་འདྲ། །ཞེས་གསུངས་པ་ལྟར་ལག་ལེན་དུ་ཐེབས་པར་བྱའོ། །

དྲུག་པ། རྗེས་གཅོད།

སྨན་བསྡུས་ཨེ་ལས། ཚིགས་པ་བཅུ་བཞིའི་གཡས་གཡོན་ཚོན་དོ་འཇལ་བ་ནི། སྨ་ཚུགས་བདུན་བདུན་གདབ་པར་བྱ། །སྨ་ནག་མཚམས་སུ་སྨ་ཚུགས་གསུམ་གདབ། །རྩ་སྦྱོང་རྩ་སྒོ་མེ་ཡིས་མནན། །སྤྱོད་ལམ་ཟླ་གསུམ་ཚུན་ལ་ནི། །བུད་མེད་ཕྱོགས་སུ་མི་བསྟེན་ཞིང་། །ཁ་ཟས་རྒྱལ་པོ་བཅུད་ལ་སྦྱོར། །གཡན་གསུམ་གྱི་ནི་གདམས་ངག་ཡིན། །ཞེས་པ་ལྟར་ཚིགས་པ་བཅུ་བཞི་དང་། བཅོ་བརྒྱད། བཅུ་དགུ་སོགས་སུ་མེ་ཡིས་མནན་ཞིང་། བུད་མེད་དང་ལྷན་ཅིག་མི་ཉལ་བ་ནི་རྗེས་གཅོད་ཀྱི་གདམས་པ་ཡིན་ནོ། །

བདུན་པ། ཟླ་གཉན།

ཀུན་ཀུང་ཡལ་བར་བོར་ན་ཐོར་བ་བཙྭ། །ཁམ་ཐོར་ཉུས་ཐལ་སྐྱུར་པོ་དྲ་མ་ཅན། །མེ་དབལ་སྲན་ཆུང་ཕུངས་ཀར་བ་ད་ར། །ཟླ་བཅས་ཁོང་འབྲས་ཞེས་བྱ་གནད་སྙེང་འབྱུང་། །

ཞེས་པ་ལྟར་རྒྱུད་ལས། ཟླ་གཉན་ཐོར་བ་ཞེས་གཅིན་སྙིའི་ནད་རིགས་ཉི་ཤུ་བོ་དེ་ཀུན་ཀུང་གསར་དུས

གསོ་བ་ལ་མ་སྨིམ་པར་ཡལ་བར་བོར་ན་ཐོར་བ་བཅུ་འབྱུང་སྟེ། ཡན་ལག་བརྒྱད་པ་ལས། ཁམ་ཐོར་རུས་སྦལ་དྲ་བ་ཅན། །སྐྲུར་པོ་མེ་དབལ་ཕྲ་མོ་དང་། །སྲིན་ཆུང་འདྲ་དང་ཡུངས་ཀར་འདྲ། །ལྷེ་བཅས་འབྱུང་དང་བི་ད་རི། །ཁོང་འབྲས་ཞེས་བྱའི་འབྲས་འབྲུམ་བཅུ། །གཅིན་ནད་མ་བཅོས་པ་ལས་འབྱུང་། །ཞེས་གསུངས་ཤིང་། དེ་ཡང་ཞིབ་པར་ཡན་ལག་བརྒྱད་པའི་རང་འགྲེལ་ལས། དེ་ལྟར་གཅིན་སྙི་སྙེ་ཟ་ཁུའི་ནད་ཀྱིས་བཏབ་པ་ལས། སྨན་དཔྱད་ཀྱིས་མི་གསོ་བར་ཡལ་བར་བོར་ན་འབྲས་དང་། ཐོལ་མིག་དང་། མེ་དབལ་དང་། འབྲུམ་བུ་དང་། ཤུར་བུ་ལ་སོགས་པ་ནད་ཀྱི་ཉེན་རྣམས་པ་བཅུར་འགྱུར་རོ། །འབྲས་དང་འབྲུམ་བུ་ལ་སོགས་པ་ནད་ཀྱིས་རྐང་ལག་གི་རུས་ཚིགས་དང་སྲོག་གི་གནད་དང་ཤ་གནད་གལ་ཆེའི་ཙོག་གི་དམིགས་སུ་འབྱུང་བར་འགྱུར་རོ། །དེ་ལ་འབྲས་ནད་དེབ་ཆེ་ཆེན་པོ་ཙམ་ཁམ་ཐོར་ཤ་རའི་དབྱིབས་ལྟ་བུའི་ནད་འབྲས་འབྱུང་བའི་དབྱིབས་ནི། མཐའ་ནི་མཐོ་ལ་དབུས་ནི་དམའ། མདོག་ནི་རྩ་གནག ནང་རུལ་ན་སྟེ། དབྱིབས་ནི་འབྲས་ནད་ཁམ་པོར་ཤར་བ་འདྲ་བས་ན་དེའི་ཕྱིར་འབྲས་ནད་ཁམ་པོར་ཤར་བ་ལྟ་བུ་ཞེས་བྱའོ། །དེ་ལས་འབྲས་ནད་རུས་སྦལ་ལྟ་བུའི་དབྱིབས་ཞེས་བྱ་བ་ནི། ནང་དུ་ཙུག་ཅིང་ན་ལ་ཉེན་ཀོར་ཆེར་མཆེད་ཅིང་། རུས་སྦལ་གྱི་རྒྱབ་འདྲ་བར་སྐྲུར་སྐྲུར་པོ་འཛམ་པོ་སྐྲངས་བ་འདི་ནི་རུས་སྦལ་ལྟ་བུའི་འབྲས་ནད་ཅེས་བྱའོ། །ཡང་འབྲས་བྱེར་བ་རྒྱ་མོ་ལྟ་བུ་འབྱུང་བ་ནི་འཛམ་ལ་ན་ཞིང་ཟུག་འབྲུམ་བུ་ཕྲ་མོ་མང་པོ་ཤ་སྟག་འབྱུང་སྟེ། རྗོལ་ཅིང་ཟག་ལ་ལུས་ཀུན་ལ་ཁྱབ་པར་བྱེད་དེ། འདི་ནི་རྒྱ་མོ་ལྟ་བུའི་འབྲས་མཆེད་པ་ཞེས་བྱའོ། །པི་ན་ཏ་ཞེས་བྱ་བ་ནི། སྐྱོའམ་རྒྱབ་ཏུ་འབྲས་འདྲ་བ་ཆེ་ལ་མདོག་སྔོ་བ་ཞིག་བྱུང་ནས་ཁོང་དུ་ཟུག་ཅིང་ན། རུལ་ཞིང་རྣགས་པར་བྱེད་དེ་འབྲས་འདྲ་བར་འབྱུང་བ་དེ་འབུར་པོ་མཐོན་པོར་མི་འབྱུང་སྟེ། འདི་ནི་ཉེ་འཁོར་ཆེར་ཁེབས་པ་སྟེ། འབྲས་ནད་ལུས་སྐྲུར་པོར་བྱེད་པའི་ནད་བྱིན་ཏ་ཞེས་བྱའོ། །མེ་དབལ་ཕྲ་མོ་ནི་འབྲུམ་བུ་ཐོག་མ་བྱུང་བ་ན། ཤ་མཐང་གི་པགས་པ་ཚིག་པར་བྱེད་ལ། ལུས་ཀུན་ལ་མི་བཟད་ཅིང་རབ་ཏུ་ཚ་བའི་མེ་དབལ་གྱིས་ཁྱབ་ཅིང་མཆེད། མེ་དབལ་གྱི་འབྲུམ་བུ་བྱུང་བའི་མདོག་ནི་དམར་ལ་གནག ལུས་ཚ་ཞིང་སྨྱོས། རིམས་ཀྱིས་འདེབས་ཏེ། ནད་ཐབས་འདི་ལྟ་བུ་ནི་མེ་དབལ་ཕྲ་མོ་ཞེས་བྱའོ། །འབྲུམ་བུའི་དབྱིབས་དང་། ཚད་སྲན་ཆུང་ལྟ་བུ་ཞེས་བྱ་བ་ནི། འབྲུམ་བུ་ཆེ་ཆུང་གི་ཚད་དང་དབྱིབས་སྲན་ཆུང་དང་འདྲ་བས་ན་དེ་ནི་འབྲུམ་བུ་སྲན་ཆུང་ལྟ་བུ་ཞེས་བྱའོ། །དེ་ལ་འབྲུམ་ཕྲན་ཤུར་བུའི་དབྱིབས་དང་ཚད་འབྲུམ་ཕྲན་ཡུངས་ཀར་ལྟ་བུ་ཞེས་བྱ་བ་ནི་འབྲུམ་ཕྲན་ཤུར་བུར་བྱུང་བའི་དབྱིབས་དང་ཚད་ཡུངས་ཀར་ཙམ་དུ་འབྱུང་སྟེ། ནད་ཚབས་ཀྱང་ཆེ་ལ་མྱུར་དུ་སྨིན་པར་འགྱུར། འབྲུམ་ཕྲན་ཡུངས་ཀར་ལྟ་བུ་བྱུང་ན་དེའི་འཁོར་ཡང་འབྲུམ་ཕྲན་ཡུངས་ཀར་ལྟ་བུས་གང་ཞིང་འཁོར་བར་བྱུང་སྟེ། འདི་ནི་འབྲུམ་ཕྲན་ཤུར་བུ་ཡུངས་ཀར་ལྟ་བུ་ཞེས་བྱའོ། །དེ་ལ་འབྲུམ་ཕྲན་བུ་དང་བཅས་པའི་འབྱུང་བ་ནི་འབྲུམ་བུ་ཆེན་པོ་མང་དུ་འབྱུང་བའི་ཉེན་ཀོར་ན་འབྲུམ་བུ་རབ་ཏུ་ཕྲ་མོས་གང་བར་འབྱུང་བ་དེ་ནི་འབྲུམ་ཕྲན་བུ་དང་བཅས་བ་ཞེས་བྱའོ། །དེ་ལ་ལྷུམ་བུ་བི་ད་རིའི་རྩ་བ་དང་འདྲ་བ་ཞེས་བྱ་བ་ནི། ཐོར་བུ་བྱུང་བའི་དབྱིབས་ནི་མཐོ་ཞིང་རིང་བ་སྨྱུག་སྨྱུག་པོ་ལྷུམ་བུ་བི་ད་རི་དང་ལ་ཕུག་གི་དབྱིབས་དང་འདྲ་ལ་སྲ་སྟེ་འདི་ནི

ལྷམ་བུ་བི་ད་ར་ཞེས་བྱའོ། །དེ་ལ་ཕོང་འབྲས་བྱུང་བ་ནི་ནད་དཀྱིལ་ཆེ་སྟེ། ཕྱི་ནས་ཡོགས་ཤིག་ཏུ་ཞིབ་ཏུ་བསྟན་ཏོ། །དེ་ལྟར་ནད་རྣམ་པ་དེ་བཅུའི་ནང་ན་དང་པོ་གསུམ་དང་འབྲུམ་བུ་དང་བཅས་པ་ཞེས་བྱ་བ་དང་། ལྷམ་བུ་བི་ད་རིའི་རྩ་བ་འདྲ་བའི་འབྲུམ་བུ་དང་། འདི་རྣམ་པ་ལྔ་ནི་ཚོལ་ཆེས་པ་ལས་གྱུར་ཏེ་ནད་དཀྱིལ་ཆེ་བས་བཟོད་པར་ཡང་དཀའ་ལ་དཔྱད་ཀྱང་དཀའོ། །མཁྲིས་པའི་ནད་ཆེ་བ་ལས་ནད་དེ་ལྟ་བུ་བྱུང་ན་ནད་ཚབས་ཀྱང་མི་ཆེ་སྟེ། བརྟགས་སུ་རུང་ལ་གསོ་སླའོ། །ཚོལ་ཆུང་བ་ལས་ཀྱང་ནད་འདི་ལྟ་བུ་འབྱུང་བ་ཡང་ཡོད་དེ། ཡང་འབྲས་དང་ཐོལ་མིག་དང་འབྲུམ་བུ་དེ་ལྟ་བུ་ནི་གཅིན་སྙི་སྟེ་ཟ་ཁྱེར་གྱུར་པ་དེའི་སྟེང་དུ་རླུང་དང་མཁྲིས་པ་དང་བད་ཀན་གྱི་ནད་གང་ཆེ་བར་གྱུར་པ་ལས་དེ་བཞིན་དུ་འབྲས་དང་འབྲུམ་བུ་དང་མེ་དབལ་ལ་སོགས་པ་སྣ་ཚོགས་པ་འབྱུང་བར་འགྱུར་རོ། །

ཅེ་བྲག་ཏུ་བཤད་པ།

ས་བཅད་དང་པོ། བད་ཀན་ཟ་ཁྲ།

དང་པོ། སྐྱོང་རྐྱེན།

རོ་ལན་ཚྭ་བ་དང་མངར་བ། ཞུས་པ་ལྷི་བསིལ་ཅན་གྱི་ཁ་ཟས་བསྟེན་དྲགས་པ་དང་། ལྷན་ཆེ་སར་འདུག་དྲགས་པ་སོགས་ཀྱིས་བད་ཀན་དང་ཚིལ་འཕེལ་བ་བྱུངས་སུ་འགྱུར་མ་ཐུབ་པར་གཅིན་དང་འདྲེས་ནས་ལྷང་པར་བགས་ཀྱིས་ཟགས་པས་གཅིན་འཕེལ་ཏེ་བད་ཀན་ཟ་ཁྲུ་བསྐྱེད་པར་བྱེད་པ་ཡིན།

གཉིས་པ། ནད་རྟགས།

བད་སྦུར་ཁ་ཟས་མི་འཇུ་དང་ག་འགག །གཉིད་ཆེ་ལུད་པ་མང་ཞིང་སྐྱུགས་པར་བྱེད། །

ཅེས་ལུས་ སྟོད་ཆུང་ཞིང་ཟས་མི་འཇུ་བ། བད་ཀན་ལྷི་རུལ་གྱི་རང་བཞིན་འཕེལ་བས་གཉིད་ཆེ་ལ་ལུད་པ་མང་ཞིང་། སྐབས་རེར་སྐྱུགས་པར་བྱེད་པ་ཡིན།

གཞན་ཡང་ཡན་ལག་བརྒྱད་པའི་རང་འགྲེལ་ལས། གཅིན་ཟ་ཁྲུ་མངར་པོ་སྦྲང་རྩི་ལྟར་འགྱུར་ན་དེའི་ནད་ལྡ་ཐབས་ཀྱང་ཁ་ཟས་མི་འཇུ། ཟས་ཡི་གར་མི་འོང་། སྐྱོན། གཉིད་ཆེ། ལུད་པས་བཀར། ཆམ་པས་འདེབས་ཏེ་ནད་འདི་ལྟ་བུ་ནི་བད་ཀན་ལས་གྱུར་པའི་ཟ་ཁྲུའི་ནད་ཐབས་ཞེས་བྱའོ། །ཞེས་གསུངས་སོ། །

གསུམ་པ། མི་འཚོར་བའི་རྟགས།

ཡན་ལག་བརྒྱད་པའི་རང་འགྲེལ་ལས། དེ་ལ་གཅིན་སྐྱ་བ་ཟ་ཁྲུ་སྦྱིའི་ནད་ཐབས་ནི་གཅིན་རབ་ཏུ་མང་ལ་དུལ་དུལ་པོར་འོང་ངོ་། །ཞེས་དྲི་ཆུའི་མདོག་དཀར་ལ་དྲི་མ་མེད། གཅིན་བག་ཅན་བུར་ཤིང་གི་ཁུ་བ་འདྲ་བ་དང་། གཅིན་མང་རེག་བྱ་གྲང་ལ་རོ་མངར་བ་ཡིན། ཞེས་གསུངས་སོ། །

བཞི་པ། བཅོས་ཐབས།

༡ བཅོས་ཚུལ།

གསོ་རིག་རྒྱུད་བཞི་ལས། སྨྱིར་ན་བད་ཀན་ངོ་བོ་བསིལ་བའི་ཕྱིར། །ཟས་སྤྱོད་སྨན་དཔྱད་རྣམ་བཞི་དྲོད་དུ་སྦྱུགས། །ས་འདྲ་གཉེན་པོ་ཁན་ལྷི་བའི་ཕྱིར། །ལན་རེས་མི་སེལ་ཡུན་དུ་བསྟེན་པ་གཅེས། །ཞེས་པ་ལྟར་ཟས་སྤྱོད་སྨན་དཔྱད་བཞི་པོ་དྲོད་དུ་སྦྱུགས་ཏེ་ཡུན་རིང་དུ་གསོ་བཅོས་བྱ་དགོས།

༢ གཉེན་པོ།

བད་ཀན་ལས་གྱུར་ཟ་ཁ་སྐྱུགས་བྱས་ལ། །སེང་ལྡེམ་ལྷ་སྨན་ཨ་རུ་ར་ཐང་དང་། །པ་ཏ་ཁྱི་ཚེར་ཁྱི་ཏང་ག་ཡི་ཐང་། །སེང་ལྡེང་སྐྱེར་པ་ཁྱི་ཏང་ག་ཡི་ཐང་། །གང་ཏུང་སྦྲང་རྩི་སྦྱར་ལ་བཏང་བར་བྱ། །

ཞེས་པ་ལྟར་བད་ཀན་ལས་གྱུར་པའི་ཟ་ཁྲུར་ཕྱི་རྒྱུད་ལྟར་སྐྱུགས་བྱས་པའི་རྗེས་ལ་སེང་ལྡེམ་སྡེ་ཞུ་མཁན། ལྷ་སྨན། ཨ་རུ་ར་གསུམ་གྱི་ཐང་དང་། ཡང་ན་གཙྭ་པ་ཏ་སྡེ་སྐབས་འདིར་གུ་ཡུར་བཞེད་པའང་ནུས་པ་རིགས་མཐུན་ཙམ་ཡིན་ལ་ངོ་བོ་ནི་རྒྱང་སེལ་དུ་བཤད་པའི་སྔོ་སྨན་དེ་དང་། ཁྱི་ཚེར། ཁྱི་ཏང་ག་གསུམ་གྱི་ཐང་། ཡང་ན་སེང་ལྡེང་། སྐྱེར་པ། ཁྱི་ཏང་ག་གསུམ་གྱི་ཐང་སོགས་ཀྱི་ཁྲོད་ནས་གང་རུང་ཞིག་སྦྲང་རྩི་དང་སྦྱར་ལ་བཏང་བར་བྱ། ཞེས་པ་ལྟར་དང་། དཀོན་རྒྱལ་བའི་ཉམས་ཡིག་ལས། གཡུང་ལ་དང་པོ་སེ་འབྲུ་བཅུ་བ་གཏོང་། །སུག་སྨེལ་ཤིང་ཚ། པི་པི་ལིང་། ཐལ་ག་རྡོ་རྗེ། སོ་མ་རཱ་ཛ། གཡེར་མ། གུ་གུལ་དཀར་པོ། ཙིཏྲ་ཀ་རྣམས་བུ་རམ་དང་སྦྱར་ལ་གཏོང་། ཁ་ཟས་བཅུད་ལ་བསྟེན་པར་བྱ། དཔྱད་དུ་ལན་ཚ་དང་བོང་བ། གཡི་སྤྱང་སོགས་ཀྱི་པགས་པའི་སྤུ་མི་ལ་བསྲོས་པའི་དུགས་བསྟེན་པ་དང་ནད་ཤིན་དུ་རྒྱས་ན་ཚིགས་པ་བཅུ་བཞི་ཁ་གསུམ་དང་། ངར་གདོང་ཆུ་དབར། ཚིགས་པ་བཅུ་གསུམ་སོགས་གང་འོས་མེ་ཡིས་བསྲེག་གོ །ཞེས་གསུངས་སོ། །

ས་བཅད་གཉིས་པ། མཁྲིས་པའི་ཟ་ཁྲ།

དང་པོ། སྐྱོང་རྐྱེན།

ཕྱི་རྐྱེན་གང་རུང་གིས་ལུས་ཐུངས་འགྲམས་པའམ། ཡང་ན་ཟས་སྐྱམ་རོ་ཚ་བའི་རིགས་དང་། ལན་ཚ་ཆང་

སྐྱུར་ལྷ་བྲ་སོགས་མདོར་ན་མཁྲིས་པའི་ནད་སྐོང་བྱེད་ཀྱི་རིགས་བསྟེན་དྲགས་པས་ཁྲག་མཁྲིས་ཀྱི་ནད་འཁྲུགས་ཤིང་བསླངས་ཏེ་དངས་མ་རང་གནས་སུ་སྨིན་མ་ཐུབ་པར་མཁྲིས་པའི་ཟ་ཁུའི་ནད་བྱུང་བ་ཡིན།

གཉིས་པ། ནད་རྟགས།

མཁྲིས་ཀྱུར་ཕོ་མཚན་ལྷང་པར་ཟུག་ཅིང་ན། །ཁ་སྐམ་ལུས་ཚ་འཁྲུ་ཞིང་རིམས་ཀྱིས་འདེབས། །

ཞེས་པ་ལྟར་མཁྲིས་པ་ལས་ཀྱུར་པ་ཕོ་མཚན་དང་ལྷང་བར་ཟུག་བྱེད་ཅིང་ན་བ་དང་། ཁ་སྐམ་ལུས་དྲོད་ཚ་ལ་འཁྲུ་ཞིང་རིམས་ཀྱིས་འདེབས། ཞེས་དང་། དགོན་རྒྱལ་བའི་ཉམས་ཡིག་ལས། རྐོང་ནི་ཁྲག་ཏུ་འཛག་པ་ཡིན། །ཟུག་གཟེར་སྒྲིག་ལ་སྤྲུ་གྲིས་གཙོད། །ཅེས་དང་། གཞན་ཡང་། ཡན་ལག་བརྒྱད་པའི་རང་འགྲེལ་ལས། མཁྲིས་པ་ལས་ཀྱུར་པའི་ནད་ཐབས་ནི་ཕོ་མཚན་གྱི་འབྲས་བུ་ཟུག་ཅིང་ན་ལ། གཞིགས་ཤིང་བཅད་པ་སླམ་བྱེད། རིམས་ཀྱིས་འདེབས། ཚ་ལ་སྐོམ་དང་ཆེ། སྐྱུར། བརྒྱལ། ཚད་པར་འཁྲུ་བ་འདི་ལྟ་བུ་ནི་མཁྲིས་པ་ལས་ཀྱུར་པའི་ཟ་ཁུའི་ནད་ཐབས་ཡིན་ནོ། །ཞེས་གསུངས་སོ། །

གསུམ་པ། མི་ནོར་བའི་རྟགས།

གསོ་རིག་རྒྱུད་བཞི་ལས། མཁྲིས་ཀྱུར་ཕོ་མཚན་ལྷང་པར་ཟུག་ཅིང་ན། །ཁ་སྐམ་ལུས་ཚ་འཁྲུ་ཞིང་རིམས་ཀྱིས་འདེབས། །ཞེས་པ་ལྟར་ཕོ་མཚན་དང་ལྷང་པར་ན་ཟུག་བྱེད་ཅིང་ཁ་སྐམ་ལ་ལུས་དྲོད་ཚ་བ། སྐབས་སུ་འཁྲུ་ཞིང་རིམས་ཀྱིས་འདེབས་སླབ་བཅས་ཡིན།

བཞི་པ། བཅོས་ཐབས།

མཁྲིས་པའི་ཟ་ཁ་སྦྱོངས་རྗེས་ཤ་ཁུས་བཟ། །སྐྱེར་བ་སྐྱུ་རུ་སྲང་དང་སྦྱར་ལ་
བཏང་། །དུག་མོ་ཉུང་དང་སྐྱེར་བ་ཙི་ཏྲ་ཀ །འབྲས་བུ་གསུམ་གྱི་བསྐོལ་ཁུ་བླུད་པར་བྱ། །

ཞེས་པ་ལྟར་མཁྲིས་པའི་ཟ་ཁུ་ལ་ཐྱེ་རྒྱུད་ཀྱི་དེད་དཔོན་བཞི་སྦྱོར་སྔོང་མཁྲིས་སྨན་བསྣན་པའི་སྦྱོངས་བཏང་རྗེས་སྐམ་པའི་ཤ་ཁུས་བཟ་ཟེར་བ་དེད་ཅིང་། སྐྱེར་བ་དང་། སྐྱུ་རུ་ར་སྲང་དང་སྦྱར་བ་བསྐོལ་ཁུའམ་སྤྱི་ཏེས་དང་སྐྱུ་རུ་ར་སྲང་སྦྱར་ལ་བསྐོལ་ཁུ་བཏང་། དུག་མོ་ཉུང་དང་། སྐྱེར་བ། ཙི་ཏྲ་ཀ་འབྲས་བུ་ཨ་བར་སྐྱུར་གསུམ་རྣམས་ཀྱི་བསྐོལ་ཁུ་སྲང་དང་སྦྱར་བ་བླུད་པར་བྱ་ཞེས་དང་། གསོ་རིག་ཀུན་འདུས་ལས། སྤུ་ཤེལ་རྩེ་དང་། སེང་ལྡེམ་

ཙན་དན། ཨ་རུ་སླེ་ཏྲེས། སྤྲུ་རུ། སྐྱེར་བ། བ་ལི་ག་རྣམས་ཀྱི་ཕྱེ་བའམ་ཐུ་མ་སྦྲང་དང་སྦྱར་བ་ཕྱིན་ན་མཁྲིས་པའི་ཟ་ཁུའི་རིགས་ལ་བདུད་རྩི་འདྲ། ཞེས་དང་། གཞན་ཡང་། སྨན་བསྡུས་ཨེ་ལས། ཟ་ཁུ་སྦྱོངས་པ་རྩ་ཁྲུས་སྨན་གྱི་སྙིང་། །སྐྱེར་བའི་ཁན་ད྄་བྲག་ཞུན་ཨ་རུ་ར། །ཁ་ཚར་བསྣན་པའི་རྩ་བཤལ་བཏང་བར་བྱ། །ཞེས་དང་། ཡང་ན་དེ་ལས། གུར་གུམ་ཕྲི་ཡང་གུ་དང་བ་ཤ་ཀ །ཨུཏྤལ་ལི་ག་དུར་དང་བལ་བུའི་ལོ་མ་དང་། །སོ་མ་ར་ཛ་རྣམས་ནི་ག་ར་དཀར། །དྲུག་འགྱུར་དང་སྦྱར་ཆུ་གྲང་དག་གིས་བུལ། །དཔྱད་དུ་རུ་ཐུང་སྙོམས་པ་དུས་ལ་གཏར། །ཚིགས་པ་བརྒྱད་དུ་བསྲེག་པ་མི་འདོད་དོ། །ཞེས་གསུངས་པ་ལྟར་གསོ་དགོས་སོ། །

ས་བཅད་གསུམ་པ། རླུང་གི་ཟ་ཁུ།

དང་པོ། སྐྱོང་རྐྱེན།

བཟའ་བཏུང་རོ་ཁ་ཚ་བསྐ་གསུམ་མམ་རོ་ཧྲི་ལྟར་གྱུར་ཀྱང་ནུས་པ་ཡང་རྩུབ་སྲ་སྲ་གཡོ་གྲང་དང་ལྡན་པའི་རིགས་བསྟེན་དྲགས་པ་དང་། ཆགས་པས་དུབ་པ། ལན་གྲངས་མང་པོར་སྟོ་དང་གཉིད་ཆགས་པ། སྨྱུ་ངན་དང་སེམས་ལས་ཀྱིས་གདུངས་པ། བཙུད་མེད་ཁ་ཟས་ཀྱི་རིགས་ཁོན་ཡུན་དུ་བསྟེན་པ། བཤང་གཅི་གཉིས་ཀྱི་ཤུགས་བཀག་པའམ་མི་འདོད་བཞིན་དུ་ནན་གྱིས་བཙུར་བ་སོགས་རྐྱེན་དེ་རྣམས་ཀྱིས་མཁལ་མ་དང་ལྷན་པའི་སྟོབས་ཤོར་བའམ་ནད་བསླངས་ཏེ་རླུང་ནད་ཟ་ཁུའི་ནད་བསྐྱེད་པ་ཡིན།

གཉིས་པ། ནད་རྟགས།

རླུང་ཟུར་སྙིང་འཕར་གཉིད་ཆུང་དབུགས་མི་བདེ། །འདར་གཟེར་ཟས་ལ་ཐམ་ཞིང་ལུད་པ་མང་།། །

ཞེས་པ་ལྟར་སྙིང་འཕར་ཞིང་གཉིད་ཆུང་ལ་དབུགས་མི་བདེ་བ་དང་འདར་ལ་གཟེར་བ་ཟས་ལ་ཐམ་ཞིང་ལུད་པ་མང་བ་འབྱུང་།

གསུམ་པ། མི་ནོར་བའི་རྟགས།

ཡན་ལག་བརྒྱད་པའི་རང་འགྲེལ་ལས། རླུང་ལས་གྱུར་པའི་ཟ་ཁུའི་ནད་ཐབས་ནི་བཤང་བ་སྲི་སྟེ་འོང་དུ་མི་

ཏུང་། ལུས་འདར། སྙིང་ན། ཁ་ཟས་མིང་གི་འདོད་པ་སྐམ་བྱེད་ལ་ཟུག་ཅིང་ན། གཉིད་མེད། ཁ་སྐམ། ལུད་པས་བཀར། དབུགས་མི་བདེ་བ་འདི་ལྟར་འགྱུར་རོ། །ཞེས་གསུངས་སོ། །

བཞི་པ། བཅོས་ཐབས།

རླུང་ཟུར་འབྲས་བུ་གསུམ་དང་སྔོན་ཤིང་དང་། །སྐྱེར་བ་སླ་སྣང་མར་དང་སྦྱར་ལ་བཏང་། །

ཞེས་པ་ལྟར་གཙོ་བོ་འབྲས་བུ་ཨ་བར་སྐྱུར་གསུམ་དང་། ཐང་མ་སྔོན་ཤིང་། སྐྱེར་བ་སླ་སྣང་རྣམས་མར་དང་སྦྱར་ལ་བཏང་ན་ཤིན་ཏུ་ཕན་ཆེ་ཞིང་། །ཟ་ཁུ་གསུམ་གའི་ནད་ལ་ལྟོ་ནས་སྦྱོངས་པ་མཆོག་ཅེས་གསུངས་སོ། །

ལྔ་པ། རྗེས་གཅོད།

མཇུག་ཏུ་ཚིགས་པ་བཅུ་བཞིའི་གཡས་གཡོན་ཚོན་དོ་འཇལ་བའི་སར་སྨྲ་ཚུགས་བདུན། སྨུ་ནག་མཚམས་སུ་སྨྲ་ཚུགས་གདབ་པར་བྱས་ཏེ་སླར་མི་ལྡང་བར་བྱའོ། །

སློམ་རྒྱུང་།

ཟས་དང་སྤྱོམ་སོགས་རོ་ལན་ཚ་བའམ་མངར་བ་དང་། ནུས་པ་ལྗི་ཞིང་བསིལ་བའི་ཟས་རིགས་ཡུན་དུ་བསྟེན་པ་དང་། ནད་ཅན་ཡུལ་དུ་རྒྱུན་རིང་འདུག་པ་སོགས་ཀྱི་རྐྱེན་ལས་བད་ཆིལ་འཕེལ་བ་ཟུངས་སུ་གྱུར་མ་ཐུབ་པར་སྙིགས་མ་གཅིན་དུ་གྱུར་ནས་ལྷང་པར་ཟགས་པས་མཁལ་མ་དང་ལྷང་པའི་དྲོད་ཤོར་ནས་གཅིན་སྙིའི་ནད་བསྐྱེད་པ་དང་། འདི་ལ་སྤྱིའི་དབྱེ་བ་རླུང་མཁྲིས་བད་ཀན་གསུམ་དང་། བྱེ་བྲག་གི་དབྱེ་བ་རྒྱུའི་ཟ་ཁུ་དང་བུར་ཤིང་གི་ཟ་ཁུ། སྨག་ཚའི་ཟ་ཁུ། སྣང་ཆེན་ཟ་ཁུ་སོགས་ཟ་ཁུ་རིགས་ཉི་ཤུ་ཡོད་ཅིང་། གཅིན་སྙི་ཤ་ཁུའི་རིགས་གང་ལུས་ལ་ཞུགས་པའི་སྤྱིའི་རྟགས་སུ་གཅིན་པ་རྒྱུན་ལྡན་མ་ཡིན་པར་ལན་མང་གཏོང་དགོས་ཤིང་། མདོག་རྙོག་མ་ཅན་དུ་འགྱུར་བ་དང་། མལ་སྟན་སོགས་ཀྱི་སྟེང་དུ་རང་དབང་མེད་པར་འཚོར་འགྲོ་བ་སོགས་མངོན་ལ། བྱེ་བྲག་ཏུ་སྤྱི་རྟགས་ཀྱི་རྨང་གཞིའི་སྟེང་ནད་ཀྱི་རང་བཞིན་ནམ་ནད་ཀྱི་རྒྱུ་རྐྱེན་དང་། ནད་པའི་ཁམས། ཉེས་པའི་ཤས་ཆེ་ཆུང་སོགས་ཀྱི་ཁྱད་པར་ལས་རང་རང་སོ་སོའི་རྗེས་སུ་མཐུན་པའི་ནད་རྟགས་ཀྱི་མངོན་ཚུལ་འབྱུང་བ་དང་། བཅོས་ཚུལ་ལ་ཐོག་མར་བད་ཆིལ་གཙོ་བོར་བཅོས་དགོས་ཤིང་། དེ་ནས་རང་རང་གི་མཚན་ཉིད་དང་སྦྱར་ཏེ་སྨོས་

གྱི་གཉེན་པོ་བརྟེན་དགོས་པ་དང་། གཅིན་སྙིའི་ནད་རིགས་འདི་དག་ལ་གསར་དུས་སུ་གསོ་བ་མ་སྨིན་པར་ཡལ་བར་བོར་ན་གླ་གཉན་གྱི་ནད་ཐོར་བ་རྣམ་པ་བཅུ་སོགས་འབྱུང་ཕྱིར་འདི་དག་ལ་མཉམ་འཇོག་བྱེད་དགོས་སོ། །

(དོན་གྲུབ་ཚེ་རིང་། གཙོད་པ་རྒྱལ།)

བསམ་གཞིགས།

༡ གཅིན་སྙི་ཟ་ཁུ་ཡུན་འདས་ན་ནད་གཞན་ལས་གསོ་དཀའ་བའི་རྒྱུ་མཚན་ཅི།

༢ བད་ཀན་གྱི་ཟ་ཁུ་ཐོག་མར་བསྟན་དགོས་པའི་རྒྱུ་མཚན་གང་ཡིན།

༣ གཅིན་སྙིའི་ནད་ཀྱི་རྒྱུ་རྐྱེན་གང་ཡིན།

༤ གཅིན་སྙིའི་ནད་ལ་དབྱེ་བ་གང་དག་ཡོད་པ་དང་དེའི་གསོ་ཚུལ་གྱི་རྩ་དོན་ཅི་ཡིན།

༥ གཅིན་སྙི་དང་ཟ་ཁུ་གཉིས་ཀྱི་ཁྱད་པར་ཅི། ཟ་ཁུ་ཐམས་ཅད་གཅིན་སྙི་ཡིན་པས་ཁྱབ་བམ།

ལེའུ་བཅུ་གསུམ་པ། རྒྱ་ནད་ཚད་འབྲུ།

ཕོ་བའི་མེ་དྲོད་མི་སྙོམས་ཤིང་ཆུང་བ་དེ་ལ་ཟས་སྤྱོད་དམན་ལྷག་ལོག་པས་མེ་དྲོད་ཕྱིར་ལ་བཏོན་པ་དང་། ཕྱི་ཡུལ་གྱི་དྲོད་ཤ྄ངས་ཆེ་བས་མཚིན་ཚད་ཀྱི་ངོ་བོ་འཕེལ་ཏེ་ཐུར་དུ་བབས་པ་ལས་འབྲུ་བ་ནི་རྒྱ་ནད་ཚད་འབྲུ་ཞེས་བྱའོ། །

སྤྱིར་བཤད་པ།

རྒྱ་ནད་ཚད་འབྲུ་རྒྱུ་རྐྱེན་དབྱེ་བ་དང་། །རྟགས་དང་བཅོས་ཐབས་རྣམ་པ་བཞི་ཡིས་བསྟན། །

ཞེས་པ་ལྟར་རྒྱ་ནད་ཚད་འབྲུ་བཅོས་པ་ལ་རྒྱུ་རྐྱེན་དང་། དབྱེ་བ། རྟགས། བཅོས་ཐབས་བཅས་རྣམ་པ་བཞི་ཡི་སྒོ་ནས་བསྟན་ཡོད།

དང་པོ། རྒྱུ་རྐྱེན།

རྒྱུ་རྐྱེན་མེ་དྲོད་མི་སྙོམས་ཆུང་བ་ལ། །དྲོད་རླངས་ཆེ་བའི་ཡུལ་སར་ཆུ་མང་འཐུངས། །ཟས་ཚོད་མ་ཟིན་ཤ་རིད་ཤིང་ཐོག་འཛྭ། །བཅུད་མེད་ཟས་ཀྱིས་མེ་དྲོད་ཕྱིར་ལ་བཏོན། །ཕྱི་ཡུལ་དྲོད་རླངས་ཆེ་བས་མཚིན་ཚད་སྐྱེས། །ལུས་ཀྱི་ཆུ་ཁམས་ཐུར་བསྐྱོད་འབྲུ་བར་འགྱུར། །

ཞེས་པ་ལྟར་རྒྱུ་རྐྱེན་གཞི་མཐུན་ནི་ཕོ་བའི་མེ་དྲོད་མི་སྙོམས་ཤིང་ཆུང་བ་དེ་ལ་དྲོད་ཅན་རླངས་ཆེ་བའི་ཡུལ་རྒྱ་བལ་མོན་སོགས་ཀྱིས་མཚོན་པའི་སར་ཆུ་མང་དུ་བཏུང་བ་དང་། ཟས་ཀྱི་ཚོད་མ་ཟིན་པར་ཟོས་པ་དང་། ཤ་རིད་པོ། ཤིང་ཏོག་འཛྭ་གསར་བ་སོགས་བཅུད་མེད་པའི་ཟས་ཀྱིས་མེ་དྲོད་ཕྱི་ལ་བཏོན། ཕྱི་ཡུལ་གྱི་དྲོད་རླངས་ཆེ་བས་མཚིན་ཚད་བསྐྱེད་ནས་ལུས་ཀྱི་ཆུ་ཁམས་ཐུར་དུ་བསྐྱོད་པས་འབྲུ་བར་འགྱུར་ཏེ། མན་ངག་ལྷན་ཐབས་ལས། རྒྱུ་རྐྱེན་མེ་དྲོད་མི་སྙོམས་ཆུང་བ་ལ། དྲོད་རླངས་ཆེ་བའི་ཡུལ་སར་ཆུ་མང་འཐུངས། ཟས་ཚོད་མ་ཟིན་ཤ་རིད་ཤིང་

ཧོག་འབྲུ། བཅུད་མེད་ཟས་ཀྱིས་མེ་དྲོད་ཕྱིར་ལ་བཏོན། ཕྱི་ཡུལ་དྲོད་རླངས་ཚ་བས་མཆིན་ཚད་བསྐྱེད། ལུས་ཀྱི་ཆུ་ཁམས་ཐུར་བསྐྱོད་འབྲུ་བར་འགྱུར། །ཞེས་གསུངས་སོ། །

གཉིས་པ། དབྱེ་བ།

དབྱེ་བ་རླུང་མཁྲིས་ཁྲག་དང་བད་ཀན་བཞི། །

ཞེས་པ་ལྟར་དབྱེ་བ་ཕྱི་ན་རླུང་ལས་གྱུར་པ་དང་། མཁྲིས་པ་ལས་གྱུར་པ་དང་། ཁྲག་ལས་གྱུར་པ་དང་། བད་ཀན་ལས་གྱུར་པ་དང་བཞིའོ། །

རེའུ་མིག 13－1 ཚད་འབྲུའི་དབྱེ་བ་དང་ནད་རྟགས་གཙོ་བོ།

དབྱེ་བ།	ནད་རྟགས།
རླུང་།	ལྷུ་བ་སྦྲ་བཅས་བུར་ཁུ་འདྲ་བ་ཆུར་འབྲུ། སྐབས་སུ་འགག་ཅིང་གོང་བུར་འབྱུང་། གཟེར་ཞིང་ཁ་སྐམ་བ་སྤུ་ལྡང་།
མཁྲིས།	སེར་ནག་སྔོ་ལ་དྲི་མ་ཆེ། གཞང་ཁ་ཚ་ཞིང་ལུས་རྟུལ་སྐོམ་དད་ཆེ།
ཁྲག	ཁྲག་ཏུ་འབྲུ་ཞིང་གཞང་ཁ་འདྲུལ།
བད་ཀན།	སྐམ་འགྱུར། གཉིད་ཆེ། ཡིག་འཆུས།

གསུམ་པ། ནད་རྟགས།

དེ་རྟགས་སྙིང་ག་སྐྱིབ་ལོགས་བཤང་ལམ་ཟུག །ལུས་སྐྱོམས་ཁོང་པ་སྦོ་ཞིང་ཟས་མི་འཇུ། །མ་སྨིན་ཆུར་འབྱམས་སྨིན་པ་དེ་ལས་ལྡོག །

ཅེས་པ་ལྟར་སྙིང་ག་སྐྱིབ་ལོགས་ལྟོ་བ་བཤང་ལམ་བཅས་ལ་ན་ཟུག་ཡོད་པ་དང་། ལུས་སྐྱོམས་པ་དང་ཁོང་པ་སྦོ་ཞིང་ཟས་མི་འཇུ་བར་བཤང་བ་སྒྲིལ། མ་སྨིན་པའི་ཚེ་ལྟོ་སྦོ་དྲི་ཆུང་ངུར་འབྱམས་ཤིང་སྨིན་པའི་ཚེ་དེ་ལས་མ་

ཞུ་བ་མེད་པས་གོ་ཕྱོག་ཏུ་འགྲོའོ། །

བཞི་པ། བཅོས་ཐབས།

བཅོས་ཐབས་མ་སྨིན་དང་པོའི་དུས་ཉིད་དུ། །ནད་ཧུབ་ཚ་ཚན་བཏུང་ཞིང་སྦྱང་བར་བྱ། །སེ་འབྲུ་བིལ་བ་ད་ཧྲིག་ཟུར་པ་སྣ །ཨུ་སུའི་ཐང་གིས་སྨིན་བྱེད་འགྲོ་བ་གཅོད། །བཤང་འཁྲིངས་ཁྱི་ཏང་ག་དང་འབྲས་བུ་གསུམ། །པི་པི་ལིང་བསྐོལ་ཁྲུས་བཏང་ནི་རུས་དྲང་། །འབྲས་སམ་ཕྱེ་ཐུག་སྣ་སྤྱོད་བྲན་པ་དང་། །ལུག་དང་བ་ལང་རྐམ་སའི་ཤ་གསར་དང་། །དར་གསར་ཆང་གསར་བསྐོལ་གྲངས་མེ་དྲོད་སྦྱར། །ཟས་སྤྱོད་བསིལ་དྲོད་མཉམ་ཞིང་ཟས་ཚོད་བཟུང་། །སླ་སྣང་བོང་ང་དཀར་པོ་བིལ་བ་སྣ །ཤིང་ཀུན་དུག་མོ་ཉུང་ཁུ་བསྐུས་འཇམ་བཏང་། །བིལ་བ་ཨུ་སུ་སླ་སྣང་བ་ལེ་ཀ །དོང་ག་བསྐོལ་གྲངས་ཁུ་བ་བླུད་པར་བྱ། །འགྲོ་བ་མ་སྨིན་མི་བཅད་ཉེས་པ་ཆེ། །སྟོབས་ཆུང་ཟས་སྤྱོད་གཟབ་ཅིང་བཏང་སྙོམས་བཞག །

ཅེས་པ་ལྟར་བཅོས་ཐབས་མ་སྨིན་པ་དང་པོའི་དུས་ཉིད་དུ་ནང་ཧུབ་ཚ་སྐོལ་ཚན་མོ་བཏུང་ཞིང་ཟུངས་བཟང་ན་སྦྱང་བར་བྱ། སེ་འབྲུ། བིལ་བ། ཏ་ཧྲིག ཟུར་བ་སྐྱེ་མ་ནུ་ཤུ་ཟུར་དང་། སྣ་ཨུ་སུ་རྣམས་སྦྱར་བའི་ཐང་གིས་སྨིན་པར་བྱེད་ཅིང་འགྲོ་བ་གཅོད། བཤང་བ་འཁྲིངས་ན་ཁྱི་ཏང་ག་དང་། འབྲས་བུ་ཨ་བར་སྐྱུར་གསུམ། པི་པི་ལིང་རྣམས་བསྐོལ་བའི་ཁྲུས་བཏང་ཞིང་ནི་རུ་ཧ་སྦྱོར་བ་བར་འཇམ་གྱིས་དྲངས་ལ། འབྲས་སམ་ཕྱེ་ཐུག་གང་རིགས་ལ་སྣ་དང་སྤྱོད་སྣ་བྲན་པ་དང་། ལུག་དང་བ་ལང་སོགས་རྐམ་སའི་ཤ་གསར་རྣམས་དང་། དར་གསར་ཆང་གསར་ཆུ་བསྐོལ་གྲངས་སོགས་ཕོ་བའི་མེ་དྲོད་དང་སྦྱར་བའི་ཟས་སྤྱོད་བསིལ་དྲོད་ཚ་ཆེས་གྲང་ཆེས་མ་ཡིན་པར་རན་པར་མཉམ་ཞིང་ཟས་ཚོད་བཟུང་། སླ་སྣང་། བོང་ང་དཀར་པོ། བིལ་བ། སྣ་ཤིང་ཀུན། དུག་མོ་ཉུང་རྣམས་ཀྱི་ཁུ་བ་བསྐུས་འཇམ་བཏང་བ་དང་། བིལ་བ་ཨུ་སུ། སླ་སྣང་། བ་ལེ་ཀ དོང་ག་རྣམས་བསྐོལ་གྲངས་ཀྱི་ཁུ་བའང་བླུད་པར་བྱ་ཞིང་། འགྲོ་བ་མ་སྨིན་མི་བཅད་དེ་ཉེས་པ་ནི་ཟུག་ཆེ་བར་འབྱུང་བས་མི་གཅོད་པ་དང་། འགྲོ་ནད་སྟོབས་ཆུང་ལ་ཟས་དང་སྤྱོད་ལམ་གཉིས་ལ་གཟབ་ཅིང་བཏང་སྙོམས་སུ་བཞག་པས་ཞི།

དེ་ལ་ཕན་བདེའི་བསིལ་ཟེར་སྒྲོ་བའི་ཟླ་གསར་ལས། རྒྱ་ནད་ཚད་པས་འགྲོ་བ་འདི། །ཟས་སྤྱོད་མ་སྙོམས་པ་ལ་བརྟེན། །འབྱུང་བ་འཁྲུགས་པའི་ནད་གཞི་ཡིན། །ཟས་སྤྱོད་སྨན་དཔྱད་བཞི་ཡིས་བཅོས། །ཟས་ནི་ནས་དཀར་ཇོད་འཐག་ཤིན་ཏུ་ལེགས། །གཡོས་པའི་ཟན་ལ་མར་སྐྱ་མཆོན་ཙམ་བཏབ། །རྒྱུན་དུ་འཇམ་འགྲངས་ཆེས་ན་མི་འཇུའོ། །སྤྱོད་ལམ་མལ་གོས་སལ་སོགས་པ་ལ། །དྲོ་ཞིང་སྙོམས་པར་བྱ། །སྨན་ནི་རབ་འབྲིང་ཐ

གསུམ་ལས། །རབ་ནི་ར་རྒོད་མཁྲིས་པ་ཟྟོན་མོའམ། །ཁྲག་ཟྟོན་མོ་དེ་འཁྱོར་ན་མཆོག་ཏུ་འགྱུར། །འབྲིང་ནི་ར་རྒོད་ཁྲག་སྐམ་ཞིབ་པར་བཏགས། །ཆུ་བསྐོལ་ཟྟོ་འཇམ་གྱིས་ནི་འཕྲུལ་ལ་གཏོང་། །ཐ་མར་རྒོད་ཤ་ཚིལ་ཏུས་(ཏུས་ལ་བབས་པ་ན)པ་དང་། །པགས་པ་སྤུ་རྣམས་ཞིབ་པར་བཏགས་པ་དེ། །ཆུ་སྐོལ་ཟྟོན་མོས་ཕྲུལ་ལ(ནས)ལྔ་བདུན་གཏོང་ (སོགས་ཅི་རིགས)། །ཚ་བ་བག་ཙམ་ཡོད་ན་འཇམ་བཤལ་བཏང་། རྒྱ་ནད་ཚད་པས་འཁྲུ་བ་དག་ལ་ནི། །ར་རྒོད་ལས་ལྷག་སྨན་གཞན་ཡོད་མ་ཡིན། །དེ་ཕྱིར་བརྩོན་འགྲུས་དྲག་པོས་ཆེད་གཉེར་ནས། །མི་འབྱུང་ཐབས་(ཚད་འཁྲུ་ཡང་སོང་ལ་རྒོད་ཀྱི་མཁྲིས་པ་ཟྟོན་མོ་ཟ་རྒྱུ་འཁྱོར་ན་སྲུང་བའི་མཆོག་ཏུ་འགྱུར་རོ)དང་བྱུང་ནས་བཅོས་ལ་འབད། བཤལ་རྗེས་ལྷ་བུའི་ཟས་དང་སྤྱོད་ལམ་དང་། །མི་ཟྟོད་གསོ་བ་འདུ་བ་སྤྱི་དང་འདྲ། །རྗེས་སུ་ནད་དེ་སྐྱིལ་བ་ཞེས་བྱ་བ། །སྔོ་རོང་ལ་ཕྱིན་ཞག་འགའ་སྡོད་པའོ། །ཐུན་མོང་མ་ཡིན་མང་ངག་ཟབ། །ཅེས་དང་། གླིང་སྟོད་ཆོས་རྗེས། ཚད་འཁྲུ་རྒྱུ་གཟེར་ནད་བཞིན་བཅོས། །ཞེས་སོ། །

ཐེ་ཐུག་ཏུ་བཤད་པ།

ས་བཅད་དང་པོ། རླུང་ལས་གྱུར་པ།

དང་པོ། སྔོན་རྗེན།

རྒྱུ་རྐྱེན་གཞི་མཐུན་ནི་ཕོ་བའི་མེ་དྲོད་མི་སྙོམས་ཞིང་ཆུང་བ་དེ་ལ་དྲོད་ནུས་ཆེ་བའི་ཡུལ་དུ་རྒྱ་མང་དུ་བཏུང་བ་དང་། ཁ་ཟས་རྩུབ་པོ་དང་། ཤིང་ཏོག་སོགས་བཙུད་མེད་པའི་ཟས། ཤ་རིད་པ་དང་ཤ་རྙིམ་པ་སོགས་གནོད་པར་འགྱུར་པ་བསྟེན་པས་རླུང་ནད་ཡངས་ཏེ་རིམ་བད་ཀན་གྱི་ནད་བསླངས་ནས་མེ་དྲོད་ཕྱི་ལ་བཏོན་པ་དང་། ཕྱི་ཡུལ་གྱི་དྲོད་ནུས་ཆེ་བས་མཚིན་ཚད་བསྐྱེད་ནས་ལུས་ཀྱི་རྒྱ་ཁམས་ཐུར་དུ་བསྐྱོད་པ་ལས་རླུང་ལས་གྱུར་པའི་ཚད་འབྲུའི་ནད་སྐྱེད་པར་བྱེད་དོ། །

གཉིས་པ། ནད་རྟགས།

རླུང་གྱུར་ལྷུ་བ་སྦྲ་བཅས་བུར་ཁུ་འདྲ། །ཆུར་འབྲུ་སྐབས་སུ་འགག་ཅིང་གོང་བུར་འབྱུང་། །གཟེར་ཞིང་ཁ་སྐམ་བ་སྤུ་ལྡང་བ་ཡིན། །

ཞེས་པ་ལྟར་རླུང་ལས་གྱུར་པ་ནི་ལྷུ་བ་སྦྲ་བཅས་བུར་ཁུ་འདྲ་བའམ། ཆུར་འབྲུ་བའམ་སྐབས་སུ་གར་པོས་འགག་ཅིང་གོང་བུར་འབྱུང་བ་དང་། གཟེར་ཞིང་རྒྱུ་མ་ཆད་སྐམ་བྱེད་ཅིང་ཁ་སྐམ་ལ་བ་སྤུ་ལྡང་བ་ཡིན་ཏེ།

ཡན་ལག་བརྒྱད་པའི་སྙིང་བསྡུས་ཀྱི་རང་འགྲེལ་ལས། དེ་ལ་རླུང་ནད་ལས་གྱུར་པའི་ཚད་པ་ནི་བཤང་བ་རྒྱ་སྐྱ་མོ་དང་འདྲེས་པ་ཞུང་ཤས་སུ་འབྱུང་བའི་ཚེ། སྦྲ་དང་བཅས་པར་འབྱུང་ལ། འབྲུ་བའི་ཚེ་རྒྱུ་ཞབས་སུ་ཟུག་ཅིང་ན། ཚད་པ་བབས་ཆེར་མི་འོང་། ཞུང་ཤས་སུ་སྲི་ཞིང་འོང་། ཚད་པའི་སྤྱ་མདོག་ནི་རྩུབ་པོ་དབུ་བ་ཅན་དང་། བར་ཡང་དང་ཡང་དུ་འབྲུ་བ་དང་། ཡང་ན་རིལ་རིལ་པོ་འདྲེས་པས་ཡང་དུ་ཡང་དུ་འབྲུ་སྟེ། བུ་རམ་ཚིག་པ་འདྲ་བར་སྣང་བ་དང་། སྤྱི་བོ་འབྱར་བག་འདྲེས་ཤིང་ཚད་པ་འབྱུང་། ཚད་པ་འབྱུང་བའི་ཚེ་གཞོགས་ཤིང་བཅད་པ་སྐམ་བྱེད། ཁ་སྐམ། གཞང་གི་ནང་ཉམས་ཏེ་ཕྱིར་འབྱུང་བར་བྱེད། བ་སྤུ་ལྡང་ས། ཚད་པ་མཁྲིགས་ཤིང་འབྲུ་བ་འདི་ནི་རླུང་ལས་གྱུར་པའི་ཚད་པ་ཡིན་ནོ། །ཞེས་གསུངས་སོ། །

གསུམ་པ། མི་ཉོར་བའི་རྟགས།

ཆུར་འགྲོ་བའམ་བུར་ཁུ་འདྲ་བ་དང་ཡང་ན་ལྷུ་བ་སྒྲ་བཅས་འགྲོའོ། །

བཞི་པ། བཅོས་ཐབས།

རླུང་སྦྱར་བིལ་བ་སྣ་དང་པི་པི་ལིང་། །བྱ་རམ་ཏིལ་མར་སྦྱང་བཏང་འོ་ཐྲོན་བླུད། །

ཅེས་པ་ལྟར་རླུང་ལས་གྱུར་པར་བིལ་བ། སྣ་དང་། པི་པི་ལིང་། བུ་རམ་རྣམས་ཏིལ་མར་ལ་སྦྱར་བ་བཏང་ཞིང་འོ་ཐྲོན་བླུད་དོ། །

ཕྱག་རྡོར་མགོན་པོའི་གཅེས་བཏུས་ལས། བལ་ནད་ཚད་འགྲོ་ཞེས་བྱ་བ། །རིགས་ནི་རྣམ་པ་གསུམ་ཡོད་དེ། །(དང་པོ) ཚ་གྲང་འཐབ་ནས་རྩམ་(པའི) མདོག་(ཏུ) འགྲོ་(བ་དང་) | |(གཉིས་པ་) ཆུའི་ཐྲོད་ཀྱིས་མཆིན་པའི་རྩ་ནང་ཏུལ། །དེ་ནས་ཁྲག་ཏུ་འགྲོ་བའི་ནད་རིགས་དང་། །(གསུམ་པ་) སྣུན་ཚབས་ཆེ་ཞིང་འདུག་པ་དྲགས་པ་བསྟེན། །གྲང་བའི་སྟོབས་སུ་གྱུར་ཏེ་ཟ་ཁུ་དང་། །བེ་སྣབས་(དང་) ཞྭ་སོབ་འགྲོ་བ་རྣམས་འབྱུང་ངོ་། །ཞེས་པ་ལྟར་དང་པོ་ཚ་ཆུ་འཐབས་ནས་རྩམ་མདོག་འགྲོ་བ་ནི་རླུང་དང་མཁྲིས་ཚད་ཤས་ཆེ་བས། དེ་ལ་རང་གི་ཡུལ་གྱི་སྟོ་ནི་འདྲིས་པའི་ཆུས། །ལེགས་པར་སྦྱངས་ནས་དེ་ཡི་རྗེས་སུ་ནི། །ད་ཏྲིག་བདུན་པ་ཆང་ཞིམ་གར་མ་ཡིས། །བཟི་བེར་ཙམ་གྱིས་ཐུལ་ནས་གཏོང་བ་ཡིན། །དེ་ཡིས་ཡོན་ཏན་འགྲོ་བ་ཆོད་པར་འགྱུར། །ཅེས་དང་། ཆ་ལག་བཅོ་བརྒྱད་ལས། རླུང་གྱུར་ཤ་ཁུ་འོ་མ་བླུད། །བུ་རམ་བིལ་བ་པི་པི་ལིང་དང་སྣ། །ཏིལ་མར་ལྡེ་གུས་གཟེར་དང་སྐྲིགས་པ་སེལ། །ཞེས་གསུངས་པ་བཞིན་དུ་བཅོས་པར་བྱའོ། །

ས་བཅད་གཉིས་པ། མཁྲིས་པ་ལས་གྱུར་པ།

དང་པོ། སློང་རྐྱེན།

རྒྱུ་རྐྱེན་གཞི་མཐུན་ནི་ཚ་བའི་མེ་ཏོག་མི་སྟོམས་ཞིང་ཚུང་བ་དེ་ལ་ཏོག་རླངས་ཆེ་བའི་ཡུལ་དུ་ཁ་ཟས་མ་སོབས་པ་ཟོས་པ་དང་། ཏིལ་ཁུར་དང་། ཆང་འཐུངས་པ་དང་། ཟས་སྐམ་བག་དྲགས་པ་སོགས་ཀྱིས་དང་པོ་མ་

ཞུ་མེ་ཏྲོད་ཕྱི་ལ་བཏོན་པ་དང་། ཕྱི་ཡུལ་གྱི་ཏྲོད་རླངས་ཆེ་བས་མཆིན་ཚད་བསྐྱེད་ནས་ལུས་ཀྱི་རྩ་ཁམས་ཐུར་དུ་བསྐྱོད་པ་ལས་མཁྲིས་པ་ལས་གྱུར་པའི་ཚད་འབྲུ་སྐྱེད་པར་བྱེད་དོ། །

གཉིས་པ། ནད་རྟགས།

མཁྲིས་གྱུར་སེར་ནག་སྦོ་ལ་དྲི་མ་ཆེ། །བཤང་ཁ་ཚ་ཞིང་ལུས་རྩུབ་སྐོམ་དད་ཆེ། །

ཞེས་པ་ལྟར་མཁྲིས་པ་ལས་གྱུར་ན་འབྲུ་མདོག་སེར་ནག་སྦོ་ལ་དྲི་མ་ཆེ། བཤང་ཁ་ཚ་ཞིང་ལུས་རྩུབ་པ་དང་། སྐོམ་དད་ཆེ་བ་སོགས་འབྱུང་སྟེ། ཡན་ལག་བརྒྱད་པའི་སྙིང་བསྡུས་ཀྱི་རང་འགྲེལ་ལས། མཁྲིས་པ་ལས་གྱུར་པའི་ཚད་པའི་ནད་ཐབས་དང་སྤུ་མདོག་ནི་སེར་ལ་གནག སེར་ལ་ལྫང་སྔོན་དུ་ཡང་སྣང་། ཁྲག་དང་འདྲེས་པ་དྲི་རབ་ཏུ་མནམ། སྐོམ། བརྒྱལ། ལུས་རྩུབ། ཁོང་ཚ། རྒྱུ་མར་ཟུག་ཅིང་གཞང་གི་ནང་ཚ། གཞང་གི་ནང་ན་ཐོར་བུ་འབྱུང་བ་དེ་ནི་མཁྲིས་པའི་ནད་ལས་གྱུར་བའི་ཚད་པ་ཡིན་ནོ། །ཞེས་གསུངས་སོ། །

གསུམ་པ། མི་ཉོར་བའི་རྟགས།

འབྲུ་མདོག་སེར་ནག་སྦོ་ལ་དྲི་མ་ཆེ་བར་འོང་བ་དང་གཞང་གི་ནང་དུ་ཐོར་བུ་འབྱུང་བ་ཡིན།

བཞི་པ། བཅོས་ཐབས།

མཁྲིས་གྱུར་ཏིག་མོ་ཅུང་དང་བོང་ང་དཀར། །འབྲས་ཁུ་སྦྲང་དང་སྦྱར་ལ་བླུད་པར་བྱ། །བོང་ང་ཏིག་མོ་ཅུང་དང་བ་ལེ་ཀ །བིལ་བ་སླ་སྣང་འབྲས་ཁུ་སྦྲང་སྦྱར་བླུད། །

ཅེས་པ་ལྟར་བཅོས་ཐབས་མཁྲིས་པ་ལས་གྱུར་པར་ཏིག་མོ་ཅུང་དང་། བོང་ང་དཀར་པོ། འབྲས་ཀྱི་ཁུ་བར་སྦྲང་དང་སྦྱར་ལ་བླུད་པར་བྱ་ཞིང་། ཡང་ན་བོང་ང་དཀར་པོ། ཏིག་མོ་ཅུང་དང་། བ་ལེ་ཀ བིལ་བ། སླ་སྣང་རྣམས་འབྲས་ཀྱི་ཁུ་བར་སྦྲང་དང་སྦྱར་བ་བླུད་པར་བྱ།

མན་ངག་ལྷན་ཐབས་ལས། སྣོད་ཚད་སེལ་བའི་གུར་གུམ་བདུན་པའི་སྟེང་། །མོན་ཆ་ར་དང་བྲང་རྒྱའི་མེ་ཏོག་དང་། །ད་ཏིག་བསྣན་པ་འབྲས་ཁུ་སྦྲང་སྦྱར་བཏང་། །སྐབས་སུ་མཁྲིས་ཕྱི་བདུན་པའི་སྟེང་དུ་ནི། །བིལ་བ་ཐུན་ལྷབ་སྦྱར་བའི་ཕྱེ་མ་བསྟེན། །ཡང་ན་སླ་སྣང་བོང་དཀར་བ་ལེ་ཀ །གུར་གུམ་ཏིག་མོ་ཅུང་དང་མོན་ཆ་ར། །རེ་སྐོན་སླག་དང་ད་ཏིག་གསེར་མེ་ཏོག །བིལ་བ་ཐུན་ལྷབ་སྦྱར་བའི་ཕྱེ་མ་འདི། །རྒྱ་ནད་ཚད་འབྲུའི་ནད་ལ་

བདུད་རྩི་འདྲ། །ཞེས་གསུངས་པ་བཞིན་གསོ་བར་བྱའོ། །

ས་བཅད་གསུམ་པ། ཁྲག་ལས་གྱུར་པ།

དང་པོ། སློང་རྐྱེན།

རྒྱུ་རྐྱེན་གཞི་མཐུན་ནི་ཕོ་བའི་མེ་དྲོད་མི་སྙོམས་ཤིང་ཆུང་བ་དེ་ལ། ཁྱད་པར་དུ་སྟོན་དཔྱིད་ཀྱི་དུས་དང་དྲོད་ཆ་རླངས་ཆེ་བའི་ཡུལ་དུ་ཁ་ཟས་མ་ལོབས་པ་ཟོས་པའམ། ཡང་ན་ཏིལ་ཁུ་དང་ཆང་འཐུངས་པ་དང་། ཤ་སོགས་སྣུམ་བག་དྲག་པའི་རྗེས་ལ་གཉིད་ལོག་པ་སོགས་ཀྱིས་དང་པོ་མ་ཞུ་མེ་དྲོད་ཕྱི་ལ་བཏོན་པ་དང་། ཕྱི་ཡུལ་གྱི་དྲོད་རླངས་ཆེ་བས་མཆིན་ཚད་བསྐྱེད་པ་དེའི་དྲོད་ཀྱིས་རྩ་ནང་དུལ་ཏེ་ཁྲག་ལས་གྱུར་པའི་ཚད་འབྲུ་སྐྱེད་པར་བྱེད་དོ། །

གཉིས་པ། ནད་རྟགས།

ཁྲག་གྱུར་ཁྲག་ཏུ་འབྲུ་ཞིང་གཞང་ཁ་འབྲུལ། །

ཞེས་པ་ལྟར་ཁྲག་ལས་གྱུར་པ་ནི་ཁྲག་ཏུ་འབྲུ་ཞིང་གཞང་ཁ་འབྲུལ་བར་བྱེད་པ་དང་ཡི་ག་འཆུ་བ། སྐོམ་པས་གདུངས་པ་སོགས་ཀྱི་རྟགས་འབྱུང་བར་འགྱུར་རོ། །

གསུམ་པ། མི་ནོར་བའི་རྟགས།

ཁྲག་ཏུ་འབྲུ་ཞིང་གཞང་ཁ་འབྲུལ་བར་བྱེད་པ་ནི་ཁྲག་ལས་གྱུར་པའི་མི་ནོར་བའི་གཟེར་ཡིན་ནོ། །

བཞི་པ། བཅོས་ཐབས།

ཁྲག་གྱུར་ ཏིལ་ ནག་ ག་ ར་ རའི་ འོ་ མ། །ཡང་ ན་ ཙན་ དན་ འབྲས་ ཁུ་ སྦྱང་ སྦྱར་ བཏང་། །ཧོང་ལེན་སྐྱེར་ཤུན་རྒྱ་སྐྱེགས་པི་པི་ལིང་། །སྨན་མར་འབྲས་ཀྱི་ཐུག་པ་སྦྱར་ལ་བཏང་། །

ཞེས་པ་ལྟར་ཁྲག་ལས་གྱུར་པར་ཏིལ་ནག་དང་ག་ར། ར་མའི་འོ་མ་བཅས་པའམ། ཡང་ན་ཙན་དན་

དམར་པོ་འབྲས་ཀྱི་ཁུ་བར་སྨྲང་དང་སྦྱར་ལ་བཏང་བ་དང་། ཧོང་ལེན། སྐྱེར་ཤུན། རྒྱ་སྐྱེགས། པི་པི་ལིང་རྣམས་སྦྱར་བའི་སྨན་མར་རམ་འབྲས་ཀྱི་ཐུག་པ་དང་སྦྱར་ལ་བཏང་།

སྨན་བསྡུས་ཨ་ཡི་རྒྱ་ནད་ཚད་འགྲུ་སྐབས། གཉིས་པ་གདངས་ཚུལ་ལེགས་པར་སྦྱངས་རྗེས་སུ། མཁྲིས་པ་སྣ་(འཕྱི་བའི་མཁྲིས་པ་མང་བ་གཡལ་ཆེ)ཚོགས་ཀྱི་ནི་ཕྱི་མ་དེ། །ཆང་བཟང་ཕུལ་ནས་གཏོང་བ་གོང་དང་མཚུངས། །(ལྟུང་གི་སྐབས་ལྟར)ཞེས་དང་། ཡང་ན། ཉམས་ཡིག་བརྒྱ་རྩ་ལས། ཚད་པས་འགྲུ་ན་གུར་གུམ་གི་ཕང་།(སྙིད་ཚད་སེལ་བའི་གུར་གུམ་བདུན་པ།)དང་། །རུ་གང་གསུམ་ལ་དུག་ཉུང་བོང་ང་དཀར། །ག་དུར་བ་ལེ་ཞིབ་བཏགས་བསྐོལ་གྲང་ཕུལ། །སྨན་རྣམས་ཐུན་གཅིག་མི་སྦྱོད་ཁམས་ཚུལ་ཕུལ་ལ་བཏང་། །ཞེས་སོགས་གསུངས་པ་ལྟར་བཅོས་པར་བྱའོ། །

ས་བཅད་བཞི་པ། བད་ཀན་ལས་གྱུར་པ།

དང་པོ། སྔོང་རྐྱེན།

རྒྱུ་རྐྱེན་གཞི་མཐུན་ནི་ཕོ་བའི་མེ་དྲོད་མི་སྙོམས་ཤིང་ཆུང་བ་དེ་ལ་དྲོད་ཅན་ཚ་ལྷངས་ཆེ་བའི་ཡུལ་དུ་ཆུ་མང་དུ་བཏུང་བ་དང་། འགྲངས་རྗེས་ལྷན་སྐྱེང་དུ་ཉལ་བའམ་གོས་སྲབ་པས་འཁྱགས་པ། ཤིང་ཐོག་སོགས་གསར་ཐོགས་གམ་སེར་ཅན་ཞིམ་མ་སྨིན་པ་དང་། ཡུན་ལོན་ནས་སུངས་པ་དང་། ཡང་ན་ཤ་སོགས་མ་འཚོས་པའམ་ཚོས་ནས་ཆོག་དྲགས་པ། བཙོས་པ་ཡུན་རིངས་ནས་ཁེངས་པོར་གྱུར་པའི་ཟས་ཀྱི་རིགས་མཐའ་དག་ཟ་བ་དང་། གཞན་ཡང་ཁ་ཟས་མ་ལོབས་པ་དང་གནོད་པ་ཟོས་པ་དང་། ཟས་སྐྱུམ་བག་དྲགས་པ། ཁ་ཟས་ཆོད་མ་ཟིན་ཏེ་དྲགས་པ་སོགས་ཀྱིས་དང་པོ་མ་ཞུ་མེ་དྲོད་ཕྱི་ལ་བཏོན་པ་དང་། ཕྱི་ཡུལ་གྱི་དྲོད་ལྷངས་ཆེ་བས་མཆིན་ཚད་བསྐྱེད་ནས་ལུས་ཀྱི་ཆུ་ཁམས་ཐུར་དུ་བསྐྱོད་པ་ལས་བད་ཀན་ལས་གྱུར་པའི་ཚད་འགྲུ་སྐྱེད་པར་བྱེད་དོ། །

གཉིས་པ། ནད་རྟགས།

བད་གྱུར་སྐམ་འབྱར་གཉིད་ཆེ་ཡི་ག་འཆུ། །

ཞེས་པ་ལྟར་བད་ཀན་ལས་གྱུར་པ་ནི་འགྲུ་བ་སྐམ་ཞིང་འབྱར་བག་འགྲུ་བ་དང་། གཉིད་ཆེ་ལ་ཕོ་བ་ལྕི་ཞིང་ཡི་ག་འཆུ་བ་སོགས་ཀྱི་རྟགས་སྟོན། ཕན་བདེའི་བསིལ་ཟེར་སྤྲོ་བའི་ཟླ་གསར་ལས། གྲང་བའི་སྟོབས་སུ་གྱུར་ཏེ་ཟ་ཁུ་དང་། བེ་སྣབས་(དང)ལྦུ་སོགས་འགྲུ་བ་རྣམས་འབྱུང་ངོ་། །ཞེས་གསུངས།

ཡན་ལག་བརྒྱད་པའི་སྙིང་བསྡུས་ཀྱི་རང་འགྲེལ་ལས། དེ་ལ་བད་ཀན་གྱི་ནད་ལས་ཚད་པར་གྱུར་པའི་ཚད་པའི་སྤྱི་མདོག་དང་ནད་ཐབས་ནི་ཚད་པ་གར་བ་འཕྱར་འཕྱར་པོ་འཕྱིལ་བག་དང་། ནལ་ནལ་པོར་འོང་། སྤྱི་མདོག་སྐྱ་ལ་འཛམ། བེའུ་སྣབས་དང་བད་ཀན་དུ་འགྱུ་ཡང་དང་ཡང་འོང་། ཚད་པ་ཉིད་ལྷི། མནམ། ཚད་པ་ཕལ་ཆེར་མི་འོང་། ཟུག་པའི་ནད་ཚབས་མི་ཆེ། གཉིད་ཆེ། ལོང་སྐོམ། ཁ་ཟས་མཐོང་ན་ཡི་ག་འཆུ། ཚད་པ་དང་བཤང་བ་འདྲེས་པ་ཉུང་ཤས་སུ་འབྱུང་ཞིང་ཙུང་ཟད་ཙམ་མཁྲིགས། བ་སྤུ་རྣམས་གྱེན་དུ་ལངས་ཤིང་སྐྱོན། ཆུ་སོ་དང་སྟོ་བ་དང་། གཞང་དང་འདི་རྣམས་ལྷི། ཚད་པས་འཁྲུ་ཞིང་བཤང་ཡང་མ་འཁྲུས་པ་སླམ་བྱེད། འདི་ལྟ་བུ་ནི། བད་ཀན་ལས་གྱུར་པའི་ཚད་པ་ཞེས་བྱའོ། །ཞེས་གསུངས།

གསུམ་པ། མི་ནོར་བའི་རྟགས།

བད་ཀན་ལས་གྱུར་ན་འཁྲུ་བ་སྐྱམ་ཞིང་བག་འཁྲུའམ་བེ་སྣབས་སམ་ལྦུ་བ་ཅན་འཁྲུ་བར་བྱེད་ལ། ཆུ་སོ་དང་སྟོ་བ་དང་། གཞང་རྣམས་ལྷི་བར་འོང་ངོ་། །

བཞི་པ། བཅོས་ཐབས།

བད་ཀན་ལས་གྱུར་བིལ་བ་ཨ་རུ་ར། །སྒ་དང་ཟླ་སྨང་བསྐོལ་བའི་ཁུ་བ་བླུད། །པ་ཧྲ་ཟླ་སྨང་བིལ་བ་མོན་ཆ་ར། །སྒ་དང་ཨུ་སུ་བུ་རམ་དར་བཅས་བྱིན། །བཅོས་རྗེས་གཅིན་མང་བཤང་བ་ཉུང་ལ་སྐྱ །སྨིན་ཀྱི་སྐྲ་ཐོན་ཟས་འཇུ་ནད་བྱང་རྟགས། །ཟས་དང་སྤྱོད་ལམ་གཟབས་པས་འཚོ་བར་འགྱུར། །

ཞེས་པ་ལྟར་བད་ཀན་ལས་གྱུར་པར་བིལ་བ་དང་། ཨ་རུ་ར། སྒ་དང་ཟླ་སྨང་རྣམས་བསྐོལ་བའི་ཁུ་བ་བླུད་ཅིང་། གན་རྒྱ་པ་ཧྲ། ཟླ་སྨང་། བིལ་བ། མོན་ཆ་ར། སྒ་དང་ཨུ་སུ། བུ་རམ་དར་བ་དང་བཅས་པ་བྱིན། བཅོས་པའི་རྗེས་སུ་གཅིན་མང་ཞིང་བཤང་བ་ཉུང་ལ་སྐྱ་བ་དང་། སྨིན་གྱི་སྐྲ་ཐོན་ཅིང་ཟས་འཇུ་ན་ནད་བྱང་བའི་རྟགས་ཡིན་པས་ཟས་དང་སྤྱོད་ལམ་གཉིས་པོ་གཟབས་པས་འཚོ་བར་འགྱུར་རོ། །

མན་ངག་ལྷན་ཐབས་ལས། ཡང་ན་ཟླ་སྨང་བོང་དཀར་བ་ལེ་ག །གུར་གུམ་དུག་མོ་ཉུང་དང་མོན་ཆ་ར། །རེ་སྐོན་སྨག་དང་ད་ཧྲིག་གསེར་མེ་ཏོག །བུལ་བ་ཐུན་ལྷབ་སྦྱར་བའི་ཕྱེ་མ་འདི། །རྒྱུ་ནད་ཚད་འཁྲུའི་ནད་ལ་བདུད་རྩི་འདྲ། །གཞན་ཡང་མན་ངག་གདམས་པ་ངག་ཏུ་ཉན། །གྲང་ཤས་ཆེ་ན་སྒ་དང་སེ་འབྲུ་བསྣན། །ཡང་ན་བཟང་པོ་བཞི་སྙིང་བིལ་བ་དང་། །ད་ཧྲིག་སྨག་དང་གཙོད་ཁྲག་སྦྱར་ལ་བཏང་། །ད་ཧྲིག་ཤིང་ཚ་སེ་འབྲུ་ཡ

བསྐྱ། །སྨ་སྐྱ་རྒྱམ་ཚ་བྱ་རྐང་ཞིབ་པར་བཏགས། །བུར་དཀར་སྦྱར་འདི་ལྡན་པའི་འབྲུ་གཙོད་མཆོག །མ་ཐུབ་རྒྱུ་གཟེར་ནད་བཞིན་བཅོས་པར་བྱ། །ལྕེ་འོག་བསྲེག་དང་སྦྱང་བ་སྐབས་དང་སྦྱོར། །འབྲས་སམ་ཕྱེ་ཐུག་སྣ་སྤྱོད་བྲན་པ་དང་། །ཟས་སྤྱོད་བསིལ་དྲོད་མཉམ་ཞིང་ཟས་ཚོད་བཟུང་། །ཞེས་དང་། ཡང་ན། ཕན་བདེའི་བསིལ་ཟེར་སྒྲོ་བའི་ཟླ་གསར་ལས། །སེ་འབྲུ་བཞི་པའི་སྟེང་དུ་གཙོད་ཁྲག་བསྣན། །ཆང་བཟང་བཟི་བེར་འཕྱུལ་ལུགས་གོང་དང་མཚུངས། །ཟས་སྤྱོད་རྣམས་ནི་བཤལ་རྗེས་ལྟ་བུ་ཡིན། །ཞེས་དང་། གཡུ་ཐོག་ཆ་ལག་བཅོ་བརྒྱད་ལས། ཀུན་ལ་སྨྱ་སྣང་མོན་ཆ་ར། །ཐིལ་བ་རྡོང་ག་ཙུ་སུ་བུ་རམ་དང་། །བཅས་པ་ཟྲོས་ན་གསོ་དཀའི་འབྲུ་བ་སེལ། །བཅོས་རྗེས་གཅིན་མང་བཤང་ཁ་འཕྱེན་སྨྲ་བཅས། །ནད་བྱུང་རྟགས་ཡིན་ཟས་སྤྱོད་གཟབས་པས་འཚོ། །ཞེས་པ་ལྟར་གསོ་བར་བྱའོ། །

སྡོམ་ཚུད་།

ཕོ་བའི་མེ་དྲོད་མི་སྙོམས་ཤིང་ཚུང་བ་དེ་ལ་དྲོད་ཤྲངས་ཆེ་བའི་ཡུལ་རྒྱ་བལ་མོན་སོགས་ཀྱི་སར་ཚུ་མང་དུ་བཏུང་བ་དང་། ཟས་ཀྱི་ཚོད་མ་ཟིན་པར་ཟོས་པ་དང་། ཤ་རིད་པོ། ཤིང་ཏོག་སོགས་བརྩུད་མེད་པའི་ཟས་ཀྱིས་ཕོ་བའི་མེ་དྲོད་ཕྱི་ལ་བཏོན། དེ་ཕྱི་ཡུལ་གྱི་དྲོད་ཤྲངས་ཆེ་བས་མཆིན་ཚད་བསྐྱེད་ནས་ལུས་ཀྱི་ཆུ་ཁམས་ཐུར་དུ་བསྐྱོད་པས་རྒྱ་ནད་ཚད་འབྲུ་བྱུང་། རྒྱུ་ནི་ཕོ་བའི་མེ་དྲོད་མི་སྙོམས་པ་དེ་དང་། རྐྱེན་ཟས་སྤྱོད་དམན་ལྷག་ལོག་པ་གྱུར་པ། ནད་ཀྱི་རྒྱུ་རྐྱེན་དང་ཉེས་པ་ཤས་ཆེ་ཆུང་སོགས་ཀྱི་ཁྱད་པར་ལས་དབྱེ་བ་ལྔུང་མཁྲིས་ཁྲག་དང་བད་ཀན་བཞི་འབྱུང་ལ། བཅོས་ཚུལ་ལ་ཐོག་མར་མ་སྨིན་པ་སྨིན་པར་བྱེད་པ་དང་། བར་དུ་འབྲུ་བ་གཙོད་པ། ཐམར་ཕོ་བའི་མེ་དྲོད་བསྐྱུང་བ་སོགས་གཙོ་བོར་བཟུང་དགོས་སོ། །

(དོན་གྲུབ་ཚེ་རིང་། གཙོད་པ་རྒྱལ།)

བསམ་གཞིགས།

༡ རྒྱ་ནད་ཚད་འབྲུ་འབྱུང་བའི་རྒྱུ་རྐྱེན་གཙོ་བོ་གང་ཡིན།

༢ བད་ཀན་ལས་གྱུར་པའི་མི་ནོར་བའི་རྟགས་གཙོ་བོ་དང་མ་ཞུ་བ་ལས་འབྲུ་བའི་ནད་ཀྱི་རྟགས་གཉིས་ལ་ཁྱད་པར་ཨེ་ཡོད།

༣ རྒྱ་ནད་ཚད་འབྲུ་ཞེས་པའི་ནད་ཀྱི་གསོ་བཅོས་ཀྱི་རྩ་དོན་ཇི་ལྟར་ཡིན།

༤ རྒྱ་ནད་ཚད་འབྲུ་དང་མཆིན་ཚད་ཐུར་བབས་ཀྱི་འབྲུ་བ་གཉིས་ལ་ཁྱད་པར་ཅི་ཡོད།

༥ རྒྱ་ནད་ཚད་འབྲུ་བད་ཀན་སྨུག་པོ་ལྟར་གསོ་བཅོས་བྱས་ཆོག་གམ། རྒྱུ་མཚན་ཅི།

ལེའུ་བཅུ་བཞི་པ། དྲེག་ནད།

དྲེག་ནད་ཅེས་པ་ནི་གནས་སམ་མདོག་ལ་བརྟོས་ནས་བཏགས་པའི་ནད་ཀྱི་མིང་སྟེ། སྨུག་ཚང་ལོ་ཙཱ་བས། གྲུ་ཚིགས་གཉིས་དང་རྒྱ་ཚིགས་གཉིས། །དྲེག་བཞི་ཞེས་གྲགས་དེའི་གནས་སམ། །གང་ནའི་གནས་སུ་དྲེག་སྨུག་ནག །ཆགས་པས་དྲེག་ནད་ཅེས་སུ་བཤད། །ཅེས་པ་ལྟར། ངོ་བོ་ནི་ཟས་དང་སྤྱོད་ལམ་དམན་ལྷག་ལོག་པས་རླུང་ཁྲག་འཁྲུགས་ཏེ་རྐང་པའི་མཐེ་བོང་དང་། གྲུ་ཚིགས་སོགས་རུས་ཚིགས་གཞན་དག་དང་། ཆུ་རྒྱུས་ལ་མཆེད་འགྲོ་བའི་ནད་ཅིག་ཡིན་ཏེ། ཡན་ལག་བརྒྱད་པ་ལས། རླུང་ནི་ཡན་ལག་ཚིགས་གནས་པ། །ཁྲག་གི་ལམ་ལ་བསྣུར་གནོད་བྱེད། །དེ་གཉིས་ཕན་ཚུན་འདྲེས་གྱུར་པའི། །ནད་ཀྱིས་སྲོག་ནི་འཕྲོག་པར་བྱེད། །ཅེས་པ་ལྟར་རོ། །

སྤྱིར་བཤད་པ།

དྲེག་གི་ནད་ལ་རྒྱུ་རྐྱེན་དབྱེ་བ་དང་། །རྟགས་དང་བཅོས་ཐབས་རྣམ་པ་བཞི་ཡིས་བསྟན། །

ཞེས་པ་ལྟར་དྲེག་ནད་གསོ་བ་ལ་རྒྱུ་རྐྱེན་དང་། དབྱེ་བ། རྟགས། བཅོས་ཐབས་བཅས་རྣམ་པ་བཞི་ཡི་སྒོ་ནས་བསྟན་ཡོད།

དང་པོ། རྒྱུ་རྐྱེན།

རྒྱུ་རྐྱེན་ཁྲག་འཁྲུག་བྱེད་པའི་ཟས་སྤྱོད་བསྟེན། །ཉིན་པར་གཉིད་ལོག་སྐྱིད་པར་འདུག་པ་དང་། །དྲག་ཤུལ་རྐྱེན་གྱིས་རླུང་ཁྲག་འཁྲུག་པ་ཡིས། །རྐང་པའི་མཐེབ་མོ་ལག་པའི་གྲུ་མོར་གནས། །དང་པོ་ཞོལ་བུ་རྙིང་ནས་མཆེད་པར་འགྱུར། །

ཞེས་པ་ལྟར་དེའི་རྒྱུ་རྐྱེན་གཞི་མཐུན་པ་ནི་ལུས་ལ་གནས་པའི་ཁྲག་གི་རྒྱུ་བ་འཁྲུགས་པའམ་རླུང་ཁྲག་འཁྲུགས་པར་བྱེད་པའི་ཁ་ཟས་དང་སྤྱོད་ལམ་བསྟེན་པ་དང་། དུས་མ་ཡིན་པར་ཉིན་གཉིད་ལོག་པ་དང་། ཟས་གོས་གནས་མལ་སོགས་བག་མེད་དུ་སྤྱད་ནས་སྐྱིད་ཅིང་དལ་བུར་འདུག་དྲགས་པ་དང་། ཡང་ན་ལུས་ཀྱི་རྩོལ་བ

དྲག་ཤུལ་བྱས་པས་རླུང་དང་ཁྲག་འཁྲུགས་ཏེ་དྲེག་ནད་སྐྱེད་པར་བྱེད་དེ། ནད་དེ་ཉིད་ཐོག་མར་ཆགས་པའི་མཐེབ་མོ་དང་ལག་པའི་གྲུ་མོར་གནས་པ་ཞིག་ཡིན་ལ། དང་པོའི་དུས་སུ་གནས་ཚོལ་བྱུར་ན་བ་དང་ནད་དེ་རྙིང་ནས་རིམ་གྱིས་ལུས་ལ་མཆེད་དེ་ཁྱབ་པར་འགྱུར་པ་ཡིན་ནོ། །

ཡན་ལག་བརྒྱད་པའི་སྙིང་བསྡུས་ལས། ཁྲག་ནི་འཁྲུགས་པར་བྱེད་པའི་ཟས། །ཚ་བ་དང་ནི་མི་འཕྲོད་པ། །བསྟེན་དང་སྦྱོར་བ་ལོག་པ་དང་། །ཉིན་གཉིད་མཚན་གཉིད་མ་ལོག་དང་། །ཉལ་པོ་དྲགས་དང་སྐྱིད་པར་གནས། །ཆགས་པའི་སྤྱོད་པ་མང་བསྟེན་དང་། །སྐྱོད་དང་སྦྱང་བ་མ་བྱས་པས། །མི་ཡི་ཁྲག་ནི་འཁྲུགས་གྱུར་ཅིང་། །རླུང་སྐྱེད་ཟོས་པས་རླུང་ནད་ནི། །འཕེལ་བས་འཁྲུགས་ཏེ་ལམ་གཞན་ཞུགས། །དེ་བཞིན་ཁྲག་ཀྱང་ལམ་འགག་པ། །དང་པོར་གནོད་པར་འགྱུར་པ་ཡིན། །དེ་ཡང་དང་པོར་ཆགས་པར་རྒྱུ། །མཆོག་ཏུ་བཙོན་སོགས་འཕྲང་ལས་བྱུང་། །ཞེས་གསུངས་སོ། །

གཉིས་པ། དབྱེ་བ།

དབྱེ་བ་རླུང་མཁྲིས་ཁྲག་དང་བད་ཀན་བཞི།

ཞེས་པ་ལྟར་དྲེག་ནད་དབྱེ་བ་ལ་རླུང་ལས་གྱུར་པ་དང་། མཁྲིས་པ་ལས་གྱུར་པ། ཁྲག་ལས་གྱུར་པ། བད་ཀན་ལས་གྱུར་པ་དང་བཞིའོ། །

རེའུ་མིག 14－1 དྲེག་ནད་ཀྱི་དབྱེ་བ་དང་ནད་རྟགས་གཙོ་བོ།

དབྱེ་བ།	ནད་རྟགས།
རླུང་།	གཟེར་འཕྲིག་འཕེལ་འགྲིབ་བྱེད། སྐྲངས་ལ་ནག་པོ་སྔོན་པོའི་ཐིག་ལེ་འོང་།
མཁྲིས།	རྔོད་ཆེ་དམར་ལ་རེག་མི་བཟོད།
ཁྲག	ཁྲག་གྱུར་ཚ་འབྲབ་མདོག་དམར་འདྲིལ་བར་བྱེད།
བད་ཀན།	གཡའ་ལྕི་ཚོར་བ་མེད།

གསུམ་པ། ནད་རྟགས།

དེ་རྟགས་མངོན་རྩུལ་བརྡ་ཆད་ཚིགས་རྣམས་ན། །གཡའ་འགྱུལ་ཆག་སླམ་ཚོར་མེད་

སྐྱི་བ་སྟེ། །ཡང་ཡང་ལྡང་ཞིང་སྐྲར་སྐྱི་འགྱུར་བ་ཡིན། །ནད་རྒྱས་གསར་དུས་པགས་པ་
ཁྲག་ལ་གནས། །སྐྲངས་དམར་ཙྭོད་ཆེ་སྣ་ལ་སྔོ་ཐིག་བཅས། །ཤིན་ཏུ་ན་ཞིང་བྱ་རྒྱུང་མང་
བ་སྟེ། །རྟོགས་སླའི་དུས་ཡིན་དུས་འདིར་བཅོས་པ་གཅེས། །ཐ་མ་རྙིངས་ནས་རྩ་ཆུ་རྡུས་
ཚོགས་ཁྱབ། །ལྷག་པར་སྐྲངས་ཤིང་མི་བཟོད་སྣ་ལ་ཧྲེམ། །གཞང་ཁ་རྡུས་ཚོགས་ཚད་པ་
སླམ་དུ་སེམས། །ཟུགས་རྒྱས་ཞ་འཐེང་འདི་དུས་གསོ་དཀར་འགྱུར། །

ཞེས་པ་ལྟར་དྲེག་ནད་དེའི་དང་པོའི་མངོན་ཚུལ་ལ་བརྟ་དང་རྐེད་པ་བྱིན་པ་ཚིགས་ཕྱིན་པ་རྣམས་ན་ཞིང་གཡའ་བ་སྟེ་ཟ་འཕྲུག་བྱེད་པ་དང་། འགྲུལ་སྐྱོད་བྱས་ཚེ་རྡུས་ཚོགས་ཆག་གམ་སླམ་པ་དང་ཡང་ན་ཚོར་བ་གསལ་པོ་མེད་པ། རྐང་རྐེད་སོགས་སྐྱི་བ་སྟེ་དེ་ཡང་ཡང་ལྡང་ཞིང་སྐྲར་སྐྱི་བར་འགྱུར་བ་ཡིན་ནོ། །ནད་འདི་སྟོབས་རྒྱས་དེ་གསར་པའི་དུས་སུ་ལུས་ཀྱི་པགས་པ་དང་ཁྲག་ལ་གནས་པའི་དུས་སུ། སྐྲངས་པའི་མདོག་དམར་ལ་ཙྭོད་ཆེ་བ། སྐྲངས་པ་ངོ་བོ་སྣ་ལ་སྔོ་ཐིག་འབྱུང་བ་བཅས་ནད་པར་ཤིན་ཏུ་ན་ཞིང་། རྐང་ལག་རྐེད་པ་སོགས་ཤེད་ཀྱིས་བཀྲུངས་ཏེ་བྱ་རྒྱུང་མང་བར་བྱེད་པ་སྟེ། དེ་ནི་རྟོགས་སླ་བ་དང་གསོ་སླ་བའི་དུས་ཡིན་པས་དུས་འདིར་མྱུར་བར་བཅོས་པ་ཤིན་ཏུ་གཅེས་པ་ཡིན་ཏེ། ཡན་ལག་བརྒྱད་པའི་སྙིང་བསྡུས་ལས། ནད་གཅིག་ལས་གྱུར་གསར་གསོ་སླ། །ཞེས་དྲེག་ནད་དེ་ནད་གཞི་གཅིག་ལས་བྱུང་བ་དང་། གསར་དུ་བྱུང་ཞིང་ཡུན་མ་ལོན་པ་ནི་གསོ་བ་སླ་བའོ། །གལ་དེ་དུས་སུ་བཅོས་མ་ཐུབ་པར་ཐ་མ་རྙིངས་པར་གྱུར་ནས་རྩ་ཆུ་རྡུས་ཚོགས་ཤ་ཚིལ་ཀུན་ལ་ཁྱབ་ཅིང་ལྷག་པར་དུ་ཆེས་ཆེར་སྐྲངས་ཤིང་མི་བཟོད་པར་ན་ཞིང་སྐྲངས་པོ་ཡང་ཤིན་དུ་སྣ་ལ་ཧྲེམ་ཞིང་ཙྭོད་ཆེ་བ། གཞང་ཁ་དང་རྡུས་པའི་ཚོགས་གཞི་རྣམས་ཀྱང་ཚད་པ་སླམ་དུ་སེམས་ལ། ནད་ཀྱི་སྟོབས་ཟུགས་ཡོངས་སུ་རྒྱས་པའམ་རྫོགས་པའི་ཚེ་ན་རྐང་ལག་སོགས་ཞ་འཐེང་དུ་འགྱུར་བ་ཡིན་པས། འདིའི་དུས་སུ་ཤིན་ཏུ་གསོ་བ་དཀའ་བར་འགྱུར་བ་ཡིན། ཡན་ལག་བརྒྱད་པའི་སྙིང་པོ་བསྡུས་པ་ལས། རྐང་པ་གཉིས་ཀྱི་རྩ་བར་གནས། །ལན་འགའ་ལག་པ་དག་ཏུ་གནས། །ཞེས་དང་། ཤོག་དྲིལ་ལས། དྲེག་གི་རྩ་ནི་སྐ་ཐུང་མཁྲང་ལ་གྲིམས། །ཁྲག་ཚད་རྩ་འདྲ་ཁྱད་པར་རྟུང་ཞིག་གསུང་། །དྲེག་གི་རྩ་ལ་ངེས་མེད་ཚད་པ་འདྲ། །ཞེས་གསུངས་པ་བཞིན་ནོ། །

བཞི་པ། མི་ནོར་བའི་རྟགས།

རྗེ་གཡུ་ཐོག་པའི་ཤོག་དྲིལ་ལས། མི་ནོར་རྟགས་སུ་ཆུ་ལ་རྣ་གཞོབ་སྦྲོ། །ཞེས་གསུངས་པ་བཞིན་ནད་པའི་དྲི་ཆུར་བརྟག་པས་རྣ་གཞོབ་ལྟ་བུའི་གསུར་དྲི་ཞེན་ཉིད་སྦྲོ་བ་དང་། གསར་བའི་དུས་སུ་པགས་པ་དང་ཁྲག་ལ་གནས་པས་ཟངས་མདོག་ལྟར་དམར་ཞིང་ཙྭོད་ཆེ་ལ་རེག་མི་བཟོད་པ་དང་། གནས་རྐང་པའི་མཐེབ་ཆེན་ལ་ཐོག་མར་འབབ་ཅིང་སྐྲངས་དང་ན་ཟུག་འཕེལ་འགྲི་སྐྱེན་པའོ། །

ལྔ་པ། འབྲུལ་སོ་བསལ་བ།

དྲེག་གི་ནད་འདི་རྐང་འབམ་དང་། གྲུམ་བུ། རྩ་དཀར་སོགས་ལ་ནོར་ཉེན་ཆེ་བས་འབྲུལ་སོ་བསལ་དགོས་ཏེ། ཡན་ལག་སྐྲངས་ལ་སྨུག་ནག་ཏུ་འགྱུར་བ་དང་རེངས་ཤིང་འཁུམས་པ་སོགས་ཀྱིས་རྐང་འབམ་དང་དྲེག་ནད་གཉིས་འབྲུལ་སོ་ཆེ་ཡང་། རྐང་འབམ་ན་ཟུག་ཚུང་ཞིང་ནད་གཞི་སྟོད་ནས་སྨད་དུ་འབབ་པ་དང་། དྲེག་ནད་ཟུག་གཟེར་ཆེ་ཞིང་འཕེལ་འགྲི་སྐྱེན་ནོ། །

ཡན་ལག་རེངས་ཤིང་སོར་མོ་འཁུམས་པ་དང་ཚོར་བ་ཉམས་པ་སོགས་དྲེག་དང་རྩ་དཀར་འདྲ་ཡང་རྩ་དཀར་ལ་ཁ་མིག་ཡོ་ཞིང་ཞ་སྦྲིད་དང་དྲན་པ་ཉམས་པ་སོགས་འབྱུང་བས་མི་འབྲུལ་ལོ། །

ན་བའི་ཟུག་གཟེར་ཆེ་ཞིང་ལྷག་པར་དུ་འགུལ་ཚེ་ན་ལ་སྐད་ངན་འཚོར་བ་དང་ཡན་ལག་རེངས་འཁུམས་སོགས་ཀྱིས་ནོར་ཉེན་ཆེ་ཡང་། ཞིབ་ཏུ་བརྟག་པས་གྲུམ་བུ་ནི་ཇི་སྐད་དུ། ཤོག་དྲིལ་ལས། ཕྱི་ཡུལ་རྐང་ལག་བཞི་པོ་ན་རེས་བྱེད། །སྐམ་ཁོལ་བྱེད་པ་ཚིགས་པ་ཉ་བཞི་ཡིན། །ལྷང་རེས་བྱེད་པ་དཔྱི་མགོ་གཉིས་པོ་ཡིན། །གྲུམ་གྱིས་འཁུམས་པ་རྐེད་པ་ཉ་བཞི་ཡིན། །ཟུབ་མོ་ན་ཞིང་མགོ་སྦྱུ་བྱེ་བའོ། །ཞེས་གྲུམ་ནད་ནི་ལུས་ཀྱི་ཚིགས་གཞི་ཐམས་ཅད་ཁོལ་བུར་ན་ཞིང་བསྐྱན་གྲང་གི་ཡུལ་དུ་སྡོད་དྲག་པ་སོགས་ཀྱིས་སློང་སླ་བ་དང་། དྲེག་ནི་ཐོག་མར་རྐང་བའི་མཐེ་བོང་ལ་གཙོ་བོར་གནས་ཤིང་རིམ་གྱིས་ལག་པའི་གྲུ་ཚིགས་སོགས་ཀྱི་ཆུ་རྒྱུས་ལ་མཆེད་ཅིང་ཟས་སྐྱོམ་སྐམ་བཅུད་དང་ལྷག་ཏུ་ནང་ཁྲོལ་ལམ་ཆང་རག་གི་རིགས་དང་། སྤྱོད་ལམ་སྐྱིད་པོར་སྡོད་ཆེ་བ་སོགས་ཀྱིས་སློང་སླ་བའོ། །

དྲུག་པ། བླ་གཉན།

དྲེག་ནད་ཀྱི་བླ་གཉན་དུ་གྲུམ་བུ་དང་། གཉན་གཟེར་རིགས་འབྱུང་སླ་བས། ནད་འདི་གསོ་བའི་རྒྱུད་རིམ་ཁྲོད་གྲུམ་ནད་དང་གཉན་གཟེར་རིགས་མི་འབྱུང་བར་དོ་སྣང་བྱ་དགོས།

བདུན་པ། བཅོས་ཐབས།

༡ བཅོས་ཚུལ།

བཅོས་ཐབས་རྒྱུད་བཅོས་ཅི་རིགས་རྒྱུད་བསལ་ལ། །དེ་རྗེས་མང་དུ་གཏར་ལ་ཅུང་དུ་

དབྱུང་། །ཅག་ཅག་ལྷང་ལྷང་ན་སར་རྫབས་རུ་གཟུགས། །སྐྲངས་ཆེ་དམར་ལ་ཐུར་མས་གཅག་པར་བྱ། །ཀུན་ལ་བད་ཚིལ་རླུང་ཁྲག་གཙོ་བོར་བཅོས། །

ཞེས་པ་ལྟར་དང་པོ་ནང་སྨྱིན་བསལ་དགོས་ཏེ། རླུང་བཅོས་ཅི་རིགས་ཀྱིས་རླུང་བསལ་དེ་སྨུམ་འཚོས་བྱ། དེ་རྗེས་གཏར་བ་གྲངས་མང་དུ་བྱ་ཞིང་ཁྲག་བོངས་ཉུང་དུ་རྐང་ལག་གང་བབས་ཀྱི་རྩ་ནས་དབྱུང་དགོས་ཀྱང་ཉམ་ཆུང་རླུང་ཤས་ཆེན་གཏར་མི་རུང་ཞིང་། ཅག་ཅག་ལྷང་ལྷང་ན་བའི་སར་རྫབས་རྭ་གཟུགས་པར་བྱ་སྟེ། འཇིབས་སུ་བཙུག སྐྲངས་ཆེ་ལ་དམར་བ་ཐུར་མས་བཙག་པ་དང་རྫབས་རྭའི་ཤུལ་དེ་གཙགས་བུས་དྲལ་དེ་ཁྲག་འདོན་པར་བྱ་བ་དང་། དེ་ཡང་རླུང་མཁྲིས་ཁྲག་དང་བད་ཀན་སོགས་ནད་ཐམས་ཅད་ལ་བད་ཚིལ་ཞི་ཞིང་རླུང་ཁྲག་སློམས་པར་བྱེད་པ་གཙོ་བོར་བཅོས་དགོས་སོ། །

དེ་བཞིན་ཡན་ལག་བརྒྱད་པའི་སྙིང་བསྡུས་ལས། དེར་ནི་ཕྱུག་པོའི་རླུང་ནད་ཀྱིས། །གསོ་བ་དྲིག་ནད་གསོ་བར་བྱ། །ཁྲག་ནི་དྭངས་པར་བྱེད་པ་ཡི། །སྨུམ་དང་སྨན་གྱིས་སྦྱོར་བ་བྱ། །ཞེས་པ་གནད་དུ་རྟོགས་པར་བྱའོ། །

༢ གཉིས་པ།

(༡) ཨ་རུ་བཙྭ་གསུམ་གྱི་ལྡེ་གུ

ཀུན་ལ་འབྲས་བུ་གསུམ་དང་ཚ་བ་ལྡ། །གཉྫལ་ཏ་ཤིང་ཚ་བ་ཤ་ཀ །པི་ལིང་སྨུ་ལ་རྩ་གང་བྱི་ཏང་ག །ཤུ་དག་སྤང་སྤོས་ལྷུགས་གཡའི་ལྡེ་གུ་ཡིས། །དྲིག་ནད་གཟེར་བཅས་མ་ལུས་སེལ་བར་བྱེད། །

དྲིག་ནད་ཀུན་ལ་འབྲས་བུ་ཨ་བར་སྐྱུར་གསུམ་དང་། ཚ་བ་ལྡ་སྟེ་སྒ་སྐྱ་པི་པི་ལིང་ཕོ་བ་རིས་ཙི་ཏྲ་ཀ་དང་། གཉྫལ་ཏ་དང་། ཤིང་ཚ། བ་ཤ་ག པི་ལིང་སྨུ་ལ་ཞེས་པི་པི་ལིང་གི་རྩ་བ། རུ་གང་། བྱི་ཏང་ག ཤུ་དག སྤང་སྤོས་རྣམས་ལྷུགས་སྣོད་དུ་བསྐོལ་བའི་ཨ་རུ་བཙུ་གསུམ་གྱི་ལྡེ་གུས་དྲིག་ནད་གཟེར་དང་བཅས་པ་མ་ལུས་སེལ་བར་བྱེད་པའོ། །

(༢) དུར་བྱིད་བཞི་བའི་སྦྱོར་བ།

དུར་བྱིད་ཨ་རུ་རྒྱམ་ཚྭ་པི་པི་ལིང་། །བཀྲུ་འཇམ་སྦྱོར་བ་དྲིག་འཛོམས་སྨན་མཆོག་ཡིན། །

དུར་བྱིད་དང་། ཨ་རུ་ར། རྒྱམ་ཚྭ། པི་པི་ལིང་རྣམས་འཇམ་རྩི་བཀྲུ་འཇམ་གྱི་སྦྱོར་བ་ལྟར་བྱས་པས་དྲིག་ནད་འཛོམས་པའི་སྨན་མཆོག་ཡིན།

(༣) ཉིལ་དམར་ལྔ་བའི་ལྡེ་གུ

ནང་སྨྲིན་སོལ་ན་ཕྱི་ནས་ཐུག་པས་བཅོས། །ཉིལ་མར་སྦྲང་རྩི་གུ་གུལ་ཐལ་ཏྲེས་བཅོད། །བསྐོལ་བའི་ལྡེ་གུ་ཐུག་པས་ཏྲིག་ནད་སེལ། །

ནང་སྨྲིན་བསལ་ནས་སོལ་ཚར་ན་ཕྱི་ནས་ཐུག་པས་བཅོས་དགོས་ཏེ། དེའང་ཉིལ་མར་དང་། སྦྲང་རྩི། གུ་གུལ། ཐལ་ཏྲེས་ཞེས་ལུག་རུའི་མེ་ཏོག་དང་། བཅོད་རྣམས་བསྐོལ་བའི་ཉིལ་དམར་ལྔ་ལྡེ་གུ་ཐུག་པས་ཏྲིག་ནད་སེལ་ལོ། །

གཞན་ཡང་ཐོག་མར་སྨན་ཏྲིག་ཐང་དང་སླེ་ཏྲེས་ལྔ་ཐང་། ཀླུ་བདུད་བཅོ་བརྒྱད། ཁྱུང་ལྔ། དངུལ་ཆུ་བཅོ་བརྒྱད་སོགས་བཏང་ནས་གཉན་ཁ་གཅོག་ཐབས་བྱེད་དགོས་པ་དང་། རྗེས་སུ་སེ་འབྲུ་དྭངས་གནས་དང་། སྤོས་ཁྱུང་བཅོ་ལྔ། སེང་ལྡེང་ཉེར་གསུམ་དང་ཉེར་ལྔ། མགྲིན་མཚལ་ཉེར་ལྔ་སོགས་གང་ལ་གང་འཚམ་གྱིས་བསྟེན་པ་དང་། རྭ་འཇིབ་རྒྱག་པ་དང་། ཆུ་ཚན་ལ་ཞུགས་པ་སོགས་ཀྱི་སྒོ་ནས་བཅོས་དགོས། ཡང་ན། གསོ་རིག་ཀུན་འདུས་ལྟར་ཕོང་དུ་གཉན་ཚད་གཅོག་པར་བྱེད་པའི་སྨན་གུ་གུལ་བཙུ་བ་འམ་དེ་སྟེང་དངུལ་ཆུ་བཅོ་བརྒྱ་ཚན་རེ་བསྣན་པ་གཏོང་། ཡང་ན་སྤོས་ཁྱུང་བཅོ་ལྔ་བའམ་བོང་ཁྲག་ཉེར་ལྔ་སེང་ལྡེང་ཁུ་བས་དབུལ་ལ་བཏང་། སྐབས་སུ་དྭངས་མ་གནས་འཇོག་ཀྱང་བཏང་། ཡུང་བ་དང་བོང་ནག་གཉིས་ར་དཀར་འོ་མས་ཐུགས་ནས་ན་ཟུག་གཅོག ཡང་ན་རུ་ཏ་བདུན་སྦྱོར་ཐུགས་པས་ཏྲིག་ནད་ན་ཟུག་གཅོག་ཅིང་གཏིང་འདོན་བྱེད། དེ་ལྟར་གསོ་ཐབས་སྦྱར་ཀྱང་ཞི་དཀའ་ན་དངུལ་ཆུ་རིན་ཆེན་བཅོ་བརྒྱད་པའམ་སྤོས་དཀར་བཅོ་བརྒྱད་པ་བཏང་བར་བྱའོ། །

བརྒྱད་པ། རྗེས་གཅོད།

མན་ངག་ལྷན་ཐབས་ལས། རྗེས་སུ་མུ་ཟེ་ལ་སོགས་ཆུ་ཚན་འཕྱོད། །ཆུ་སེར་སྐྱིད་ཟས་དཀར་མངར་སྐྱུར་རྣམས་སྤངས། །སྤྱོད་ལམ་དྲག་ཤུལ་མ་ཡིན་བྲེལ་བར་བཅག །ཅེས་པ་ལྟར་རང་བྱུང་གི་ཆུ་ཚན་དང་རྩ་བ་ལྔ་དང་བདུད་རྩི་ལྔའི་སྨན་ལུམས་རྣམས་ཏྲིག་ནད་ཀྱི་རྗེས་གཅོད་དུ་ཕན་ཞིང་། གང་ཡང་ཆུ་སེར་སྐྱིད་པར་བྱེད་པའི་ཟས་དཀར་མངར་དང་སྐྱུར་གྱི་རིགས་དང་སྤྱོད་ལམ་དྲག་ཤུལ་རྣམས་ཡུན་རིང་བར་སྤང་བ་ཤིན་ཏུ་གཅེས་སོ། །

ཅེ་བྲག་ཏུ་བཤད་པ།

ས་བཅད་དང་པོ། རླུང་ལས་གྱུར་པ།

རླུང་ལས་གྱུར་པའི་དྲིག་ནད་ཅེས་པ་ནི་ཟས་དང་སྤྱོད་ལམ་དམན་ལྷག་ལོག་པས་རླུང་ཁྲག་འཁྲུགས་ཏེ་རྐང་པའི་མཐེ་བོང་དང་གྲུ་ཚིགས་སོགས་རུས་ཚིགས་དང་ཆུ་རྒྱུས་ལ་མཆེད་ཅིང་དེའང་ཉེས་གསུམ་ལས་རླུང་ཤས་ཆེ་བའི་ནད་ཅིག་ཡིན་ནོ། །

དང་པོ། སློང་རྐྱེན།

རྒྱུ་རྐྱེན་ནི་རླུང་ཁྲག་འཁྲུགས་པར་བྱེད་པའི་ཟས་དང་སྤྱོད་ལམ་བསྟེན་ཅིང་། ཁྱད་པར་དུ་ན་ཚོད་རྒན་ཞིང་རླུང་གི་རང་བཞིན་ཅན་གྲང་བའི་གནས་སུ་འཁྱགས་པ་དང་། སྐྱོ་ཆག་གཉིད་ཆག་སོགས་ཀྱིས་སློང་ངེས་པ་ཡིན།

གཉིས་པ། ནད་རྟགས།

ཁྱད་པར་རླུང་གྱུར་གཟེར་འཕྲིག་འཕེལ་འགྲིབ་བྱེད། །སྐྲངས་ལ་ནག་པོ་སྔོན་པོའི་ཐིག་ལེ་འོང་། །

ཞེས་པ་ལྟར་རླུང་ལས་གྱུར་པའི་དྲིག་ནད་ནི་གཟེར་ཟུག་ཆེ་ཞིང་འཕྲིག་ལ་སྐྲངས་པ་འཕེལ་འགྲི་བྱེད་པ་དང་། སྐྲངས་མདོག་ནག་པོའམ་སྔོན་པོའི་ཐིག་ལེ་འོང་ངོ་། །

གཞན་ཡང་ཡན་ལག་བརྒྱད་པའི་སྙིང་བསྡུས་ཀྱི་རང་འགྲེལ་ལས། དེ་ལ་རླུང་ཤས་ཆེ་བའི་དྲིག་ནད་ནི་ཟུག་གཟེར་བ་དང་། པར་པར་བྱེད་པ་དང་། ན་བ་དང་། ལུས་སྐྲངས་ཤིང་རྫུབ་པ་དང་། མདོག་གནག་པ་དང་། སྦོ་བསངས་སུ་འདུག་པ་དང་། ཡང་དང་ཡང་ན་ཞིང་ཞི་བར་བྱེད་པ་དང་། རྩ་ཆེན་པོ་དང་ཚིགས་དང་སོར་མོ་རྣམས་འཁུམས་པ་དང་། ལུས་བཅིངས་པ་སྐམ་བྱེད་ཅིང་ཤིན་ཏུ་ན་བ་དང་། གྲང་བ་ལ་ཞེ་སྡང་བ་དང་། ལུས་ལ་གྲང་བས་རེག་ན་བདེ་བ་དང་། རེངས་པ་དང་། ལུས་ལ་ཚོར་བ་མེད་ཅིང་བེམ་བེམ་པོར་འདུག་པ་རྣམས་ཡིན་ནོ། །
ཞེས་གསུངས་སོ། །

གསུམ་པ། བཅོས་ཐབས།

༡ བཅོས་ཚུལ།

ཀུན་ལ་བད་ཚིལ་རླུང་ཁྲག་གཙོ་བོར་བཅོས། །ཞེས་པ་ལྟར་དྲེག་ནད་གང་ཡང་བད་ཚིལ་ཞི་བར་བྱེད་པ་དང་རླུང་ཁྲག་སྐོམས་པར་རྒྱ་བའི་གཉེན་པོ་རིགས་བསྟེན་པ་དང་། ལྷག་ཏུ་རླུང་གྱུར་འདི་ལ་ནུས་པ་འཇམ་རྟ་དང་ལྡན་པའི་ཟས་སྨན་རིགས་ཀྱིས་བཅོས་པར་བྱའོ། །

༢ གཉེན་པོ།

(༡) ཟས་སྤྱོད།

ཟས་སྐོམ་ནི་སྙིང་པོ་བསྡུས་པ་ལས། རླུང་ཤས་ཆེ་བའི་དྲེག་ནད་ལ། །མར་ནི་རྙིང་པ་བླུད་པར་བྱ། །ཞེས་པ་ལྟར་འོ་མ་དང་བུར་ཆང་རུས་ཆང་སོགས་རྒྱུད་ནས་གསུངས་པའི་རླུང་ནད་ཅན་གྱི་ཟས་སྐོམ་རིགས་བསྟེན་པ་དང་། སྤྱོད་ལམ་ཅུང་ཟད་ཧྲོ་བའི་གནས་སུ་དྲག་ཤུལ་མ་ཡིན་པར་བྲེལ་ཙམ་བཅག་པར་བྱའོ། །

(༢) སྨན།

རླུང་གྱུར་པ་གཅིན་སྤོས་དཀར་འོ་མས་སྦྱངས། །དེ་འོག་སླེ་ཏྲེས་བསྐོལ་བའི་ཁུ་བ་དང་། འོ་མ་བསྐོལ་བ་ག་ར་བཏབ་ལ་བཏང་། །རྒྱུན་འབྲུམ་ཤིང་མངར་ག་ར་མར་བསྐོལ་བླུད། །

ཅེས་པ་ལྟར་རླུང་ལས་གྱུར་པའི་དྲེག་ནད་ལ་སྨན་བ་གཅིན་དང་། སྤོས་དཀར། འོ་མ་གསུམ་གྱི་སྦྱོར་བས་སྦྱངས་པ་དང་། དེ་རྗེས་སླེ་ཏྲེས་དང་། འོ་མ་བསྐོལ་བར་ག་ར་བཏབ་ལ་བཏང་བ་དང་། རྒྱུན་འབྲུམ་དང་ཤིང་མངར་ག་ར་མར་རྣམས་ལྷན་དུ་བསྐོལ་ལ་བླུད་པར་བྱའོ། །གཞན་དྲེག་ཐང་སོགས་ཀྱི་སྨན་དང་ཨ་གར་སོ་ལྔ་བཅས་གང་འཚམ་རིག་པས་དཔྱད་དེ་གཏོང་ངོ་། །

(༣) དཔྱད།

དཔྱད་ཀྱིས་བཅོས་པ་ནི་སྐངས་པ་དང་ཟུག་གཟེར་ཆེ་དུས་མཐེབ་ཆུང་དྲེག་རྩའམ་གང་ཉེའི་རྩ་གཏར་དགོས་ཀྱང་གཞན་ཁམ་ཚོགས་བར་དུ་མི་གཏར་ཞིང་། ཏ་ཅང་གཏར་བ་ཐུས་ན་ནད་ཡུན་རིང་བས་ཐུ་མི་ཉུང་བ་དང་། ཁྱད་པར་རླུང་ཤས་ཆེ་ན་རྩ་གཏར་མི་ཉུང་བས་ཙག་ཙག་ལྷང་ལྷང་ན་སར་ཛབས་རྣ་བཙུགས་ཏེ་ངན་ཁྲག་དབྱུང་བར་བྱ་སྟེ། ཡན་ལག་བརྒྱད་པ་ལས། ལུས་ཞུམ་པ་དང་ཡོང་རྩུབ་ཅིང་། །རླུང་ཤས་ཆེ་ལ་ཁྲག་མི་དབྱུང་། །ཞེས་པ་ལྟར་དང་། གཞན་ཨ་གར་སོ་ལྔ་དང་ཁྱུང་ལྔ་མཉམ་བསྲེས་མར་དང་སྦྱར་བའི་ལྡེ་གུ་བྱུགས་པས་འཕྲལ་ཟུག

གཙོག་ཅིང་། མཇུག་ཏུ་མུ་ཟེའི་ཆུ་ཚན་དང་། བདུད་རྩི་ལྔ་ལུམས་བསྟེན་ན་ཕན་ཆེའོ། །

ས་བཅད་གཉིས་པ། མཁྲིས་པ་ལས་གྱུར་པ།

མཁྲིས་པ་ལས་གྱུར་པའི་དྲེག་ནད་ཅེས་པ་ནི་ཟས་དང་སྤྱོད་ལམ་དམན་ལྷག་ལོག་པས་རླུང་ཁྲག་འཁྲུགས་ཏེ་རྐང་པའི་མཐེ་བོང་དང་གྲུ་ཚིགས་སོགས་རུས་ཚིགས་དང་ཆུ་རྒྱུས་ལ་མཆེད་ཅིང་དེའང་ཉེས་གསུམ་ལས་མཁྲིས་པ་ཚ་བའི་ངོ་བོ་ཆེར་འཕེལ་བའི་ནད་ཅིག་ཡིན་ནོ། །

དང་པོ། སློང་རྐྱེན།

རླུང་ཁྲག་འཁྲུག་པར་བྱེད་པའི་ཟས་དང་སྤྱོད་ལམ་སྔ་དྲེག་ནད་ཀྱི་སློང་རྐྱེན་སྤྱི་དང་། ཁྱད་པར་དུ་ན་ཚོད་དར་ལ་བབས་ཤིང་མཁྲིས་པའི་རང་བཞིན་ཅན་ལ་སྨུམ་བཙུད་ཤས་ཆེ་བ་སོགས་ཀྱིས་སློང་བར་བྱེད་དོ། །

གཉིས་པ། ནད་རྟགས།

མཁྲིས་གྱུར་ཐྲོད་ཆེ་དམར་ལ་རེག་མི་བཟོད། །

ཅེས་པ་ལྟར་མཁྲིས་པ་ཤས་ཆེ་བའི་དྲེག་ནད་ལ་ནི་ཚ་བ་ཙུར་ཙུར་པོར་འདུག་པ་དང་ཐྲོད་ཆེ་བ། སྐྲངས་མདོག་དམར་ལ་ན་ཟུག་གིས་རེག་མི་བཟོད་པ་དང་། གཞན་ཡང་རྨོངས་བག་ཏུ་འདུག་པ་དང་། རྟུལ་ཆེ་བ་དང་། བཀྲུལ་བ་དང་། སྨྱོས་པ་དང་། སྐོམ་དད་ཆེ་བ་དང་། ཚོས་པ་དང་། རབ་ཏུ་ཐྲོ་བ་རྣམས་འབྱུང་སྟེ། ཡན་ལག་བརྒྱད་པའི་སྙིང་པོ་བསྡུས་པ་ལས། མཁྲིས་གྱུར་ཚ་ཞིང་རྨོངས་བག་དང་། །རྟུལ་ཞིང་བཀྲུལ་སྨྱོས་སྐོམ་དད་ཆེ། །རེག་མི་བཟོད་ཅིང་ན་ལ་དམར། །སྐྲང་ཤིང་སྨིན་པ་ཤིན་ཏུ་ཐྲོ། །ཞེས་གསུངས་སོ། །

གསུམ་པ། བཅོས་ཐབས།

༡ བཅོས་ཚུལ།

ཀུན་ལ་བད་ཚིལ་རླུང་ཁྲག་གཙོ་བོར་བཅོས། །ཞེས་པ་ལྟར་དྲེག་ནད་གང་ཡང་བད་ཚིལ་ཞི་བར་བྱེད་པ་དང་རླུང་ཁྲག་སྙོམས་པར་རྒྱུ་བ། དེ་བཞིན་ཁྲག་ཉིད་དྭངས་པར་བྱེད་པའི་གཉེན་པོ་རིགས་བསྟེན་པ་གལ་ཆེ་ཞིང་།

ཁྱད་པར་དུ་མཁྲིས་པ་ལས་གྱུར་པའི་དྲིག་ནད་ལ་ནུས་པ་བསིལ་སླ་དང་ལྡན་པའི་ཟས་སྣ་རིགས་ཀྱིས་བཅོས་པར་བྱའོ། །

༢ གཉེན་པོ།

(༡) ཟས་སྤྱོད།

དེ་ཡང་གསོ་རིག་ཀུན་འདུས་ལྟར་ཚ་བའི་སྐབས་སུ་ཟས་སྤྱོད་བསིལ་བ་བསྟེན་པ་དང་། ཞག་བཅུ་འམ་ཟླ་ཕྱེད་ལོན་པ་དང་ཚད་པའི་སྟོབས་བྲི་འདུག་ན་བ་རའི་ཞོ་དར་དང་རི་དྭགས་ཀྱི་ཤ་གསར་ཞུང་ཟད་རེ་བསྟེན་པ། དེ་ནས་རིམ་གྱིས་བྲིད་ལ་གཏོང་བར་བྱ་ཞིང་ཆུ་སེར་སྐྱེད་པའི་ཟས་དཀར་མངར་དང་སྐྱུར་གྱི་རིགས་སྤངས། སྤྱོད་ལམ་དྲག་ཤུལ་རིགས་ལ་ལྷག་ཏུ་འཛེམ་མོ། །

(༢) སྨན།

མཁྲིས་གྱུར་ཉེ་ཤིང་ཏོང་ལེན་འབྲས་བུ་གསུམ། །ལྕེ་ཏྲེས་པ་ཏོལ་འོ་མ་མར་བསྐོལ་བླུད། །ཀུར་ཀུམ་སྐྱེར་བ་བསྐོལ་ལ་སྦྲང་སྦྱར་བྱིན། །དེ་འོག་དུར་བྱིད་རྒྱན་འབྲུམ་འོ་མར་སྦྱར། །

ཞེས་པ་ལྟར་མཁྲིས་པ་ལས་གྱུར་པ་ལ་ཉེ་ཤིང་དང་། ཏོང་ལེན། འབྲས་བུ་གསུམ། ལྕེ་ཏྲེས། པ་ཏོ་ལ། འོ་མ། མར་བཅས་བསྐོལ་བ་ལ་བླུད། ཡང་ན་ཀུར་ཀུམ་དང་སྐྱེར་བ་གཉིས་བསྐོལ་ལ་སྦྲང་དང་སྦྱར་ལ་བླུད་ཅིང་། དེ་འོག་དུར་བྱིད་དང་། རྒྱན་འབྲུམ་གཉིས་འོ་མ་དང་མར་ལ་སྦྱར་བ་བླུད་པར་བྱའོ། །གཞན་ཡང་དྲིག་ཐང་སོགས་སྤྱི་སྨན་དང་དེ་སྟེང་ལྕེ་ཏྲེས་ལྔ་ཐང་། དངུལ་ཆུ་བཅོ་བརྒྱད། སྤོས་ཁྱུང་བཅོ་ལྔ་སོགས་ཚ་བའི་གཉེན་པོ་གང་འཕྲོད་བསྟེན་ནོ། །

(༣) དཔྱད།

ཙ་བོ་ཚ་བའི་དབང་གིས་སྐྲངས་པ་དང་ཟུག་གཟེར་ཆེ་དུས་མཐེབ་ཆུང་དྲིག་རྩའམ་གང་ཉེའི་རྩ་གཏར་དགོས་པ་དང་། འོན་ཀྱང་གཞན་ཁམ་ཆོག་པའི་སྔོན་དུ་གཏར་ན་ནད་ཡུན་རིང་བས་གཏར་སྔ་མི་རུང་། མཐུག་ཏུ་ལྷན་ཐབས་ལས། ཟེས་སུ་མུ་ཟི་ལ་སོགས་ཆུ་ཚན་འཕྲོད། །ཅེས་པ་ལྟར་བྱ་ལ། གཞན་ཡང་སྙིང་བསྡུས་ལས། ཁྲག་མཁྲིས་ཤས་ཆེའི་དྲིག་ནད་ལ། །བུག་པ་ལ་སོགས་བསིལ་བས་བྱ། །རྡོ་བས་ཚ་ཞིང་ན་ལ་དམར། །རྟོལ་འབྱུང་གས་པ་འབྱུང་བར་འགྱུར། །ཞེས་གསུངས་པ་བཞིན་བསིལ་བའི་རང་བཞིན་གྱི་ལྡེ་གུའི་བུག་པ་དང་ཆུ་གྲང་གི་དུགས་བཅས་བསྟེན།

ས་བཅད་གསུམ་པ། ཁྲག་ལས་གྱུར་པ།

ཁྲག་ལས་གྱུར་པའི་དྲིག་ནད་ཅེས་པ་ནི་ཟས་དང་སྤྱོད་ལམ་དམན་ལྷག་ལོག་པས་རླུང་ཁྲག་འཁྲུགས་ཏེ་རྐང་

པའི་མཐེ་བོང་དང་གྲུ་ཚིགས་སོགས་རུས་ཚིགས་དང་ཆུ་རྒྱུས་ལ་མཆེད་ཅིང་དེའང་གནོད་བྱ་ཁྲག་གི་ཁམས་ཆེར་འཕེལ་བའི་ནད་ཅིག་ཡིན་ནོ། །

དང་པོ། སློང་རྐྱེན།

རྒྱུ་རྐྱེན་ནི་རླུང་ཁྲག་འཁྲུགས་པར་བྱེད་པའི་ཟས་དང་སྤྱོད་ལམ་སྤྱི་དང་། ཁྱད་པར་དུ་རྨུས་བཙུད་དང་རྣོ་ཚའི་རིགས་ཀྱི་ཟས་སྐོམ་བསྟེན་དྲགས་པ་དང་ཁྲག་མཁྲིས་འཁྲུགས་པར་བྱེད་པའི་སྤྱོད་ལམ་རྒྱུན་མཐུད་དུ་བསྟེན་པས་སློང་བར་བྱེད་དོ། །

གཉིས་པ། ནད་རྟགས།

ཁྲག་སྒྱུར་ཚ་འབྲབ་མདོག་དམར་འདྲིལ་བར་བྱེད། །

ཅེས་པ་ལྟར་ཁྲག་ལས་གྱུར་པ་ནི་ཚ་འབྲབ་བྱེད་ཅིང་མདོག་དམར་པོ་རྣག་ཏུ་འདྲིལ་བར་བྱེད་དེ། དེ་ཡང་ཡན་ལག་བརྒྱད་པའི་སྙིང་བསྡུས་ལས། ཁྲག་ཤས་ཆེ་སྐྲངས་རབ་ན་ཟུག །དམར་ཞིང་ཚ་བ་ཙག་ཙག་བྱེད། །རྨུམ་དང་རྫུབ་པས་ཞི་མི་འགྱུར། །གཡའ་དང་འདྲིལ་བར་ལྡན་པ་ཡིན། །ཞེས་ཁྲག་གི་ཤས་ཆེ་བའི་དྲེག་ནད་ནི་ཚ་འབྲབ་བྱེད་ལ། ཐངས་མའི་མདོག་ལྟར་རབ་ཏུ་དམར་ཞིང་སྐྲངས་པ་དང་། ཟུག་ཅིང་ན་བ་དང་། ལུས་བེམ་པོར་ཡུངས་ཀར་གྱི་འདག་གྲུས་བསྐུས་པ་བཞིན་ཚ་ཙག་ཙག་སེམས་པ་དང་། རྨུམ་པ་དང་། རྫུབ་པས་ཞི་བར་མི་འགྱུར་པ་དང་། གཡའ་བ་དང་རུལ་བར་ལྡན་པ་ཡིན་ནོ། །

གསུམ་པ། བཅོས་ཐབས།

༡ བཅོས་རྒྱུ།

དེའང་དྲེག་ནད་གང་ཡིན་ཡང་བད་ཚོལ་ཞི་བར་བྱེད་པ་དང་རླུང་ཁྲག་སྙོམས་པར་གཏོང་རྒྱུ་གལ་ཆེ་ཞིང་། དེ་བཞིན་ཡན་ལག་བརྒྱད་པའི་སྙིང་བསྡུས་ལས་གསུངས་པའི་ཁྲག་ཉིད་དྭངས་པར་བྱེད་པའི་གཉེན་པོ་རིགས་བསྟེན་པ་ནི་དེ་བས་གཙོ་ཆེ་ལ། ཁྱད་པར་དུ་ཁྲག་ལས་གྱུར་པའི་དྲེག་ནད་ལ་ནུས་པ་བསིལ་མཉེན་སླབ་དང་ལྡན་པའི་ཟས་སྨན་རིགས་ཀྱིས་བཅོས་དགོས་སོ། །

༢ གཉེན་པོ།

(༡) ཟས་སྤྱོད།

སྙིང་པོ་བསྡུས་པ་ལས། ཁྲག་མཁྲིས་ཤས་ཆེའི་ནད་ལ། །བཅུག་པ་ལ་སོགས་བསིལ་བས་བྱ། །ཞེས་པ་ལྟར་དེ་ཡང་ཁྲག་གི་ངོ་བོ་ཚ་བ་ཡིན་པས་ཟས་སྤྱོད་བསིལ་བ་ཤུགས་ཆེར་བསྟེན་པ་དང་། མཁྲིས་པ་ལས་གྱུར་པའི་ནད་བཞིན་ཞག་བཅུའམ་ཟླ་ཕྱེད་ལོན་པ་དང་ཚད་པའི་སྟོབས་བྲི་འདུག་ན་བ་རའི་ཞོ་དར་དང་རི་དྭགས་ཀྱི་ཤ་གསར་ཉུང་ཟད་རེ་བསྟེན་པ། དེ་ནས་རིམ་གྱིས་བྲིད་ལ་གཏོང་བར་བྱ་ཞིང་ཁྲག་མཁྲིས་སྐྱེད་པའི་དམར་ཟས་དང་ཆང་སྦྱར་གྱི་རིགས་སྤངས་ལ། སྤྱོད་ལམ་དྲག་ཤུལ་རིགས་ལ་ལྷག་ཏུ་འཛེམ་མོ། །

(༢) སྨན།

འདིའི་ཐོག་སྨན་དུ་གོང་སྨོས་ཉེ་ཤིང་གི་སྦྱོར་བ་དང་། གུར་གུམ་གྱི་སྦྱོར་བ་སོགས་མཁྲིས་པ་ཚ་བའི་གཉེན་པོ་རིགས་དང་། གཞན་ཡང་ཏིག་ཐང་སོགས་སྤྱི་སྨན་དང་དེ་སྟེང་སྙི་ཏེས་ལྔ་ཐང་། སྒྲུ་རྡ་ཉེར་ལྔ། དམར་པོ་སུམ་ཐང་སོགས་ཁྲག་གི་གཉེན་པོ་གང་འཚམ་བསྟེན་ནོ། །

(༣) དཔྱད།

ཁྲག་མཁྲིས་ལས་གྱུར་ལྟག་ཚེར་ཤིང་མདངར་བཅོད། །སྐྱེར་བ་ཙན་དན་རྒྱ་ཤུག་པུ་ཤེལ་རྩེ། །སྲན་ཆུང་ཀ་རའི་ལྡེ་གུ་གྲང་མོ་བཟུགས། །

ཞེས་པ་ལྟར་ཁྲག་མཁྲིས་ལས་གྱུར་པ་ཡིན་ན་ལྟག་ཚེར་ཏེ་གཉྫ་ཀ་རི་དང་། ཤིང་མངར། བཙོད། སྐྱེར་པ། ཙན་ཏན་དམར་པོ། རྒྱ་ཤུག པུ་ཤེལ་ཙེ། སྲན་ཆུང་ཀ་ར་བཅས་པའི་ལྡེ་གུ་གྲང་མོ་བཟུགས། གཞན་ཡང་སྙིང་པོ་བསྡུས་པ་ལས། བད་རླུང་ཤས་ཆེར་དྲོ་འཇམ་སྦྱར། །དེ་བཟུགས་ལ་སོགས་གྲང་མོ་ཡི། །ལུས་ན་ཚ་ཞིང་གཡའ་ཞིང་སྐྲངས། །སྲུབ་རྣམ་པར་འཕེལ་བར་འགྱུར། །ཞེས་གསུངས་སོ། །

ས་བཅད་བཞི་པ། བད་ཀན་ལས་གྱུར་པ།

བད་ཀན་ལས་གྱུར་པའི་ནད་ཅེས་པ་ནི་ཟས་དང་སྤྱོད་ལམ་དམན་ལྷག་ལོག་པས་རླུང་ཁྲག་འཁྲུགས་ཏེ་རྐང་པའི་མཐེ་བོང་དང་གྲུ་ཚིགས་སོགས་རུས་ཚིགས་དང་ཆུ་རྒྱུས་ལ་མཆེད་ཅིང་དེའང་ཉེས་གསུམ་ལས་བད་ཀན་ས་ཆུའི་རང་བཞིན་གྱི་ངོ་བོ་ཆེར་འཕེལ་བའི་ནད་ཅིག་ཡིན་ནོ། །

དང་པོ། སློང་རྐྱེན།

རླུང་ཁྲག་འཁྲུགས་པར་བྱེད་པའི་ཟས་དང་སྤྱོད་ལམ་སྟེ་ནད་ཀྱི་སློང་རྐྱེན་སྤྱི་དང་། ཁྱད་པར་དུ་རླུན་

ཅན་སྨུམ་པའི་ཡུལ་དུ་འདུག་ཆེ་བ་དང་ཟས་སྐོམ་སྨུམ་བསིལ་དང་ལྷི་རྩུལ་རིགས་ཀྱིས་སློང་བར་བྱེད་དོ། །

གཉིས་པ། ནད་རྟགས།

བད་ཀན་ལས་གྱུར་གཡའ་ལྷི་ཚོར་བ་མེད། །

ཞེས་པ་ལྟར་བད་ཀན་ལས་གྱུར་པའི་དྲེག་ནད་ལ་གཡའ་ཞིང་ལྷི་ལ་ཚོར་བ་མེད་པའི་རྟགས་འབྱུང་སྟེ། ཡན་ལག་བརྒྱད་པ་ལས། བད་ཀན་འགྲུལ་མི་ཤེས་ཤིང་ལྷི། །ཚོར་མེད་སྨུམ་ཞིང་གྲང་བ་དང་། །གཡའ་ཞིང་ཙུང་ཟད་ན་བ་ཡིན། །ཞེས་བད་ཀན་ཤས་ཆེ་བའི་དྲེག་ནད་ལ་ལུས་འགྲུལ་མི་ཤེས་པ་དང་། ལུས་ལྷི་བ་དང་། ཚོར་བ་མེད་ཅིང་བེམ་བེམ་པོར་འདུག་པ་དང་། མདོག་སྨུམ་པ་དང་། ལུས་གྲང་བ་དང་། གཡའ་བ་དང་ཙུང་ཟད་ན་བ་བཅས་ཀྱི་རྟགས་མངོན་ནོ།

གསུམ་པ། བཅོས་ཐབས།

༡ བཅོས་ཚུལ།

དྲེག་ནད་གང་ཡང་བད་ཚིལ་ཞི་བར་བྱེད་པ་དང་རླུང་ཁྲག་སྐེམས་པར་བྱེད་པ། དེ་བཞིན་ཇི་སྐད་དུ། ཁྲག་ཉིད་དྭངས་པར་བྱེད་པ་ཡི། །སྨུམ་དང་སྨན་གྱིས་སྦྱོར་བ་བྱ། །ཞེས་གསུངས་པ་ཤིན་ཏུ་གལ་ཆེ་བ་དང་། ལྷག་པར་དུ་བད་ཀན་ལས་གྱུར་པའི་དྲེག་ནད་འདི་ལ་བད་ཚིལ་འཇོམས་པར་བྱེད་པའི་གཉེན་པོ་བསྟེན་པ་ནི་གནད་ཀྱི་གདམས་པའོ། །

༢ གཉེན་པོ།

(༡) ཟས་སྤྱོད།

བད་ཚིལ་ཞི་བར་བྱེད་པའི་གཉེན་པོ་སྟེ་ཡང་ལ་རྩུབ་པའི་རིགས་དང་ལྷག་ཏུ་འབྲི་ཡི་ཞོ་དར་དང་སྦྲང་རྩི་ཆུ་བསྐོལ་སོགས་རྒྱུད་ནས་གསུངས་པའི་བད་ཀན་ནད་གཞི་ཅན་གྱི་ཟས་སྐོམ་རིགས་བསྟེན་པ་དང་། སྤྱོད་ལམ་རྩོལ་བཅག་དྲོ་ས་བསྟེན་པ་བཅས་སོ། །

(༢) སྨན།

བད་གྱུར་འབྲས་བུ་གསུམ་དང་སྦྲང་རྩི་བཏང་། །སླ་སྒང་གུར་གུམ་སྐྱེར་བསྐོལ་སྦྲང་སྦྱར་བླུད། །ནད་སྟོབས་ལྡན་ན་རྒྱུགས་རྗེས་རྩུབ་བཅོས་བྱ། །

ཞེས་པ་ལྟར་བད་ཀན་ལས་གྱུར་པའི་དྲེག་ནད་ལ་འབྲས་བུ་ཨ་བར་སྐྱུར་གསུམ་དང་སྦྲང་རྩི་སྦྱར་བ་བཏང་བ་དང་། སླ་སྒང་། གུར་གུམ། སྐྱེར་བ་རྣམས་བསྐོལ་བ་སྦྲང་དང་སྦྱར་བ་བླུད་ཅིང་། ནད་སྟོབས་ལྡན་ན་ལས་ལྔ་

ལྟར་སྐྱུགས་ཀྱིས་དྭངས་རྗེས་རྒྱབ་བཅོས་རླུང་ནད་བཙྭ་རེངས་གསོ་བ་ལྟར་བྱ། གཞན་ཡང་དྲེག་ཐང་སོགས་སྦྱི་སྨན་དང་དེ་སྙིང་སེ་འབྲུ་དྭངས་གནས་དང་། སེང་ལྡེང་ཉེར་ལྔ་སོགས་གྲང་བའི་གཉེན་པོ་གང་འཕྲོད་བསྟེན་ནོ། །

(༣) དཔྱད།

ཤུ་དག་རུ་རྟ་ཧུད་པ་སེར་པོ་གཉིས། །ཤུ་ཏིའི་ལྡེ་གུས་བད་རླུང་དྲེག་ནད་སེལ། །
རྙིངས་ནས་མས་བཏང་བཀྲུ་སྨན་སྨུམ་འཚོས་བྱ། །

ཞེས་པ་ལྟར་དེ་ཡང་ཤུ་དག་དང་། རུ་རྟ། ཧུད་པ་རལ་བ། སེར་པོ་གཉིས་ཏེ་ཡུང་སྐྱེར་དང་། ཤུ་ཏི་སྙེ་ཨུ་སུ་ནག་པོ་བཅས་ཀྱི་ལྡེ་གུ་བྱུག་པས་བད་རླུང་དྲེག་ནད་སེལ་བར་བྱེད་པ་དང་། གཞན་ཡང་ཐོག་མར་གཏར་ག་དང་རྗེས་གཅོད་དུ་ནད་དམིགས་རྣམས་སུ་མེ་བཙས་བསྲེག་ལ། ད་དུང་མཇུག་ཏུ་སྨུ་ཟེའི་ཆུ་ཚན་དང་བདུད་རྩི་ལྔ་ལུམས་སོགས་བསྟེན་པར་བྱ། །

སྡོམ་ཆུང་།

དྲེག་ནད་ཅེས་པ་ནི་གནས་སམ་མདོག་ལ་བལྟོས་ནས་བཏགས་པའི་ནད་ཀྱི་མིང་སྟེ། སྟག་ཚང་ལོ་ཙཱ་བས། གྲུ་ཚིགས་གཉིས་དང་རྒྱ་ཚིགས་གཉིས། །དྲེག་བཞི་ཞེས་གྲགས་དེའི་གནས་སམ། །གང་ནའི་གནས་སུ་དྲེག་སྨུག་ནག །ཆགས་པས་དྲེག་ནད་ཅེས་སུ་བཤད། །ཅེས་དང་། ངོ་བོ་ནི་ལུས་ལ་གནས་པའི་ཁྲག་གི་རྒྱུ་བ་རྒྱུན་ལྡན་མིན་པར་རླུང་ཁྲག་འཁྲུགས་པར་བྱེད་པའི་ཁ་ཟས་དང་སྤྱོད་ལམ་བསྟེན་པ་དང་། དུས་མ་ཡིན་པར་ཉིན་གཉིད་ལོག་པ། ཡང་ན་ལུས་ཀྱི་རྩོལ་བ་དྲག་ཤུལ་སོགས་ཟས་དང་སྤྱོད་ལམ་དམན་ལྷག་ལོག་པས་རླུང་ཁྲག་འཁྲུགས་ཏེ་རྐང་པའི་མཐེ་བོང་དང་། གྲུ་ཚིགས་སོགས་རུས་ཚིགས་དང་། ཆུ་རྒྱུས་ལ་མཆེད་འགྲོ་བའི་ནད་ཅིག་ཡིན། དབྱེ་ན་རླུང་མཁྲིས་ཁྲག་དང་བད་ཀན་སོགས་བཞི་ཡོད། རྟགས་སུ་བཙྭ་དང་རྐེད་པ་པུས་ཚིགས་བྱིན་པ་རྣམས་ན་ཞིང་གཡའ་བ་དང་། འགུལ་སྐྱོད་བྱས་ཆེ་རུས་ཚིགས་ཆག་སླམ་བྱེད་པ། ཡང་ན་ལྷག་པར་དུ་སྐྲངས་ཤིང་མི་བཟོད་པ་སོགས་འབྱུང་། ནད་འདིའི་མི་ནོར་བའི་རྟགས་སུ་ཐོག་མར་རྐང་པའི་མཐེ་བོང་ལ་གཙོ་བོར་གནས་ཤིང་རིམ་གྱིས་ལག་པའི་གྲུ་ཚིགས་སོགས་ཀྱི་ཆུ་རྒྱུས་ལ་མཆེད་ཅིང་ཟས་སྐོམ་སྨུམ་བཅུད་དང་ལྷག་པར་དུ་ནང་ཁྲོལ་ལམ་ཚང་རག་གི་རིགས་དང་། སྤྱོད་ལམ་སྐྱིད་པར་སྡོད་ཆེ་བ་སོགས་ཀྱིས་སློང་སླ་བ་དང་། སྐྲངས་དང་ན་ཟུག་གི་འཕེལ་འགྲིབ་སྨིན་པ་སོགས་ཀྱིས་རྟགས་འབྱུང་། བཅོས་ཚུལ་ལ་རླུང་མཁྲིས་ཁྲག་དང་བད་ཀན་སོགས་དྲེག་ནད་ཐམས་ཅད་ལ་བད་ཚིལ་ཞི་ཞིང་རླུང་ཁྲག་སྙོམས་པར་བྱེད་པ་གཙོ། དེ་ཡང་དང་པོ་ནང་སྨྲུན་བསལ་དགོས་ཏེ་རླུང་བཅོས་ཅི་རིགས་ཀྱིས་རླུང་བསལ་རྗེས་ནད་ཀྱི་མཚན་ཉིད་དང་བསྟུན་ཏེ་གསོ་བཅོས་བྱེད་དགོས་སོ། །

(དོན་གྲུབ་ཚེ་རིང་། གཅོད་པ་རྒྱལ།)

བསམ་གཞིགས།

༡ དྲིག་ནད་ཅེས་པའི་ངོ་བོ་དང་ངེས་ཚིག་བཅས་ཇི་ལྟར་ཡིན་ནམ།

༢ ཁྲག་རླུང་འཁྲུགས་པར་བྱེད་པའི་ཟས་སྤྱོམ་གྱིས་དྲིག་ནད་སློང་བའི་རྒྱུ་མཚན་ཅི།

༣ དྲིག་ནད་དང་གྲུམ་བུ་གཉིས་ཀྱི་ཁྱད་པར་དང་འབྲེལ་བ་སོགས་ཇི་ལྟར་ཡིན་ནམ།

༤ དྲིག་ནད་ཀྱི་ངོ་བོ་ཁྲག་རླུང་འཁྲུགས་པ་ཡིན་བཞིན་དུ་གཏར་སྦྲ་མི་རུང་བའི་རྒྱུ་མཚན་ཅི།

༥ དྲིག་ནད་ཀྱི་མི་འགྱུར་པའི་རྟགས་དང་འབྲུལ་སོ་བསལ་ཚུལ་ཇི་ལྟར་ཡིན་ནམ།

ལེའུ་བཅོ་ལྔ་པ། གྲུམ་བུ།

སྔགས་ཚང་ལོ་ཙཱ་བས། ཚིགས་མིག་ཆུ་སེར་འཕེལ་བ་ཡིས། །འཁྱོར་བྱེད་བྱེད་ལས་ཉམས་གྱུར་ཏེ། །ཚིགས་ཀུན་ཆག་གྲུམ་ཐོར་བ་ལྟར། །གྱུར་པས་གྲུམ་བུ་ཞེས་སུ་བཤད། །ཅེས་གྲུམ་བུའི་ནད་ནི་གཙོ་བོ་དྭངས་མ་གནས་སུ་མ་སྨིན་པར་ཆུ་སེར་རྒྱས་ནས་ཤ་རུས་རྩ་རྒྱུས་སོགས་རུས་ཚིགས་ཆེ་ཆུང་རྣམས་ལ་བྱེར་ཞིང་མཐར་རུས་ཚིགས་ཀྱི་དབྱིབས་འགྱུར་པ་དེ་ལ་གྲུམ་བུའི་ནད་ཅེས་བརྗོད་དོ། །

སྤྱིར་བཤད་པ།

གྲུམ་བུའི་ནད་ལ་རྒྱུ་རྐྱེན་དབྱེ་བ་དང་། །རྟགས་དང་བཅོས་ཐབས་རྣམ་པ་བཞི་ཡིས་བསྟན། །

ཞེས་གྲུམ་བུའི་ནད་ལ་རྒྱུ་རྐྱེན་དང་དབྱེ་བ། རྟགས་དང་བཅོས་ཐབས་བཅས་རྣམ་པ་བཞི་ཡིས་བསྟན་ཡོད་དོ། །

དང་པོ། རྒྱུ་རྐྱེན།

རྒྱུ་རྐྱེན་ལྡན་སྨྱུམ་ཡུལ་དང་སྨྱུམ་བཅུད་ཟས། །དངས་མ་གནས་སུ་མ་སྨིན་ཆུ་སེར་རྒྱས། །ཤ་རུས་རྩ་རྒྱུས་ལ་གནས་གྲུམ་བུ་སྐྱེད། །

ཅེས་རྒྱུ་རྐྱེན་གཞི་མཐུན་ནི་ལྡན་སྨྱུམ་ཆེ་བའི་ཡུལ་དུ་བསྡད་དྲགས་པ་དང་། སྨྱུམ་བཅུད་ཆེ་བའི་ཟས་ཟོས་དྲགས་པས་དྭངས་མ་གནས་སུ་མ་སྨིན་པར་ཆུ་སེར་རྒྱས་ནས་ཤ་རུས་རྩ་རྒྱུས་རྣམས་ལ་གནས་བཅས་ཏེ་གྲུམ་བུ་བསྐྱེད་པར་འགྱུར་ཏེ། གཡུ་ཐོག་ཆ་ལག་བཅོ་བརྒྱད་ལས། རྒྱུ་ནི་ལྡན་སྨྱུམ་ཡུལ་དག་གིས། །དྭངས་མ་མ་སྨིན་ཀླུང་ཚད་དང་། །ཆུ་སེར་བད་མཁྲིས་རྐྱེན་གྱིས་བྱེར། །ཤ་རུས་རྩ་རུས་གནས་ནད་བསྐྱེད། །ཅེས་པ་ལྟར་བསྐྱེད་པ་ཡིན་ནོ། །

གཉིས་པ། དབྱེ་བ།

དབྱེ་བ་ཤ་ཏྲེམ་རུས་ཏྲེམ་རྩ་ཏྲེམ་དང་། །ཆུ་ཏྲེམ་ཏྲེམ་དཀར་ཏྲེམ་ནག་རྣམ་པ་དྲུག །

དབྱེ་བ་ཕྱེ་ན། ཤ་ཏྲེམ། རུས་ཏྲེམ། རྩ་ཏྲེམ། ཆུ་ཏྲེམ་དང་། ཏྲེམ་དཀར་དང་། ཏྲེམ་ནག་བཅས་རྣམ་པ་དྲུག་ཏུ་དབྱེའོ། །

རེའུ་མིག 15－1 གྲུམ་བུའི་ནད་ཀྱི་དབྱེ་བ་དང་ནད་རྟགས་གཙོ་བོ།

དབྱེ་བ།	ནད་རྟགས།
ཤ་ཏྲེམ།	བད་མཁྲིས་ཤས་ཆེ། ཤ་སྒོ་མདོག་ནག ཡན་ལག་སྲིད། གློ་སྙིང་མི་བདེ། སྣ་ཁྲག་འཛག ཤ་རུས་འབྱེད་སྐམ་བེམ་པོར་བྱེད།
རུས་ཏྲེམ།	རླུང་ཤས་ཆེ། རྨིམ་དད་ཆེ། རུས་པ་ཚབ་སྐྱ། ཚིགས་རྣམས་གྲམ་ཞིང་ཟུག་ཆེ། སྦྲུལ་དང་སྦྲ་ཚེར་མི་བཟོད།
རྩ་ཏྲེམ།	ཁྲག་ཤས་ཆེ། བཀྲག་མདངས་ཉམས། གློ་སྙིང་མི་བདེ། རྩ་སྦོས་སྦ་ལ་ན།
ཆུ་ཏྲེམ།	ཆུ་རྒྱུས་སྐྱོང་། འདར། རིངས་འཁྲམས་སྐམས།
ཏྲེམ་དཀར།	ཆུ་སེར་དཀར་པོ་གྲང་ཤས་ཆེ།
ཏྲེམ་ནག	ཆུ་སེར་ནག་པོ་ཚ་ཤས་ཆེ།

གསུམ་པ། ནད་རྟགས།

དེ་ཡི་རྟགས་ལ་སྤྱི་དང་བྱེ་བྲག་གཉིས། །སྤྱི་རྟགས་གྲང་ཀྲུམ་ཡུན་རིང་ཤ་ལྷགས་བརྗེ། །གདོང་སྐམ་མགོ་བོ་རྗེད་པ་དཔྱི་མིག་ཟུག །ཤེད་ཆུང་སྤྱོད་སྒྱུར་ཤ་འབྲོས་རྡུལ་ཁ་སྐྱི། །རུས་ཚིགས་ཤ་རུས་འཁོལ་ཞིང་ཆུ་རྒྱུས་སྐྱོང་། །འགྱུལ་ཚེ་ལྷག་པར་ན་ཞིང་སྐད་དན་འཚེར། །ཆུ་དམར་རྩ་འཁྱུག་ཕྲ་མགྱོགས་གཉིད་ན་རྒྱུག །

ཅེས་པ་ལྟར་གྲུམ་བུའི་རྟགས་ལ་སྤྱིའི་རྟགས་དང་བྱེ་བྲག་གི་རྟགས་གཉིས་ལས་སྤྱི་རྟགས་ནི་གྲང་ཀྲུམ་ཡུན་རིང་ལ་ཤ་ལྷགས་བརྗེ་ཞིང་གདོང་བ་སྐམ་ལ་མགོ་བོ་རྗེད་པ་དཔྱི་མིག་རྣམས་སུ་ཟུག་པ་དང་། ཤེད་ཆུང་སྤྱོད་པ་སྒྱུར་

ལ་ཤ་འབྲོས་པ་སྟེ་རྦད་ཅིང་རྦུལ་ཁ་སྐྱི་བ་དང་། རུས་ཚིགས་ཤ་རུས་སོགས་སོལ་ཞིང་ཆུ་རྒྱུས་སྐྱོང་ལ་འགྲུལ་ཚེ་ལྷག་པར་དུ་ན་ཞིང་སྐྲང་ངན་འཚེར་བ་དང་། ཆུ་མདོག་དམར་ཞིང་རྩ་འཁྲུག་ཕྲ་མགྱོགས་གཏིང་ན་རྒྱུག་པར་འོང་ངོ་། །

ཤོག་དྲིལ་ལས། གྲུམ་བུའི་ནད་ལ་རྩ་ཆུ་ཕྱི་ཡུལ་གསུམ། །གྲུམ་བུའི་རྩ་ནི་ཁ་དྲག་གཏིང་ན་འགྱུར། །ནད་འདི་གདོན་རྩ་བཞིན་དུ་མདོན་མི་བཏུབ། །གྲུམ་བུའི་ཆུ་ནི་སེར་དང་རླངས་པ་ཆེ། །མི་ནོར་རྟགས་སུ་ངང་བའི་རྒྱབ་དང་འདྲ། །གྲུམ་བུའི་ཕྱི་ཡུལ་ཉ་གཞི་བསྐུམ་གྱིན་འཁྱུམ། །ཡང་ན་རྐང་ལག་བཞི་པོ་ན་རེས་བྱེད། །ནུབ་མོ་ན་ཞིང་མགོ་སྤུ་ཕྱི་བའོ། །

བཞི་པ། བཅོས་ཐབས།

བཅོས་པའི་ཐབས་ལ་སྤྱི་དང་བྱེ་བྲག་གཉིས། །སྤྱི་བཅོས་དང་པོ་ཞག་ལྔའི་བར་དག་ཏུ། །བད་ཀན་ཆུ་སེར་སྦྱང་ཕྱིར་འབྲས་བུ་གསུམ། །སླེ་ཏྲེས་ཐང་བསྐྱེད་ཆུ་བསྐོལ་ཡང་ཡང་བཏུང་། །དེ་རྗེས་ཙན་དན་དཀར་དམར་གི་ཐུ་དང་། །བཟང་དྲུག་ཆུ་སེར་སྨན་གསུམ་གྱི་སར་གཉིས། །ཏིག་ཏ་སླེ་ཏྲེས་སྤྱི་ཞུར་འབྲས་བུ་གསུམ། །སླ་རྩི་སྤང་རྒྱན་བེ་དོ་བ་ཤ་ག །བོང་ཁྲག་ཀ་ར་སྦྱར་བ་ཉི་ཤུ་ལྔ། །དགུན་གཉིས་སེང་ལྡེང་ཁུ་བས་འཕྱུལ་ལ་བཏང་། །སེ་འབྲུ་ལྔ་པ་ནངས་ཐུབ་ཆུ་སྐོལ་བཏུང་། །དྭངས་མ་གནས་འཛག་ཆུ་སེར་ཚ་བ་སྐེམ། །སླ་རྩི་གུར་ཀུམ་སྣ་རྒོད་གཉེན་པོའི་སྨན། །ཉི་འམ་བོང་ཁྲག་ལ་སྦྱར་ལྡེ་གུར་བཏང་། །སྨན་རྗེས་འབྲས་བུ་གསུམ་གྱི་རྒྱུན་སྦྱོངས་བྱ། །ཤ་སྦོས་ཆུ་བ་འཁྱམས་སམ་རུས་ཚིགས་ཟུག །ར་མཉེ་བསྒྲུ་ཉེ་ཤིང་ཆུ་ལུམས་བྱ། །རྗེས་ལ་སྲང་སྦྱོས་མར་དཀར་སྦྱར་བ་བྱུག །ཚིགས་མིག་ཆུ་སེར་གྲང་ཐུར་སྦྱོར་བས་འདོན། །ཁ་ཟས་འབྲས་དང་ཆག་ཚེ་སྲན་ཆེན་དང་། །ཁྲར་མང་བ་ཡི་ཉོ་དར་བསྐོལ་གྲངས་ཆུ། །ཇ་སོགས་བསིལ་ལ་ཡང་བའི་ཟས་སྐོམ་བསྟེན། །རྩལ་སྦྱར་སྐམ་ཕྱི་ཚ་སོགས་དུག་འདྲ་སྤང་། །མེ་ཏི་ཉིན་གཉིད་ཐན་གྲངས་ཀུན་ལ་གཟབ། །ཚ་བ་བྱུང་བའི་རྟགས་བྱུང་སྤང་ཆང་དང་། །བ་ཡི་རྣམ་ལུས་ཆུ་སེར་ཚད་ལྷག་སྐམ། །སྐམ་སར་མི་རྒྱལ་ཙམ་དུ་དལ་བར་བཅག །

ཅེས་པ་སྟེ། གྲུམ་བུའི་ནད་ཀྱི་བཅོས་ཐབས་ལ་སྤྱིའི་བཅོས་ཐབས་དང་བྱེ་བྲག་གི་བཅོས་ཐབས་གཉིས་ལས་སྤྱི་བཅོས་ནི་དང་པོ་ཞག་ལྔའི་བར་དག་ཏུ་བད་ཀན་དང་། ཆུ་སེར་སྦྱང་བའི་ཕྱིར་འབྲས་བུ་ཨ་བར་སྐྱུར་གསུམ། སླེ་ཏྲེས་བཅས་པའི་ཐང་བསྐྱེད་ཞིང་ཆུ་བསྐོལ་ཡང་དང་ཡང་དུ་བཏུང་། དེ་རྗེས་ཙན་དན་དཀར་དམར། གི་ཝང་

དང་བཟང་པོ་ཙུ་གུར་ལི་ཧྣ་སུག་ཀ་ཏྲུག ཆུ་སེར་སྨན་སྤོས་དཀར། ཐལ་ཀ་རྡོ་རྗེ། སོ་མ་ར་ཛྣ་གསུམ་གེ་སར་ནཱ་ག་གེ་སར་དང་པད་མ་གེ་སར་གཉིས། ཏིག་ཏ། སླེ་ཏྲེས། སྤྱི་ཞུར། འབྲས་བུ་ཨ་བར་སྐྱུར་གསུམ། སླ་སྟེ། སྤང་རྒྱན། བེ་དོ་ཞེས་སྤང་རྩེར་ངོས་འཛིན་པའང་མཆེས་རྩང་ཤིང་བེའི་འབྲུ། བ་ཤ་ཀ བོང་ཐོར་གྱི་ཁྲག་རྣམས་ཀཱ་ར་དང་སྦྱར་བའི་བོང་ཁྲག་ཉི་ཤུ་རྩ་ལྔ་བ་ཉིན་གུང་མཚན་གུང་གཉིས་ལ་སེང་ལྡེང་གི་ཁུ་བས་འཕུལ་ལ་བཏང་ཞིང་སྐབས་སུ་རྟུལ་དབྱུང་བ་དང་། རྒྱུད་ཕྱི་མའི་གུར་གུམ་བསྟན་པའི་སེ་འབྲུ་ལྔ་བ་བཏང་ཞིང་ནངས་ཉུབ་ཆུ་བསྐོལ་བཏུང་བས་དྭངས་མ་རང་གནས་སུ་འཇོག་ཅིང་བོང་ཁྲག་ཉེར་ལྔས་ཆུ་སེར་དང་ཚ་བ་སེལ། སླ་སྟེ་གུར་གུམ། སྨ་ཏོད་ཅེས་ལི་དོང་གྲ་གསུམ་གཉེན་པོའི་སྨན་ཡིན་པས་ཞོའམ་ཞེས་པ་ཚ་བ་ཆེན་ཞོ་དང་། གྲང་བ་ཆེན་བོང་ཁྲག་ལ་སྦྱར་བའི་ལྡེ་གུ་བཏང་། སྨན་རྗེས་ཕྱི་རྒྱུད་ལྟར་འབྲས་བུ་ཨ་རུ་མཆུ་རིང་། བ་རུ་སྐྱུ་རུ་གསུམ། དུར་བྱེད། ལྕུམ་རྩ། སྤོས་དཀར་རྣམས་བ་ཚུར་བསྟུས་ཁུར་སྦྲང་བཏབ་པས་རྒྱུན་སྐྱོངས་བྱ། ཤ་སྦོས་པ་དང་ཆུ་བ་འཁྲུམས་སམ་ཏུས་ཚིགས་ལ་ཟུག་བྱུང་ན་ར་མཉེ། བ་སྦྱ། ཉེ་ཤིང་རྣམས་ཀྱི་ཆུ་ལུམས་བྱ་བ་དང་། ཆུ་ནས་བཏོན་པའི་རྗེས་ལ་སྤང་སྤོས་དང་མར་དཀར་གཉིས་སྦྱར་བ་བྱུག་ཅིང་། ཚིགས་དམིགས་གང་དུ་ཆུ་སེར་བྱུང་ན་གྲང་ཐུར་གྱི་སྐྱོར་བས་འདོན་པ་དང་། ཁ་ཟས་འབྲས་དང་ཡོས་བརྔུང་པའི་ཆག་ཆོ། སྲན་མ་བཙོས་པའི་ཆན་དང་། ཁུར་མང་། བའི་ཞོ་དར་བསྐོལ་གྲངས་ཀྱི་ཆུ་དང་ཇ་སོགས་བསིལ་ལ་ཡང་བའི་ཟས་སྐོམ་བསྟེན་ལ། ཏུལ་བ། སྐྱུར་པོ། རྨུམ་ལྷི་ཚོ་སོགས་དུག་དང་འདྲ་བས་སྤང་དགོས་ཤིང་། སྤྱོད་ལམ་མེ་ཉི་དང་ཉིན་པར་གྱི་གཉིད་ཊླན་གཤེར་ཅན་དང་གྲང་བའི་རིགས་ཀུན་ལ་གཟབ་པོ། །དེ་ལྟར་བྱས་རྗེས་ཚ་བ་བྱང་བའི་རྟགས་བྱུང་ན་ཕྱི་རྒྱུད་ལྟར་གྱི་སྦྲང་ཆང་དང་བའི་རྣམ་ལྔའི་སྨན་མར་གྱིས་ཆུ་སེར་ཚད་ལྷག་སྐམ་ཞིང་། ཚད་རྟགས་བྲི་སྟེ་བཅག་རན་ནས་འགུལ་ནུས་ཚེ་སྐམ་སར་མི་རྟུལ་ཙམ་དུ་དལ་བར་བཅག་གོ །ཡང་ན། ཕན་བདེའི་བསིལ་ཟེར་སྒྲོ་བའི་ཟླ་གསར་ལས། འདི་ལ་སྤྱི་བཅོས་ནི་ཐོག་མར་སྣུད་སྨན་སླེ་ཏྲེས་སྐྱུར་རུ་བ་ལེ་ཀའི་ཐང་དང་། དེ་ནས་ཕྱག་པས། དང་པོ་སྤྱི་བསིལ་སེང་ལྡེང་དང་། །འབྲུག་རུས་དུར་ཐོད་རྙིང་པའི་ཐང་། །ཞག་འགའ་བསྟེན་པས་ཚད་དཔུང་འཇོམས། །ཞེས་དང་། ཉམས་ཡིག་ལས། འབྲས་བུ་གསུམ་དང་སླེ་ཏྲེས་ཀྱིས། །ཐང་དང་ཆུ་སྐོལ་ལྟག་སྦྱོད་གཏོང་། །འདི་མིང་གྲུམ་བུ་གདོང་ཤོག་ཟེར། །སེལ་དཀའ་དེས་ཀྱང་མ་ཤོག་ན། །ཚབས་ཆུང་ཨ་རུ་བཅུ(ཨ་རུ་ར། གུར་གུམ། སུག་སྨེལ། ཁྲག་ཞུན། ཏིག་ཏ། མཁལ་མ་ཞོ་ཤ སེང་ཕྲོམ། བཙོད། རྒྱ་སྐྱེགས་ཤུག་ཚེར་རོ།)པ་གཏོང་། །ཚབས་འབྲིང་ཨ་རུ་བཅུ་སྟེང་དུ། །བོང་ཁྲག་དང་ནི་བ་ཤ་ཀ །བསྟན་ནས་བཏང་ན་ཤིན་ཏུ་ཕན། །ཚབས་ཆེན་ཤིན་ཏུ་གསོ་དཀའ་ན། །ག་བུར་ཉི་ཤུ་རྩ་ལྔ་དང་། །ཨ་རུ་བཅུ་བ་སྤེལ་ལ་གཏོང་། །འདི་ནི་གྲུམ་བུ་ཟུག་གཅོག་ཟེར། །ཞེས་བཤད་ཀྱང་དེ་རྣམས་ཚ་ཤས་ཅན་གྱི་སྨན་དང་། གཞན་ཡང་ཚ་གྲང་དང་བསྟུན་ཏེ་སྤྱི་ལ་བོང་ཁྲག་ཉེར་ལྔ་དང་། དངུལ་ཆུ་བཅོ་བརྒྱད་ལ་གི་ཝང་ནག་པོ་ཚན་དེ་གཉིས་ཚ་གྲང་ཁ་ལོ་བསྒྱུར་ལ་གཏོང་བ(སེང་ལྡེང་ཁུ་བས་འཕུལ)དང་། ཙུང་ཟད་གྲང་བ་ལ་སེ་འབྲུ་ལྔ་བ་སྐབས་སུ་གཏོང་བ་དང་། གཞན་ཡང་བོང་ཁྲག་བཞི་བ་དང་། དཔྱད་དུ་རུ་ཐུང་སྐང་རྩ་

(ཕྲག་རྫོར་མགོན་པོས)གཏར། ཞེས་དང་། སོང་རྩ་དང་ཕྲིན་གཞུག(ཉམས་ཡིག་དང་ཕྲག་པས)གཏར། ཞེས་ཀྱང་འབྱུང་བ་དང་། དེ་རྗེས་ཚ་ཤས་ཆེ་བ་ལ། །ཙན་དན་དཀར་དམར་གི་ཞང་དང་། །བཟང་པོ་དྲུག་དང་གི་སར་གཉིས། །ཆུ་སེར་སྨན་གསུམ་སུམ་ཅུ་ཏིག །སླེ་ཏྲེས་སྤྱི་བཞུར་འབྲས་བུ་གསུམ། །སྤང་རྩི་སླ་རྩི་བོང་ཁྲག་སྦྱར། །སེང་ལྡེང་ཐང་གིས་དགུང་གཉིས་བཏང་། །དེ་ནས་ཚད་སྨོབས་ཐྲི་བའི་ཚེ། །སྤོས་ཁྱུང་དངུལ་ཆུ་རིན་ཆེན་སྦྱོར། །གང་དགོས་རིགས་པས་དཔྱད་ལ་བཏང་། །གྲང་ཤས་ཆེ་བའི་གྲུམ་བུ་ལ། །གོང་གི་ཐང་སྦྱོར་བསྟེན་པའི་རྗེས། །སྤོས་ཁྱུང་བཅོ་ལྔའི་སྟེང་དག་ཏུ། །དངུལ་ཆུ་བཏུལ་མ་རྩ་བ་ལྔ། །ཙུང་ཟད་བསྣན་པའི་རིལ་བུ་བསྟེན། །ཞི་བ་དཀའ་ན་གཉིས་ཀ་ལ། །རྩ་སྦྱོངས་རྗེས་ལ་ཆུ་ཚན་དངོས། །བདུད་རྩི་ལྔ་ཡི་ཆུ་ཚན་བྱ། །དེ་རྗེས་སེང་ལྡེང་སྨན་མར་སྦྱར། །ཞེས་དང་གླིང་སྟོད་ཆོས་རྗེས། གྲུམ་བུའི་ནད་རིགས་གང་ལའང་། །ཐོག་མར་སླེ་ཏྲེས་འབྲས་བུ་གསུམ། །སེང་ལྡེང་སྦྱར་བའི་ཐང་སྦྱོར་དང་། །ཆུ་སྐོལ་ལྟག་པ་སྦྱད་ལ་བཏང་། །ཞེས་གསུངས་པ་ལྟར་གསོ་བར་བྱའོ། །

ཕྱི་ཟླ་ཏུ་བཤད་པ།

ས་བཅད་དང་པོ། ཤ་ཐེམ།

དང་པོ། སྐྱོང་རྐྱེན།

རྒྱུ་རྐྱེན་ནི་ཐན་སྐམ་ཆེ་བའི་ཡུལ་དུ་བསྡད་དྲགས་པ་དང་། སྐམ་བཅུད་ཆེ་བའི་ཟས་ཟོས་དྲགས་པས་དྭངས་མ་གནས་སུམ་སྐྱིན་པར་ཆུ་སེར་རྒྱས་ནས་བད་མཁྲིས་ཤས་ཆེར་བསླངས་ཏེ་ཤ་ལ་གཙོར་ཆེར་རྒྱས་པ་ལས་ཤ་ཐེམ་བསྐྱེད་པར་བྱེད་དོ། །

གཉིས་པ། ནད་རྟགས།

ཕྱི་ཟླ་ཤ་ཐེམ་བད་མཁྲིས་ཤས་ཆེ་སྟེ། །ཤ་སྦོ་མདོག་ནག་ཡན་ལག་སྦྲིད་པ་དང་། །སྐྱ་སླིང་མི་བདེ་སྣ་ཁྲག་མང་དུ་འཛག །ཤ་རུས་འབྱེད་སྐམ་བེམ་པོར་བྱེད་པ་ཡིན། །

ཤ་ཐེམ་ནི་བད་མཁྲིས་ཤས་ཆེ་སྟེ་ཤ་སྦོ་ཞིང་མདོག་ནག་ལ་ཡན་ལག་སྦྲིད་པ་དང་། སྐྱ་སླིང་མི་བདེ་ཞིང་སྣ་ཁྲག་མང་དུ་འཛག་ཅིང་ཤ་རུས་འབྱེད་པ་སྐམ་དུ་བེམ་པོར་བྱེད་པ་ཡིན། དེ་ལ་མན་ངག་རྒྱུད་ལས། ཤར་རྒྱས་དྲོད་མེད་སྦོ་གསོབ་དྲེག་པ་ཆགས། །ཞེས་གསུངས་སོ། །

གསུམ་པ། མི་ནོར་བའི་རྟགས།

ཤ་སྦོ་ཞིང་མདོག་ནག་ལ་ཡན་ལག་སྦྲིད་པ་དང་། སྣ་ཁྲག་མང་དུ་འཛག་ཅིང་ཤ་རུས་འབྱེད་པ་སྐམ་དུ་བེམ་པོར་བྱེད་པ་ཡིན་ནོ། །

བཞི་པ། བཅོས་ཐབས།

ཕྱི་ཟླ་ཤ་ཐེམ་གཟེ་མ་བ་སྦྲུ་བ། །ཤིང་ཚ་དོང་གྲ་མར་སྦྱར་ལྡེ་གུ་བཏང་། །ལྕེ་བའི་

ཁཎྜ་གཡེར་རྩ་སྣ་རྩ་བསྟེན། །

བཅོས་ཐབས་ཤ་ཏྲེམ་ལ་གཟེ་མ། བ་སྦྲུ་བ། ཤིང་ཚ། དོང་ག་སྟེ་སྣ་སྨུག་རྣམས་མར་ལ་སྦྱར་བའི་ལྡེ་གུ་བཏང་ཞིང་། ལྷ་བའི་ཁཎྜ་དང་། གཡེར་མའི་རྩ་དང་། སྣ་སྐྱུའི་རྩ་གཉིས་བསྟེན། ཡང་ན། མན་ངག་ལྷན་ཐབས་ལས། བད་ཀན་རྩ་སེར་སྦྲུང་ཕྱིར་རྩ་སྐོལ་དང་། །འབྲས་གསུམ་སླེ་ཏྲེས་ཏིག་ཏའི་ཐང་འགའ་བསྟེན། །འདི་ཡིས་ལམ་ནས་བཟློག་པའང་སྲིད་པ་ཙམ། །དེ་ཕྱིར་གྲུམ་བུ་གདོང་ལྡོགས་ཞེས་ཀྱང་ཟེར། །ཞེས་སམ་ཡང་ན། བྱང་བ་མིའི་ཉི་མའི་ལུགས། རིན་ཆེན་སྦྱོར་བ་དང་དུལ་རྩ་དུག་ཐལ་དང་། །མུ་ཟི་སེང་ལྡེང་ཁཎྜ་བཟང་པོ་དྲུག །རྩ་སེར་སྨན་གསུམ་གུལ་ནག་བྱ་ཁྱུང་ལྷ། །ཚན་གི་ཕང་གྲང་ན་པི་ལིང་བསྒྱུར། །ཀླུ་ཡི་གདོན་འཛོམས་རྩ་སེར་རྩད་ནས་སྐམ། །ཞེས་གསུངས་པ་ལྟར་བཅོས་པར་བྱའོ། །

ས་བཅད་གཉིས་པ། ཏུས་ཏྲེམ།

དང་པོ། སྔོན་རྐྱེན།

རྒྱུ་རྐྱེན་གཞི་མཐུན་ནི་ནླན་རྨུམ་ཆེ་བའི་ཡུལ་དུ་བསྡད་དྲགས་པ་དང་། རྨུམ་བཅུད་ཆེ་བའི་ཟས་ཟོས་དྲགས་པས་དྭངས་མ་གནས་སུམ་སྨིན་པར་རྩ་སེར་དཀར་པོ་བད་ནླུང་དང་བསྔོངས་པ་རྒྱས་ནས་ནླུང་གི་གནས་ཏུས་པར་ཞུགས་པ་ལས་ཏུས་ཏྲེམ་གྱི་ནད་བསྐྱེད་པར་བྱེད་དོ། །ཡང་ན། ཉམས་ཡིག་བརྒྱ་རྩ་ལས། ཚད་པ་སྨད་དུ་བབས་པ་གང་ཡང་སྲིད། །གྲུམ་བུའི་བར་ཏ་འགྱུར། །ཚད་པའི་གཞུག་ཀྱང་བཅུད་ཀྱིས་མནན་པ་དང་། །དྲག་ཤུལ་བྱས་རྫེས་གཉིད་ལོག་སྤྱོད་ལམ་ཉེས། །དེ་ཡིས་རྐྱེན་བྱ་གཉིད་ལོག་ཏུས་ལ་ཞེན། །གྲུམ་བུར་སོང་ནས་བཏླ་དཔྱེ་བཏླ་ཁྲེད་དང་། །ཚིགས་པ་བཅོ་ལྔ་ཉི་ཤུ་ལ་སོགས་ན། །དཔྱི་སྨུར་མི་ཤེས་ཁྲིད་པར་མཚན་མོ་ཐུ། །དེ་རྟགས་བྱུང་ན་གྲུམ་བུ་འགྲོ་བ་ཡིན། །ཞེས་གསུངས།

གཉིས་པ། ནད་རྟགས།

ཏུས་ཏྲེམ་རླུང་གི་ཤས་ཆེ་སྐམ་དད་ཆེ། །ཏུས་པ་ཚ་བ་སྐྲེ་ཞིང་འཇུ་ལ་སྐམ། །ཚིགས་རྣམས་གྲམ་ཞིང་ཟུག་ཆེ་འགྱུལ་མི་ནུས། །བསྒྱུལ་དང་སྦྲ་ཆེར་མི་བཟོད་གཡང་སྐྱུར་སེམས། །

ཏུས་ཏྲེམ་ནི་རླུང་གི་ཤས་ཆེ་ཞིང་སྐོམ་དད་ཆེ་ལ་ཏུས་པར་ཚ་བ་སྐྱེ་ཞིང་འཇུ་ལ་སྐམ་པ་དང་། ཚིགས་རྣམས

ལ་གྲམ་ཞིང་ཟུག་ཆེ་ལ་འགུལ་མི་ནུས་ཤིང་མིས་བསྐྱུལ་བ་དང་། སྨྲ་ཆེན་པོའི་རིགས་རང་འཐག་བསྐོར་བ་སོགས་མི་བཟོད་པར་གཡང་དུ་སྐྱུར་བ་སྙམ་དུ་སེམས། དེ་ལ་མན་ངག་རྒྱུད་ཀྱི་ཆུ་སེར་གསོ་བ་ལས། རུས་ཞེན་རུས་པ་ལྷང་ལྷང་ན་བ་དང་། །ཚིགས་དམིགས་ན་ཞིང་བརྐྱང་བསྐུམ་འགྲོ་འདུག་དཀའ། །ཚིགས་ཁ་སྐྲངས་ཤིང་ཟ་ལ་ཤུ་ཐོར་འབྱུང་། །ཞེས་གསུངས་སོ། །

གསུམ་པ། མི་ནོར་བའི་རྟགས།

རླུང་གི་ཤས་ཆེ་ཞིང་སྐོམ་དད་ཆེ་ལ་རུས་པར་ཚ་བ་སྐྱེ་ཞིང་འཇུ་ལ་སྙམ་པ་དང་། ཚིགས་རྣམས་ལ་གྲམ་ཞིང་འགུལ་མི་ནུས་ཤིང་མིས་བསྐྱུལ་བ་དང་སྨྲ་ཆེན་པོའི་རིགས་རང་འཐག་བསྐོར་བ་སོགས་མི་བཟོད་པར་གཡང་དུ་བསྐྱུར་བ་སྙམ་དུ་སེམས།

བཞི་པ། བཅོས་ཐབས།

རུས་ཚིགས་ག་བུར་བཟང་དུག་ཙན་དན་དཀར། །ཤིང་ཚ་བ་ལེ་ཀ་དང་པུ་ཤེལ་རྩེ། །བཅའ་སྒ་ནག་མཚུར་ཀ་ར་སྦྱར་ལ་བཏང་། །བོང་ཁྲག་ཧྲོན་མོ་གླ་རྩི་སྣ་སྦྱར་རམ། །བུ་རམ་སྦྲང་རྩི་མར་སྦྱར་ཉིང་ཁྲོལ་བཏང་། །གཏར་བསྲེག་མི་བྱ་རྗེས་ལ་བཤུལ་ཧ་བསྟེན། །

རུས་ཚིགས་ལ་ག་བུར་དང་། བཟང་པོ་དུག་སྨེ། ཙ་གང་། གུར་གུམ། ལི་ཤི ཛཱ་ཏི། སུག་སྨེལ། ཀ་ཀོ་ལ་བཅས་དང་། ཙན་དན་དཀར་པོ། ཤིང་ཚ། བ་ལེ་ཀ པུ་ཤེལ་ཙེ། བཅའ་སྒ ནག་མཚུར་རྣམས་ཀ་ར་དང་སྦྱར་ལ་བཏང་བ་དང་། བོང་ཁྲག་ཧྲོན་མོ་ཕུལ་གང་ལ་གླ་རྩི་དང་སྣ་སྦྱར་རམ། བུ་རམ། སྦྲང་རྩི་མར་སྦྱར་བའི་ཉིང་ཁྲོལ་ཞེས་འདྲེས་པར་བསྐོལ་ཏེ་བཏང་ལ་གཏར་བསྲེག་མི་བྱ་ཞིང་། རྗེས་ལ་བཤུལ་ཆགས་ཧ་བོང་། དྲིའུ། རྐང་སོགས་ཀྱི་ཤ་བསྟེན་དགོས།

ལྷན་ཐབས་ལས། སྤྱི་ཏུ་བོང་ཁྲག་ཉེར་ལྔ་གོང་བཞིན་(དྲིག་གི་སྐབས་བཤད་པ)བསྟེན། །གྲུམ་བུས་ཆུ་སེར་ཚིགས་ཞུགས་འདོན་པ་ན། །བོང་མཚལ་ཁོང་བཏང་ཚིགས་གང་ན་བའི་སར། །སླེ་རྗེས་བོང་མཚལ་སྦྱར་ལུགས་སྨན་ལེན་ན། །སྐྲངས་ཆེར་འོང་བ་དེ་ལ་བྱང་ནག་དང་། །རྒྱ་ཚྭ་སྐྱུམ་ཀླད་བསྲེས་བྱུགས་སྐྱི་དཀར་བཀབ། །རུས་པའི་གཉིང་གི་ཆུ་སེར་འདོན་པར་བྱེད། །རྗེས་རྒྱར་དྲེས་ཐག་སུག་པ་ནུས་ལྡན་བསྲེགས། །བཏབ་པས་སྐེམས་སོ་འདི་ཡང་ཟབ་པའི་གནད། །ཅེས་པ་ལྟར་གསོ་བར་བྱའོ། །

ས་བཅད་གསུམ་པ། རྩ་ཧྲེམ།

དང་པོ། སྐྱོང་རྐྱེན།

ཤྭན་སྐྱུམ་ཆེ་བའི་ཡུལ་དུ་བསྡད་དྲགས་པ་དང་། སྐྱུམ་བཙུད་ཆེ་བའི་ཟས་ཟོས་དྲགས་པས་དྭངས་མ་གནས་སུམ་སྨིན་པར་ཆུ་སེར་རྒྱས་ནས་རྩ་མིག་གི་གནས་སུ་ཆེར་ཞུགས་ཤིང་འདུས་པ་ལས་རྩ་ཧྲེམ་གྱི་ནད་བསྐྱེད་པར་བྱེད་དོ། །

གཉིས་པ། ནད་རྟགས།

རྩ་ཧྲེམ་ཁྲག་གི་ཤས་ཆེ་བཀྲག་མདངས་ཉམས། །སྒྲོ་སྙིང་མི་བདེ་ལྟག་པ་ཆད་སྐམ་བྱེད། །རྩ་རྣམས་སྦོས་ཤིང་སྲ་ལ་ན་བ་ཡིན། །

རྩ་ཧྲེམ་ནི་ཁྲག་གི་ཤས་ཆེ་བས་ལུས་ཀྱི་བཀྲག་དང་མདངས་ཉམས་ཤིང་སྒྲོ་སྙིང་མི་བདེ་ཞིང་ལྟག་པ་ཞེས་ཀྱང་དཔྱིའི་རྟ་ཟུར་གྱི་ཤ་ཆད་སྐམ་བྱེད་ཅིང་རྩ་རྣམས་སྦོས་ཤིང་སྲ་ལ་ན་བ་ཡིན། །

གསུམ་པ། མི་ཉོར་བའི་རྟགས།

ལུས་ཀྱི་བཀྲག་མདངས་ཉམས་ཤིང་དཔྱིའི་རྟ་ཟུར་གྱི་ཤ་ཆད་སྐམ་བྱེད་ཅིང་རྩ་རྣམས་སྦོས་ཤིང་སྲ་ལ་ན་བ་ཡིན།

བཞི་པ། བཅོས་ཐབས།

རྩ་ཧྲེམ་དང་པོ་བ་ལེ་ཀ་ཡི་ཐང་། །དེ་འོག་གཡེར་ཆུ་བསྡུས་ཐང་བཏང་བར་བྱ། །ཏྲ་ཏ་སེ་འབྲུ་ཤིང་ཚ་པི་པི་ལིང་། །ཤ་སྒྲུ་ཨ་རུ་ར་དང་ཁ་རུ་ཚ། །སྤྲང་རྩི་མར་དང་སྦྱར་བའི་ལྡེ་གུ་བཏང་། །རྩ་ཡི་ཀྲོད་འཚོར་གཏར་ག་མི་བྱ་སྤང་། །

ཙ་ཧྲེམ་ལ་དང་པོར་བ་ལེ་ཀའི་ཐང་བཏང་ལ་དེ་འོག་གཡེར་མའི་ཆུའི་བསྐུས་ཐང་བཏང་བར་བྱ་ཞིང་། རུ་རྟ། སེ་འབྲུ། ཤིང་ཚ། པི་པི་ལིང་། སྣ་སྐྱ། ཨ་རུ་ར། ཁ་རུ་ཚ་རྣམས་སྦྲང་དང་སྦྱར་བའི་ལྡེ་གུ་བཏང་བར་བྱ་བ་དང་། སླ་ཅི། གུར་གུམ། ཨ་རུ་ར། ལི་དོང་ཀྲ་ཞེས་སྣ་སྨུག སྦྲང་རྩི་རྣམས་མར་དང་སྦྱར་བའི་ལྡེ་གུ་བཏང་ཞིང་རྩའི་ཏྲོད་འཚོར་བས་གཏར་ག་མི་བྱ་བར་སྤང་ངོ་། །

ས་བཅད་བཞི་པ། ཆུ་ཧྲེམ།

དང་པོ། སློང་རྐྱེན།

རླན་སྐྱུམ་ཆེ་བའི་ཡུལ་དུ་བསྡད་དྲགས་པ་དང་། གོས་སྲབ་པས་འཁྱགས་པ། རི་སློག་ལ་སོགས་པ་རྫེན་ཟས་མཐའ་དག་དང་། ཡང་ན་སྐྱུམ་བཅུད་ཆེ་བའི་ཟས་ཟོས་དྲགས་པས་དྭངས་མ་གནས་སུ་མ་སྨིན་པར་ཆུ་སེར་རྒྱས་ནས་ཆུ་རྒྱུས་རྣམས་ལ་ཤས་ཆེར་གནས་བཅས་པ་ལས་ཆུ་ཧྲེམ་གྱི་ནད་བསྐྱེད་པར་བྱེད་དོ། །

གཉིས་པ། ནད་རྟགས།

ཆུ་ཧྲེམ་ཆུ་རྒྱུས་གྲོང་འདར་རེངས་འཁྲུམས་སྐམས། །

ཆུ་ཧྲེམ་ནི་ཆུ་རྒྱུས་གྲོང་ཤིང་འདར་ལ་རེངས་པའམ་འཁྲུམས་སམ་སྐམ་པར་འགྱུར་རོ། །

གསུམ་པ། མི་ནོར་བའི་རྟགས།

ཆུ་རྒྱུས་གྲོང་ཤིང་རེངས་པའམ་འཁྲུམས་སམ་སྐམ་པ་ཡིན་ནོ། །

བཞི་པ། བཅོས་ཐབས།

ཆུ་ཧྲེམ་འབྲས་བུ་གསུམ་དང་སྒྲ་ལ་གསུམ། །ཨུ་སུ་ཚ་བ་གསུམ་དང་ཙྭ་སྣ་གསུམ། །སྦྲང་རྩི་མར་དང་སྦྱར་བའི་ལྡེ་གུ་བཏང་། །ཨ་རུ་རྒྱུན་འབྲུམ་ཨུ་སུ་སྲུ་སྨི་ཟ། །ཚ་བ་ལྔ་

དང་སྨྲང་རྩི་མར་སྦྱར་བཏང་། །ཁྲིན་གཙུག་རྩ་གཏར་ཚ་བ་བྱང་བ་དང་། །བཙོ་ལྔ་བཅུ་དྲུག་དཔྱི་མིག་གར་བབས་བསྲེག །ཆུ་རྒྱས་འཁྲམས་ན་བསྐུ་མཉེ་དྲག་ཏུ་བྱ། །

ཆུ་ཏེམ་ལ་འབྲས་བུ་ཨ་བར་སྐྱུར་གསུམ་དང་། སྨུ་ལ་གསུམ་ཞེས་ཙོཏྲ་ཀའི་རྩ་བ་པི་ལིང་སྨུ་ལ་ཞེས་པི་པི་ལིང་གི་རྩ་བ། པུཥྐར་སྨུ་ལ་སྟེ་མེ་ཏོག་གི་རྩ་བ་ཁམ་ཏུས་བཅས་དང་། དེ་ལ་ཨ་ཏུའི་ཕྲེང་བའི་མཛེས་རྒྱན་དུ། སྨུ་ལ་པི་པི་ལིང་གི་རྩ་བ་པུས་ཀར་སྨུ་ལ་མེ་ཏོག་གི་རྩ་སྟེ་ཁམ་ཏུས་གསུམ་མོ་ཞེས་དཀའ་འགྲེལ་གྱིས་སོ། །ཝུ་ སུ། ཚ་བ་སྣ་པི་ཕོ་གསུམ་དང་། ཙྭ་སྔ་རྒྱ་རྒྱམ་ཁ་གསུམ། སྲང་རྩི་རྣམས་མར་དང་སྦྱར་བའི་ལྡེ་གུ་བཏང་། ཡང་ན་ཨ་ཏུ་ར། རྒྱན་འབྲུམ། ཝུ་སུ། ཤུ་མོ་ཟ། ཚ་བ་སྣ་པི་ཕོ་དཔྱི་ལྡེ་དང་། སྲང་རྣམས་རྩི་མར་དང་སྦྱར་བ་བཏང་ལ་ཁྲིན་གཞུག་རྩ་གཏར་ཞིང་། ཚ་བ་བྱང་པ་དང་ཚོགས་པ་བཅོ་ལྔ་པ། བཅུ་དྲུག་པ། དཔྱི་མིག་གཉིས་སོགས་གར་བབས་བསྲེག ཆུ་རྒྱས་འཁྲམས་ན་བསྐུ་མཉེ་ཐུག་པ་ཤུགས་ཆེ་ཙམ་དག་དུ་བྱ་སྟེ། གསོ་རིག་མན་ངག་སྒྲོན་བྱང་ཕྱོགས་བསྒྲིགས་ཕན་བདེ་ནོར་བུའི་སྙེ་མ་ལས། སྨན་ཆེན་ཤུ་སླ་ཆུ་ཐར་དུད། །དེ་ཆུར་སྦྱར་ལ་ཐུག་པར་བྱ། །དྲིག་གྲུམ་ཆུ་སེར་ཚ་འཁྱུག་དང་། །ཁྱད་པར་གཉན་གྱི་རིགས་ལ་བརྟགས། །ཞེས་གསུངས་སོ། །

ས་བཅད་ལྔ་པ། ཙེམ་དཀར།

དང་པོ། སྤྱིར་བསྟན།

གྲང་དད་ཆེ་བའི་ཡུལ་དུ་རྒྱུན་རིང་བསྡད་པ་དང་། ས་ཆ་རླན་གཤེར་དང་ཆུ་གྲང་མོའི་ནང་དུ་ཡུན་རིང་ཉལ་བ་དང་། བསྡད་དྲགས་པ། ལུས་འཁྱགས་པ། ཡང་ན་ཟས་སྐོམ་འཇུ་དཀའ་བ་དང་། མ་གོམས་པ། མི་འཕྲོད་པའི་རིགས་སོགས་ཀྱིས། དྭངས་མ་མ་སྨིན་ཆུ་སེར་དཀར་པོ་ཤས་ཆེར་བསྐྱེད་པ་ལས་འབྱུང་བར་བཤད་དེ། གསོ་རིག་མན་ངག་སྒྲོན་བྱང་ལས། ཙེམ་དཀར་ཆུ་སེར་དཀར་པོ་གྲང་ཤས་ཆེ། །ཞེས་གསུངས་སོ། །

གཉིས་པ། ནད་རྟགས།

ཙེམ་དཀར་ཆུ་སེར་དཀར་པོ་གྲང་ཤས་ཆེ། །

ཙེམ་དཀར་ནི་ཆུ་སེར་དཀར་པོ་ཡིན་པས་གྲང་བ་ཤས་ཆེ་བ་སྟེ། སྐྱ་རེངས་གསར་བ་ལས། ནད་འདི་ཐོག་མར་ཐོག་སྐབས་སྦྲིད་པ་སྐྱུར་བ་དང་། ཤེད་ཤུགས་ཉམས་པ། ཟས་ཀྱི་དང་ག་མི་བདེ་པ། ཤ་སྒྲིམ་དང་ཆུ་རྒྱུས་

ཁག་ལ་ན་ཟུག་གཙོང་བ་དང་། བསྒྲུལ་བསྐྱོད་མི་བདེ་བ། རིམ་བཞིན་ཉུས་ཚིགས་ཆེར་སྐྲངས་པ། མཐའ་འཁོབ་ཀྱི་པགས་པར་ཚ་ཤར་རྒྱུག་པ། དམར་སྐྲངས་ཆགས་པ། བསྒྲུལ་བསྐྱོད་བྱེད་སྐབས་ན་ཟུག་གཙོང་བ། མཐར་ནད་འགྱུར་ཏེ་རྐང་ལག་དང་སྐལ་ཚིགས། མཛིང་ཚིགས་སོགས་ཉུས་ཚིགས་གཞན་དག་ལ་ཁྱབ་པ་དང་། ནད་འགྱུར་བྱུང་བའི་ཉུས་ཚིགས་རྣམས་ཀྱི་ཉུས་གཞི་གསོབ་གསོབ་ཆགས་ནས་བཟོ་དབྱིབས་འགྱུར་པ་དང་འཁྱོགས་སྡོས་ཆགས་པ་མ་ཟད། ཉེ་འཁོར་གྱི་ཤ་སྒྲིམ་ཉམས་རྒུད་དང་། ཆུ་རྒྱུས་རེངས་འཁྱེམས་ཆགས་པ། པགས་འོག་ལ་འབུར་རྫོག་རྡོན་པ་སོགས་ནས་མཐར་ཡན་ལག་རེངས་འཁྱེམས་ཆགས་ཏེ་བསྒྲུལ་བསྐྱོད་དང་བརྐྱང་བསྐུམ་ཀྱི་ནུས་པ་ཤོར་ཏེ་ཞལ་སར་ལུས་པ་དང་། ལུས་སྟོབས་ཉམས་པ། ཟུངས་ཁྲག་ཟད་པ་སོགས་ཀྱི་མངོན་རྩོལ་ཡོང་གི་རེད། ཅེས་དང་། ཉམས་ཡིག་བརྒྱ་རྩ་ལས། གྲུམ་བུ་དཀར་པོ་འགྱུལ་མི་ནུས། །ཚིགས་རྣམས་སྡོས་ཤིང་འཁྱུག་ཟུག་ཡོང་། །འབྲུ་བཅུད་ཟོས་ན་ལྷག་པར་ཕན། །ཞེས་དང་། ཡང་ལྷན་ཐབས་ལས། །གྲུམ་བུ་དཀར་པོ་ཟུག་ཆུང་རྩ་ཆུ་གྲང་། ཞེས་གསུངས་སོ།

གསུམ་པ། མི་ནོར་བའི་རྟགས།

ཧེམ་དཀར་ནི་ཆུ་སེར་དཀར་པོ་གྲང་ཤས་ཆེ་ལ། ཟུག་ཆུང་ཞིང་སྡོས་པ་དང་། དྭངས་མ་རང་གནས་སུ་མ་སྨིན་པའི་ཆུ་སེར་ཤ་སྐུལ་དང་ལྷུ་ཚིགས་ལ་ཞེན་པ་དང་། དེས་སོར་ཚིགས་སོགས་ཉུས་ཚིགས་རྣམས་ལ་ནད་བྱུང་ནས་མཐར་དབྱིབས་འགྱུར་པ་ཡིན་ནོ། །

བཞི་པ། བཅོས་ཐབས།

ཧེམ་དཀར་ཆང་ནང་ཤིང་ཚ་ལི་དོང་གྲ། །སྨན་སྦྱར་རྩ་བའི་ཟན་ཆང་ཆུ་ལུམས་བྱ། །ར་མཉེ་བ་སྤྲ་ཉེ་ཤིང་སྨན་མར་བསྙེན། །

ཧེམ་དཀར་ལ་ཆང་གི་ནང་དུ་ཤིང་ཚ་དང་། ལི་དོང་གྲ་ཞེས་སྨ་སྨུག་སྨན་དང་སྦྱར་བ་དང་། རྩ་བ་རམ་ལྔ་ཉེ་བ་སྤུ་གཟེ་མ་ལྔའི་ཟན་ཆང་བཏང་ལ་རང་བྱུང་ཆུ་ཚན་གྱི་ལུམས་བྱ་བ་དང་། ར་མཉེ། བ་སྤྲུ། ཉེ་ཤིང་རྣམས་སྨན་དང་སྦྱར་བའི་སྨན་མར་བསྟེན་ནོ། །དེ་ལ་ཉམས་ཡིག་བརྒྱ་རྩ་ལས། གྲུམ་དཀར་ཆུ་སེར་དཀར་པོ་བཅོས། །དངུལ་ཆུ་སྦྲི་སེ་བ་ལྔ། །རྩ་བ་ལྔ་(གཟེ་མ་ལྕམ་པ་ར་མཉེ་ཉེ་ཤིང་བ་སྤྲུ)ལ་ནོ་གང་བཏང་། །སུག་སྨེལ་ཆུ་སེར་སྨན་གསུམ་རྣམས། །སེ་བ་རེ་རེ་བཏང་བར་བྱ། །བོང་ཁྲག་དངུལ་ཆུའི་ལྔ་འགྱུར་བཏང་། །འཕྲུལ་བྱེད་སེང་ལྡེང་ཐང་གིས་བྱེད། །གྲུམ་དཀར་བཅོས་པའི་མན་ངག་ཟབ། །ཚིགས་རྣམས་ཤིན་ཏུ་ཟུག་ཆེ་ན། །བོང་ཁྲག་རྡོན་

སྨོས་འཕྲུལ་ལ་བཏང་། །དེ་ཉིད་སེལ་བར་ཐེ་ཚོམ་མེད། །ཅེས་དང་། གསོ་རིག་མན་ངག་སྦྱོང་བྱང་ལས། གྲང་ཤས་ཆེ་ན་གོང་གི་ཐང་(འབྲས་གསུམ་སླེ་ཏྲེས་སེང་ལྡེང་)བཏང་རྗེས། །སྤོས་ཁྱུང་བཅོ་ལྔའི་སྟེང་དུ་དངུལ་ཆུ(བཏུལ་མ)དང་། །རྩ་བ་ལྔ་བསྣན་རིལ་བུ་བསྟེན་ཞེས་གསུངས། །ཞི་དཀའ་གཉིས་ཀར་རྩ་སྦྱོངས་མཆོག་ཏུ་བསྔགས། །རྗེས་ལ་ཆུ་ཚན་སེང་ལྡེང་སྨན་མར་སྦྱར། །ཞེས་དང་། རིན་ཆེན་གཏེར་མཛོད་ལས། མིང་ཅན་ཨ་བྱག་སྟག་ཤ་གསུམ། །ཨ་རུ་ཤུ་དག་དཀར་ནག་གཉིས། །པོང་ང་མུ་ཟི་སླ་རྩི་གསུམ། །སླེ་ཏྲེས་པོང་ཁྲག་གུར་གཉིས་སུ། །སེང་ལྡེང་ཁུ་བས་འཕྲུལ་ལ་བཏང་། །གྲུམ་བུའི་ནད་རྣམས་ཐམས་ཅད་ལ། །ཐེངས་པའི་ཆོག་པའི་སྨན་མཆོག་ཡིན། །གྲང་གྲུམ་སེ་འབྲུ་ལྔ་དང་ལྷག་པ་སྦྱད། །ཅེས་དང་། སྐྱུ་རེངས་གསར་བ་ལས། ནད་འདི་ཡུན་རིང་སྨན་བཅོས་བྱེད་དགོས་པས་རྒྱུན་དུ་སྨན་སྤོས་དཀར་བཅུ་བ་དང་། སེ་འབྲུ་དྭངས་གནས། སེ་འབྲུ་ལྔ་པ། སེང་ལྡེང་ཉེར་གསུམ། སེང་ལྡེང་ཉེར་ལྔ། མགྲིན་མཚལ་ཉེར་ལྔ། བསམ་ཁྱུང་། ན་ཟུག་ཆེན་སླེ་ཏྲེས་ལྔ་ཐང་། སྤོས་ཁྱུང་བཅོ་ལྔ། དངུལ་ཆུ་བཅོ་བརྒྱད་སོགས་གཏོང་བ་དང་། རྗེས་སུ་ཚོགས་ཁག་ལ་མེ་བཙའ་འཛོག་པ་དང་། ཆུ་ཚན་དང་ལུམས་རྒྱག་པ་སོགས་ཀྱི་ཐབས་ཤེས་ཅི་རིགས་ལ་བརྟེན་ནས་བཅོས་དགོས་པ་མ་ཟད། ངལ་གསོ་རྒྱག་རྒྱུ་དང་ལུས་ཟུངས་གསོ་རྒྱུར་ཡང་དོ་སྣང་བྱེད་དགོས། ཞེས་གསུངས་སོ། །

ས་བཅད་དྲུག་པ། ཏྲེམ་ནག

དང་པོ། སྤྱིར་བསྟན།

ཏྲེམ་ནག་ནི་ཐོག་མར་ཆམ་པ་དང་རིམས་ཚད་སོགས་ཚ་བའི་ནད་ཕོག་སྐབས་ཟས་སྤྱོད་ལོག་པ་དང་། ལུས་འཁྲུགས་པ། བཞའ་ཚན་ཆེ་སར་བསྡད་པ་སོགས་ཀྱིས་ཆུ་སེར་གཡོས་ནས་རྡུས་ཚིགས་ལ་ཞེན་པ་སྟེ། དེ་ཡང་གཙོ་བོ་གྲུ་ཚིགས་དང་དཔུང་ཚིགས་སོགས་རྡུས་ཚིགས་ཆེ་བའི་རིགས་དམར་པོར་སྐྲངས་ནས་ན་ཟུག་དྲག་པོ་གཏོང་བ་ཞིག་ཡིན་པར་བཤད། །

གཉིས་པ། ནད་རྟགས།

ཏྲེམ་ནག་ཆུ་སེར་ནག་པོ་ཚ་ཤས་ཆེ། །

ཏྲེམ་ནག་ནི་ཆུ་སེར་ནག་པོས་བསྐྱེད་པ་ཡིན་པས་ཏེ་ཚ་བ་ཤས་ཆེ་སྟེ། སྐྱུ་རེངས་གསར་བ་ལས། ཐོག་མར་

ཚ་བ་རྒྱག་པ་དང་སྦྲགས་རིམ་བཞིན་དཔུང་ཚིགས་དང་། གྲུ་ཚིགས་ཕྱུས་ཚིགས་སོགས་ལྷུ་ཚིགས་ཆེ་ཁྲས་རྣམས་རེས་མོས་སམ་ཡང་ན་གཡས་གཡོན་ཆ་བསྒྲིགས་ནས་ན་ཟུག་གཏོང་བ་དང་། ནད་གཞི་ལྷོ་རུ་འགྲོ་སྐབས་ཚ་བ་ཆེ་རུ་ཕྱིན་ནས་རུས་ཚིགས་རྣམས་སྐྲངས་ཤིང་དམར་སྨུག་ཆགས་པ་དང་། རུས་ཚིགས་འཁོལ་བའམ་ཁ་འབྱེད་པ་ལྟ་བུའི་ན་ཟུག་ལྷང་དུབ་ཅན་གཏོང་བ། ཤ་པགས་ཅེར་བ། སྲིད་པ། ད་དུང་ནད་པ་ཁ་ཤས་ལ་རུས་ཚིགས་མཐའ་འཁོར་གྱི་པགས་འོག་ཏུ་འབུར་རྗོག་རྡོན་པའི་ངང་ཚུལ་ཡོང་བ་མ་ཟད། ད་དུང་ནད་དེས་སྙིང་ཁམས་ལ་ཆུ་སེར་ཞེན་པའི་ནད་སྣོང་གི་རེད། ནད་དེ་རྙིང་བ་ཆགས་པའི་སྐབས་སུ་རྟག་པར་རུས་ཚིགས་དང་ཤ་ཁྲིམ་ལ་ན་ཟུག་གཏོང་བ་དང་། ལྷག་པར་དུ་སྟོན་དཔྱིད་གཉིས་དང་། གནམ་གཤིས་འགྱུར་ལྡོག་བྱུང་བ། མཚན་མོའི་དུས། ལུས་ཁམས་འཕྲུགས་པ་བཅས་ཀྱི་སྐབས་སུ་ནད་གཞི་ལྡང་ཡོང་གི་ཡོད་པ་རེད། འོན་ཀྱང་ན་ཟུག་འཛོམས་པ་དང་། གཉན་ཁ་འཛགས་པའི་སྐབས་སུ་རུས་ཚིགས་སྤྱར་རྒྱུན་ལྟར་བསྐྱར་གསོ་ཡོང་བ་ལས་རེངས་འཁྱུམས་ཆགས་པ་དང་རུས་ཚིགས་འགྱོགས་པ་སོགས་ཀྱི་གནས་ཚུལ་ཡོང་གི་མེད་པ་བཅས་རེད། ཅེས་པ་དང་། ཉམས་ཡིག་བརྒྱ་རྩ་ལས། གྲུམ་བུ་ནག་པོ་འགྲུལ་མི་ནུས། །འགྲུལ་བའི་ཚེ་ན་སྐད་ངན་འཚེར། །སྐེ་ཚིགས་རུས་ཚིགས་ན་བ་དང་། །རྩ་ཆུ་རུས་ཚིགས་འཁོལ་བ་དང་། །མཚན་མོ་གཉིད་ནི་བྱ་ལྟར་ཡེར། །ཞེས་དང་། ཡང་ལྷན་ཐབས་ལས། གྲུམ་ནག་ཟུག་ཆེ་མདོག་ནག་རྩ་ཆུ་ཚ། །གཡོ་སྐམ་སྣ་ཁྲེག་འཛག་ཅིང་སྙིང་མི་དགའ། །ནད་འདི་སྦྱོ་ལ་ཞུགས་ནས་སྐྱ་ལ་ཐོན། །སྐྱ་ལ་ཞུགས་ནས་སྦྱོ་ལ་ཐོན་པ་ཙམ། །ཞེས་གསུངས་སོ། །

གསུམ་པ། མི་ནོར་བའི་རྟགས།

ཧེམ་ནག་ནི་ཆུ་སེར་ནག་པོ་སྟེ་ངོ་བོ་ཚ་ཤས་ཆེ་ལ། ཐོག་མར་ཚ་བ་རྒྱས་པ་དང་སྦྲགས་རིམ་བཞིན་དཔུང་ཚིགས་དང་གྲུ་ཚིགས། ཕྱུས་ཚིགས་སོགས་ལྷུ་ཚིགས་ཆེ་བ་རྣམས་རེས་མོས་སམ་ཡང་ན་གཡས་གཡོན་ཆ་བསྒྲིགས་ནས་ན་ཟུག་གཏོང་བ་དང་ཚབས་ཆེ་དུས་སྐྲངས་ཤིང་དམར་སྨུག་ཏུ་འགྱུར་པ། ལྷག་ཏུ་སྟོན་དཔྱིད་དང་གནམ་གཤིས་འགྱུར་ལྡོག་བྱུང་བ། མཚན་མོའི་དུས་ལུས་འཕྲུགས་པ་བཅས་ཀྱི་སྐབས་སུ་ལྡང་བ་དང་། ན་ཟུག་འཛོམས་པ་དང་གཉན་ཁ་འཛགས་པའི་སྐབས་སུ་རུས་ཚིགས་སྤྱར་རྒྱུན་ལྟར་བསྐྱར་གསོ་ཡོང་བ་ལས། རེངས་འཁྱུམས་ཆགས་པ་དང་རུས་ཚིགས་འགྱོགས་པ་སོགས་ཀྱི་གནས་ཚུལ་མེད་པ་བཅས་རེད།

བཞི་པ། བཅོས་ཐབས།

ཧེམ་ནག་ཨ་རུ་ཚུར་བཙུས་ཞག་འགར་བཏང་། །གུར་ཀུམ་བཤལ་བྱ་གཟེ་མའི་སྨན་

མར་སྦྱར། །ཀུན་ལ་སྐྱེད་ཆུང་རུས་རྩ་གདར་བ་དང་། །གཟེབ་ཏུ་བཅུག་ལ་ཁ་བཅིང་ལན་མང་སྦྲིལ། །རྟ་ལ་བསྐྱོན་ཏེ་གསང་ལ་ཆུ་ནང་སྦྱར། །

ཧིམ་ནག་ལ་ཨ་རུ་བསྡུས་པའི་ཁུ་བ་ཞག་འགའི་བར་དུ་ལྕོ་སྙོང་དུ་བཏང་བ་དང་། གུར་གུམ། དུར་བྱིད། དན་རོག ལྩམ་རྩ། ཤྲཱི་ཁཎྜ། པི་པི་ལིང་སྣར་བུ་རྣམས་སྦྱར་བའི་བཤལ་བྱ་ཞིང་རྗེས་ལ་ཕྱི་རྒྱུད་ཀྱི་གཟེ་མའི་སྨན་མར་སྦྱར་བ་ཟ། དེ་ཀུན་བྱས་ཀྱང་བསྐྱེད་ཆུང་ན་རུས་རྩ་གདར་བ་ནི་སྤྱིར་རུས་པའི་ཚ་བ་མཁལ་མའི་རྩ་ལ་གདར་ཞེས་མཁལ་རྩ་རྣམས་གདར་ལ། དམིགས་བསལ་ནི་གསེར་མཚན་དུ་པུས་མོའི་གཉན་གོང་ནས་གྱེན་དུ་མཐྲིད་གང་བཅལ་བར་སོར་གསུམ་གཞགས། དེ་ནས་རྩ་ནག་གྲོ་སོག་ཙམ་ཞིག་ཡོད་པ་དེ་ནས་ཁྲག་ཕུལ་གང་འདོན་ཞེས་པ་དེ་གདར་བ་དང་། སྨྱུག་མ་སོགས་ཀྱི་གཟེབ་ཏུ་བཅུག་ལ་དེའི་ཁ་དམ་པར་བཅིངས་ལ་ལན་མང་པར་སྦྲིལ་ཚུར་སྦྲིལ་བྱ་བ་དང་། ནད་པ་རྟ་ལ་བསྐྱོན་ཏེ་མ་ཤེས་པར་གསང་ལ་གློ་བུར་དུ་ཆུ་ནང་དུ་བསྐྱུར་བ་དང་། ཡང་ན། ཕན་བདེ་སླེམ་ནུ་རིན་ཆེན་གཏེར་མཛོད་ཀྱི་ལུང་དྲངས་པ་ལས། མིང་ཅན་ཨ་བྱུག་སྟག་ཤ་གསུམ། །ཨ་རུ་ཤུ་དག་དཀར་ནག་གཉིས། །བོང་ང་མུ་ཟི་པླ་སྒེ་གསུམ། །སླེ་ཏྲེས་བོང་ཁྲག་གུང་གཉིས་སུ། །སེང་ལྡེང་ཁུ་བས་འཕུལ་ལ་བཏང་། །གྲུམ་བུའི་ནད་རྣམས་ཐམས་ཅད་ལ། །ཐེངས་པས་ཆོག་པའི་སྨན་མཆོག་ཡིན། །ཚ་གྲུམ་གུར་གུམ་བདུན་དང་ལྷག་པ་སྦྲིད། །མཁལ་གྲུམ་བྲི་ག་སུག་སྨེལ་བསྣན། །གློ་བར་ཨ་གྲོང་རུ་གང་བསྣེབས། །མཆིན་བབས་གི་ཝང་ཁ་ཆེ་བསྣེབ། །མཆེར་བབས་ཨུཏྤལ་ཀ་ཀོ་ལ། །མཁལ་མར་དོམ་མཁྲིས་བསྣེབ་པར་བྱ། །སྲོག་རྩར་བབས་ན་ལི་ཤི་བསྣེབ། །གང་བབས་ནད་ཀྱི་ཡུལ་དང་སྦྱར། །ཅེས་དང་། རྒྱུན་དུ་སྨན་སྤོས་དཀར་བཅུ་བ། སེ་འབྲུ་དྭངས་གནས། སེ་འབྲུ་ལྔ་པ། སེང་ལྡེང་ཉེར་གསུམ་དང་ཉེར་ལྔ། མགྲིན་མཚལ་ཉེར་ལྔ། དངུལ་ཆུ་བཅོ་བརྒྱད། ཁྱུང་ལྔ། གླུ་བདུད་བཅོ་བརྒྱད། གྲུམ་བུའི་ཟུག་གཅོག་ཆེན་མོ་སོགས་བསྟེན་ཆོག་སྟེ། ཐོག་མར་རུས་ཚིགས་དམར་པོར་སྐྲངས་ནས་ན་ཟུག་ཆེན་པོ་གཏོང་བ་དང་ཚ་བ་རྒྱས་པའི་སྐབས་སུ་དངུལ་ཆུ་བཅོ་བརྒྱད་དང་། སླེ་ཏྲེས་ལྔ་ཐང་། གླུ་བདུད་བཅོ་བརྒྱད་སོགས་བཏང་ནས་གཉན་ཁ་གཅོག་ཐབས་བྱེད་དགོས་པ་དང་། སེང་ལྡེང་ཉེར་གསུམ་དང་། མགྲིན་མཚལ་ཉེར་ལྔ། སྤོས་ཁྱུང་བཅོ་ལྔ་སོགས་བཏང་ནས་ཆུ་སེར་སྐེམ་ཐབས་བྱེད་དགོས་པ་མ་ཟད། མཇུག་ཏུ་རྣ་འཛེབ་རྒྱག་པ་དང་། མེ་བཙའ་འཛོག་པ། ལུམས་རྒྱག་པ་སོགས་ཀྱི་ཐབས་ཤེས་ལ་བརྟེན་ནས་བཅོས་དགོས་པ་རེད། ཟས་སྤྱོད་ལ། མན་ངག་ལྷན་ཐབས་ལས། ཟས་སྤྱོད་ཚྭ་དང་རུལ་སུངས་དཀར་དང་མངར། །གསར་དང་རྙིང་པའི་ཤ་དང་དེ་བཞིན་མར། །སྨུམ་ཞིང་ལྕི་བའི་རིགས་དང་རྡོད་བཙུད་ཆང་། །མེ་ཉི་ཉིན་མོའི་གཉིད་དང་ཆབ་གྲང་སྤང་། །མདོར་ན་ནས་དཀར་རྩམ་པ་མ་སུངས་པའི། །ཟན་དང་ཐུག་པ་ལས་གཞན་བཏང་བར་བྱ། །དེ་ལྟར་བྱས་ན་ནད་འདི་གྲོལ་བ་མྱུར། །ཞེས་གསུངས་སོ། །

ཕྱོམ་ཆུང་།

གྲུམ་བུའི་ནད་ནི་རླན་ཅན་རླུམ་པའི་ཡུལ་དུ་བསྡད་དྲགས་པ་དང་། རླུམ་བཙུད་ཆེ་བའི་ཟས་ཟོས་དྲགས་པ་སོགས་ཀྱིས་དྭངས་མ་གནས་སུ་མ་སྨིན་པར་ཆུ་སེར་རྒྱས་ནས་ཤ་རུས་རྩ་རྒྱུས་རྣམས་ལ་གནས་བཅས་ཏེ་གྲུམ་བུའི་ནད་བསྐྱེད་པ་སྟེ། རྒྱུད་ཚང་ལོ་རྫོ་བས། ཚིགས་མིག་ཆུ་སེར་འཕེལ་བ་ཡིས། །འཁྱོར་བྱེད་བྱེད་ལས་ཉམས་གྱུར་ཏེ། །ཚིགས་ཀུན་ཆག་གྲུམ་སྔོར་བ་ལྟར། །གྱུར་པས་གྲུམ་བུ་ཞེས་སུ་བཤད། །ཅེས་དང་། །དེ་ཡང་ཆུ་སེར་ཞུགས་ཡུལ་མི་འདྲ་བའི་དབང་གིས་ཤ་རིམ། རུས་རིམ། རྩ་རིམ། ཆུ་རིམ་བཅས་དབྱེ་བ་བཞི་དང་། ནད་གཞིའི་ངོ་བོའི་དབང་གིས་གྲང་ཤས་ཆེ་བ་རིམ་དཀར་དང་ཚ་ཤས་ཆེ་བ་རིམ་ནག་རྣམ་པ་གཉིས་ཏེ་བསྡོམས་པས་དབྱེ་བ་བདུན་དུ་བསྟན་ཡོད་ལ། དེ་དག་གི་མངོན་རྟགས་སྤྱི་ལ་གྲང་ཤུམ་ཡུན་རིང་ཤ་ལྷགས་བརྗེ་བ་དང་། རྟུལ་ཁ་སྐྱི་བ། རུས་ཚིགས་ཤ་རུས་འཁོལ་ཞིང་ཆུ་རྒྱུས་སྐྱོང་བ་སོགས་འབྱུང་བ་དང་། ནད་འདི་དང་དྲེག་ནད། རྐང་འབམ་གསུམ་གྱི་རྒྱུ་དང་རྐྱེན། གྱུར་ཚུལ་སོགས་ཕྱོགས་མཐུན་པས་རྟགས་ཕན་ཚུན་འདྲ་བར་སྟོན་ཞིང་གཅིག་ལ་གཅིག་གི་བཅོས་ཐབས་ཀྱང་ཕན་པས་གསོ་ཆེ་བཅོས་ཀ་གང་དགོས་པ་རྣམས་ཐེ་རིགས་པར་རིག་པའི་འཕྲུལ་བསྒྲར་ཤེས་དགོས། བཅོས་ཚུལ་ལ་ཐོག་མར་ཞག་ལྔའི་རིང་དུ་བད་ཀན་ཆུ་སེར་སྦྱང་བ་དང་། དེ་རྗེས་དྭངས་མ་གནས་སུ་འཇོག་ཅིང་ཆུ་སེར་ཚ་བ་སྐམ་པར་བྱེད་པ། མཇུག་མཐར་རྗེས་གཙོད་ཀྱི་ཚུལ་དུ་བ་ཡི་རྣམ་ལྔ་སོགས་ཀྱིས་ཆུ་སེར་ཚད་ལྷག་འདོན་དགོས་སོ། །

(དོན་གྲུབ་ཚེ་རིང་། གཙོད་པ་རྒྱལ།)

བསམ་གཞིགས།

༡ གྲུམ་བུའི་ནད་ལ་རྩ་ཆུ་ཕྱི་ཡུལ་གསུམ་གྱི་སྒོ་ནས་ངོས་འཛིན་པ་ལ་མི་ནོར་བའི་གཟེར་གང་ཡོད།
༢ རིམ་དཀར་རིམ་ནག་གཉིས་ཀྱི་ཁྱད་པར་ཇི་ལྟར་འབྱེད་དགོས་སམ།
༣ གྲུམ་བུའི་ནད་ཀྱི་རྒྱུ་རྐྱེན་གཙོ་བོ་ཅི་ཡིན།
༤ གྲུམ་བུ་ནད་ཀྱི་ངོ་བོ་དང་ངེས་ཚིག་ཇི་ལྟར་ཡིན།
༥ གྲུམ་བུ་ནད་ཀྱི་ཕྱི་བྲག་གི་དབྱེ་བ་དྲུག་པོ་ཇི་ལྟར་ཡིན།
༦ དྲེག་དང་གྲུམ་བུ། རྐང་འབམ་གསུམ་གྱི་རྟགས་བཅོས་ཀྱི་དབྱེ་བ་ཇི་ལྟར་འབྱེད་པ་དང་སོ་སོའི་མི་ནོར་བའི་གཟེར་ཇི་ལྟར་ཡིན།

ལེའུ་བཅུ་དྲུག་པ། ཆུ་སེར།

ཆུ་སེར་ཞེས་པ་ནི་མདོག་ལ་བལྟོས་ནས་བཏགས་པའི་ལུས་ཀྱི་པགས་པའི་བར་དང་ཚིགས་སོགས་ལ་ཤས་ཆེར་གནས་པའི་ཁྲག་གི་སྙིགས་མ་ལས་བྱུང་བའི་ཆུ་མདོག་དམར་པོ་དང་། མཁྲིས་པའི་དྭངས་མ་ལས་བྱུང་བའི་ཆ་མདོག་སྐྱ་སེར་ཅན་གྱི་གཤེར་ཁུ་གཉིས་འདྲེས་པའི་ཆུ་དམར་སེར་ཅན་དེ་ལ་ཟེར་རོ།

དེ་ཡང་རྒྱུད་ལས། རླུང་དང་བད་ཀན་གྲང་བ་ཆུ་ཡིན་ཏེ། །ཁྲག་དང་མཁྲིས་པ་ཚ་བ་མེ་རུ་འདོད། །སྲིན་དང་ཆུ་སེར་ཚ་གྲང་ཐུན་མོང་གནས། །ཞེས་ཆུ་སེར་ནི་ལུས་ཟུངས་ཐམས་ཅད་ལ་ཁྱབ་པར་གནས་པས་གནོད་བྱེད་ཉེས་པའི་གྲངས་ལ་བཞག་ཡོད་པ་དང་། ལག་ལེན་རིན་ཆེན་གཏེར་སྤུངས་ལས། ནད་ལ་རྩ་བ་ཡན་ལག་གཉིས། །རྩ་བ་རྒྱུ་རྐྱེན་ནད་དྲུག་སྟེ། །རྒྱུས་བསྐྱེད་རླུང་མཁྲིས་བད་ཀན་གསུམ། །རྐྱེན་བསྐྱེད་ཁྲག་སྲིན་ཆུ་སེར་གསུམ། །ཞེས་དང་། ཁྲག་མཁྲིས་ཚ་བ་བད་རླུང་གྲང་། །སྲིན་དང་ཆུ་སེར་ཚ་གྲང་ཐུན་མོང་ནད། །དེ་རྣམས་བརྟག་པར་བྱ་བའི་ནད་གཞིའོ། ཞེས་གསུངས་སོ། །

གཞན་ཡང་ལག་ལེན་རིན་ཆེན་གཏེར་སྤུངས་ལས། ནད་(རླུང་མཁྲིས་བད་ཀན)གསུམ་གང་བསྔོངས་རྟགས་(ཁྲག་ཆུ་སེར་སྲིན)ལ་དཔག །འདི་དྲུག་རྩ་བའི་ནད་དག་ཡིན། །ཡན་ལག་བརྒྱ་རྩའི་སྟེང་དུ་ཐོབ། །རླུང་མཁྲིས་བད་ཀན་ཀུན་ལ་སྦྱོར། །ཁྲག་ནད་ཕལ་ཆེ་བ་ལ་སྦྱོར། །ཆུ་སེར་ནད་ནི་འགའ་ལ་སྦྱོར། །སྲིན་ནད་འགའ་ཟུང་དག་ལ་སྦྱོར། །ཀུན་ཀྱང་འདི་ལས་འདའ་མི་སྲིད། །གནས་དང་རིགས་ཀྱིས་ནད་མིང་ཐོགས། །ཞེས་དང་། དེ་ལྟར་རྩ་བའི་ནད་དྲུག་ཏུ། །ནད་རྣམས་མ་ལུས་འདུས་པའི་ཕྱིར། །གསོ་ཐབས་འདི་དྲུག་ནད་རྣམས་ཀུན་ལ་ཐོབ། །ཕྱི་ནང་སྟོད་སྨད་གར་བབས་ལྡེ་ཁ་བསྒྱུར། །ཞེས་གསུངས་སོ། །

སྤྱིར་བཤད་པ།

ཆུ་སེར་ནད་ལ་སྤྱིར་རྩལ་དབྱེ་བ་དང་། །རྟགས་དང་བཅོས་ཐབས་རྣམ་པ་བཞི་ཡིས་བསྟན། །

ཞེས་པ་སྟེ། ཆུ་སེར་ནད་གསོ་བ་ལ་དང་པོ་ཆུ་སེར་དེ་ཉིད་ཇི་ལྟར་གྱུར་པའི་ཚུལ་བསྟན་པ་དང་། ཆུ་སེར་ནད་ཀྱི་དབྱེ་བ་དང་། ནད་རྟགས་དང་ཆུ་སེར་གྱི་ནད་བཅོས་ཐབས་བཅས་རྣམ་པ་བཞི་ཡིས་བསྟན་པའོ། །ཞེས་

གསུངས་ཀྱང་སྐབས་འདིར་གྱུར་ཚུལ་དང་། རྒྱུ་རྐྱེན། དབྱེ་བ། ནད་རྟགས། མི་ནོར་བའི་རྟགས། བཅོས་ཐབས། རྗེས་གཅོད་ཅེས་རྣམ་པ་བདུན་གྱིས་སྟོན་ནོ། །

དང་པོ། གྱུར་ཚུལ།

དང་པོ་གྱུར་ཚུལ་ཁ་ཟས་དངས་མ་དེ། །མཁྲིས་པ་དམར་སྒྱུར་ལས་ཀྱིས་ཁྲག་ཏུ་འགྱུར། །ཁྲག་གི་སྙིགས་མ་མཁྲིས་པའི་ནང་དུ་གསོག །མཁྲིས་པའི་དྭངས་མ་ཆུ་སེར་ཉིད་དུ་འགྱུར། །གནས་ནི་ཤ་རུས་དོན་སྣོད་ཕྱི་ནང་ཁྱབ། །ཁྱད་པར་ཤ་མདངས་བར་དང་ཚིགས་བར་གནས། །ཚད་ནི་རང་གི་སྐྱིམ་པ་བཞི་རུ་བཤད། །

དེ་ཡང་དང་པོ་ཆུ་སེར་ནད་ཀྱི་རྒྱུར་གྱུར་པའི་ཚུལ་ནི་ཁ་ཟས་ཀྱི་དྭངས་མ་དེ་ཆུ་མདོ་དང་བཤད་རྒྱུད་ལེའུ་ལྔ་པའི་དགོངས་པ་ལྟར་ན་མཆིན་པའི་ལམ་བརྒྱུད་ཁྲག་ཏུ་འགྲོ་ན་འང་སྐབས་འདིའི་དགོངས་པ་མཁྲིས་པ་ལ་དམར་ཤ་དང་སྒྱུར་ཚང་སོགས་གནོད་པའི་བྱེད་ལས་ཀྱིས་ཁྲག་ཏུ་འགྱུར། ཁྲག་དེའི་སྙིགས་མ་སྣོད་མཁྲིས་པའི་ནང་དུ་གསོག་པར་འགྱུར་པ་དང་། མཁྲིས་པ་དེའི་དྭངས་མ་ཡང་ཆུ་སེར་ཉིད་དུ་འགྱུར་པ་དེ་སྡོད་པའི་གནས་ནི་ཤ་དང་རུས་པ་དོན་སྣོད་རྣམས་ཀྱི་ཕྱི་ནང་ཐམས་ཅད་ལ་ཁྱབ་པར་གནས་ཤིང་། ཁྱད་པར་ཅན་དུ་ཤ་མདངས་ཀྱི་བར་དང་ཡན་ལག་ལ་སོགས་པའི་ཚིགས་པར་གནས་པ་དེའི་མང་ཉུང་གི་ཚད་ཐེ་ཙམ་ཡོད་ཅེས་པས་ནི་རང་རང་གི་སྐྱིམ་པ་བཞི་རུ་བཤད་པ་ཡིན།

གཉིས་པ། རྒྱུ་རྐྱེན།

རྒྱུ་རྐྱེན་ནི་ཕལ་ཆེར་བད་ཀན་དང་སྨིན་སོགས་ལས་འབྱུང་སྟེ། རྒྱུ་ནི་ལུས་ལ་གནས་པའི་ཆུ་སེར་ལ། །ཟས་སྤྱོད་དབང་གིས་འདུ་བ་འཁྲུགས་གྱུར་པས། །ཆུ་སེར་ནག་པོ་ལུས་ལ་རྒྱས་པ་ཡིན། །ཞེས་དང་ལག་ལེན་རིན་ཆེན་གཏེར་སྤུངས་ལས། ཆུ་སེར་ནད་རྣམས་གར་ཞུགས་ཀྱང་། །བད་ཀན་རྐྱེན་བྱས་ཆུ་སེར་དཀར་པོར་འགྱུར། །མཁྲིས་པར་བསྡོངས་ན་ཆུ་སེར་ནག་པོ་ཡིན། །ཞེས་སོ། །

གསུམ་པ། དབྱེ་བ།

དབྱེ་བ་ཆུ་སེར་རིགས་དང་འཇུག་པའི་སྒོ། །རིགས་ནི་ཆུ་སེར་དཀར་པོ་ནག་པོ་

གཉིས། །ཆུ་སེར་དཀར་པོ་བད་རླུང་གྲང་བར་བསྒྲོངས། །ཆུ་སེར་ནག་པོ་ཁྲག་མཁྲིས་ཚ་བར་བསྒྲོངས། །འཇུག་སྒོ་ཞྭགས་ཁྲམ་ཤར་རྒྱས་རྩ་རུ་རྒྱུག །རུས་ཞེན་དོན་བབས་སྟོད་དུ་ལྷུང་བའོ། །

དབྱེ་བ་ཕྱེ་ན་རིགས་པའི་དབང་དུ་ཆུ་སེར་གྱི་རིགས་དང་འཇུག་པའི་སྒོ་ཡི་དབྱེ་བ་འབྱེད་ཚུལ་གཉིས་ཡོད་པ་ལས། རིགས་ཀྱིས་དབྱེ་ན་ཆུ་སེར་དཀར་པོ་དང་། ཆུ་སེར་ནག་པོ་གཉིས་ཡོད་ལ། དེ་ལས་ཆུ་སེར་དཀར་པོ་ནི་བད་རླུང་གྲང་བར་བསྒྲོངས་པ་དང་། ཆུ་སེར་ནག་པོ་ནི་ཁྲག་མཁྲིས་ཚ་བར་བསྒྲོངས་པའོ། །འཇུག་སྒོའི་དབྱེ་ན་ནད་འཇུག་ཚུལ་གྱི་སྒོ་དྲུག་ལ་ཞུགས་པ་སྟེ། ཞྭགས་ལ་ཁྲམ་པ་དང་། ཤ་ལ་རྒྱས་པ། རྩ་རུ་རྒྱུག་པ། རུས་ལ་ཞེན་པ། དོན་ལ་བབས་པ། སྟོད་དུ་ལྷུང་བ་བཅས་དྲུག་གོ །

དེ་ཡང་ཆུ་སེར་དཀར་པོ་བད་རླུང་ལས་གྱུར་པ་མིན་པར་བད་རླུང་དང་བསྒྲོངས་པས་གྲང་ཤས་ཅན་དང་ཆུ་སེར་ནག་པོ་ཁྲག་མཁྲིས་ལས་གྱུར་པ་མིན་པར་ཁྲག་མཁྲིས་དང་བསྒྲོངས་པས་ཚ་ཤས་ཅན་ཡིན་ཞེས་ཀྱང་བཞེད་དོ། །

- ཆུ་སེར།
  - རིགས།
    - དཀར་པོ།
    - ནག་པོ
  - འཇུག་སྒོ།
    - ཞྭགས་ཁྲམ།
    - ཤར་རྒྱས།
    - རྩ་རུ་རྒྱུག
    - རུས་ཞེན།
    - དོན་བབས།
    - སྟོད་དུ་ལྷུང་།

རིས་དཔྱིབས། 16 – 1 ཆུ་སེར་ནད་ཀྱི་དབྱེ་བ།

བཞི་པ། ནད་རྟགས།

དེ་ཡི་རྟགས་ལ་སྤྱི་དང་བྱེ་བྲག་གཉིས། །སྤྱི་རྟགས་ཟ་འཕྲུག་ཐོར་བ་ལེབ་མཚར་འོང་། །སྐབས་སུ་ལུས་ཀུན་སྐྲ་ཞིང་སྐྲངས་པ་དང་། །ཤ་མདོག་སྨོ་ལ་རྨུབ་ཅིང་འབྲུམ་པ་འོང་། །གྲ་མ་ཕུབ་མས་རེག་ན་ཟ་འཕྲུག་བྱེད། །སྐྲ་དང་སྨིན་མ་འབྱི་ཞིང་འདྲུགས་པའོ། །

ཆུ་སེར་ནད་སྤྱིའི་རྟགས་དང་བྱེ་བྲག་གི་རྟགས་གཉིས་ཡོད་པ་ལས་སྤྱིའི་རྟགས་ནི་ལུས་ལ་ཟ་འཕྲུག་བྱེད་ཅིང་

ཐོར་བ་ལེབ་མོར་འོང་བ། སྐབས་སྐབས་སུ་ལུས་ཀུན་སྦོ་ཞིང་སྐྲངས་པ་དང་། ཤའི་མདོག་ཀྱང་ རྫོ་ལ་རྩུབ་ཅིང་འབྲུམ་པ་འོང་བ། གྲམ་དང་ཕུབ་མ་སོགས་ཀྱིས་རིག་ན་ཟ་འཕྲུག་བྱེད་ཅིང་སྐྲ་དང་སྨིན་མ་སོགས་བྱི་བ་སྟེ་ལྷུང་བ་དང་འདྲུགས་པ་སྟེ་སྤུ་རྩ་བ་ནས་འདོན་ཞིང་དེ་ཤུལ་རྨ་ལ་བ་བཅས་སོ། །

མན་ངག་རིན་ཆེན་འབྱུང་གནས་ལས། ཆུ་སེར་སྤྱི་རྟགས་ཟ་འཕྲུག་ཐོར་བ་འོང་། །སྐབས་སུ་ལུས་སྐྲངས་སྐྲ་དང་སྨིན་མ་བྱི། །ཁྱད་པར་ཆུ་སེར་དཀར་པོ་རྩ་ཆུ་གྲང་། །ནམ་ཞོད་རླན་དུགས་ཆུར་ཞུགས་གྲང་ཚེ་ལྡང་། །ཆུ་སེར་ནག་པོ་རྩ་ཆུ་ཚ་བ་སྐྱེ། །མེ་ཉིས་དྲོས་ཤིང་ཚང་འཕྲང་སྟོན་དུས་ལྡང་། །ཞེས་དང་། །དགོས་འདོད་ཀུན་འབྱུང་ལས། སྤྱི་རྟགས་ཟ་འཕྲུག་ཐོར་བ་ཀོ་ལེར་འོང་། །ཞེས་རྒྱུད་ཀྱི་སྤྱི་རྟགས་ཟ་འཕྲུག་ཐོར་བ་ལེབ་མོར་འོང་ཞེས་དང་ཁྱད་ཡོད་པར་བཀོད་ཡོད།

ལྔ་པ། མི་ནོར་བའི་རྟགས།

ལག་ལེན་རིན་ཆེན་གཏེར་སྤུངས་ལས། ཆུ་སེར་རྩ་རྒྱུད་ཕྲ་མགྱོགས་སྤུན། །ཆུ་མདོག་རྒྱ་བཤལ་ཀུ་ཡ་རྣོག །སྤྱི་དང་སེན་མོའི་རྐྱལ་ཁྲག་འཚོར། །མིག་ལྤིབས་རྐང་བོལ་ངར་གདོང་དང་། །མཚང་ར་གསུམ་པ་བྲང་གཞུང་གཡོ། །གཏར་ཁྲག་ཆུ་སེར་དངོས་སུ་འོང་། །ཟ་འཕྲུག་ཤུ་ཐོར་འབམ་འབུས་སྐྲངས། །ཆུ་སེར་མི་འགྱུར་ངེས་པའི་རྟགས། །ཞེས་གསུངས་སོ། །

དྲུག་པ། བཅོས་ཐབས།

༡ བཅོས་ཚུལ།

བཅོས་པའི་ཐབས་ལ་སྤྱི་དང་བྱེ་བྲག་གཉིས། །སྤྱི་ལ་བཅོས་ཐབས་སྨན་དཔྱད་ཟས་སྤྱོད་བཞི། །ཆུ་སེར་དཀར་ནག་གཉེན་པོ་སོ་སོར་བསྟེན། །

ཆུ་སེར་གྱི་ནད་བཅོས་པའི་ཐབས་ལ་སྤྱི་དང་བྱེ་བྲག་གཉིས་ཡོད་པའི་སྤྱིའི་བཅོས་ཐབས་ལ་སྨན་དཔྱད་ཟས་སྤྱོད་བཞིའི་སྒོ་ནས་འདུ་བ་སྐོམས་ཤིང་ཆུ་སེར་དཀར་ནག་སྐེམ་པའི་གཉེན་པོ་སོ་སོར་བསྟེན་པའི་ཚུལ་གྱིས་བཅོས་དགོས།

༢ གཉེན་པོ།

(༡) སྨན།

སྨན་ལ་ཞི་བྱེད་སྦྱོང་བྱེད་བཟུག་པའི་སྨན། །ཞི་བྱེད་ཁྲུང་ལྔ་ཆུ་ཡི་རྟ་ལ་ཞོན། །ཆུ་སེར་སྨན་གསུམ་རྒྱན་གྱིས་མཛེས་པའི་མིང་། །འབྲུ་བཅུད་གྲོགས་དང་བསྡེབས་པ་འདིའི་གཉེན་པོ། །ཡང་ན་སྤོས་ཁྲུང་བཅོ་ལྔ་སྦྱར་

བའམ། །སྐྱེར་པ་སེ་རྒོད་སེང་ལྡེང་བ་རུ་ཡི། །ཕྲེ་མ་གུ་གུལ་བཙུ་དང་སྦྱར་ལ་བཏང་། །བ་ཡི་རྣམ་ལྷ་སེང་ལྡེང་སྨན་མར་སྦྱར། །མཆོག་ཏུ་དངུལ་ཆུ་རིན་ཆེན་སྦྱོར་བ་བརྟགས། །སྦྱོང་བྱེད་སྔོན་དུ་ལྕུམ་རྩ་ཨ་རུ་ར། །ཐར་ནུ་ཆུ་རྩ་རེ་ལྕག་ཁྱི་དང་ག །ཆུ་སེར་སྨན་གསུམ་བ་ཆུའི་ཁ་རྙས་སྦྱངས། །ཞེས་གསུངས་པའི་སྦྱོར་བ་རྣམས་བསྟེན་དགོས་པའོ། །

(༢) དཔྱད།

དཔྱད་དུ་དཀར་པོ་གང་བབས་གསང་སྲིག་ཅིང་། །ནག་པོ་གང་བབས་གང་རྒྱས་རྩ་ལ་གཏར། །ལུ་ཐེ་ལ་སོགས་ཆུ་ཚན་ཡང་ཡང་བསྟེན། །ལུ་ཐེ་བོང་ང་བྱང་བུལ་པི་པི་ལིང་། །ཚད་སྙིང་དྲེས་མའི་ཐལ་བ་ཐུན་ཚད་མཉམ། །རྟ་མིག་བཙའ་མ་སེར་སྲེགས་ཐལ་བ་དང་། །ཆུ་རྩ་ཐུན་འདབ་མར་སྙིང་སྦྱར་ལ་བྲུག །ཟ་འཕྲུག་རྩད་ནས་འབྱིན་པའི་སྨན་མཆོག་ཡིན། །ཁྱད་པར་ཆུ་སེར་པགས་གྲམས་ནད་ལ་བརྟགས། །ཞེས་པ་ལྟར་རོ། །

(༣) ཟས།

ཟས་སུ་ཆུ་སེར་དཀར་ལ་ལུག་ཤ་གསར། །བཤུལ་ཤ་གཟི་མའི་ཆང་དང་ཟན་ཆང་འཕྱོད། །ནག་པོ་བ་གླང་རི་དྭགས་ཤ་གསར་བསྟེན། །ཆང་དང་མར་སྙིང་རུལ་སུངས་བུ་རམ་སྤངས། །ཞེས་གསུངས་པ་ལྟར་བསྟེན་པར་བྱ།

(༤) སྤྱོད་ལམ།

དཀར་པོ་བརྟན་གྲང་བསེར་བུ་ཐུབ་ལས་སྤང་། །ནག་པོ་བསིལ་སར་དལ་བར་གནས་པར་བྱ། །དེ་ལྟར་བྱས་ན་ཆུ་སེར་ནད་ལས་གྲོལ། །ཞེས་དགོས་འདོད་ཀུན་འབྱུང་ལས་གསུངས་སོ། །

བདུན་པ། རྗེས་གཅོད།

མདོར་བསྡུས་ཆུ་སེར་འཕེལ་བས་ནད་འགྱུར་ཏེ། །ཤ་བཀྲ་སྐྲང་ཟུ་སྲིན་ཐོར་ཁྲེ་མ་དང་། །ཟུ་བ་ཟ་རྐོང་ཟ་འཕྲུག་ཆུ་སེར་བྱེད། །འོར་དང་སྐྱ་རབ་དམུ་ཆུ་ཆུ་སེར་བྱེད། །སྲུར་ཡ་མེ་དབལ་དྲེག་གྲུམ་གག་ལྷོག་དང་། །རྨོགས་པའི་ཚ་བ་ཐམས་ཅད་ཆུ་སེར་བྱེད། །མགོ་དང་ཡན་ལག་བྱང་ཁོག་ལ་སོགས་པ། །རྨ་ཡི་ཉེས་པ་ཐམས་ཅད་ཆུ་སེར་བྱེད། །འབྲས་དང་མཛེ་ནད་ཆུ་སེར་ལས་འབྱུང་བས། །དེ་ཕྱིར་ཆུ་སེར་ནད་ལ་བྱ་ར་གཅེས། །དངུལ་ཆུ་སྐྱུ་རུ་སེང་ལྡེང་སོ་མ་ར། །ཐལ་ཀ་རྡོ་རྗེ་གུ་གུལ་དཀར་ནག་གཉིས། །སྐྱེར་པ་ཐག་ཞུན་སྟོ་ཡི་ཚ་བ་གསུམ། །བྱང་པ་རྩ་བ་ལྕུ་དང་བོང་བུའི་ཤ །སྨན་རྣམས་ཆུ་སེར་འཇོམས་པའི་གཉེན་པོ་ཡིན། །ནད་གང་བསྙོངས་པའི་གཉེན་པོ་བསྡེབས་ཏེ་བསྟེན། །ཆུ་

སེར་ཟད་ན་ཤ་དང་ཕྲགས་པ་རྐམས། །ཉམས་སྟོབས་མི་སྐྱེ་ཤ་དང་ཆང་གིས་གསོ། །

མདོར་བསྡུས་ན་ཆུ་སེར་འདི་འཕེལ་བས་ནད་རྣམ་པ་སྣ་ཚོགས་སུ་འགྱུར་ཏེ། ཤ་བཀྲ་དང་སྐྲང་ཤྭ། སྲིན་ཐོར། ཁྱི་མ་དང་ཤུ་བ། ཟ་རྨོང་། ཟ་འཕྲུག་སོགས་པགས་ནད་ཕལ་ཆེར་ཆུ་སེར་གྱིས་བྱེད་ལ། འོར་དང་སྐྱ་རབ་དམུ་ཆུ་གསུམ་ཡང་ཆུ་སེར་གྱིས་བྱེད། སུར་ཡ། དྲེག་གྲུམ། གག་ལྷོག་སོགས་དང་། རྟོགས་པའི་ཚ་བ་ཐམས་ཅད་ཀྱང་ཆུ་སེར་གྱིས་བྱེད། མགོ་དང་ཡན་ལག་བྱང་ཁོག་ལ་སོགས་པའི་རྨའི་ཉེས་པ་ཐམས་ཅད་ཀྱང་ཆུ་སེར་གྱིས་བྱེད། འབྲས་དང་མཛེ་ནད་སོགས་ནད་མང་པོ་ཆུ་སེར་ལས་འབྱུང་ཞིང་སྐྱེད་པས་ན་ཆུ་སེར་ནད་ལ་བྱ་ར་གཅེས་དགོས་ཏེ། དེ་ལ་དངུལ་ཆུ་རིལ་བུ་སྐེ་དངུལ་ཆུ་དྲུག་ཐལ། མུ་ཟི་སེར་པོ། སེང་ལྡེང་། སོ་མ་རཱ་ཛ། ཐལ་ཀ་རྡོ་རྗེ། གུ་གུལ་དཀར་ནག སྐྱེར་པ། ཐག་ཞུན། སྟོ་ཡི་ཚ་བ་གསུམ། བྱང་བ། རྩ་བ་ལྔ། པོང་བུའི་ཤ སྦྲང་རྣམས་སྦྱར་བ་འདི་ཆུ་སེར་འཇོམས་པའི་གཉེན་པོ་ཡིན་པས། རླུང་མཁྲིས་བད་ཀན་ལྷན་འདུས་གཞན་ཁྲག་སོགས་དང་། གནས་དོན་ལྔ་སྣོད་དྲུག་སྣ་ཁྲིད་བཅས་ནད་གང་དང་གང་བསྔོངས་པའི་གཉེན་པོ་བསྡེབས་ཏེ་བསྟེན་དགོས་པའི་འཕྲུལ་ཀྱང་ཤེས་དགོས་སོ། །ཡང་ཆུ་སེར་ཟད་ན་རྟགས་སུ་ཤ་དང་པགས་པ་རྣམས་སྐམ་ཞིང་ཉམས་སྟོབས་མི་སྐྱེ་བས་དེ་ལྟར་བྱུང་ན་ཆང་གིས་ཉམས་སྟོབས་གསོ་བར་བྱའོ། །

ཆེ་བྲག་ཏུ་བཤད་པ།

ས་བཅད་དང་པོ། ཆུ་སེར་དཀར་པོ།

དང་པོ། སྨྲོང་རྐྱེན།

ཆུ་སེར་དཀར་པོ་ནི་ལུས་ལ་ཐམལ་དུ་གནས་པའི་ཆུ་སེར་ལ་བད་རླུང་འཕེལ་བ་ལས་བསྐྱེད་དོ། །

གཉིས་པ། ནད་རྟགས།

ཁྱད་པར་ཆུ་སེར་དཀར་པོ་རྩ་ཆུ་གྲང་། །ནམ་ཞོད་རྣན་དུགས་ཆུར་ཞུགས་གྲངས་ཆེ་ལྡང་། །ལུས་རྟིད་རྟོད་བཙུད་ཟྲོས་རྗེས་བདེ་བར་མཛོན། །

ཆུ་སེར་དཀར་པོའི་རྟགས་ནི་རྩ་ཆུ་གཉིས་གྲང་རྟགས་སྟོན་ཞིང་ནམ་ཞོད་དང་རྣན་དུགས་ཕོག་པ། ཆུར་ཞུགས་པ་དང་གྲང་ཆེ་ལྡང་བ། ལུས་རྟོས་པ་དང་རྟོད་བཙུད་ཀྱི་ཟས་ཟྲོས་རྗེས་བདེ་བར་མཛོན་པའོ། །

གསུམ་པ། མི་ནོར་བའི་རྟགས།

ནམ་ཞོད་དང་རྣན་དུགས་ཕོག་པ། ཆུར་ཞུགས་པ་དང་གྲང་ཆེ་ལྡང་བ། ལུས་རྟོས་པ་དང་རྟོད་བཙུད་ཀྱི་ཟས་ཟྲོས་རྗེས་བདེ་བར་མཛོན་པའོ། །

བཞི་པ། བཅོས་ཐབས།

༡ བཅོས་ཚུལ།

ཟས་སྤྱོད་སྨན་དཔྱད་བཞིའི་སྒོ་ནས་རིམ་གྱིས་རླུང་ཞི་བ་དང་འདུ་བ་སྐེམས་པ། ཆུ་སེར་སྐེམ་པའི་ཚུལ་གྱིས་བཅོས་དགོས།

༢ གཉེན་པོ།

(༡) ཟས།

ཆུ་སེར་དཀར་པོ་ཚད་དང་ལུག་ཤ་དང་། །མར་རྙིང་འབྲི་བ་རྟ་བོང་ཤ་རྣམས་དང་། །བྲ་རམ་ཚད་སྦྱར་གཟེ་མའི་ཟན་ཚད་དང་། །ར་མཉེ་རྩ་བའི་ཟན་ཚད་བུར་སྦྱར་བཏང་། །

ཆུ་སེར་དཀར་པོ་ལ་ཁ་ཟས་ཚད་དང་ལུག་ཤ མར་རྙིང་། འབྲི་བ་དང་རྟ་བོང་སོགས་ཀྱི་ཤ་དང་། བུ་རམ་ཚད་དང་སྦྱར་བ་དང་། གཟེ་མའི་ཟན་ཚད། ར་མཉེ་སོགས་རྩ་བ་ལྔའི་ཟན་ཚད་བུ་རམ་དང་སྦྱར་བ་བཏང་།

(༢) སྤྱོད་ལམ།

སྤྱོད་ལམ་རྔན་གྲང་བསེར་བུ་ཐུབ་ལས་སྤང་། །

སྤྱོད་ལམ་ནི་རླན་ཅན་དང་གྲང་བ། བསེར་བུ་ཆེ་སར་སྡོད་པ། ཐུབ་མའི་ལས་སོགས་ཀྱིས་མཚོན་པའི་ཡང་ཞིང་གཡོ་བའི་ལས་རྣམས་སྤང་དགོས།

(༣) སྨན།

སྨན་དུ་ར་མཉེ་ལྕ་བ་གཟེ་མ་དང་། །ཉེ་ཤིང་བ་སྤྲུ་གོང་མས་ཆ་བསྐྱེད་པའི། །བསྡུས་ཁུའི་ཁནྡ་སྦྱར་དང་བུ་རམ་སྦྱར། །བཙའ་སྣ་པི་པི་ལིང་དང་ཙི་ཏྲ་ཀ །སུག་སྨེལ་ཧྥོ་རི་སྦྱར་ཏེ་བཏང་བར་བྱ། །རྩ་བ་ལྔ་དང་སེང་ལྡེང་འབྲས་བུ་གསུམ། །ཟྀ་མར་བཙས་པའི་མར་ཁུ་བུ་རམ་སྦྱར། །བཙའ་སྣ་ལ་སོགས་ཕྱེ་མ་ཁ་ཚར་གདབ། །གྲང་བའི་ཆུ་སེར་མ་ལུས་འཇོམས་པར་བྱེད། །སྤང་སྙིན་ཆ་ཡིས་གོམས་པས་བྲིད་ལ་བསྟེན། །བཙན་དུག་ཤ་ཏུ་གུ་གུལ་ཤུ་དག་དང་། །ཏུ་རུ་ཤིང་ཀུན་ཧྥོ་རི་ཁྱི་ཏང་ག །ཙི་ཏྲ་ཀ་དང་ཙྭད་སྨན་བུ་རམ་སྦྱར། །རིལ་བུ་སྲན་ཙམ་བསྟེན་ན་ཆུ་སེར་སེལ། །སྲུ་ཟྀ་འབྲི་མར་ནང་དུ་བསྡུས་པ་ཡིས། །མར་ནག་མདོག་འགྱུར་སྤང་དང་སྦྱར་ལ་བཟའ། །

ཆུ་སེར་དཀར་པོའི་སྨན་དུ་ར་མཉེ་ཆ་ལྔ། ལྕ་བ་ཆ་བཞི། གཟེ་མ་ཆ་གསུམ། ཉེ་ཤིང་ཆ་གཉིས། བ་སྤྲུ་ཆ་གཅིག་རྣམས་བསྡུས་ཁུའི་ཁནྡ་སྦྱང་དང་བུ་རམ་སྦྱར་བ་དང་། བཙའ་སྣ་པི་པི་ལིང་ ཙི་ཏྲ་ཀ་སུག་སྨེལ་ཧྥོ་རི་རྣམས་སྦྱར་ཏེ་བཏང་བ། རྩ་བ་ལྔ་དང་སེང་ལྡེང་། འབྲས་བུ་གསུམ་ཟྀ་མར་བཙས་བཙོས་པའི་མར་ཁུར་བུ་རམ་སྦྱར་བ་བཙའ་སྣ་ལ་སོགས་པའི་ཏྲད་སྨན་སྣ་ཚོགས་ཀྱི་ཕྱེ་མའི་ཁ་ཚར་གདབ་པས་གྲང་བའི་རིགས་ཀྱི་ཆུ་སེར་མ་ལུས་འཇོམས་པར་བྱེད། སྤང་སྙིན་དང་པོར་ཆུང་དུ་ནས་རིམ་གྱིས་ཆ་བསྐྱེད་ལ་གོམས་སུ་བཅུག་པས་བྲིད་ལ་སྤང་དུག་མ་བྱུང་ཙམ་བསྟེན་པ། བཙན་དུག་རིལ་བུ་སྟེ་བཙན་དུག ཤ་ཏུ། གུ་གུལ། ཤུ་དག ཏུ་རུ། ཤིང་ཀུན། ཧྥོ་རི།

ཁྲི་ཧྲང་ག ཙོ་ཧྲ་ཀ དྲོད་སྨན་པི་པི་ལིང་རྣམས་བུ་རམ་དང་སྦྱར་བའི་རིལ་བུ་སྲན་མ་ཙམ་བསྐྱེན་ན་ཆུ་སེར་སྐེམ་ནུས། མུ་ཟི་འབྲི་མར་གྱི་ཁུ་བའི་ནང་དུ་བསྐུས་པའི་མར་ནག་སྔོ་སྣུམ་མདོག་ཏུ་གྱུར་ཙམ་སྦྲང་དང་སྦྱར་ལ་ཟ། ཡང་ན་བྲ་ཁྲུང་རྣམ་ལྔའི་རིལ་བུ་དང་། རྩ་བ་ལྔ་ཡི་སྨན་མར། སྤོས་དཀར་བཅུ་བ། གླུ་བདུད་བཅོ་བརྒྱད་སོགས་གཏོང་ངོ་། །

(༤) དཔྱད།

དཔྱད་དུ་གང་བབས་གསང་ལ་མེ་བཙའ་བྱ། །

ཆུ་སེར་དཀར་པོའི་དཔྱད་དུ་དོན་སྣོད་གང་བབས་ཀྱི་གསང་ལ་མེ་བཙའ་བྱ་དགོས།

ས་བཅད་གཉིས་པ། ཆུ་སེར་ནག་པོ།

དང་པོ། སློང་རྐྱེན།

རྒྱུ་ནི་ལུས་ལ་གནས་པའི་ཆུ་སེར་ལ། །ཟས་སྤྱོད་དབང་གིས་འདུ་བ་འཁྲུགས་གྱུར་པས། །ཆུ་སེར་ནག་པོ་ལུས་ལ་རྒྱས་པ་ཡིན། །

གཉིས་པ། ནད་རྟགས།

ཆུ་སེར་ནག་པོ་རྩ་ཆུའི་ཚ་བ་སྐྱེ། །མི་ཉིས་དྲོས་ཤིང་ཆང་འཐུངས་སྟོན་དུས་ལྡང་། །

ཆུ་སེར་ནག་པོའི་རྟགས་ནི་རྩ་ཆུ་ལ་ཚ་བ་སྐྱེ་བའི་རྟགས་འབྱུང་ཞིང་མི་དང་ཉི་མས་དྲོས་པ་དང་། ཆང་འཐུང་བ། སྟོན་ཀའི་དུས་སུ་ལྡང་མང་བ། ཚབས་ཆེ་བ་མཛེ་དང་། འབྲིང་པོས་དྲེག་གྲུམ། ཐ་མས་མེ་དབལ། གླང་ཤུ། རྨ་སོགས་བསྐྱེད་པར་བྱེད།

གསུམ་པ། མི་ནོར་བའི་རྟགས།

ཟ་འཕྲུག་དྲག་པོ་ལངས་པ་དང་། མེ་ཉིས་དྲོས་ཚེ་ལྷག་པར་ལྡང་ན་ཆུ་སེར་ནག་པོ་ཡིན།

བཞི་པ། འབྲུལ་སེལ་བ།

གླ་ཡ་ནག་པོ་དང་ཆུ་སེར་ནག་པོ་འབྲུལ་སོ་ཆེ་ཡང་གླ་ཡ་ནག་པོ་ནི། གླ་ཡ་ནག་པོ་ལུས་ཀུན་ཟ་འཕྲུག་

བྱེད། །ཕྲུགས་མདོག་སྔོ་ནག་སྐྲ་དང་སྨིན་མ་འཐྱི། །ཤེད་མེད་ཤ་སྐམས་སེན་མོ་ནག་ཐིག་ཆགས། །ཞེས་མཁྲིས་པ་ཕྲུགས་ཁྲམས་པས་ཟ་འཕྲུག་བྱེད་ཀྱང་ཕྲུགས་མདོག་སེར་པོར་འགྱུར་བས་མ་ནོར་བ་དགོས།

ལྔ་པ། བཅོས་ཐབས།

༡ བཅོས་རྒྱུལ།

ཆུ་སེར་ནག་པོ་ཟས་སྤྱོད་བསིལ་བར་བཅོས། །

ཞེས་པ་ལྟར། ཆུ་སེར་ནག་པོར་ཟས་སྤྱོད་གཉིས་ཀ་བསིལ་བས་བཅོས་དགོས།

༢ གཉེན་པོ།

(༡) ཟས།

བ་ར་མཛོ་ཡི་ཞོ་དར་མར་གསར་དང་། །ཆབ་ཚ་བ་ལང་རི་དྭགས་ཤ་གསར་བསྟེན། །ཆང་དང་མར་རྙིང་རྟུལ་སྲུངས་བྲ་རམ་སྤང་། །

ཆུ་སེར་ནག་པོ་ལ་བ་ར་མཛོ་གསུམ་གྱི་ཞོ་དང་དར་བ། མར་གསར་བཅས་དང་། ཆབ་ཚ་སྐྱེ་ཇ་འཇམ་པོ་སྔོར་ཆུང་བ་དང་། བ་ལང་དང་རི་དྭགས་ཀྱི་ཤ་གསར་བ་སོགས་བསྟེན་ཅིང་། ཆང་དང་མར་རྙིང་པ། ཤ་ལ་སོགས་རྟུལ་སྲུངས་སུ་གྱུར་པ་དང་བུ་རམ་རྣམས་སྤང་དགོས།

(༢) སྤྱོད་ལམ།

སྤྱོད་ལམ་བསིལ་སར་དལ་བར་གནས་པར་བྱ། །

ཞེས་སྤྱོད་ལམ་ནི་དྲག་ཤུལ་དང་རྩོལ་བ་སྤང་ཏེ་བསིལ་སར་དལ་བར་འདུག་ཅིང་གནས་པར་བྱ།

(༣) སྨན།

སྨན་དུ་སྔོན་བུ་ཟླུམ་རྩ་ཨ་རུ་ར། །ཐར་ནུ་རེ་ལྕག་ཆུ་རྩ་བྱི་ཏང་ག །ཆུ་སེར་སྨན་གསུམ་བ་ཆུར་སྲང་པས་བཀྲུ། །དེ་རྗེས་རྩ་བཤལ་བཏང་ལ་ཆུ་སེར་སྲུངས། །སྐྱེར་བ་སེ་རྒོད་སེང་ལྡེང་བ་རུ་ཡི། །ཕྱེ་མ་གུ་གུལ་བཙྭ་དང་སྦྱར་ལ་བཏང་། །བ་ཡི་རྣམ་ལྔ་སེང་ལྡེང་སྨན་མར་སྦྱར། །དངུལ་ཆུའི་རིལ་བུ་བསྟེན་པས་ཆུ་སེར་སྐེམ། །

སྨན་དུ་སྔོན་བུ་བཅུ་བ་སྟེ། སྔོན་བུ། ཟླུམ་རྩ། ཨ་རུ་ར། ཐར་ནུ། རེ་ལྕགས། ཆུ་རྩ། བྱི་ཏང་ག ཆུ་སེར་སྨན་གསུམ། བ་ཆུར་སྲང་བས་བཀྲུ་བ་དང་། ཕྱི་རྒྱུད་ལྟར་གྱི་རྩ་བཤལ་བཏང་ལ་ཆུ་སེར་སྲུངས། སྐྱེར་བ་སེ་རྒོད་སེང་ལྡེང་བ་རུའི་ཕྱེ་མ་གུ་གུལ་བཙུ་བ་དང་སྦྱར་ལ་བཏང་། བ་ཡི་རྣམ་ལྔའི་སྨན་མར་དང་སེང་ལྡེང་སྨན་མར་

བདུན་པ་སྦྱར་ལ་བཏང་། ཡང་ན་དངུལ་ཆུའི་རིལ་བུ་དང་། སྤོས་དཀར་བཅུ་བ། སྤོས་ཁྲུང་ཞེར་གསུམ། དངུལ་ཆུ་བཅོ་བརྒྱད། སེང་ལྡེང་བཞི་ཐང་སོགས་བསྟེན་པས་ཆུ་སེར་སྐེམ་དགོས་སོ། །

(༩) དཔྱད།

དཔྱད་དུ་གང་ལ་བབས་པའི་རྩ་ལ་གཏར། །

ཆུ་སེར་ནག་པོའི་དཔྱད་དུ་དོན་སྣོད་སོགས་གང་ལ་བབས་པའི་རྩ་ལ་གཏར་དགོས།

ས་བཅད་གསུམ་པ། ཆུ་སེར་པགས་ལ་གྲམ་པ།

དང་པོ། སློང་རྐྱེན།

ཟས་སྤྱོད་གནོད་ལ་སོགས་པས་ཆུ་སེར་འཕེལ་ཏེ་པགས་ལ་གྲམ་པ་ལས་བསྐྱེད།

གཉིས་པ། ནད་རྟགས།

ཆུ་སེར་ལྤགས་གྲམ་ཁྱད་པར་ཟ་འཕྲུག་བྱེད། །ཐོར་ཚུང་མང་ལ་ཕྲུགས་ན་ཆུ་སེར་འཛག །ལྤགས་མདོག་སྔོ་རྩུབ་ཀྲོང་ལ་སྲིན་ཐོར་མང་། །

ཆུ་སེར་ལྤགས་ལ་གྲམ་པའི་ནད་རྟགས་ནི་ཁྱད་པར་དུ་ཟ་འཕྲུག་བྱེད་ཅིང་ཐོར་ཚུང་མང་ལ་ཕྲུགས་ན་ཆུ་སེར་འཛག་པ། པགས་པའི་མདོག་སྔོ་ཞིང་རྩུབ་པ་དང་ཀྲོང་ལ་སྲིན་ཐོར་མང་པོ་འབྱུང་།

གསུམ་པ། མི་ཉོར་བའི་རྟགས།

ལུས་ཡོངས་ལ་ཟ་འཕྲུག་ལངས་ཤིང་ཐོར་ཚུང་ངམ་སྲིན་ཐོར་འབྱུང་བའོ། །

བཞི་པ། འབྲུལ་སོ་བསལ་བ།

ཆུ་སེར་ལྤགས་གྲམ་དང་མཁྲིས་པ་ལྤགས་གྲམ་གྱི་འབྲུལ་སོ་ནི་མཁྲིས་པ་ལྤགས་གྲམ་ཟ་འཕྲུག་བྱེད་ཅིང་ལྤགས་མདོག་སེར་པོར་འབྱུང་བས་བསལ་དགོས་ལ། བད་ཀན་ལྤགས་གྲམ་དང་ཆུ་སེར་ལྤགས་གྲམ་གྱི་འབྲུལ་སོ

ཉི་བད་ཀན་ལུས་ཀུན་ཟ་ཡང་རྫོད་དང་བྲལ་ཞིང་ལྷགས་པ་བཞིན་སྐྱ་བ་ཡིན།

ལྔ་པ། བཅོས་ཐབས།

ཏྲེ་ཕྲག་ཚ་སེར་ཤ་ལྷགས་རྒྱས་པ་ལ། །སྔོན་བུ་སྤྲུབ་ཀ་ཉ་དང་སྦྱར་བས་བྱུག །སོ་མ་རཱ་ཛ་ཤུ་དག་ལི་ཤི་དང་། །ཙི་ཏྲ་ཀ་དང་མར་སྦྱར་བྱུག་པར་བྱ། །སྲད་དཀར་ཐལ་བ་རྟ་ཐང་འོ་མས་བྱུག །ཐལ་ཀ་རྡོ་རྗེ་གཡེར་མ་མར་སྦྱར་བྱུག །སྦྱར་བ་རྡོང་གྲ་འོ་མ་སྦྱར་བ་འམ། །བ་དུ་ར་དང་སྦྲུལ་ཐལ་མར་སྦྱར་བྱུག །སོ་མ་རཱ་ཛ་བ་བླ་བ་གཅིན་བྱུག །མ་ཕན་རྩ་སྒྲོངས་སེང་ལྡེང་སྨན་མར་སྦྱར། །

ཏྲེ་ཕྲག་ཏུ་ཚ་སེར་ཤ་ལྷགས་ལ་རྒྱས་པ་ལ་སྔོན་བུ་དང་སྤོ་སྤྲུབ་ཀ་གཉིས་ཉ་དང་སྦྱར་བས་བྱུག་ཅིང་། སོ་མ་རཱ་ཛ། ཤུ་དག ལི་ཤི ཙིཏྲ་ཀ་རྣམས་དང་མར་སྦྱར་ཏེ་བྱུག་པར་བྱ། ཡང་ན་སྲད་དཀར་བསྲེགས་པའི་ཐལ་བ་རྟ་ཐང་གི་འོ་མས་སྦྱར་ལ་བྱུག་པ་དང་། ཡང་ན་ཐལ་ཀ་རྡོ་རྗེ་དང་གཡེར་མ་གཉིས་མར་ལ་སྦྱར་བ་བྱུག ཡང་ན་སྦྱར་བ་རྩེ་ཉོད་སྦྱར་དང་སྣ་རྒོད་སྐྱག་པོ་གཉིས་འོ་མར་སྦྱར་བའམ། བ་དུ་ར་དང་སྦྲུལ་ལྷགས་བསྲེགས་ཐལ་གཉིས་མར་ལ་སྦྱར་བ་བྱུག ཡང་ན་སོ་མ་རཱ་ཛ་དང་བ་བླ་གཉིས་བ་གཅིན་དང་སྦྱར་བ་བྱུག ཟ་འཕྲུག་ཅན་ལ་མུ་ཟི་བརྒྱད་པ་དང་། ཤུ་ཐོར་ཕྱུང་ན་བཙན་དུག་ལྔ་བ་སྦྱར་ལ་བྱུག་པ། ཚ་སེར་འདྲེན་པ་ལ་གཏུམ་པོ་བཅུ་གཅིག་བྱུག དེ་རྣམས་གང་བྱས་ཀྱང་མ་ཕན་ན་རྩ་ནས་སྒྲོངས་བ་དང་། སེང་ལྡེང་སྨན་མར་བདུན་ཕྱི་རྒྱུད་ལྟར་སྦྱར་བ་བསྟེན་དགོས།

ས་བཅད་བཞི་པ། ཚ་སེར་ཤ་ལ་རྒྱས་པ།

དང་པོ། སློང་རྐྱེན།

ཟས་སྤྱོད་གདོན་ལ་སོགས་ཀྱིས་ཚ་སེར་འཕེལ་ཏེ་ཤ་ལ་རྒྱས་པ་ཡིན།

གཉིས་པ། ནད་རྟགས།

ཤ་ལ་རྒྱས་ན་ཏྭ་སྣང་ཤུ་བ་འབྱུང་། །ཤ་ཀུན་འགྱུལ་འཕྲིག་སྐྲངས་ཤིང་སྨྲོ་བ་ཡིན། །

ཆུ་སེར་ཤ་ལ་རྒྱས་ན་ཞྭ་སྣང་རྣམས་ལ་ཤུ་བ་འབྱུང་ཞིང་ཤ་ཀུན་འགུལ་འཕྲིག་བྱེད་པ་དང་སྐྲངས་ཤིང་སྐྲོ་བ་ཡིན།

གསུམ་པ། མི་ནོར་བའི་རྟགས།

ཞྭ་སྣང་རྣམས་ལ་ཤུ་བ་འབྱུང་།

བཞི་པ། འབྲུལ་སོ་བསལ་བ།

ཆུ་སེར་ཤ་ལ་རྒྱས་པ་དང་ཆུ་སེར་སྐྱ་ཐབ། རླུང་ཤ་ལ་རྒྱས་པ། མཁྲིས་པ་ཤ་ལ་རྒྱས་པ། བད་ཀན་ཤ་ལ་རྒྱས་པ་སོགས་འབྲུལ་སོ་ཆེ་ཡང་ཆུ་སེར་སྐྱ་ཐབ་ནི། ལུས་ཡོངས་སྐྲངས་ཀྱང་ཞྭ་སྣང་ལ་ཤུ་བ་མི་འབྱུང་། རླུང་ཤ་ལ་རྒྱས་པ་ནི། སྐྲངས་ཞིང་སྐྲོ་ཡང་རེག་བྱ་རྩུབ་ལ་རླུང་འབྲུམ་འབྱུང་བ་ཡིན། མཁྲིས་པ་ཤ་ལ་རྒྱས་པ་ནི། ཤུ་བ་ཐོར་བ་འབྱུང་། འཕྲུག་ན་ཆུ་སེར་ཁྲག་དང་མཁྲིས་པ་འཛག བད་ཀན་ཤ་ལ་རྒྱས་པ་ནི། ལུས་སྐྲོ་ཡང་གཉིད་ཆེ་ལ་ལུས་ལྕི་ཞིང་སྐྱིད་པ་སྐྱུར་བ་དང་ཤ་ལ་དྲིག་པ་ཚགས་པའོ། །

ལྔ་པ། བཅོས་ཐབས།

ཆུ་སེར་པགས་ལ་གྲམས་པ་དང་མཚུངས།

ས་བཅད་ལྔ་པ། ཆུ་སེར་རྩར་རྒྱུག་པ།

དང་པོ། སྔོན་རྐྱེན།

ཆུ་སེར་འཕེལ་ཏེ་ལུས་ཡོངས་ཀྱི་རྩ་དཀར་ནག་ལ་ཞུགས་པའོ། །

གཉིས་པ། ནད་རྟགས།

རྩར་རྒྱུག་རྩ་ཀུན་ སྤྲིད་དང་འཐུག་པ་དང་། །ཚ་སྲུག་ཚ་བར་གྲང་བསིལ་ཟ་བེར་

འོང་། །རྩ་མིག་ནང་དུ་སྲོག་ཆགས་རྒྱུ་བ་འདྲ། །

ཆུ་སེར་རྩར་རྒྱུག་པ་ནི་རྩ་ཀུན་སྦྲིད་ཅིང་འཁྱུག་པ་དང་ཚ་མྱུག་བྱེད་ཅིང་གྲང་ཞིང་བསིལ་བའི་སྐབས་སུ་ཟ་ཟེར་འོང་ཞིང་རྩ་མིག་ནང་དུ་སྲོག་ཆགས་རྒྱུ་བ་འདྲ་སྣམ་འབྱུང་།

གསུམ་པ། མི་ནོར་བའི་རྟགས།

ལུས་ཡོངས་ལ་ཟ་ཟེར་འོང་ཞིང་། རྩ་མིག་ནང་དུ་འབུ་སོགས་རྒྱུ་བ་འདྲ་བ་འབྱུང་ངོ་། །

བཞི་པ། འཁྲུལ་སོ་བསལ་བ།

ཆུ་སེར་རྩར་རྒྱུག་ནི་མཁྲིས་པ་རྩ་རུ་རྒྱུ་བ་དང་རྩ་དཀར་གྱི་ནད་སོགས་དང་འཁྲུལ་སོ་ཆེ་ཡང་མཁྲིས་པ་རྩ་རུ་རྒྱུ་བ་ནི། ཉོ་སར་ཟ་ཞིང་རྒྱས་ནས་ལུས་ཀུན་ཟ། །རྩ་མིག་མཁྲིས་པས་གང་ཕྱིར་ལྷགས་མིག་སེར། །གཏར་ན་ཁྲག་མེད་མཁྲིས་པ་ཟང་མར་འོང་། །རྩ་དཀར་ནི། རྩ་ཀུན་སྦྲིད་ཅིང་འཁྱུག་ཡང་འགུལ་ན་ཟུག་གཟེར་ཆེ།

ལྔ་པ། བཅོས་ཐབས།

རྩར་རྒྱུག་གཏར་དང་རྩ་སྦྱོངས་རྗེས་ལ་སྐམ། །

ཆུ་སེར་རྩར་རྒྱུག་བཅོས་ཐབས་ནི་ནད་དམིགས་གང་དང་ཉེ་བའི་རྩ་ལ་གཏར་བ། རྩ་སྦྱོངས་ཕྱི་རྒྱུད་ལྟར་བྱས་པའི་རྗེས་སུ་སྐེམ་པ་ནི་རྨ་གསོ་བའི་སྐབས་ཀྱི་བྱང་ཤོག་རྨ་ལྟར་རོ། །

ས་བཅད་དྲུག་པ། ཆུ་སེར་རུས་ལ་ཞེན་པ།

དང་པོ། སློང་རྐྱེན།

ཟས་སྤྱོད་གདོན་ལ་སོགས་ཀྱིས་ཆུ་སེར་འཕེལ་ཏེ་རུས་པ་ལ་ཞུགས་པའོ། །

གཉིས་པ། ནད་རྟགས།

རྡུས་ཞེན་རྡུས་པ་ལྷང་ལྷང་ན་བ་དང་། །ཚིགས་དམིགས་ན་ཞིང་བརྐྱང་བསྐུམ་འགྲོ་འདུག་དཀའ། །ཚིགས་ཁ་སྐྲངས་ཤིང་ཟ་ལ་ཤུ་ཐོར་འབྱུང་། །

ཆུ་སེར་རྡུས་ལ་ཞེན་པ་ནི་རྡུས་པ་ལྷང་ལྷང་དུ་ན་བ་དང་ཚིགས་དམིགས་ན་ཞིང་བརྐྱང་བསྐུམ་དང་འགྲོ་འདུག་དཀའ་ལ་ཚིགས་པའི་ཁ་རྣམས་སྐྲངས་ཤིང་ཟ་ལ་ཤུ་ཐོར་འབྱུང་།

གསུམ་པ། མི་ནོར་བའི་རྟགས།

རྡུས་པ་ལྷང་ལྷང་ན་བ་དང་། ཚིགས་པའི་ཁ་རྣམས་སྐྲངས་ཤིང་ཟ་ལ་ཤུ་ཐོར་འབྱུང་།

བཞི་པ། འབྲུལ་སོ་བསལ་བ།

ཆུ་སེར་རྡུས་ལ་ཞེན་པ་དང་རྡུས་ཏེམ། བད་ཀན་རྡུས་ལ་ཞེན་པ། མཁྲིས་པ་རྡུས་ལ་ཞེན་པ་སོགས་ལ་འབྲུལ་སོ་ཆེ་ཡང་རྡུས་ཏེམ་ནི། རླུང་གི་ཤས་ཆེ་བས་སྐོམ་དད་ཆེ་བ་དང་། རྡུས་པར་ཚ་བ་སྐྱེ་ཞིང་འཇུ་ལ་སྙམ་པ། ཚིགས་རྣམས་གྲམ་ཞིང་ཟུག་གཟེར་ཆེ་ལ་འགུལ་མི་ནུས། བསྐྱུལ་དང་སྦྲ་ཆེར་མི་བཟོད་གཡང་སྐྱུར་སེམས་པ་དང་། བད་ཀན་རྡུས་ལ་ཞེན་པ་ནི། རྡུས་པ་གྲང་ཞིང་ལྷང་ལྷང་ན་བ་དང་། འགྲོ་འདུག་གྱོང་བར་འགྱུར་རོ། །མཁྲིས་པ་རྡུས་ལ་ཞེན་པ་ནི། ཚིགས་པ་ཐམས་ཅད་ཁོལ་བུར་ན་ཞིང་ཤ་སྐམ་ཚིགས་ཐོག་སྐྲངས། རླུང་རྡུས་པ་ལ་ཞུགས་པ། ཟུག་གཟེར་ཆེ་ལ་ཤ་སྐམ་ཞིང་ཉམས་སྟོབས་འཇོད་པའོ། །

ལྔ་པ། བཅོས་ཐབས།

རྡུས་ཞེན་སྦྱོ་དང་རྩ་ནས་སྦྱངས་བྱས་ལ། །རྩ་བ་ལྔ་དང་སྲུ་ཟེའི་སྨན་མར་སྦྱར། །ཚིགས་དམིགས་ཆུ་སེར་ལྷ་བྲུར་མེ་ཐུར་བྱ། །ཤ་ཕྲགས་རྩ་རྡུས་ཀུན་ལ་ཆུ་ལུམས་བརྟགས། །དེ་རྗེས་སེང་ལྡེང་སྨན་མར་ནད་རྗེས་བཅད། །

ཅེས་པ་སྟེ། ཆུ་སེར་རྡུས་ལ་ཞེན་པར་ཕྱི་རྒྱུད་ནས་བཤད་པ་ལྟར་སྦྱོ་དང་རྩའི་ལམ་ནས་སྦྱངས་རྗེས། རྩ་བ་

ལྷ་དང་མུ་ཟེའི་སྨན་མར་སྦྱར་ལ་ཚོགས་དམིགས་སོགས་ཆུ་སེར་གང་བྱུང་སར་བྱུག་པ་དང་མེ་བྲུར་བྱ། ཡང་ན་བྱུག་པ་བྱ་ཁྱུང་དཀར་པོ་སྦྱར་ལ་བྱུག དེ་སོགས་ཤ་ལྤགས་རྩ་རུས་ཀུན་ལ་རང་བྱུང་གི་ཆུ་ཚན་ནམ་བདུད་རྩི་ལྔའི་ལུམས་བསྟགས་ཤིང་། དེ་རྗེས་ཕྱི་རྒྱུད་ལྟར་གྱི་སེང་ལྡེང་སྨན་མར་བདུན་པ་སྦྱར་ལ་ནད་རྗེས་བཅད་པར་བྱ།

ས་བཅད་བདུན་པ། ཆུ་སེར་སྙིང་ལ་ཞུགས་པ།

དང་པོ། སློང་རྐྱེན།

ཟས་སྤྱོད་གདོན་ལ་སོགས་ཀྱིས་ཆུ་སེར་འཕེལ་ཏེ་སྙིང་ལ་ཞུགས་ཏེ་བསྐྱེད་པ་ཡིན།

གཉིས་པ། ནད་རྟགས།

དོན་བབས་སྙིང་ལ་ཆུ་སེར་ཞུགས་པ་ཡིས། །ཤེས་པ་འཁྱོ་འདར་སྟོད་རྒྱངས་སྙིང་མི་དགའ། །དངངས་ཤིང་ཚིག་པ་ཟ་ལ་ཁྲོ་ཚིག་བྱེད། །བྲང་ལ་སྲིན་ཐོར་ཤ་བཀྲ་འོང་བ་དང་། །ལྕེ་ལ་ཐོར་པ་རྒྱུན་དུ་འོང་བ་ཡིན། །

ཞེས་པ་སྟེ། ཆུ་སེར་དོན་ལ་བབས་པ་ལྔ་ལས་སྙིང་ལ་ཞུགས་པ་དེ་ཡིས་ཤེས་པ་འཁྱོ་ལ་སྙིང་འདར་བ་དང་། རོ་སྟོད་བརྒྱངས་པ་ལྟར་ན་ཞིང་སྙིང་མི་དགའ་བ་དང་། དབུགས་དངངས་ཤིང་ཚིག་པ་ཟ་ལ་ཁྲོ་གཏུམ་གྱི་ཚིག་བྱེད་ཅིང་བྲང་ལ་སྲིན་ཐོར་ཤ་བཀྲ་སོགས་འོང་བ་དང་ལྕེ་ལའང་ཐོར་བ་རྒྱུན་དུ་འོང་བ་ཡིན།

གསུམ་པ། མི་ནོར་བའི་རྟགས།

བྲང་ལ་སྲིན་ཐོར་ཤ་བཀྲ་སོགས་འོང་བ་དང་ལྕེ་ལའང་ཐོར་བ་རྒྱུན་དུ་འོང་བ་ཡིན།

བཞི་པ། འཁྲུལ་སོ་བསལ་བ།

ཆུ་སེར་སྙིང་ལ་ཞུགས་པ་དང་སྙིང་རླུང་། སྙིང་འཁྱོས་སོགས་ལ་འཁྲུལ་སོ་འབྱུང་ཡང་སྙིང་རླུང་ནི། ལུས་འདར་སྟོད་བརྒྱངས་ཤེས་པ་འཁྲུལ་ཡང་བྲང་དང་ལྕེ་ལ་ཐོར་བ་མི་འབྱུང་བ་དང་། སྙིང་འཁྱོས་ནི། ཤེས་པ་འཁྱོ་

ཞིང་ཆེག་པ་ཟ་མགོན་བརྗེད་ངས་ཆེ། མི་སྨན་ཆེག་གིས་དངང་ཞིང་ཤུ་ཡིས་འདེབས་པ་ཡིན།

ལྔ་པ། བཅོས་ཐབས།

སྙིང་ལ་ཞུགས་ན་སྤལ་རྒྱབ་ཆིག་ཐུབ་དང་། །གསེར་རྡོ་མཚལ་དཀར་ཕ་ཝཾ་ལོང་བུ་དང་། །ཚ་ལ་བཟང་དྲུག་ཆུ་སེར་སྨན་གསུམ་དང་། །གུ་གུལ་ཤིང་ཀུན་པླ་ཤེ་སྙིང་ཞོ་ཤ །རུ་རྟ་སྐྱུ་རུ་ར་དང་ཨ་ག་རུ། །ཨ་རུ་ར་དང་ག་ར་སྦུར་ལ་བཏང་། །སྙིང་རྩ་གཏར་ཞིང་ཚིགས་པ་དྲུག་པ་བསྲེག །བཙན་དུག་རིལ་བུ་སེང་ལྡེང་སྨན་མར་སྦྱར། །

ཆུ་སེར་སྙིང་ལ་ཞུགས་ན་རྡོ་སྤལ་རྒྱབ་དང་། སྐྱག་པོ་ཆིག་ཐུབ་དང་། གསེར་རྡོ། མཚལ་དཀར། ཕ་ཝང་ལོང་བུ་དང་། ཚ་ལ། བཟང་པོ་ཛུ་གུར་ལི་ཧྲི་སུག་ཀ་དྲུག ཆུ་སེར་སྨན་སྤོས་ཐལ་སོ་གསུམ་དང་། གུ་གུལ། ཤིང་ཀུན། པླ་ཤེ། སྙིང་ཞོ་ཤ རུ་རྟ། སྐྱུ་རུ་ར་དང་། ཨ་ག་རུ། ཨ་རུ་ར་རྣམས་དང་ག་ར་སྦུར་ལ་གཏོང་བ་དང་། སྙིང་གི་རྩ་སྙོད་ཀ་གཏར་ཞིང་ཚིགས་པ་དྲུག་པ་བསྲེག་ཅིང་། བཙན་དུག་རིལ་བུ་དང་སེང་ལྡེང་སྨན་མར་བདུན་པ་སྦྱར་བ་བསྟེན།

ས་བཅད་བརྒྱད་པ། ཆུ་སེར་གློ་བར་ཞུགས་པ།

དང་པོ། སློང་རྐྱེན།

ཟས་སྤྱོད་གདོན་ལ་སོགས་ཀྱིས་ཆུ་སེར་འཕེལ་བས་གློ་བར་ཞུགས་པ་ཡིན།

གཉིས་པ། ནད་རྟགས།

གློར་ཞུགས་གློ་མང་མིག་དང་རྐང་འབོལ་སྐྲངས། །བྲང་རྒྱབ་གཟེར་ལ་སྐད་འགག་མཚུལ་པ་སྐམ། །

ཆུ་སེར་གློ་བར་ཞུགས་ན་གློ་མང་ཞིང་མིག་དང་རྐང་བའི་འབོལ་སྐྲངས་པ། བྲང་རྒྱབ་གཟེར་ལ་སྐད་འགགས་ཤིང་མཚུལ་པ་སྐམ་པའོ། །

གསུམ་པ། འབྲུལ་སོ་བསལ་བ།

ཆུ་སེར་གློ་བར་ཞུགས་པ་དང་གློ་བ་སྐྱ་ཐབ། གློ་རླུང་སོགས་ལ་འབྲུལ་སོ་ཆེ་ཡང་གློ་བ་སྐྱ་ཐབ་ནི། གློ་མང་མིག་ལྡིབས་རྐང་བོལ་གཡོ། །གློ་རླུང་ནི། བྱིད་སྐྲངས་མི་ཐོགས་ལྷུ་གསོབ་ལུ། །

བཞི་པ། བཅོས་ཐབས།

སྨིར་ཞུགས་རྩ་གང་རུ་རྟ་ཤིང་མངར་དང་། །ཙན་དན་རྒུན་འབྲུམ་ཆུ་སེར་སྨན་གསུམ་དང་། །ག་དུར་དམར་པོ་གསུམ་དང་སྤྲང་སྤྱར་ལ། །སྦྱོ་ཡི་རྩ་གཏར་ཚིགས་པ་བཞི་ལྡེ་བསྲེག །

ཆུ་སེར་གློ་བར་ཞུགས་ན་རུ་གང་། རུ་རྟ། ཤིང་མངར་དང་། ཙནྡན་དཀར་པོ། རྒུན་འབྲུམ། ཆུ་སེར་སྨན་སྤོས་སོ་ཐལ་གསུམ་དང་། ག་དུར། དམར་པོ་རྒྱ་བཙོད་འབྲི་གསུམ་རྣམས་དང་སྤྲང་སྤྱར་ལ་གཏོང་བ་དང་། །ཚོན་དྲུག་འགོ་གཏར་ཞིང་གྲང་ན་ཚིགས་པ་བཞི་པ་དང་ལྡེ་པ་བསྲེག

ས་བཅད་དགུ་པ། ཆུ་སེར་མཆིན་པར་ཞུགས་པ།

དང་པོ། སློང་རྐྱེན།

ཟས་སྤྱོད་གདོན་ལ་སོགས་ཀྱིས་ཆུ་སེར་འཕེལ་བ་མཆིན་པར་བབས་པ་ཡིན།

གཉིས་པ། ནད་རྟགས།

མཆིན་ཞུགས་མིག་ནས་མཆི་མ་རྒྱུན་དུ་འཛག །ལུས་ལྗི་སྣ་ཁྲག་འོང་ཞིང་ཕོ་མཆིན་ན། །

ཆུ་སེར་མཆིན་པར་ཞུགས་པའི་རྟགས་ལ་མིག་ནས་མཆི་མ་རྒྱུན་དུ་འཛག་ཅིང་ལུས་ལྗི་བ་དང་སྣ་ཁྲག་འོང་ཞིང་ཕོ་མཆིན་ན་བ་སོགས་འབྱུང་།

གསུམ་པ། འབྲུལ་སོ་བསལ་བ།

ཆུ་སེར་མཆིན་པར་ཞུགས་པ་དང་མཆིན་སྣུང་སོགས་ལ་འབྲུལ་སོ་ཆེ་ཡང་མཆིན་སྣུང་ན། གཡལ་བྱུང་རྗེས་ལ་མཆེམ་འཛག་པ་དང་ཕོ་མཆིན་འདྲིས་སྐམ་བྱེད་ཅིང་ན་ལ་འཕྱོངས།

བཞི་པ། བཅོས་ཐབས།

མཆིན་མཆེར་ལ་ཞུགས་རྩ་སྟོས་སྦྱང་བ་གཅེས། །གུར་གུམ་བྲག་ཞུན་སླ་རྡེ་པི་པི་ལིང་། །ཀ་ར་སྦྱར་བཏང་མཆིན་པའི་རྩ་ལ་གདར། །

ཆུ་སེར་མཆིན་མཆེར་གཉིས་ལ་ཞུགས་ན་ཕྱི་རྒྱུད་ལྟར་གྱི་རྩ་སྦྱོངས་དང་ལྟོ་སྦྱོངས་ལ་མཆིན་མཆེར་རང་རང་གི་ཁ་བསྒྱུར་བ་གཏོང་བ་གཅེས་ཤིང་། གུར་གུམ་དང་། བྲག་ཞུན། སླ་རྡེ། པི་པི་ལིང་རྣམས་ཀ་ར་སྦྱར་ལ་བཏང་ཞིང་། ཚན་མཆིན་པར་རུ་ཐུང་གཡས་མཆེར་བར་གཡོན་པ་གདར་བ་དང་གྲང་ན་ཆུ་སེར་གང་བབས་པའི་གསང་ལ་བསྲེག

ས་བཅད་བརྒྱ་པ། ཆུ་སེར་མཆེར་བར་ཞུགས་པ།

དང་པོ། སློང་རྐྱེན།

ཟས་སྤྱོད་གདོན་ལ་སོགས་ཀྱིས་ཆུ་སེར་འཕེལ་ཏེ་མཆེར་པར་ཞུགས་པ་ལས་བསྐྱེད་པ་ཡིན།

གཉིས་པ། ནད་རྟགས།

མཆེར་ཞུགས་སྒྲོ་འཁྲིག་མཆུ་ནད་རྒྱུན་དུ་འབྱུང་། །

ཆུ་སེར་མཆེར་བར་ཞུགས་ན་ཁོང་བ་སྒྲོ་འཁྲིག་བྱེད་ཅིང་མཆུ་ནད་རྒྱུན་དུ་འབྱུང་།

གསུམ་པ། འབྲུལ་སོ་བསལ་བ།

ཚུ་སེར་མཆེར་བར་ཞུགས་པ་དང་མཆེར་བའི་བད་ཀན། མཆེར་སྐྲན་སོགས་ལ་འབྲུལ་སོ་ཆེ་ཡང་མཆེར་པའི་བད་ཀན་ནི། མཚུ་ལ་བད་ཀན་ཆགས། གྲང་དང་དགོང་དུས་སྦོ་ལ་གཡོན་ངོས་གཟེར། མཆེར་སྐྲན་ནི། ལུས་སྐྲངས་སྦོ་འཁྲིག་སྟེང་དུ་གཟེར།

བཞི་པ། བཅོས་ཐབས།

མཆིན་མཆེར་ལ་ཞུགས་རྩ་སྟོས་སྦྱང་བ་གཅེས། །གུར་གུམ་བྲག་ཞུན་སླ་རྩི་པི་པི་ལིང་། །ཀ་ར་སྦྱར་བཏང་མཆིན་པའི་རྩ་ལ་གཏར། །

ཚུ་སེར་མཆིན་པ་དང་མཆེར་བར་ཞུགས་པ་ལ་ཕྱི་རྒྱུད་ལྷར་གྱི་རྩ་སྦྱོངས་དང་ལྟོ་སྦྱོངས་ལ་མཆེར་བ་རང་གི་ཁ་བསྒྱུར་གཏོང་ཞིང་། གུར་གུམ་དང་། བྲག་ཞུན། སླ་རྩི། པི་པི་ལིང་རྣམས་ཀ་ར་སྦྱར་ལ་བཏང་ཞིང་། ཚན་རྫུ་ཐུང་གཡོན་པ་གཏར་བ་དང་གྲང་ན་ཚུ་སེར་གང་བབས་པའི་གསང་ལ་བསྲེག །

ས་བཅད་བཅུ་གཅིག་པ། ཚུ་སེར་མཁལ་མར་ཞུགས་པ།

དང་པོ། སྐྱོང་རྐྱེན།

ཚུ་སེར་འཕེལ་ཏེ་མཁལ་མར་ཞུགས་པ་ལས་བསྐྱེད།

གཉིས་པ། ནད་རྟགས།

མཁལ་ཞུགས་རྐེད་པ་དཕྱི་དང་བརླ་སྲུལ་ན། །སྨད་ལྷི་རྐང་པ་སྒྲིད་ཅིང་རྩ་ཀུན་འཁྲུག །

ཅེས་པ་སྟེ། ཚུ་སེར་མཁལ་མར་ཞུགས་པའི་རྟགས་ལ་རྐེད་པ་དང་དཕྱི་དང་བརླ་སྲུལ་རྣམས་ན་ཞིང་ལུས་སྨད་ལྷི་ལ་རྐང་བ་སྒྲིད་ཅིང་རྩ་ཀུན་འཁྲུག་པ་སོགས་འབྱུང་།

གསུམ་པ། འབྲུལ་སོ་བསལ་བ།

མཁལ་མར་ཆུ་སེར་ཞུགས་པ་དང་མཁལ་གཙོང་། མཁལ་འགྲམས་སོགས་ལ་འབྲུལ་སོ་ཆེ་ཡང་མཁལ་གཙོང་ནི། སྨད་གྲང་རྐེད་པ་འཁོར་བར་ན་བ་དང་རྐང་བ་བཤལ་ལ་དཔྱི་དང་རྐེད་པར་ཟུག་ཅིང་ཆུ་སྲི་ལ་བཙུད་ཐྲུགས་པ་དང་བཤུལ་ཤ་ཁྲིད་ནས་ན། མཁལ་འགྲམས་ནི། རྐང་པ་བཤལ་ཞིང་སྒྲིད། བརླ་སུལ་བྱིན་སུལ་པུས་མོའི་ཚིགས་མཚམས་ན།

བཞི་པ། བཅོས་ཐབས།

མཁལ་བབས་དམར་པོ་བཞི་ཡི་ཐང་བཏང་ཞིང་། །རྩ་སྦྱོངས་རྗེས་ལ་རྩ་བའི་སྨན་མར་སྦྱར། །གང་དུ་བབས་པའི་གསང་དུ་མེ་བཙའ་བྱ། །

ཆུ་སེར་མཁལ་མར་བབས་ན་དམར་པོ་བཅོད་དང་འབྲི་མོག རྒྱ་སྐྱེགས། ཞུ་མཁན། བཞིའི་ཐང་བཏང་ཞིང་། རྩ་སྦྱོངས་བྱས་རྗེས་རྩ་བ་ལྔའི་སྨན་མར་སྦྱར་ལ་བཏང་བ། ཆུ་སེར་གང་དུ་བབས་པའི་གསང་ལ་མེ་བཙའ་བྱ།

ས་བཅད་བཅུ་གཉིས་པ། སྟོད་དུ་ཆུ་སེར་བབས་པ།

དང་པོ། སློང་རྐྱེན།

ཟས་སྤྱོད་གདོན་སོགས་ཀྱིས་འདུ་བ་འཁྲུགས་ཏེ་ཆུ་སེར་ཕོ་བ་སོགས་སྟོད་དྲུག་ལ་བབས་པ་ཡིན།

གཉིས་པ། ནད་རྟགས།

སྟོད་བབས་མིག་སེར་ཚ་འགྱུར་སྟོད་གླང་ལྡང་། །སྐབས་སུ་ཆུ་སྟོམ་སྐབས་སུ་སེར་སྐྱག་འབྲུ། །

ཆུ་སེར་སྟོད་དུ་བབས་ན་མིག་མདོག་སེར་ལ་ཚ་བར་འགྱུར་པ་དང་། སྟོད་ལ་གླང་ཐབས་ལྡང་ཞིང་སྐབས་སུ

དྲི་ཆུ་སྟོམ་པ་དང་། སྐབས་སུ་འབྲུ་མདོག་སེར་སྨུག་ཅན་འབྲུ་བ་ཡིན་ནོ། །

གསུམ་པ། བཅོས་ཐབས།

སྨན་དུ་ཆུ་སེར་བབས་པ་སྦྱོངས་ཀྱིས་དབྱུང་། །

སྨན་དུ་ཆུ་སེར་བབས་པའི་བཅོས་ཐབས་ནི་ཆུ་སེར་ནག་པོའི་སྐབས་བཤད་པའི་སྔོན་བུ། ལྷུམ་རྩ། ཨ་རུ་ར། ཐར་ནུ། རེ་ལྕག ཆུ་རྩ། བྱི་ཏང་ཀ ཆུ་སེར་སྨན་གསུམ་བཅས་བ་ཆུར་སྦྲངས་པས་སྦྱོངས་ཀྱིས་དབྱུང་བ་སོགས་ལ་འབད་དགོས་སོ། །

སྡོམ་ཚང་།

ཆུ་སེར་ནི་མདོག་ལ་བལྟོས་ནས་བཏགས་པའི་ལུས་ཀྱི་པགས་པའི་བར་དང་ཚིགས་ལ་ཤས་ཆེར་གནས་པའི་ཁྲག་གི་སྙིགས་མ་ལས་བྱུང་པའི་ཚ་མདོག་དམར་པོ་དང་། མཁྲིས་པའི་དྭངས་མ་ལས་བྱུང་བའི་ཚ་མདོག་སྐྱ་སེར་ཅན་གྱི་གཤེར་ཁུ་གཉིས་འདྲེས་པའི་ཆུ་དམར་སེར་ཅན་དེ་ལ་ཟེར་ཞིང་། འདི་ནི་ལུས་ཟུངས་ཐམས་ཅད་ལ་ཁྱབ་པར་གནས་པས་གནོད་བྱེད་ཞེས་པའི་གྲངས་ལ་བཞག་ཡོད་པ་དང་། ཚད་ནི་རང་གི་སྐྱིམ་པ་བཞི་རུ་བཤད། དེ་ཡང་འདི་ཉིད་ནད་དུ་འགྱུར་པའི་རྒྱུ་རྐྱེན་ནི་ཕལ་ཆེར་བད་རླུང་དང་སྲིན་སོགས་ལས་འབྱུང་སྟེ། ལུས་ལ་གནས་པའི་ཆུ་སེར་ལ་ཟས་དང་སྤྱོད་ལམ་གྱི་དབང་གིས་འདུ་བ་རྣམ་གསུམ་འཁྲུགས་པར་གྱུར་པས་རང་གི་ལྷང་ཚད་ལས་བརྒལ་ཏེ་ཆུ་སེར་གྱི་ནད་ཤ་བཀྲ་སོགས་པགས་པའི་ནད་དང་། འོར་སོགས་ཆུ་གཞིའི་ནད། སུར་ཡ། དྲེག་གྲུམ། གག་ལྷོག རྨིགས་ཚད། འབྲས་དང་མཛེ་ནད། རྨ་ཡི་ཞེས་པ་སོགས་ནད་མང་པོ་བསྐྱེད་པ་དང་། འདི་ཉིད་ལུས་ལ་ཞུགས་པའི་སྤྱི་རྟགས་སུ་ལུས་ལ་ཟ་འཕྲུག་བྱེད་ཅིང་ཐོར་བ་ལེབ་མོར་འོང་བ། སྐབས་སུ་ལུས་ཀུན་སྦོ་ཞིང་སྐྲངས་པ་དང་། སྐྲ་དང་སྨིན་མ་བྱི་བ་སོགས་ཀྱི་མངོན་ཚུལ་འབྱུང་ཞིང་། བྱེ་བྲག་གི་རྟགས་སུ་ནད་གཞིའི་སློང་རྐྱེན་དང་ཞེས་པའི་ཤས་ཆེ་ཆུང་སོགས་ཀྱི་ཁྱད་པར་ལས་རང་རང་གི་མཚན་ཉིད་ཀྱི་རྗེས་སུ་མཐུན་པའི་དེ་མཚུངས་ཀྱི་ནད་རྟགས་འབྱུང་བ་དང་། བཅོས་ཚུལ་ཡང་དེ་བཞིན་དུ་སྨན་དང་དཔྱད་ཟས་སྤྱོད་བཞིའི་སྒོ་ནས་འདུ་བ་སྐེམས་ཤིང་ཆུ་སེར་སྐེམ་པའི་ཚུལ་གྱིས་བཅོས་དགོས་སོ། །

（དོན་གྲུབ་ཚེ་རིང་། གཙོད་པ་རྒྱལ།）

བསམ་གཞིགས།

༡ ཆུ་སེར་ཞེས་པའི་གོ་དོན་ཅི་ཡིན།

༢ ཆུ་སེར་དཀར་ནག་གི་ཁྱད་པར་ཇི་ལྟར་འབྱེད་དགོད།

༣ འཇུག་སྒོ་དྲུག་ལ་གྲམ། རྒྱས། རྒྱུག ཞེན། བབས། ལྷུང་ཞེས་བརྗོད་དོན་ཅི་ཡིན།

༤ ཆུ་སེར་ནད་ལ་བུ་ར་བྱེད་དགོས་པའི་རྒྱུ་མཚན་ཅི།

༥ ཆུ་སེར་རྩ་རུ་རྒྱུ་བ་དང་མཁྲིས་པ་རྩར་རྒྱུག་གཉིས་ཀྱི་དབྱེ་བ་ཇི་ལྟར་འབྱེད་པ་དང་སོ་སོ་ལ་ནད་ཐོག་གི་རིན་ཐང་ཅི་ཡོད།

ལེའུ་བཅྭ་བདུན་པ། རྩ་དཀར།

རྩ་དཀར་ཞེས་པ་ནི་མདོག་ལ་བལྟོས་ནས་བཏགས་པའི་སྲོག་རྩ་དཀར་པོ་ལས་གྱེས་པའི་རླུང་རྒྱུ་བའི་ལུས་ཀྱི་དབང་རྩ་སྤྱིའི་མིང་སྟེ། སྨག་ཚང་ལོ་ཙཱ་བས། སྲོག་རྩ་དཀར་པོ་ལས་གྱེས་པའི། །དབང་ལྔ་བདག་ཏུ་འཛིན་པའི་རྩ། །ཤིང་སྡོང་འདབ་རིས་ཇི་བཞིན་དུ། །ལུས་ཀྱི་ཕྱི་ནང་ཀུན་ཁྱབ་གནས། །ནང་དུ་རླུང་རྒྱུ་མདོག་དཀར་བས། །རྩ་དཀར་ཞེས་སུ་བཤད་པ་ཡིན། །ཞེས་གསུངས་སོ། །

རྩ་དཀར་གྱི་ནད་ཅེས་པ་ནི་སྲོག་གི་རྩ་བར་གྱུར་པའི་རྩ་རིགས་གཉིས་ལས་ཀླད་པ་ལས་བྱུང་རྒྱུང་མ་དང་འབྲེལ་བ་རླུང་གཙོ་བོར་རྒྱུ་ཞིང་ཆུ་བ་ལྟར་དཀར་པོ། རྩ་བ་ལྟར་ཐུར་དུ་ཟུག་པ་ནང་དོན་སྣོད་དང་འབྲེལ་བ། ཕྱི་ཤ་ཆུ་རུས་ཚིགས་སོགས་བརྒྱུད་ནས་ཡན་ལག་དང་འབྲེལ་པའི་དབང་ལྔ་བདག་ཏུ་འཛིན་པའི་རྩ་དེ་ལ་འགྲམས་སུ་གྱུར་པའམ། རིམས་དུག་ཚབ་རྩ་ལ་བབས་པ། མཚོན་གྱིས་བཅད་བརྡུངས་སུ་གྱུར་པ། རླུང་འཁྲུགས་ནས་རྩར་ཞུགས་པ་སོགས་ཀྱིས་རྩ་དཀར་ནད་དུ་གྱུར་ནས་མགོར་བབས་ན་ཁ་མིག་ཡོན་པོར་འགྱུར་ཞིང་སྨྱོས་ལ་ཁ་སྐྱུགས་ཤིང་དབང་པོ་འཁྲུལ་བ། བྱང་ཁོག་ལ་བབས་ན་ལུས་འདར་ཞིང་གཞོགས་ཕྱེད་ཆོར་བ་ཐལ་བ། དྲི་ཆུ་བླུགས་པའམ་དྲི་ཆེན་དྲི་ཆུ་གཉིས་ཀ་མི་འབབ་པ། ལུས་གུག་པའམ་དགྱེ་བོར་འགྱུར་པ། ཡན་ལག་ལ་བབས་ན་རྐང་ལག་བཤལ་སྒྲིད་དམ་ཆོར་བ་མེད་པ། ཡན་ལག་ཞ་འཁྱུམས་སུ་འགྱུར་བ་ཞིག་གོ །

སྤྱིར་བཤད་པ།

རྩ་དཀར་ནད་ལ་གྲེས་ཚུལ་རྒྱུ་རྐྱེན་དང་། །རྟགས་དང་བཅོས་ཐབས་རྣམ་པ་བཞི་ཡིས་བསྟན། །

ཞེས་གསུངས་ཀྱང་དོན་ལ། རྩ་དཀར་གྱི་ནད་གསོ་བ་བསྟན་པ་ལ་རྩ་དཀར་ལུས་སུ་གྲེས་ཚུལ་དང་རྩ་དཀར་ནད་ཀྱི་རྒྱུ་རྐྱེན། དབྱེ་བ། ནད་རྟགས། བཅོས་ཐབས་བཅས་རྣམ་པ་ལྔ་ཡིས་བསྟན་པའོ། །

དང་པོ། གྲེས་ཚུལ།

གྲེས་ཚུལ་ལུས་ཀུན་རྩ་བ་རྩེས་སྐྱེད་དེ། །སྲོག་གི་རྩ་བར་གྱུར་པའི་རྩ་རིགས་གཉིས། །

སྲོག་རྩ་ལས་བྱུང་རྩ་ནག་གྱེན་དུ་གྱེས། །སྐྱོད་པ་ལས་བྱུང་རྩ་དཀར་ཐུར་དུ་ཟུག །ནང་རྩ་དོན་འབྲེལ་ཕྱི་རྩ་ཡན་ལག་འབྲེལ། །ནང་རྩ་དར་གྱི་དབྱངས་ཐག་བཅུ་གསུམ་སྟེ། །རྒྱུད་གི་རྩ་བཞི་སྙིང་དང་རྒྱུ་མར་འབྲེལ། །མཁྲིས་པའི་རྩ་བཞི་གློ་ལོང་མཆིན་མཁྲིས་འབྲེལ། །བད་ཀན་རྩ་བཞི་ཕོ་མཆེར་མཁལ་ཕྲང་འབྲེལ། །འདུས་པའི་རྩ་གཅིག་བསམ་སེར་འབྲེལ་བ་ཡིན། །ནང་རྩ་མི་མངོན་དོན་སྣོད་འབྲེལ་བའི་ཕྱིར། །མགོན་སྐྱོན་འབབ་ཅིང་ན་ལུགས་དུ་མ་སྟོན། །ཕྱི་རྩ་སྲུ་ཀུ་ཅན་གཉིས་འཛའ་བྱེད་གཉིས། །རྡྫ་གཉིས་ཏེ་རྩ་རྒྱུད་ཟུག་ཏུ་བཤད། །སྲུ་ཀུ་ཅན་དེ་ལྟག་པའི་སྟུད་སྣོར་དོན། །ཨན་སྟོང་གཡས་གཡོན་མཆོན་རེ་ཐད་དཀར་འགྲིམས། །ཚིགས་པ་ལྔ་ནས་གཞུང་པའི་རྩ་དང་འབྲེལ། །བཅུ་གཉིས་པ་ནས་བསམ་སེ་མཁལ་མར་འབྲེལ། །གཞུག་ཆུང་དཔྱི་ལེབ་མཚམས་བརྒྱུད་དཔྱི་མིག་དོན། །བྱིན་བརླའི་ཕྱི་སུལ་ཕྱི་ལོང་གྱུང་མཐེབ་བརྒྱུད། །གཉིས་ནི་བཅུ་བཞི་ནས་གྱེས་དཔྱི་སྙེད་དོན། །བརླ་སྐང་པུས་ཚིགས་ངར་གདོང་ཐུར་བར་འགྲིམས། །པིར་མགོར་འབྲེལ་ནས་གོང་དང་རྐང་མཐིལ་འདུས། །འཛའ་བྱེད་ལྟག་ཟུར་སྲུ་འཁྱིལ་གཉིས་སུ་དོན། །ཨན་སྟོང་འགྲམ་ནས་ཐྲག་བརྒྱུད་དཔུང་སོགས་མཚམས། །དཔུང་འཇུམ་ཚིགས་དམིགས་ལུག་གཞུག་ཕྱི་མཆན་འགྲིམས། །གྲུ་མོའི་ཚིགས་བསྐོར་ལག་པའི་མཐེབ་མོར་འབྲེལ། །རྡྫ་རྩེ་མགོ་ཙ་ཕལ་འོག་ཏུ་འཐོན། །སྲོག་རུས་ནང་ཏུབ་གྲུ་མོ་གཞུ་མཆོག་བར། །ཐུར་བར་འགྲིམས་ནས་ལག་པའི་སྲིན་མཐེབ་འབྲེལ། །ཕྱི་རྩ་ཤ་ཆུ་རུས་ཚིགས་འབྲེལ་བའི་ཕྱིར། །སྐྲངས་སྦྲོས་སྐམས་དང་ཞ་རེངས་བྱེད་པར་འགྱུར། །

ཞེས་པ་སྟེ། གྱེས་ཚུལ་ལ་སྤྱིར་རྒྱུད་སྡེ་རྣམས་སུ་རླུང་ཐིག་ལེ་གསུམ་བཅས་ལ་རྡོ་རྗེའི་ལུས་ཞེས་བྱ་ལ། དེ་ཡང་རྩ་ཁྲིམ་ལྟ་བུ་ཐིག་ལེ་ནོར་ལྟ་བུ་རླུང་སེམས་བདག་པོའི་ཚུལ་དུ་གནས་པར་གསུངས་མོད། འདིར་དང་པོ་ལུས་ཆགས་པའང་རྩ་ལ་བརྟེན་ནས་ཆགས། གནས་པའང་རྩ་དེ་དག་ཏུ་ཟས་སྣམ་སོགས་ཀྱི་དྭངས་སྙིགས་ནད་ཟུངས་དྲི་མ་རྣམས་རྒྱུ་ཞིང་མཐུན་པའི་ལས་བྱེད། རྩ་དེ་དག་གི་བྱ་བ་ཉམས་པ་སོགས་ཀྱིས་ཉེས་པ་དུ་མ་བསྐྱེད་པས་དེས་ན་ལུས་ཀུན་གྱི་འཕེལ་འགྲིབ་གནས་པའི་རྩ་བའང་རྩས་སྐྱེད་པར་བྱེད་པ་ཡིན་ཏེ། དེའང་སྲོག་གི་གནས་རྟེན་བྱེད་པའི་རྩ་བར་གྱུར་པའི་རྩ་རིགས་གཉིས་ཏེ་སྲོག་རྩ་ལས་བྱུང་ཐང་ཤིང་བསླང་བ་འདྲ་བ་ལས་རོ་མ་དང་འབྲེལ་བ་ཁྲག་གཙོ་བོར་གྱུར་པ་ནག་པོའི་ཐ་སྙད་དུ་བྱས་པའི་རྩ་ནག་ཡལ་གའི་ཚུལ་གྱིས་གྱེན་དུ་གྱེས་པ་དང་། སྐྱོད་པ་ལས་བྱུང་ཞིང་རྒྱང་མ་དང་འབྲེལ་བ་རླུང་གཙོ་བོར་གྱུར་པས་རྩ་དཀར་ཐུར་དུ་ཟུག་ལ། དེའི་ནང་གི་རྩ་རྣམས་དོན་སྣོད་དང་འབྲེལ་ལ། ཕྱིའི་རྩ་ཤ་ཆུ་རུས་ཚིགས་ཡན་ལག་དང་འབྲེལ་བ་སྟེ་བཤད་རྒྱུད་དུ། རླུང་ཁྲག་རྒྱུ་བའི་བུ་ག་ཕྱི་ནང་ཀུན། །འབྲེལ་བྱས་ལུས་ནི་སྐྱེད་ཅིང་གནས་པ་དང་། །སྲོག་གི་རྩ་བ་ཡིན་ཕྱིར་རྩ་ཞེས་བྱ། །ཞེས་འབྱུང་བ་དང་།

ནང་རྩ་ནི་གཙུག་ལག་ཁང་གི་ནང་དུ་དར་གྱི་དཔྱང་ཐག་བཏགས་པ་ལྟ་བུ་བཅུ་གསུམ་ཡོད་པ་སྟེ་ཞེས་པ་འདྲེན་ཚིག་དང་། དེ་ལ་དབྱེ་ན་རླུང་གི་རྩ་བཞི་ནས་གཉིས་སྨུད་སྨོའི་གཡས་གཡོན་དུ་ཕྱིན་པའི་ཚིགས་པ་བདུན་པར་སྙིང་ལ་འབྲེལ་བ་དང་གཉིས། དེ་བཞིན་བཅུ་བདུན་པར་རྒྱུ་མར་འབྲེལ། མཁྲིས་པའི་རྩ་བཞི་ཡང་གཅིག་ལྔ་པར་གློ་བ། གཅིག་བཅུ་དྲུག་པར་མོང་། གཅིག་གཡས་ཕྱོགས་དགུ་པར་མཆིན་པ། གཅིག་བཅུ་པར་མཁྲིས་པར་འབྲེལ། བད་ཀན་གྱི་རྩ་བཞི་ནས་གཅིག་བཅུ་གཉིས་པར་ཕོ་བ། གཅིག་བཅུ་གཅིག་པར་གཡོན་ཕྱོགས་མཆེར་པ། གཅིག་བཅུ་བཞི་པར་མཁལ་མ་གཡོན། གཅིག་བཅོ་བརྒྱད་པར་ལྷང་པར་འབྲེལ། འདུས་པའི་རྩ་གཅིག་བཅུ་གསུམ་པར་བསམ་སེར་འབྲེལ་བ་ཡིན་པས་ནང་རྩ་དེ་དག་ཕྱིར་མི་མངོན་པའི་སྒོ་ནས་དོན་སྣོད་དུ་འབྲེལ་བའི་ཕྱིར་མགོ་སྐྱིན་ཀླད་སྐྱིན་དོན་སྣོད་དུ་འབབ་ཅིང་། གཞན་ཡང་ཁ་མིག་ཡོ་བ་དྲི་ཆུ་ལུག་གམ་རྩ་ཆུའི་རྒྱུན་གཉིས་སྡོམ་པ་སོགས་ན་ལུགས་དུ་མ་སྟོན་ནོ། །ཕྱི་རྩ་སྦུབས་ཡོད་པའི་སྦུ་གུ་ཅན་གཉིས། འཇའ་བྱེད་གཉིས། རཏྣ་གཉིས་ཏེ་རྩ་རྒྱུད་དྲུག་ཏུ་བཤད་པའི་སྦུ་གུ་ཅན་དེ་གཉིས་ཀླད་སྙིང་ལས་བྱུང་ལྟག་པའི་སྟུད་སྨོར་དོན་ཨན་སྟོང་ཚིགས་པ་དང་པོའི་གཡས་གཡོན་དུ་ཚོན་རེའི་ཐད་ཀར་འགྲིམས་ཏེ་ཚིགས་པ་ལྔ་པ་ནས་འདུས་པ་གཞུང་པའི་རྩ་དང་འབྲེལ་བར་རྒྱུད་རྙིང་རྣམས་སུ་བཅུ་བཞི་ཞེས་ཀྱང་ཡི་གེ་ཉམས་པ་སྟེ་བཅུ་གཉིས་པ་ནས་དོན་ཏེ་བསམ་སེ་དང་མཁལ་མར་འབྲེལ། གཞུག་ཆུང་དཔྱི་ལིབ་མཚམས་བརྒྱུད་ནས་དཔྱི་མིག་ལ་དོན། ཕྱིན་པ་དང་བརླ་ཤའི་ཕྱི་སུལ་གྱི་སྲི་མོང་དང་ཕྱི་མོང་གི་བར་གྱུང་མཐེབ་བརྒྱུད་ནས་ནང་ངོས་རྐང་མཐིལ་ལ་འཁྱོ། གཉིས་ནི་ཚིགས་པ་བཅུ་བཞི་པའི་ཐད་ནས་གྱེས་ཏེ་དཔྱི་སྟེང་དོན། བརླའི་སྣང་ནས་གཉན་གོང་དུ་བརྒྱུད་པུས་མོའི་ཚིགས་རྐང་པའི་ངར་གདོང་ཐུར་བར་འགྲིམས་ཏེ། མཐེ་བོང་གི་པིར་མགོར་འབྲེལ་ནས་གོང་དང་རྐང་མཐིལ་གྱི་བྲང་གི་གཉེར་མའི་འོག་འདུས། ཁ་ཅིག་ཏུ་མཛུབ་ཆུང་རྒྱབ་ཕྱོགས་དང་རྟིང་པར་ཡང་རྩ་རེ་སོང་བར་བཤད་དོ། །འཇའ་བྱེད་ཀླད་མཁར་ནས་ལྟག་པའི་ཟུར་སྤུ་འཁྱིལ་གཉིས་སུ་དོན་ནས་ཨན་སྟོང་དང་པོའི་འགྲམ། དེ་ནས་ཕྲག་བརྒྱུད་དཔུང་པ་དང་སོག་པའི་མཚམས་སུ་ནུབ། དེ་ནས་རྩ་སྣ་གཉིས་སུ་གྱེས་པ་གཅིག་དཔུང་འཛུམ་གྱི་ཚིགས་དམིགས་ལུག་གཞུག་ནས་བརྒྱུད་གྲུ་མོར་སོང་། གཅིག་གྱེས་པ་ནས་ཕྱིའི་མཚན་ཁུང་དུ་འགྲིམས་ནས་གྲུ་མོའི་ཅིག་ཤོས་དང་འབྲེལ་བ་ཚིགས་སྐོར་བརྒྱུད་ལག་པའི་མཐེབ་མོར་འབྲེལ་བས་ལག་མཐིལ་དུ་འདུ། རྐང་བར་རྒྱུ་བའི་ཚུལ་བཤད་པའི་རྒྱུད་དུ་བཤད་པ་བཞིན་ནོ། །རཏྣ་ཀླད་ཞབས་ནས་རྗེས་ཀྱི་མགོ་རྣ་ཤལ་འོག་ཏུ་ཐོན་ནས་སྒྲོག་རུས་པའི་ནང་ནུབ་མཚན་ཁུང་ནང་འགྲིམས་གྲུ་མོའི་ཁུང་བརྒྱུད་གཞུ་མཆོག་པར་ཐུར་བར་འགྲིམས་ནས་ལག་པའི་སྲིན་ལག་གི་མཐེབ་མོར་འབྲེལ་ནས་ལག་མཐིལ་དབུས་གཉེར་མའི་འོག་འཇའ་བྱེད་ཀྱི་སྣ་དང་འདུས་སོ། །ལུས་ཀྱི་ཕྱི་རུ་ཐོན་པའི་རྩ་འདི་དག་ནི་ཤ་དང་ཆུ་བ་དང་རུས་པ་དང་ཚིགས་སོགས་དང་འབྲེལ་བའི་ཕྱིར་སྐྲངས་པ་དང་། སྦོས་པ་དང་། སྐམ་པ་དང་། ཞ་བ་དང་། རེངས་པར་བྱེད་པར་འགྱུར་ལ། འདི་དག་ནི་ཕྱིར་འབུར་བ་དེར་གནད་དུ་བསྟན་ཞིང་ཀུན་འབྲེལ་བས་ན་ལུགས་སྣ་ཚོགས་དུ་མར་སྟོན་པར་བྱེད་དོ། །

གཉིས་པ། རྒྱུ་རྐྱེན།

དེ་ལ་རྒྱུ་རྐྱེན་དྲག་ཤུལ་འགྲམས་པ་འམ། །རིམས་དུག་ཚ་བ་རྩ་ལ་བབས་པའམ། །མཚོན་གྱིས་བཅད་བརྡུངས་རླུང་འཁྲུགས་རྩར་ཞུགས་པས། །དེ་ལ་རྩ་དཀར་ནད་དུ་འགྱུར་པ་ཡིན། །

རྩ་དཀར་གྱི་ནད་སྐྱེད་པར་བྱེད་པའི་རྒྱུ་རྐྱེན་གཞི་མཐུན་པ་ནི་དྲག་ཤུལ་གྱི་ལས་བྱས་པས་རྩ་དཀར་དེ་འགྲམས་པའམ། ཡང་ན་རིམས་དང་དུག་ཚ་བ་སོགས་རྩ་ལ་བབས་པའམ། མདའ་གྲི་སོགས་མཚོན་ཆས་རྩ་དཀར་བཅད་པ་དང་། རྡོ་དང་དབྱུག་པ་སོགས་ཀྱིས་བརྡུངས་པའི་རྐྱེན་གྱིས་རླུང་ཁྲག་འཁྲུགས་ཏེ་ཉེས་པ་རྩར་ཞུགས་པས་དེ་འཕྲལ་ཉིད་ལ་རྩ་དཀར་གྱི་ནད་དུ་འགྱུར་པ་ཡིན།

མན་ངག་རིན་ཆེན་འབྱུང་གནས་ལས། བྱ་བ་བྱེད་པའི་ཆུ་རྩ་བཅུ་དགུ་ལ། །རིམས་དུག་ཚ་བ་རྩ་ལ་བབས་པའམ། །མཚོན་གྱིས་བཅད་བརྡུངས་རླུང་ཁྲག་རྩར་ཞུགས་པས། །དེ་ལ་རྩ་དཀར་ནད་དུ་འགྱུར་པ་ཡིན། །ཞེས་གསུངས་སོ། །

གསུམ་པ། དབྱེ་བ།

དབྱེ་བ་སྤྱི་དང་བྱེ་བྲག་རྣམ་པ་གཉིས། །

ཞེས་པ་སྟེ། རྩ་དཀར་གྱི་ནད་ལ་དབྱེ་ན་སྤྱིའི་དབྱེ་བ་དང་བྱེ་བྲག་གི་དབྱེ་བ་རྣམ་པ་གཉིས་ཡོད་པའོ། །

༡ སྤྱིའི་དབྱེ་བ།

སྤྱི་ལ་རྩ་དཀར་ཚ་དང་གྲང་བ་གཉིས། །དེ་ཡང་དུས་ཀྱིས་གསར་དང་རྙིང་པར་འགྱུར། །

ཞེས་པ་སྟེ། རྩ་དཀར་གྱི་སྤྱིའི་དབྱེ་བ་ལ་ཡང་ངོ་བོའི་དབྱེ་བ་དང་དུས་ཀྱི་དབྱེ་བ་གཉིས་ལས་ངོ་བོའི་དབྱེ་བ་ནི་རྩ་དཀར་ཚ་བ་དང་། གྲང་བ་གཉིས་ཡོད་ལ། དུས་ཀྱི་དབང་གིས་གསར་བ་དང་རྙིང་བར་འགྱུར་པ་ཡིན།

༢ བྱེ་བྲག་གི་དབྱེ་བ།

བྱེ་བྲག་གནས་དང་འདུ་བའི་ནད་གཞིས་དབྱེ། །གནས་ནི་མགོ་དང་བྱང་ཁོག་ཡན་

ལག་གསུམ། །འདུ་བ་རླུང་མཁྲིས་བད་ཀན་འདུས་པ་བཞི། །

ཞེས་པ་སྟེ། བྱེ་བྲག་ཏུ་དབྱེ་བ་ལ་གནས་དང་འདུ་བའི་ནད་གཞི་གཉིས་ཀྱིས་དབྱེ་བའི་གནས་ནི་མགོ་དང་། བྲང་ཁོག་དང་། ཡན་ལག་གསུམ་འདུ་བའི་དབྱེ་བ་རླུང་ལས་གྱུར་པ་དང་། མཁྲིས་པ་ལས་གྱུར་པ་དང་། བད་ཀན་ལས་གྱུར་པ། འདུས་པ་ལས་གྱུར་པ་བཅས་བཞི་ཡོད་དོ། །

- ཚ་དཀར།
  - སྤྱི།
    - ཚ་བ།
      - གསར་བ།
      - རྙིང་བ།
    - གྲང་བ།
      - གསར་བ།
      - རྙིང་བ།
    - བྱེ་བྲག
      - གནས།
        - མགོ
        - བྲང་ཁོག
        - ཡན་ལག
      - འདུ་བ།
        - རླུང་།
        - མཁྲིས་པ།
        - བད་ཀན།
        - འདུས་པ།

རིས་དབྱིབས། 17－1 ཚ་དཀར་ནད་ཀྱི་དབྱེ་བ།

བཞི་པ། ནད་རྟགས།

༡ སྤྱིའི་ནད་རྟགས།

མཆིན་ཕོག་གཡས་གཡོན་སྟོད་སྨད་སྣེ་སྟོལ་སྐྲངས། །འགྲམས་མཆིན་ཚད་བབས་མཁྲིས་ལྡན་ཚ་བར་འགྱུར། །རླུང་དང་བད་ཀན་རྐྱེན་བྱས་གྲང་བར་འགྱུར། །

ཚ་དཀར་ཀུན་ལ་མཆིན་ཕོག་ན་གཡས་གཡོན་སྟོད་སྨད་སྣེ་བསྟོལ་ནས་སྐྲངས་པ་དང་། ལུས་ཀྱི་ཚ་དཀར་འགྲམས་པའམ། མཆིན་ཕོག་པ། ཚད་པ་བབས་པ་བཅས་ལས་བྱུང་བ་ནི་མཁྲིས་ལྡན་ཚ་བའི་ཚ་དཀར་དུ་འགྱུར་པ་ཡིན།

རླུང་དང་བད་ཀན་གྱིས་རྐྱེན་བྱས་ནས་ཚ་དཀར་གྲང་བའི་ནད་དུ་འགྱུར་པ་ཡིན།

༢ བྱེ་བྲག་གི་ནད་རྟགས།

(༡) འཇུག་སྒོ་གནས་ཀྱི་རྟགས།

ཀ མགོ་ལ་བབས་རྟགས།

དེ་རྟགས་མགོ་སྟོད་ཁ་མིག་ཡོན་པོར་འགྱུར། །མགོ་འཁོར་སྨྱོས་དང་དྲན་ཉམས་ཅོག་མི་ཟླུག །གཉིད་ཆུང་སྨུག་དང་ཁ་སྐྱུགས་དབང་པོ་འཁྲུལ། །གཡའ་ཟ་སྒྲ་ཆེར་མི་བཟོད་ཡན་ལག་བཤལ། །

མགོ་དང་ལུས་སྟོད་ལ་བབས་ན་ཁ་མིག་ཡོན་པོར་འགྱུར་བ་དང་། མགོ་ཡུ་འཁོར་བ། ར་རོ་ལྟར་སྨྱོས་པ། སེམས་ཀྱི་དྲན་པ་ཉམས་པ། ཅོག་པུར་སྡོད་མི་ཐུབ་པ། གཉིད་རྒྱུན་ལྡན་ལས་ཆུང་བ། སྐབས་རེ་སྨུགས་པ་ཞོར་བ། ཁ་སྐྱུགས་ནས་སྐྲ་མི་ཐུབ་པ། མིག་སོགས་དབང་པོ་འཁྲུལ་ནས་གསལ་པོ་མེད་པ། གཡའ་བ་སྐྱེ་ལུས་ལ་ཟ་འཕྲུག་བྱེད་པ། རོལ་མོ་སོགས་སྒྲ་ཆེན་པོའི་རིགས་ཉན་མི་བཟོད་པ། ཡན་ལག་བཤལ་ཞིང་སྦྲིད་དེ་བྱ་བ་ཉམས་པ་སོགས་འབྱུང་བའོ།

ཁ བྱང་ཁོག་ལ་བབས་རྟགས།

བྱང་ཁོག་སྣ་མང་འདར་རྫེས་ངོམས་པ་མེད། །གཞོགས་གཅིག་བེམ་མམ་ཚོར་བྲལ་སྐྲངས་སམ་སྐམ། །དྲི་ཆུ་ཟླུགས་སམ་ཡང་ན་རྒྱུན་གཉིས་སྡོམ། །མེ་ལྟར་ཚ་འམ་ཡང་ན་རྡོ་ལྟར་གྲང་། །གཞུ་ལྟར་གུག་གམ་ཡང་ན་ར་ལྟར་དགྱེ། །ཤིང་ལྟར་རེངས་སམ་ཡང་ན་སྐྱོང་ལྟར་བསྡུས། །ངོ་མཚར་ནད་རྟགས་དུ་མ་སྟོན་པར་བྱེད། །

རྩ་དཀར་གྱི་ནད་བྱང་ཁོག་བབས་ན། སྣ་བ་མང་ཞིང་། དོན་མེད་དུ་ལུས་འདར་མཚམས་མི་ཆད་པར་འདར་བས་ངོམས་པ་དང་ཚིམ་པ་མེད་པ（བེ་སྟོན་དུ་འདར་རྫེས་སྐོམ་བཏུངས་ཀྱང་ངོམས་པ་མེད་ཅེས་འབྱུང་།）། ལུས་ཀྱི་གཞོགས་གཅིག་བེམ་པ་སྟེ་ཚོར་བ་བྲལ་བ་དང་ཡང་ན་སྐྲངས་སམ་སྐམ། དྲི་ཆུ་དབང་མེད་དུ་ཟླུགས་པ་སྟེ་ཞོར་བ། ཡང་ན་གཤང་གཅིའི་རྒྱུན་གཉིས་སྡོམ་པ་སྟེ་འགག་ནས་འབབ་མི་ཐུབ་པ། ལུས་ཀྱི་རེག་བྱ་ཡང་མེ་ལྟར་ཚའམ་ཡང་ན་རྡོ་ལྟར་གྲང་བ། རྐེད་པ་སོགས་གཞུ་ལྟར་གུག་པའམ་ཡང་ན་ར་ཅོ་ལྟར་དགྱེ་ཞིང་ཀྱོག་པ། དགྱེ་དགུ་དང་བཀྱང་བསྐུམ་སོགས་བྱེད་མི་ཐུབ་པར་ཤིང་ལྟར་རེངས་པའམ་ཡང་ན་ཀོ་བ་སྐྱོང་པོ་ལྟར་འཁྱུམས་ནས་གཅིག་ཏུ་བསྡུས་པ་སོགས་ངོ་མཚར་བའི་ནད་རྟགས་དུ་མ་སྟོན་པར་བྱེད་པ་ཡིན་ནོ། །

ག ཡན་ལག་ལ་བབས་རྟགས།

ཡན་ལག་བཤལ་སྦྲིད་བེམ་མམ་ཚོར་བ་བྲལ། །གཡོ་སྐམས་ཞ་རེངས་འཁྱུམས་སམ་རོ་ལྟར་བོག །

ཡན་ལག་ལ་བབས་ན། རྐང་ལག་བཤལ་བ་དང་སྦྲིད་ལ། བེམ་མམ་ཚོར་བ་དང་བྲལ་བ། གཡོ་བ་སྡེ་སྡོམས་པའམ་ཡང་ན་སྐམས་པ། ཞ་བ། རེངས་པ། འཁྱུམས་པ། རོ་ལྟར་འགུལ་བསྐྱོད་མེད་པའམ་དྲན་མེད་ཚོར་མེད་དུ་བརྒྱལ་བའོ།

(༣) འདུ་བ་ནད་གཞིའི་རྟགས།

ཀ རླུང་ལྡན་གྱི་རྟགས།

རླུང་ལྡན་འདར་གཡལ་ཁ་སྐོམ་ཟེགས་པ་འཁྲུལ། །

ཙ་དཀར་གྱི་ནད་རླུང་དང་ལྡན་ན་ལུས་འདར་ཞིང་གཡལ་སྟོང་བྱེད་པ། ཁ་སྐམ་པ་དང་ཟེགས་པ་འཁྲུལ་བ་བཅས་འབྱུང་།

ཁ མཁྲིས་ལྡན་གྱི་རྟགས།

མཁྲིས་ལྡན་ཙྟོད་དང་ཚ་བ་ཟུག་གཟེར་ཆེ། །

མཁྲིས་པ་དང་ལྡན་ན་ལུས་ལ་ཚ་ཙྟོད་སྐྱི་བ་དང་ཚ་བ་རྒྱས་པ། ཟུག་གཟེར་ཆེ་བ་བཅས་ཀྱི་རྟགས་འབྱུང་།

ག བད་ཀན་ལྡན་པའི་རྟགས།

བད་ཀན་ལྡན་པ་ཙྟོད་ཆུང་གཡོ་ཞིང་སྐྲངས། །

བད་ཀན་ལྡན་པ་ལ་ལུས་ཙྟོད་ཆུང་བ་དང་གཡོ་ཞིང་སྐྲངས་པ་སོགས་ཀྱི་རྟགས་འབྱུང་།

ང འདུས་པ་དང་ལྡན་པའི་ནད་རྟགས།

འདུས་པའི་མཚན་ཉིད་ཀུན་རྟགས་སྟོན་པར་བྱེད། །སྟོབས་ལྡན་འཆི་ལ་འབྲིང་པོ་བཅོས་པས་འཚོ། །ཆབས་ཆུང་ཡུན་ཡོན་རང་བཞིན་འཚོ་བར་འགྱུར། །

ཞེས་པ་གསུམ་ག་འདུས་པའི་ཙ་དཀར་ནད་ཀྱི་མཚན་ཉིད་ནི་གཅིག་ཏུ་མ་ངེས་པར་རླུང་སོགས་ཉེས་པ་ཀུན་གྱི་རྟགས་སྟོན་པར་བྱེད་ཅིང་། དེ་རྣམས་ཀྱང་ནད་སྟོབས་དང་ལྡན་པའི་རིགས་རྣམས་འཆི་ལ་འབྲིང་པོ་བཅོས་པས་འཚོ་བ་དང་། ནད་ཆབས་ཆུང་ན་ཡུན་རིང་ཡོད་ནས་རང་བཞིན་གྱིས་འཚོ་བར་འགྱུར་རོ། །

ལྔ་པ། མི་ནོར་བའི་རྟགས།

རྟགས་ནི་གཉིད་ཆུང་ཁ་མིག་ཡོན་པོར་འགྲོ། །སྨྲས་དང་དྲན་ཉམས་ཅོག་པོར་འདུག་མི་ཟུག །སྐྲུགས་དང་ཡང་ན་མགོ་འཁོར་སྐྱུག་པ་དང་། །མིག་སོགས་དབང་པོ་འགྲིབ་བམ་ལོག་པར་སྣང་། །སྣ་རྣམས་མི་བཟོད་ལུས་གཡའ་ཟ་འཕྲུག་འོང་། །རེས་འགའ་ཡན་ལག་བཤལ་སྤྲིད་བྱ་བ་ཉམས། །བྱང་ཁོག་ཙ་དཀར་ལུས་འདར་རེངས་སམ་སྐེམ། །བྱ་སྤྱང་མང་ལ་འདར་རྗེས་སྐོམ་དད་ཆེ། །ལུས་ཀྱི་གཞོགས་གཅིག་ཐེམ་ཐམ་ཚོར་བ་བྲལ། །དྲི་ཆུ་ཐྲུགས་སམ་ཡང་ན་རྒྱུན་གཉིས་སྡོམ། །ལུས་དགྱེ་གུག་གམ་ཚ་གྲང་རེས་མོས་བྱེད། །རེངས་སམ་འདུས་སོགས་ངོ་མཚར་དུ་མ་འབྱུང་། །ཡན་ལག་ཙ་དཀར་བཤལ་སྤྲིད་ཚོར་བ་བྲལ། །ཞ་རེངས་འཁུམས་དང་གཡོ་སྐྲངས་རོ་ལྟར་འདོག །སྐེམ་སམ་ཡང་ན་བརྒྱུད་བསྐུམ་ཉམས་པར་འགྱུར། །ཞེས་མན་ངག་རིན་ཆེན་འབྱུང་གནས་ལས་

གསུངས་པ་ལྟར་ཤེས་པར་བྱའོ། །

དྲུག་པ། འབྲུལ་སོ་བསལ་བ།

ནད་འདི་བརྟག་ཐབས་མི་ཤེས་གཟའ་རུ་འབྲུལ་ཞེས་འབྲི་གྱུང་གཅེས་བསྟུས་ལས་སོ། །

བདུན་པ། བཅོས་ཐབས།

བཅོས་པའི་ཐབས་ལ་སྤྱི་དང་བྱེ་བྲག་གཉིས། །

ཞེས་པ་སྟེ། རྩ་དཀར་གྱི་ནད་དེ་དག་བཅོས་པ་ལ་སྤྱི་རུ་བཅོས་པ་དང་བྱེ་བྲག་ཏུ་བཅོས་པའི་ཐབས་གཉིས་ཡོད་དོ། །

༡ སྤྱིའི་བཅོས་ཐབས།

སྤྱི་བཅོས་གསར་དང་རྙིངས་པ་དུས་དང་སྦྱར། །

ཞེས་པ་སྟེ། རྩ་དཀར་གྱི་ནད་སྤྱིའི་བཅོས་ཐབས་ནི་གསར་པ་དང་རྙིང་པ་གཉིས་དུས་དང་སྦྱར་ཏེ་གསོ་དགོས་པའོ། །

རྩ་ནད་ཀུན་ལ་སྣ་རའི་བྱ་ཁྲུང་བཅུ་གསུམ་པ་ཚ་གྲང་སྦྱོར་སྟེ་གནད་དང་ལྡན་པ་ཚན་ཚུ་བསྐོལ་དང་གྲང་ན་ཚང་གིས་དབུལ་ལ་སྨན་ནད་ཐོན་པ་ཐེངས་འགའ་བཏང་། ཡང་ན་བསམ་འཕེལ་ནོར་བུ་དང་རཏྣ་བསམ་འཕེལ་སོགས་གང་འོས་གཏོང་བ་དང་། ཕྱི་ནས་ཤུ་དག་བཅོ་ལྔའམ་བྲུག་པ་རིག་པ་བདེ་བྱེད་སོགས་བྱུགས། རྗེས་སུ་གནམ་ལྕགས་ཟིལ་བའི་སྙིང་ཤིང་མངར་དང་ཞ་སྐྱོགས་བསྣན་པའི་བཤལ་གྱིས་དག་པར་སྦྱང་། རྗེས་གཙོད་ལས་ལྷ་སྤྱི་དང་མཐུན་པར་བྱའོ། །

(༡) རྩ་ནད་གསར་དུས་ཀྱི་བཅོས་ཐབས།

གསར་དུས་ཚབས་ཆེན་མཐིལ་བཞི་བཅུ་གསུམ་པ། །སྤུ་འཁྲིལ་པིར་མགོ་སོར་མོ་ཉི་ཤུ་བསྲེག །ཚ་བ་ཤས་ཆེ་རིན་ཆེན་ཇོ་རྩེ་སྤོ། །ག་ར་དཀར་སྦྱར་ཚུ་གྲང་འཕུལ་ལ་བཏང་། །ཡང་ན་ཉི་ཤུ་རྩ་ལྔའི་ཕྱེ་མ་སྦྱར། །ཟས་རྐྱམ་གསར་བཅུད་ཡོས་ཐུག་ཉོ་དར་བསྙེན། །སྟོད་སྨད་གར་བབས་གནས་སྦྱར་རྦངས་ཐོན་གཏར། །ཚ་བ་ཁྲི་ནས་ཐུར་ཚང་བདུད་རྩི་ཡིན། །གྲང་བ་ཤས་ཆེ་ཟླ་རྩེ་བཟང་པོ་དྲུག །བ་མཁལ་ཏུ་ཏ་ཨ་རུ་ཐུ་རམ་སྦྱར། །

ཨ་རུ་གྲང་བསིངས་ཁྲ་བས་འཕྲུལ་ལ་བཏང་། །ཡང་ན་ཨ་རུ་སྨན་ཆེན་དཀར་ནག་སེར། །
ཨཱ་ཙི་རུ་ཏ་ཤུ་དག་དྲི་ཆུས་སྦྱ། །རིལ་བུ་སྲོད་དུས་བསྟེན་ན་བདུད་རྩིར་འགྱུར། །དྲུག་
བདུན་དཀར་ནག་མཚམས་བསྲེག་གཏར་མི་བྱ། །ཁ་ཟས་དྲོད་བཅུད་བུར་ཆང་སྨན་མར་
སྦྱར། །

རྩ་ནད་གསར་དུས་སུ་ཚབས་ཆེན་པོའི་རིགས་བྱུང་ན་མཐིལ་བཞི་ཚིགས་པ་བཅུ་གསུམ་པ་ལྟག་ཟུར་སྤུ་འཁྱིལ། པིར་མགོ །སོར་མོ་ཉི་ཤུའི་མདུན་ཞེའུ་ལེ་རྣམས་བསྲེག་དགོས། ཚབ་ཤས་ཆེན་རིན་ཆེན་རྡོ་རྗེ་སྡོའི་སྦྱོར་བ་སྟེ་རིན་ཆེན་གསེར་ཟངས། གཡུ་རྙིང་། ཐོག་ལྕགས། བྱུ་རུ། ཞ་སྐྱོགས། རྡོ་སྤྲལ་རྒྱབ་དཀར་སྨུག་དང་། ཆིག་ཐུབ་དཀར་སྨུག་བཞི། རྩི་བཟང་པོ་ཙུ་གུར་ལི་ཤུ་དྷ་སུག་ག་དྲུག་དང་། ཨཱ་རྩི། སྤོ་འབྲི་ཏ་ས་འཛིན། ལྕམ་པ་རྣམས་ཀ་ར་དཀར་པོ་དང་སྦྱར་བ་ཆུ་གྲང་གིས་ཐུལ་ལ་བཏང་། ཡང་ན་ནུ་ཏིག་ཉེར་ལྔ་སྟེ་ཞ་ཕྱིས། བཟང་པོ་དྲུག་གི་ཕྱི། ཙནྡན་དཀར་དམར། ཨ་ག་རུ། བསེ་རུ། ཨཱ་རྩི། རུ་རྟ། པི་པི་ལིང་། ཤིང་ཚ། འབྲས་བུ་ཨ་བར་སྐྱུར་གསུམ། སྤྱིག་སྲིན། གསེར་བྱེ། ལྕམ་པ། ཟེ་ར་གཉིས། འབྲི་ཏ་ས་འཛིན་བཅས་པས་ཕྱེ་མ་སྦྱར་ཞིང་ཟས་སྐོམ་ཤ་གསར་མར་སོགས་གསར་བཅུད་དང་ཡོས་ཐུག་ཞོ་དར་རྣམས་བསྟེན་ཅིང་། སྟོད་ལ་རྩེ་ཆུང་། སྨད་ལ་སོང་རྩ་གར་བབས་དང་དྲུག་མགོ་སོགས་གནས་སྦྱར་རླངས་ཐོན་ཙམ་གཏར་ཞིང་། ཚ་བ་བྲི་ནས་བུར་ཆང་བཏུངས་ན་བདུད་རྩི་ལྟ་བུ་ཡིན། བྱུག་སྨན་གཞན་བྱུག་འབྱར་སྨན་བཅུ་བཞིའི་སྟེང་དུ་སྤྲལ་རྒྱབ་མདུང་རྩེ་གངས་ཐིགས་ཁབ་ལེན་ཅོང་ཞི་རྡོ་རྒྱུས་མཐིང་རྒྱུས་རྣམས་སྦྱར་བའམ་གོང་གི་བྱུག་པ་བྱ། གྲང་བ་སྟེ་རྩ་ཆུ་ཕྱི་ཡུལ་སོགས་གྲང་བ་ཤས་ཆེན་ཨཱ་རྩི། བཟང་པོ་ཙུ་གུར་ལི་དྷ་སུག་ག་དྲུག བ་མཁལ་སྨུག་པོ་སླང་མིག་ནང་གི་དཀར་པོ་དེ་དང་། རུ་རྟ། ཨ་རུ་ར། བུ་རམ་རྣམས་སྦྱར་པ་ཨ་རུ་ར་བཅུ་གཅིག་འགྱུར་གྲང་བསིངས་ཀྱི་ཁུ་བས་ཐུལ་ལ་བཏང་། ཡང་ན་ཨ་རུ་ར་བཅུ་གཅིག་འགྱུར། སྨན་ཆེན་ཞེས་པི་ཊ་དཀར་ནག་སེར་གསུམ་ག་བྱུང་ན་རབ། འབྲིང་གཉིས། མཐའ་རིགས་གཅིག ཨཱ་རྩི། རུ་རྟ། ཤུ་དག་རྣམས་དྲི་ཆུས་སྦྱ་ཞེས་ཀྱང་དོན་སྦྱོར་ཁྱུང་ལྔ་རང་ཡིན་པས་རིལ་བུ་སྲོད་དུས་བསྟེན་ན་བདུད་རྩི་ལྟ་བུར་འགྱུར་ཞིང་། ཡང་ན་ཁྱུང་ལྔའི་སྟེང་ལི་ཤི་སེང་ལྡེང་སླེ་ཏྲེས་གསུམ་བསྣན་ལ་བཏང་བའམ། ཡང་ན་ཁྱུང་ལྔའི་སྟེང་ལི་ཤི་བུངས་ཆེར་བསྣན་པ་བཏང་། ཡང་ན་བསེ་རུ་དགུ་པ་བསྲེག་ཐལ་བྱས་པ་དང་ཨཱ་རྩི་དགུ་སོགས་དང་། འཇོར་ན་བྱང་ལུགས་འཕྲུལ་གྱི་སྡེར་མོའང་བཏང་། ཚིགས་པ་དྲུག་བདུན་དཀར་ནག་མཚམས་བསྲེག་ཅིང་གཏར་གའི་རིགས་མི་བྱ། ཁ་ཟས་དྲོ་ལ་བཅུད་ཆེ་བ་བུར་ཆང་སོགས་དང་། རྩ་བ་རམ་ལྷ་བ་ཉེ་གཟེ་ལྔའམ་འབའ་སམ་སྨན་མར་སོགས་བསྟེན་པར་བྱ། ཡང་ན་རྩ་བ་ལྔའི་སྟེང་དུ་ལུག་རིལ་བསྣན་པའི་ལུམས་བྱ།

(༣) **རྩ་ནད་རྙིངས་དུས་ཀྱི་བཅོས་ཐབས།**

རྩ་ནད་རྙིངས་པ་བསྲུས་སྦྱངས་བཏྲ་བར་བྱ། །

ཞེས་པ་སྟེ། རྩ་ནད་རྙིང་པ་ལ་དང་པོ་ནད་བསྡུས། བར་དུ་སྦྱངས་ཐ་མར་བཏྲ་བར་བྱ་དགོས། །

ཀ ནད་བསྟུས་པ།

ད་ལིས་ཀྱི་ལྡེ་ཤིང་མངར་ཁ་རྒྱལ། །གུར་གུམ་སུག་སྨེལ་འབྲི་ཏ་ས་འཛིན་དང་། །གསེར་བྱེ་ཉི་དཀའ་སྤང་སྤྲུར་ནང་རུབ་བཏང་། །སླ་རིལ་ཆང་བཙོས་དྲིལ་བས་རྩ་ནད་སྟུད། །

ཅེས་པ་སྟེ། དང་པོར་རྩ་དཀར་གྱི་ནད་བྱེར་བ་བསྡུས་པ་ལ་ད་ལིས་ཞེས་པ་ལུའི་མེ་ཏོག་བྲེ་ཕྱེད། ཀྱི་ལྡེ་དཀར་པོ་ཞུལ་དོ། ཤིང་མངར་ཞུལ་གང་རྣམས་ཀྱི་ཁ་རྒྱལ་ལ་གུར་གུམ། སུག་སྨེལ། འབྲི་ཏ་ས་འཛིན་དང་། གསེར་བྱེ། ཉི་དཀའ་རྣམས་སྤང་དང་སྤྲུར་བ་ནང་ཞུབ་གཉིས་སུ་བཏང་བ་དང་། སླ་རིལ་ཆང་གི་དཀྱིལ་དུ་བཙོས་པ་རས་སོགས་ལ་དྲིལ་བའི་དུགས་ཀྱིས་བདུག་ན་རྩ་ནད་སྟུད་པར་བྱེད་དོ། །

ཁ སྦྱངས་པ།

དེ་ནས་བྱང་ཁོག་ནང་རྩར་བབས་ཆེ་ན། །ལྟོ་སྦྱོངས་རྗེས་ལ་རྩ་བཤལ་བསྟགས་པ་ཡིན། །མགོ་དང་ཡན་ལག་ཕྱིར་བབས་རྩ་ནས་སྦྱངས། །

དེ་ནས་བར་དུ་སྦྱང་བ་ལ་བྱང་ཁོག་སོགས་ཀྱི་ནང་རྩར་བབས་ཆེན་སྣ་ལ་ཕྱི་རྒྱུད་ལྟར་ལྟོ་སྦྱོངས་བཏང་བའི་རྗེས་ལའང་རྩ་བཤལ་བསྟགས་པ་ཡིན་ཞིང་། མགོ་དང་ཡན་ལག་ཕྱིར་བབས་ན་དྲག་ལ་ཡུན་རིང་དུ་རྩ་ནས་ཕྱི་རྒྱུད་ལྟར་སྦྱང་བར་བྱའོ། །

ག བཏྟ་བ།

ཐ་མར་འབྲི་ཏ་ས་འཛིན་ཨ་རུ་ར། །ད་ལིས་ཀྱི་ལྡེ་ཤིང་མངར་ཉི་དཀའ་ཡི། །སྨན་མར་སྤྲང་རྩི་བྲུ་རམ་ལྡན་པ་བཏང་། །ཡང་ན་འབའ་སམ་སྨན་མར་དྲོད་བཙུད་བསྟེན། །

ཐ་མར་བརྟས་པར་བྱ་པ་ལ་འབྲི་ཏ་ས་འཛིན་བྲེ་ཕྱེད། ཨ་རུ་ར་བཅུ། ད་ལིས་ཞུལ་གང་། ཀྱི་ལྡེ་དཀར་པོ། ཤིང་མངར། ཉི་དཀའ་རྣམས་ཀྱི་སྨན་མར་སྦྲང་རྩི་དང་བུ་རམ་ལྡན་པར་བཏང་ངམ་འབའ་སམ་སྨན་མར་དྲོད་བཙུད་རིགས་ཟས་སུ་བསྟེན་པར་བྱའོ། །

༢ བྱེ་བྲག་གི་བཅོས་ཐབས།

(༡) འཇུག་སྒོ་གནས་ཀྱི་བཅོས་ཐབས།

ཀ མགོ་ལ་བབས་པ་བཅོས་ཐབས།

བྱེ་བྲག་མགོར་བབས་ཕྱི་རྩ་སླ་རིལ་ལུམས། །ཨན་སྟོང་འབྲམ་དང་སྟུད་སྒོ་སྲུ་འཁྲིལ་བསྒྲ། །ནང་རྩར་བབས་ན་ཛོ་སྦྱོར་བསྟེན་པར་བྱ། །རི་བོའི་རྩེ་ལ་གསེར་གྱི་མེ་རྒྱས་གདབ། །ལུས་ཀྱི་ཆ་ཉམས་དྲོད་ཤོར་མདུད་གསུམ་མདོར། །གཙོགས་རེངས་ཁ་སྐྱུགས་རྩེ་

མགོ་སོར་རྩོ་བསྲེག །ཁ་མིག་ཡོ་ན་ལྷག་བྲུར་སྦྲུ་འཁྲིལ་བསྲེག །དར་རྩ་བསྣད་འགྲམས་མགོ་
ཕྱི་སྣ་སྦྱོངས་བྱ། །ཚ་བ་རྩ་རྒྱས་རྩེ་ཆུང་རྩ་ལྟོ་སྨུག །ཀླད་འབྲུགས་གུར་གུམ་ཤིང་མངར་སྣ་
སྨན་བཏང་། །

མགོར་བབས་ན་ཕྱི་རྩ་ལ་སླ་རིལ་གྱི་ལུམས་བྱ་ཞིང་། ཨན་སྟོང་འགྲམ་དང་ལྷག་པའི་སྨུད་སྒོ་སྦྲུ་འཁྲིལ་བཙས་བསྲོ། ནང་རྩར་བབས་ན་ཛ་ཡི་སྦྱོར་བ་ཞེས་ཛའི་རྒྱལ་པོ་སྦལ་རྒྱབ་དང་། མདོང་རྩེ། གངས་ཐིགས། ཙོང་ཞི་བཞི། དོམ་མཁྲིས། གུར་གུམ། སླ་རྩི། རུ་རྟ། ཨ་རུ་ར། ཨ་བྲུག ཆུ་རྩ། བོང་ང་དཀར་པོ། གསེར་ཐིག་རྣམས་ཀྱི་ཐིག་ཚན་ཀ་ར་དང་། གྲང་ན་པུ་རམ་བསྣན་པའི་སྦྱོར་བ་བསྟེན་པར་བྱ་ཞིང་། རི་བོའི་རྩེ་ཞེས་རྩ་བརྡམ་སྨྲོན་སྤྱི་གཙུག་དཀར་ནག་མཚམས་ཚོགས་པ་དྲུག་པ་སྲིན་ལག་བཞིའི་རྩེ་སོག་པའི་མེ་ལོང་ཆང་ལག་གི་མཐིལ་བཞི་རྣམས་སུ་གསེར་གྱི་མེ་རྒྱས་གདབ་པ་སྟེ་ཏིལ་བས་བསྲེག་པ་དང་། ལུས་ཀྱི་ཚ་ཉམས་ཏེ་ཚོར་བ་ཆུང་ཞིང་བྱ་ཉམས་པ་རྡོད་ཤོར་སོགས་བྱུང་ན་སྤྱི་གཙུག་ལྟེ་བ་མཚོན་བར་ཏེ་མདུད་གསུམ་གྱི་མདོར་བསྲེག གཡོགས་རེངས་ན་གང་རེངས་ཕྱོགས་དང་ཁ་སྐྱུགས་ན་གཉིས་ཀའི་རྩེ་མགོ་དང་སོར་མོ་ཉེ་ཤུ་བསྲེག་པ་དང་། ཁ་མིག་ཡོ་ན་གང་ཡོ་ཕྱོགས་ཀྱི་རྣ་བའི་རྒྱབ་ལྷག་པའི་བྲུར་གྱི་སྦྲུ་འཁྲིལ་བསྲེག དར་རྩ་བསྣད་པའམ་འགྲམས་ན་མགོ་ལྡི་བ་འོང་བས་ཕྱི་རྒྱུད་ལྷར་སྣ་སྦྱོང་བྱ་ཞིང་། ཚ་བ་རྩ་ལ་རྒྱས་ན་རྩེ་ཆུང་གཉིས་གཏར་ལ་རྩ་སྦྱོངས་དང་ལྟོ་སྦྱོངས་གཉིས་སྨུགས་པ་ནི་ཕྱི་རྒྱུད་དེད་དཔོན་བཅུ་ལ་བྱུང་བ་ཐིག་སྲིན་ཞེས་པ་ནས་སྨད་ཀྱི་རྩ་ནད་སྦྱོང་ཞེས་པའི་བར་གང་འོས་བསྟན་པས་སྦྱོང་ངོ་། །ཀླད་འབྲུགས་གུར་གུམ་ཤིང་མངར་བཅས་པའི་རྣ་སྨན་བཏང་བའོ། །

ཁ བྱང་ཁོག་ལ་བབས་པ་བཅོས་ཐབས།

བྱང་ཁོག་རྩ་ནད་སྤྱི་གཙུག་སྨུད་སྒོ་དང་། །དྲུག་པ་དཀར་ནག་མཚམས་དང་སྲོག
རུས་གཞོང་། །ཨན་སྟོང་འགྲམ་དང་སྐེ་སྟོང་སོག་མཐིལ་བསྲེག །གསེར་བཟངས་ཐིག་ལྷུགས་
ཛྙ་རུ་ཏ་སྐྱོགས་དང་། །བཟང་དྲུག་ཙན་དན་དཀར་དམར་ཨ་ག་རུ། །སླ་རྩི་བསེ་རུ་འཁྲོན
ཐལ་དོམ་མཁྲིས་དང་། །ཛོ་དྲེག་ག་ར་ཨ་རུའི་ཁུ་བས་འཕྱལ། །སླ་རིལ་ལུམས་བྱ་རྙིངས
ནས་རྩ་ལྟོ་སྨུག །སྙིང་ལ་ཛྙ་ཏི་རུ་ར་ཨ་གར་བསྣན། །གློ་ལ་ཤིང་མངར་རྒྱུན་འབྲུམ་སླ་སྨང
བསྣན། །མཆིན་པར་ཤུ་དག་བྲག་ཞུན་བ་ཤ་ཀ །མཆེར་པར་མ་ནུ་པ་ཏོལ་པི་པི་ལིང་། །
མཁལ་མར་བཙོད་དང་ཨུ་མཁན་རྒྱ་སྐྱེགས་བསྣན། །ཕོ་བར་མ་ནུ་རྒྱམ་ཚྭ་པ་ཏོ་ལ། །རྒྱུ
ལོང་བོང་ང་དུག་ཀྱང་སླ་སྨང་བསྣན། །མཁྲིས་པར་ཏིག་ཏ་དུག་ཀྱང་གསེར་མེ་ཏོག །སྨད
པར་ལྕུམ་པ་རྒྱ་ཚྭ་ཞིག་པ་བསྣན། །རང་རང་རྩ་གདར་རང་སོར་རང་གསང་བསྲེག །

བྱང་ཁོག་གི་རྩ་ནད་ལ་སྤྱི་གཙུག་དང་ལྷག་པའི་སྨུད་སྒོ་དང་། ཚིགས་པ་དྲུག་པ། དཀར་ནག་མཚམས་དང་། སྲོག་རུས་གཞོང་། ཨན་སྟོང་དང་པོའི་འགྲམས་དང་སྐེ་སྟོང་དང་སོག་པའི་མཐིལ་གཉིས་རྣམས་བསྲེག

ཅིང་། གསེར་ཐལ་བཅུ་དགུ་པ་སྟེ་གསེར་ཟངས། ཐོག་ལྕགས། བྱི་རུ། ཀ་སྐྱོགས་དང་། བཟང་པོ་ཅུ་གུར་ལི་ཧྭ་སུག་ཀ་ཏུག ཙནྡན་དཀར་དམར། ཨ་ག་རུ། ཀླུ་རྩི། བསེ་རུ། འགྲོན་ཐལ། དོམ་མཁྲིས། རྩེ་དྲེག་ག་ར་རྣམས་སྦྱར་བ་ཨ་རུ་རའི་ཁ་བས་ཐུལ་བ་དང་། ཀླུ་རིལ་གྱི་ལུམས་བྱ་ཞིང་རྙིང་ན་གོང་བཤད་ལྟར་གྱི་རྩ་སྦྱོངས་དང་ལྟོ་སྦྱོངས་སྨྲུགས་མ་གཏོང་། གསེར་ཟངས་སོགས་སྦྱར་བ་གོང་མའི་སྟེང་དུ་དོན་སྣོད་སོགས་ཀྱི་ཁ་བསྒྱུར་སོ་སོར་སྔོན་དགོས། སྙིང་ལ་བབས་ན་ཧྭ་དི། རུ་ཧ། ཨ་གར་གསུམ་བསྣན་པ་དང་། གློ་ལ་བབས་ན་ཤིང་མངར། རྒྱུན་འབྲུམ། ཀླུ་སྨན་གསུམ་བསྣན་པ་དང་། མཆིན་པར་བབས་ན་ཨུཏྤལ། བྲག་ཞུན། བ་ཤ་ཀ་གསུམ་བསྣན་པ་དང་། མཆེར་པར་བབས་ན་མ་ནུ་པ་ཏྲ་དང་། པ་ཏོ་ལ་ཞེས་རྒྱ་ཁྱུར་དང་། པི་པི་ལིང་གསུམ་བསྣན་པ་དང་། མཁལ་མར་བབས་ན་བཙོད་དང་། ཞུ་མཁན། རྒྱ་སྐྱེགས་གསུམ་བསྣན་པ་དང་། ཕོ་བར་བབས་ན་མ་ནུ། རྒྱམ་ཚྭ། གོང་བཤད་པ་ཏོ་ལ། རྒྱུ་ལོང་གཉིས་ལ་བབས་ན་བོང་ང་དཀར་པོ། དུག་ཀུང་། ཀླུ་སྨན་གསུམ་བསྣན་པ་དང་། མཁྲིས་པར་བབས་ན་ཏིག་ཏ། དུག་ཀུང་། གསེར་གྱི་མེ་ཏོག་གསུམ་བསྣན། ཕྱང་པར་བབས་ན་ལྕུམ་པ། རྒྱ་ཚྭ། ཉིག་པ་གསུམ་བསྣན་པ་རྣམས་བཏང་ངོ་། །རང་རང་རྩ་གཏར་ཞེས་པ་སྙིང་ལ་སྣོད་ཀ གློ་བར་དྲུག་འགོ མཆིན་པར་རུ་ཐུང་། མཆེར་པར་ཧ་མཐུར། མཁལ་མར་བྱིན་གཞུག ཕོ་བར་ཕོ་བའི་ན་རྩ་དང་རྒྱབ་རྩ་དྲུག་འདུས། མཁྲིས་པར་གཤའ་རིངས། རྒྱུ་མར་རྒྱུ་རྩ། བསམ་སེར་བྱིན་སྐྱོག ཕྱང་པ་དང་ལོང་གཉིས་ལ་ལོང་རྩ་གཏར། རང་སོར་ཞེས་སྙིང་ལ་མཐེ་བོང་། གློ་བར་མཛུབ་མོ། མཆིན་པར་གུང་མོ། མཆེར་པར་སྲིན་ལག མཁལ་མར་མཐེའུ་ཆུང་། སྣོད་ཀྱི་ཕོ་བར་སྲིན་ལག མཁྲིས་པར་གུང་མོ། རྒྱུ་མར་མཐེ་བོང་། བསམ་སེ་དང་ཕྱང་པར་མཐེའུ་ཆུང་། ལོང་ལ་མཛུབ་མོ་རྣམས་བསྲེག་པ་འཐད་པར་མངོན་ཞིང་། ཡང་གཡུ་ཐོག་པས་གསུངས་ཟེར་བའི་མཛུབ་མོ་རྣམས་ཀྱི་ལོགས་སྣོད་དང་སྣང་དོན་ཡིན། མཐེབ་ཆུང་གི་ནང་མདུན་སྲིན་ལག་ཕྱོགས་མཁལ་མ་དང་ཕྱི་བསམ་སེ་ཡིན་ཟེར་བའང་ཡོད་ཀྱང་། དེས་ན་ཕྱོགས་རེར་རྩ་བཅུ་རེ་ཡོད་པ་མི་འཐད་ཅིང་། རང་གསང་སྙིང་ལ་ཚིགས་པ་བདུན་པ། གློ་བར་བཞི་པ། མཆིན་པར་དགུ་པ། མཆེར་པར་བཅུ་གཅིག་པ། མཁལ་མར་བཅུ་བཞི་པ། མཁྲིས་པར་བཅུ་པ། ཕོ་བར་བཅུ་གཉིས་པ། བསམ་སེར་བཅུ་གསུམ་པ། ལོང་ལ་བཅུ་དྲུག་པ། རྒྱུ་མར་བཅུ་བདུན་པ། ཕྱང་པར་བཅོ་བརྒྱད་པ་རྣམས་བསྲེག

ག ཡན་ལག་ལ་བབས་པ་བཅོས་པའི་ཐབས།

ཡན་ལག་རྩ་དཀར་བྱེར་བསྐྱའི་ཁཎྜལ། །ཚ་ན་ག་བུར་གྲང་ན་པི་པི་ལིང་། །རིལ་བུ་མཐེབ་ཙམ་ར་འོ་སྤྱང་ལ་བཏང་། །ཀླུ་རིལ་བདུད་རྩི་ལྔ་ཡི་ལུམས་སུ་གཞུག །གང་བབས་རྩ་གཏར་རྙིངས་ནས་རྩ་ནས་སྦྱང་། །ཤ་རྨམས་པ་ལ་དེ་རྗེས་ཆུ་ལུམས་བྱ། །འབྲས་བུའི་མར་ལ་བཟང་དྲུག་སྨན་ལྔན་བསྐྱེན། །ཆུ་རྒྱས་བབས་ཆེ་སྒོ་ལུམས་ཆང་རྣན་བཏུང་། །རྐང་བཤལ་བཅུ་བཞི་རྩ་ནག་ཁ་གཟར་དང་། །དབྱི་མིག་བྱུས་ཚིགས་ཕྱི་ནང་རྐང་མཐིལ་བསྲེག

ལག་བཤལ་སྒྲོག་རྡུས་གནོད་དང་འཛའ་བྱེད་གཉིས། །དཔྱང་ཚིགས་ཕྱི་ནང་རྡྷ་ལག་མཐིལ་བསྲོ། །

ཡན་ལག་གི་རྩ་དཀར་བྱེར་བ་བསྒུ་བའི་ཁྲྣ་ནི་གོང་གི་རྩ་ནད་རྙིང་པའི་སྐབས་ཀྱི་ད་ལིས་ཀྱི་ལྡེ་ཤིང་མངར་ཁྲྣལ། །ཞེས་པའི་སྦྱོར་སྡེ་དེ་ལ་ཚན་ག་བུར་དང་། གྲང་ན་པི་པི་ལིང་བསྣན་པའི་རིལ་བུ་མཐེ་བོང་ཙམ་རའི་འོ་མར་སྦྱར་ལ་བཏང་། གྲང་བར་ སླ་རིལ་ཆང་བཙོས་ཀྱི་ལུམས་དང་། ཚ་ན་བདུད་རྩི་ཤུག་པ་འོམ་བུ་བ་ལུ་མཆོ་མཁན་པ་ལྔའི་ལུམས་སུ་གཞུག གང་བབས་རྩ་གཏར་ནས་སྦྱང་བ་དང་། རྐང་ལག་སོགས་ཀྱི་ཤ་སྐམ་པ་ལ་དེ་རྗེས་རང་བྱུང་ངམ། གོང་བཤད་ལྟར་བདུད་རྩི་ལྔའི་ཆུ་ལུམས་བྱ་ཞིང་། འབྲས་བུ་ཨ་བར་སྐྱུར་གསུམ་གྱི་སྨན་མར་ལ་བཟང་པོ་ཙུ་གུར་ལི་ཧྲ་སུག་ཀ་དྲུག་གི་སྨན་དང་ལྡན་པ་བསྟེན། ཆུ་རྒྱུས་ལ་བབས་པའི་ཚེ་ན་སྣོ་ཞེས་བཙོའི་ལུམས་བྱ་ཞིང་ཆང་རྐན་བཏུང་བ་དང་། རྐང་པ་བཤལ་ན་ཚིགས་པ་བཅུ་བཞི་པ་དང་གཡས་གཡོན་ཚོན་རེ་ཕུན་རེ་གཞལ་བའི་རྩ་ནག་གཉིས་དང་དཔྱིའི་ཁ་གཟར་ན་གྲུ་དང་། དཔྱི་མིག་པུས་ཚིགས་ཕྱི་ནང་དང་རྐང་མཐིལ་བསྲེག་ཅིང་། ལག་བཤལ་ན་སྒྲོག་རྡུས་གནོད་དང་འཛའ་བྱེད་གཉིས། དཔུང་ཚིགས་ཀྱི་ཕྱི་ནང་གཉིས། རྡྷ་གཉིས། ལག་མཐིལ་གཉིས་རྣམས་བསྲོ།

（༣） འདུ་བ་ནད་གཞིའི་བཅོས་ཐབས།

ཀ རླུང་ལྡན་གྱི་བཅོས་ཐབས།

རླུང་ལྡན་རླུང་གསང་བསྲོ་ཞིང་བཅུད་ཟས་བསྟེན། །

རྩ་དཀར་རླུང་ལྡན་ཏེ་རླུང་ཤས་ཆེ་ན་རླུང་གསང་ཨན་སྟོང་ཚིགས་པ་དང་པོ་བསྲོ་ཞིང་བཅུད་ཆེན་པོའི་ཟས་སྐམ་རིགས་བསྟེན་པར་བྱ།

ཁ མཁྲིས་ལྡན་གྱི་བཅོས་ཐབས།

མཁྲིས་པར་ལྡན་ན་སྤོ་སྦྱོངས་རྩ་སྦྱོངས་བཏང་། །

མཁྲིས་པ་དང་ལྡན་ན་ཕྱི་རྒྱུད་ལྟར་གྱི་སྤོ་སྦྱོངས་དང་རྩ་སྦྱོངས་བཏང་བའོ།

ག བད་ཀན་ལྡན་པའི་བཅོས་ཐབས།

བད་ཀན་ལྡན་ན་ཆུ་ཚན་ལུམས་དུགས་བྱ། །

བད་ཀན་དང་ལྡན་པ་ལ་རང་བྱུང་གི་ཆུ་ཚན་དང་། གོང་བཤད་བདུད་རྩི་ལྔའི་ལུམས་དུགས་བྱ།

ང འདུས་པ་དང་ལྡན་པའི་བཅོས་ཐབས།

འདུས་པའི་ནད་ལ་ཀུན་དང་འབྲེལ་བར་བཅོས། །གང་ཞིག་རྩ་དཀར་ནད་རྩལ་མི་ཤེས་པར། །གཟའ་ཕོག་ཟེར་བ་སྨན་པ་བླུན་པོ་སྟེ། །ཐབས་འདི་རྩ་རྣམས་ཀུན་གྱི་ལོག་གནོན་དང་། །རིམས་དུག་ཀླུ་གཉན་ནད་ཀྱི་མདེ་ཁ་ཡིན། །

འདུས་པའི་ནད་ལ་རླུང་མཁྲིས་བད་ཀན་ཀུན་དང་འབྲེལ་བར་བཅོས་དགོས་ཀྱང་། གང་ཞིག་གིས་ཆུ་དཀར་གྱི་ནད་ཚུལ་ཇི་བཞིན་མི་ཤེས་པར་ཚོད་ཚོད་ཀྱིས་གཟའ་ཐོག་འདུག་ཟེར་བའི་སྨན་པ་དེ་ནི་བླུན་པོ་ཡིན་ཏེ་དེར་མ་སོང་བའི་བརྟག་པ་བྱ་དགོས་ཤིང་། ཐབས་འདི་ཉིད་ནི་ཆུ་དཀར་ཙམ་དུ་མ་ཟད་རྨ་རྣམས་ཀུན་གྱི་ལོག་གནོན་ཞེས་པ་ནུས་པའི་དབང་དུ་སོང་ན་གཉེན་པོ་གཞན་དེ་ལས་གཉིས་ལོག་གི་ནུས་པ་དང་ལྡན་པ་དང་། བྱེད་ལས་ཀྱི་དབང་དུ་བྱེད་ན་ནད་དེ་ཚུར་མི་ལྡོག་པའི་ཁ་གནོན་ཡིན་པ་དང་། གཞན་ཡང་རིམས་དང་། དུག་དང་། གླ་གཉན་ཞེས་པ་སྔོན་མའི་མིང་སྟེ། ནད་གཅིག་མ་དྲག་པར་གསར་པ་གཅིག་བྱུང་བའི་ནད་རྣམས་ཀྱི་མདེ་ཁ་ཞེས་མདའི་ཁ་མདེའུས་བསྒྱུར་བཏུབ་པ་ལྟར་བསྒྱུར་ཁ་གང་དགོས་ཀྱང་འདི་ཡིན་ནོ། །

སྡོམ་ཚང་།

ཆུ་དཀར་གྱི་ནད་ཅེས་པ་ནི་སྲོག་གི་ཆུ་བར་གྱུར་པའི་ཆུ་རིགས་གཉིས་ལས་ གླད་པ་ལས་བྱུང་རྒྱུང་མ་དང་འབྲེལ་བ་རླུང་གཙོ་བོར་རྒྱུ་ཞིང་ཆུ་བ་ལྟར་དཀར་པོ་ཆུ་བ་ལྟར་ཐུར་དུ་ཟུག་པ་ནང་དོན་སྣོད་དང་། ཕྱི་ཤ་ཆུ་རྒྱུས་ཚིགས་སོགས་བརྒྱུད་ནས་ཡན་ལག་དང་འབྲེལ་བའི་དབང་ལྡེ་བདག་ཏུ་འཛིན་པའི་ཆུ་དེ་ལ་འགྲམས་སུ་གྱུར་པའམ། རིམས་དུག་ཚ་བ་ཆུ་ལ་འབབ་པ། མཚོན་གྱིས་བཅད་བརྡུངས་སུ་གྱུར་པ། རླུང་འཁྲུགས་ནས་ཆུར་ཞུགས་པ་སོགས་ཀྱིས་ཆུ་དཀར་ནད་དུ་གྱུར་ནས་མགོར་བབས་ན་ཁ་མི་ཡོན་པོར་འགྱུར་ཞིང་སྨྱོས་ལ་ཁ་སྐྱུགས་ཤིང་དབང་པོ་འཁྲུལ་བ། བྱང་ཁོག་ལ་བབས་ན་ལུས་འདར་ཞིང་གཞོགས་བྱེད་ཚོར་བ་བྲལ་བ། དྲི་ཆུ་བླུགས་པའམ་དྲི་ཆེན་དྲི་ཆུང་གཉིས་ཀ་མི་འབབ་པ། ལུས་གྲུག་པའམ་དགུ་བོར་འགྱུར་པ། ཡན་ལག་ལ་བབས་ན་རྐང་ལག་བཤལ་སྒྲིད་དམ་ཚོར་བ་མེད་པ། ཡན་ལག་ཞ་འཁྱེམས་སུ་འགྱུར་པ་སོགས་ཀྱི་རྟགས་སྟོན། འདི་དག་ནི་གཟའ་ནད་དང་། བརྒྱལ་གཟེར། གླད་གཟེར་སོགས་དང་འབྲུལ་སོ་སེལ་ཤེས་དགོས། བཅོས་ཐབས་ལ་ནད་ཀྱི་ཚ་གྲང་དང་། གསར་རྙིང་གི་རྗེས་སུ་དཔག་སྟེ། ནད་དེ་གསར་དང་ཚབས་ཆེ་དུས་མཐིལ་བཞི་དང་ཚིགས་པ་བཅུ་གསུམ་སོགས་བསྲེགས་པ་དང་། ཚ་ཤས་ཆེ་ན་རིན་ཆེན་ཛ་ཧི་སྦྱོར་བ་གཏོང་བ། གྲང་ཤས་ཆེ་ན་ཁྱུང་ལྔའི་སྙིང་སེང་ལྡེང་དང་སླེ་ཏྲེས་སོགས་བསྣན་ཏེ་གཏོང་བ་དང་དྲོད་བཅོས་བྱེད་དགོས། རྙིང་བའི་དུས་སུ་ཐོག་མར་ནད་བསྡུས་པ་དང་། བར་དུ་སྦྱངས་པ། ཐ་མར་བརྟ་བར་བྱ་བའི་ཐབས་ཀྱིས་གསོ་དགོས་སོ། །

(དོན་གྲུབ་ཚེ་རིང་། གཙོད་པ་རྒྱལ།)

བསམ་གཞིགས།

༡ ཚ་དགར་ནད་ཀྱི་རྒྱུ་རྐྱེན་གཙོ་བོ་དང་ནད་ཀྱི་ངོ་བོ་ཇི་ལྟར་ཡིན་ནམ།

༢ ཚ་དགར་གྱི་རྟགས་སུ་གཡས་གཡོན་སྙེ་སྙོལ་འབྱུང་བའི་རྒྱུ་མཚན་ཅི།

༣ ཅི་ཞིག་ལ་ཚ་དགར་ཟེར།

༤ ཚ་དགར་གྱི་ནད་རྟགས་དང་གྲིབ་སྐྱོན་གྱི་ནད་རྟགས་བར་གྱི་འབྲེལ་བ་ཇི་ལྟར་ཡིན།

༥ ཚ་དགར་གྱི་ནད་ལ་རྒྱུན་སྤྱོད་ཀྱི་སྨན་སྦྱོར་གང་དང་གང་ཡོད་དམ།

༦ ཚ་དགར་གྱི་ནད་དང་གྲིབ་སྐྱོན་གྱི་ནད་གསོ་བཅོས་སྨན་དཔྱད་ཐད་ཁྱད་པར་ཅི་ཡོད།

༧ ཚ་དགར་གྱི་ནད་གསོ་བཅོས་བྱེད་པའི་ཚུལ་ཇི་ལྟར་ཡིན།

ལེའུ་བཅོ་བརྒྱད། སྲིགས་ནད།

ཞྲིགས་པའི་ནད་ཅེས་པ་ནི་ལུས་ཀྱི་ཞྲིགས་པ་ཡོངས་ལ་ཆུ་སེར་འཕེལ་བའམ་སྲིན་ཁྲིས་པ། གདོན་དང་འདུ་བ་འཁྲུགས་པ་བཅས་ལས་བསྐྱེད་པའི་ཟ་འཕྲུག་ལངས་པ་དང་། ཐོར་བ་འབྱུང་བ། རྨ་ཤུ་སྐྱེ་བ་སོགས་ཀྱི་ནད་རིགས་ཤིག་ཡིན།

སྐྱིར་བཤད་པ།

སྲིགས་ནད་རྒྱུ་རྐྱེན་དབྱེ་བ་བཅོས་ཐབས་གསུམ། །
ཞེས་ཞྲིགས་པའི་ནད་ལ་རྒྱུ་རྐྱེན་དང་། དབྱེ་བ། བཅོས་ཐབས་བཅས་གསུམ་གྱི་བསྟན།

དང་པོ། རྒྱུ་རྐྱེན།

རྒྱུ་ནི་སྲིན་དང་ཆུ་སེར་འཕེལ་བ་ལ། །གདོན་དང་འདུ་བ་འཁྲུགས་པས་སྲིགས་ནད་སྐྱེད། །

ཞྲིགས་ནད་ཀྱི་རྒྱུ་ནི། ལུས་ལ་ལྷན་སྐྱེས་སུ་ཡོད་པའི་སྲིན་བུ་དང་། ཆུ་སེར་ལྷང་ཚད་ལས་བརྒལ་བར་འཕེལ་བ་ལ་ཕྱི་རྐྱེན་གདོན་དང་། ནད་ཀྱི་འདུ་བ་འཁྲུགས་པས་པགས་པའི་ནད་སྐྱེད་པར་བྱེད་པ་ཡིན་ནོ། །

རྒྱུད་ལས། མདོར་བསྡུས་ཆུ་སེར་འཕེལ་བས་ནད་འགྱུར་ཏེ། །ཤ་བཀྲ་སྣང་ཤུ་སྲིན་ཐོར་ཁྱི་མ་དང་། །ཤུ་བ་ཟ་ཧོང་ཟ་འཁྲུག་ཆུ་སེར་བྱེད། །འཚེར་དང་སྐྲ་ཐབ་དམུ་ཆུ་ཆུ་སེར་བྱེད། །སུར་ཡ་མེ་དབལ་དྲིག་གྲུམ་གག་ལྷོག་དང་། །རྨོགས་པའི་ཚ་བ་ཐམས་ཅད་ཆུ་སེར་བྱེད། །མགོ་དང་ཡན་ལག་བྱང་ཁོག་ལ་སོགས་པ། །རྨ་ཡི་ཉེས་པ་ཐམས་ཅད་ཆུ་སེར་བྱེད། །འབྲས་དང་མཛེ་ནད་ཆུ་སེར་ལས་འབྱུང་བས། །དེ་ཕྱིར་ཆུ་སེར་ནད་ལ་བྱ་ར་གཅེས། །ཞེས་གསུངས་སོ། །

གཉིས་པ། དབྱེ་བ།

དབྱེ་བ་ཤ་བཀྲ་སྣང་ཤུ་མཛེར་པ་དང་། །ཟ་ཧོང་ཤུ་བ་སྲིན་ཐོར་ཙ་ཤིག་དང་། །

ཁབས་དང་ཁྲི་མ་ལ་སོགས་སྨྲ་ཡིས་བརྟག །

དབྱེ་བ་ཕྱེ་ན། ཤ་མདོག་འགྱུར་ཏེ་ཁྲ་བོར་བྱེད་པས་ཤ་བཀྲ་དང་པགས་མདོག་སྐྱ་སོབ་སོགས་སུ་འགྱུར་བས་གླང་ཤུ། མཛེར་པ་ལྷར་འབྱུང་བས་མཛེར་པ་དང་ཟ་ཞིང་འཕྲུག་པའི་ཟ་ཁོང་། དེ་བཞིན་ཤུ་བ། སྲིན་ཐོར། ངོ་ཤིག ཁབས་དང་ཁྲི་མ་བཅས་བཅུ་ཡོད་ལ་སོགས་སྨྲས་ཞེས་པས་ནད་ཀྱི་མིང་གི་སྒྲ་ཇི་བཞིན་པར་ནད་ཀྱི་མཚན་ཉིད་བརྟག་ཤེས་དགོས་ལ། དངོས་དང་ཤུགས་ལས་གཞན་ཡང་བརྟག་དགོས་སོ། །

གཞན་ཡང་བཤད་རྒྱུད་ལས། པགས་པའི་ནད་ལ་ཤ་བཀྲ་བས་ལྷག་དང་། །གཡན་པ་གླང་ཤུ་ཟ་སྙིང་ཤུ་བ་དང་། །རིག་པའི་དྲུག་དང་མཛེར་བ་ངོ་ཁབས་དང་། །ནད་གཞན་པགས་ལ་གྲམ་དང་བཅུ་རུ་འགྱུར། །ཞེས་གསུངས་ལ། མན་ངག་རྒྱུད་ལས། ཤ་བཀྲ། གླང་ཤུ། མཛེར་བ། ཟ་སྙིང་། ཤུ་བ། སྲིན་ཐོར། ངོ་ཤིག ཁབས། ཁྲི་མ། གཞན། ཇོ། མེ་དབལ། མཛེ་ནད་སོགས་སུ་དབྱེ་བ་དང་། སྐྱ་རེངས་གསར་པར། གཡན་པ། གླང་ཤུ། ཟ་སྙིང་། ཁྲི་མ། ཤུ་བ། མེ་དབལ། པགས་ནད་ཚ་སེར། པགས་ཚད། མཛེ་ནད་བཅས་དགུ་དང་། ཇོ་ནི་ཟ་སྙིང་དང་། མཛེ་ནི་ཚ་སེར་ནག་པོའི་ནད་ཡིན་ཟེར། དེ་ཉིད་ཀྱིས་གཡན་པ་དང་ཤ་བཀྲ་ནི་ནད་གཅིག་ཡིན་པར་འདོད་པ་ལ་མི་འཐད་དེ། རྒྱུད་ལས་པགས་པའི་ནད་ལ་ཤ་བཀྲ་བས་ལྷག་དང་། གཡན་པ་གླང་ཤུ་ཞེས་སོ་སོར་ཕྱེ་ཡོད་པས་ཕྱིར་རོ། །

མན་ངག་རིན་ཆེན་འབྱུང་གནས་སུ། མཛེར་བ། ཤུ་བ། གཡན་པ། ཇོ། ཤ་བཀྲ། བས་ལྷག གླང་ཤུ། ཟ་སྙིང་། སྲིན་ཐོར། རྒྱ་ཐོར། མེ་དབལ། ངོ་ཤིག་སོགས་བཅུ་གཉིས་དབྱེ་བ་དང་།

གཞན་ཡང་ཟླ་ཟེར་ལས། ཤ་བཀྲ། གླང་ཤུ། མཛེར་བ། ཟ་སྙིང་། ཤུ་བ། སྲིན་ཐོར། ངོ་ཤིག ཁབས། ཁྲི་མ། བས་ལྷག གཡན་པ། རིག་དྲུག མེ་དབལ། མཛེ་ནད། ཇོ། སྲིན་ཐོར། རྒྱ་ཐོར་བཅས་དབྱེ་བ་བཅུ་བདུན་ཕྱེ་ཡོད།

ཉམས་ཡིག་བརྒྱ་རྩ་ལས། ཚ་སེར་ཁྲ་བོ་སྐྱི་ལ་འགྲམས་ནས་ནི། །ལྤགས་ནད་དབྱེ་བ་སུམ་བཅུ་རྩ་དྲུག་འགྱུར། །བསྡུས་ན་ཟ་འཕྲུག་ཟ་སྙིང་སྲིན་ཐོར་དང་། །ཤུ་བ་གླང་ཤུ་བས་ལྷག་དང་། །གཡན་པ་ཁྲི་མ་ཁབས་དང་ནི། །ངོ་ཤིག་དང་ནི་བཅུ་རུ་བཤད། །ཅེས་སོ། །

རེའུ་མིག18 – 1 ཕགས་ནད་ཀྱི་དབྱེ་བ་དང་ནད་རྟགས་གཙོ་བོ།

དབྱེ་བ།	ནད་རྟགས།
ཤ་བཀྲ།	མདོག་འགྱུར་ལ་སྐྱོར་ལེ་ཅན།
སྐྲང་ཤུ།	མདོག་སེར་ལྷགས་པ་ཚོས་ལ་སྐྲང་གི་གཞའ་བ་འདྲ་ཞིང་ཟ།
མཛེར་བ།	མཛེར་ཚུང་གདོང་ལ་ཁྱབ།
ཟ་རྐོང་།	འཕྲུག་ན་སྐྱི་ཐུལ་གཡའ།
ཤུ་བ།	ཟ་འཕྲུག་སེར་བྱེད།
སྦྲིན་ཐོར།	གདོང་བ་ཤ་སྐྲངས་རྣག
ཪ་ཤིག	མཛེར་ཚུང་གདོང་ལ་ཁྱབ།
ཪ་ཁབས།	འབྲུམ་ཕྲན་མང་པོས་ཁྱབ།
ཁྱི་མ།	མཐུག་ཟ་འཇིར་ཞིང་འཐུལ།

གསུམ་པ། ནད་རྟགས།

ཉམས་ཡིག་བརྒྱ་རྩ་ལས། དེ་ལ་རྟགས་དང་བཅོས་ཐབས་གཉིས། ཚ་སེར་ཁྲ་བོ་སྐྱི་ལ་འགྲམས་ནས་ནི། ། ལྤགས་ནད་བྱེ་བ་སུམ་ཅུ་རྩ་དྲུག་འགྱུར། །བསྡུས་ན་ཟ་འཕྲུག་ཟ་སྐྱོང་སྦྲིན་འཐོར་དང་། །ཤུ་བ་སྐྲང་ཤུ་བས་ལྷག་དང་། །གཡན་པ་ཁྱི་མ་ཁབས་དང་ནི། །ཪ་ཤིག་དང་ནི་བཅུ་རུ་བཤད། །ཤ་བཀྲ་མདོག་འགྱུར་སྐྱོར་ལེ་ཅན། ། བས་ལྷག་བལ་སྤུ་ཕོལ་བུར་གྱི། །ཁྱི་མ་འཐུག་ཟ་བྱེད་ཅིང་ཐུལ། །སྦྲིན་ཐོར་སྡོངས་པ་ཤ་སྐྲངས་རྣག །ཤུ་བ་ཟ་འཕྲུག་ཚ་སེར་འཛག །ཪ་ཤིག་མཛེར་ཚུང་གདོང་པ་ཁྱབ། །ཁབས་ནི་འབྲུམ་ཕྲན་མང་པོས་ཁྱབ། །སྐྲང་ཤུ་མདོག་སེར་ལྷགས་པ་ཚོས། །སྐྲང་གིས་གཞའ་བ་འདྲ་ཞིང་ཟ། །ཟ་རྐོང་འབྲུགས་ན་སྐྱི་ཐུལ་གཡའ། །གཡན་པ་འབྲུགས་ན་སྣར་ཟ་བྱེད། །དེ་རྣམས་ལྤགས་ནད་རྟགས་མཚན་ཡིན། །ཞེས་གསུངས་པ་ལྟར་བརྟག་པར་བྱའོ། །

བཞི་པ། བཅོས་ཐབས།

རྟ་དཀར་ཟླིག་པ་བསྲེགས་ཐལ་མར་གསར་རམ། །ཟྀ་ར་དཀར་ནག་ཡུངས་ཀར་འོ་མ་

ཏིལ། །ཡང་ན་སྐྱེར་པ་སེང་ལྡྲམ་བླི་ཏ་ཏི། །སེང་ལྡྲམ་སྤྲ་ཚིལ་སྤོས་དཀར་པུ་ཤེལ་རྩེ། །བུ་རམ་སྨྲང་མར་བ་གཅིན་བསྐོལ་བ་བཟུག །སྐྱེ་བ་རྡོ་ཁབས་ཁྲེ་མ་སེལ་བར་བྱེད། །གཏོང་པ་པདྨ་ཟླ་བ་ལྟ་བུར་འགྱུར། །སེར་པོ་གཉིས་དང་རུ་རྟ་དུག་མོ་ཉུང་། །དུད་པའི་ལྡེ་གུས་ཤུ་བ་ཤ་བཀྲ་དང་། །གཡན་པ་ལྤགས་ནད་མ་ལུས་སེལ་བར་འགྱུར། །

རྟ་དཀར་པོའི་རྨིག་པ་བསྲེག་ཐལ་མར་གསར་ལ་སྦྱར་བའམ། ཐེ་ར་དཀར་ནག ཡུངས་དཀར། འོ་མ། ཏིལ་མར་རྣམས་སྦྱར་བ་བསྐུ། ཡང་ན་སྐྱེར་པ། སེང་ལྡྲམ་སྟེ་ཞུ་མཁན། བྲི་ཏ་ཏི་ཞེས་གཏྟ་ཀ་རི་བཅས་སྦྱར་བའམ་སེང་ལྡྲམ། སྤྲ་ཚིལ། སྤོས་དཀར། པུ་ཤེལ་ཙེ། བུ་རམ། སྨྲང་། མར་རྣམས་བ་གཅིན་དང་སྦྱར་ཞིང་བསྐོལ་བ་བཟུགས་པས་སྐྱེ་བ་རྡོ་ཁབས་ཁྲེ་མ་རྣམས་སེལ་བར་བྱེད་ཅིང་། གཏོང་པ་དཀར་ཞིང་དྭངས་པ་སོགས་པདྨ་དང་ཟླ་བ་ལྟ་བུར་འགྱུར་རོ། །གཞན་ཡང་སེར་པོ་ཡུང་སྐྱེར་གཉིས་དང་། རུ་རྟ། དུག་མོ་ཉུང་། དུད་པ་རལ་བ་བཅས་པའི་ལྡེ་གུས་ཤུ་བ་དང་ཤ་བཀྲ་དང་གཡན་པ་སོགས་པགས་ནད་ཀྱི་རིགས་མ་ལུས་པ་ཀུན་སེལ་བར་འགྱུར་རོ། །

གཞན་ཡང་། པཉྩ་ཁྲ་པོ་ཉི་ཤུ་གཅིག །ཕླ་རྩི་དང་ནི་རྒྱ་ཚྭ་དང་། །ཕོ་རོག་ཞུང་མའི་རྩ་བ་དང་། །སྨན་ཆེན་ཐུན་ནི་ཆེ་བ་གཅིག །ཞིབ་བཏགས་ཆང་སྦྱར་ཞག་གསུམ་བསྙལ། །ན་སར་བྱུགས་ལ་ཉི་མར་བསྲེགས། །ཆུ་སེར་ཕོལ་འདོན་ཁྲིད་ཆོས་ཡིན། །ཞེས་ཀྱང་གསུངས་སོ། །

ལྔ་པ། རྗེས་གཅོད།

ཁྲག་དང་ཆུ་སེར་འཕེལ་བའི་ཟས་ཚ་སྐྱུར་རིགས་དང་ཆང་རག །སྤྱོད་ལམ་བརྟན་གཤེར་གྱི་གནས་སུ་འདུག་པ་སོགས་སྤང་ནས་དགོས་པ་ལྟར་སྨན་དང་དཔྱད་ཐུང་ཡུན་རིང་པོར་བསྟེན་དགོས།

ཕྱི་ཐག་ཏུ་བཤད་པ།

ས་བཅད་དང་པོ། ཤ་བཀྲ།

ཤ་ཁྲ་ཡང་ཟེར། ཚ་སེར་པགས་ལ་གྲམས་པས་ཤ་རྗོ་མཚོན་པར་བཀྲ་བ་འབྱུང་བའི་པགས་ནད་གདུག་པ་ཅན་གྱི་མིང་ཞིག་སྟེ། སྙིང་བྲག་པས། ཤ་བཀྲ་ནི་ཚ་སེར་པགས་ལ་གྲམས་ཏེ་གནས་གང་དུ་ཞུགས་པའི་རྟགས་སུ་ཤ་རི་མཚོན་པར་བཀྲ་བ། ཚབས་ཆེ་བ་རྣམས་པགས་མཛེ་རུ་འགྲོ་ཞིང་རུས་འབྲས་དང་། ཕོལ་མིག་དང་། ཐིག་ནག་སོགས་རྣ་ངན་ཀུན་འདི་བཅོས་ཉེས་ལས་བྱུང་བ་མང་བས་གཟབ་པོ་ཞེས་དང་། ལྷ་རྟས། མདོག་འགྱུར་ཏེ་ཁྲ་བོར་བྱེད་པས་ཤ་ཁྲའོ། །ཞེས་དང་། ཡན་ལག་བརྒྱད་པ་ལས། ཤ་བཀྲ་ནང་རྒྱབ་ཕྱི་རོལ་འཇམ། །ཕྲུགས་ན་གློག་པ་འབྱུང་བ་དང་། །རིག་ན་འཇམ་ཞིང་སྲབ་པ་ལ། །ཀུ་བའི་མེ་ཏོག་ལྟར་དམར་དཀར། །ཕལ་ཆེར་རོ་སྟོད་དག་ཏུ་འབྱུང་། །ཞེས་གསུངས།

ལྷ་ཟེར་ལས། ཤ་བཀྲ་གཟི་གུ་དེ་ནི་གོ་རིམ་ཇི་ལྟར་བ་བཞིན་དུ་ཤ་ལ་སོགས་པ་ལ་བརྟེན་པར་བཤད་དེ། དེ་ལ་རླུང་ལས་ནི་ཁྲག་ལ་བརྟེན་པ་ཡིན་ནོ། །མཁྲིས་པ་ལས་ནི་ཤ་ལ་བརྟེན་པ་ཡིན་ནོ། །བད་ཀན་ལས་ནི་ཚིལ་ལ་བརྟེན་པ་ཡིན་ནོ། །ཤ་བཀྲ་འདི་དག་གི་མདོག་ནི་གཉིས་ཀ་ལ་བརྟེན་པའི་དབྱེ་བས་ཕྱེ་བ་ཡིན་ཏེ། ཁྲག་ལ་བརྟེན་ན་ནི་ཁ་དོག་གནག་པ་ཡིན་ལ། ཤ་ལ་བརྟེན་ན་ནི་ཟངས་ལྟར་དམར་བ་ཡིན་ལ། ཚིལ་ལ་བརྟེན་ན་ནི་དཀར་བ་ཡིན་ནོ། །དེ་ཡང་ཕྱི་མ་བཞིན་དུ་གསོ་དཀའ་སྟེ། ཁྲག་དང་རླུང་ལས་བྱུང་བ་ལས་ནི་ཤ་དང་མཁྲིས་པ་ལས་བྱུང་བ་གསོ་དཀའ་བ་ཡིན་ནོ། །ཤ་བཀྲའི་ནད་གང་སྤུ་དཀར་བ་མ་ཡིན་པ་དང་། སྲབ་ཅིང་ཟབས་ཆུང་བ་དང་། ཕན་ཚུན་གཅིག་ལ་གཅིག་མ་འདྲེས་པ་དང་། སྐྱེས་ནས་རིང་པོར་མ་ལོན་པ་དང་། མེ་བསྲེགས་པ་ལས་འབྱུང་བ་མ་ཡིན་པ་ནི་གསོ་སླ་བའོ། །སྔར་བཤད་པ་དེ་ལས་གཞན་ཡང་བ་སྤུ་དཀར་བ་དང་མཐུག་པ་དང་ཕན་ཚུན་འདྲེས་པ་དང་ཡུན་རིང་པོ་ལོན་པ་དང་། མེ་བསྲེགས་པ་ལ་བྱུང་བ་ཡིན་ན་གསོ་དཀའ་བ་ཡིན་ནོ། །དེ་བཞིན་དུ་མདོམས་ལ་སོགས་པར་བྱུང་བ་ནི་གསར་དུ་བྱུང་བ་ཡིན་ན་ཡང་གསོ་བར་དཀའ་བ་སྤང་བར་བྱ་བ་ཉིད་ཡིན། ནད་ཕལ་ཆེར་ཏེ་མང་དུ་འགོ་བའི་ངང་ཚུལ་ཅན་ཡིན་ཞིང་ལུས་ལས་ལུས་སུ་འཕོ་བ་ཡིན་ཏེ། ཇི་ལྟར་འཕོ་ཞེ་ན། ཟས་ལྷན་ཅིག་ཟོས་པ་ལ་སོགས་པས་འཕོ་སྟེ། གང་གི་ཚེ་ནད་པ་དང་ལྷན་ཅིག་ཟ་ཞིང་མལ་ཅིག་ཏུ་ཉལ་བ་དང་རེག་པ་ལ་སོགས་པ་བྱས་ན། དེའི་ཚེ་ནད་མེད་པའི་མི་ལ་ཡང་ནད་ཐམས་ཅད་མ་ལུས་པར་འཕོ་བ་ཡིན་མོད་ཀྱི་དེ་ལས་ཀྱང་ཁྱད་པར་མཛེ་ནད་ལ་སོགས་པ་པགས་པའི་ནད་དང་། མིག་གི་ནད་ནི་ཤས་ཆེར་འཕོ་ཞིང་འགོ་བ་ཡིན་ནོ། །ཞེས

གསུངས་སོ། །

དང་པོ། སྔོང་རྐྱེན།

སྐྱིར་ཆུ་སེར་འཕེལ་ཏེ་ལྷགས་པར་གྲམ་པ་ཡིན་ཞིང་། ཁྱད་པར་དུ་ཡན་ལག་བརྒྱད་པ་ལས། རྟུལ་བཙས་རྩུལ་ཞིང་རྣག་པ་དང་། །སྲིན་བུ་ཕྲ་མོ་མི་ཟད་སྐྱེ། །ཕྱུ་པགས་རྩ་བ་རྩ་ཆེན་དང་། །རྡུས་པ་སྙི་བ་རིམ་བཞིན་ཟ། །དེ་བས་ཤ་བཀྲ་ཕྱི་རོལ་ཏེ། །མཛེ་ལས་གཞན་ནི་ཡིན་པར་བཤད། །ཅེས་གསུངས་པ་ལྟར་རོ། །

གཉིས་པ། དབྱེ་བ།

སོག་པོ་ལུང་རིག་བསྟན་དར་གྱི་ལྷན་ཐབས་འགྲེལ་བ་ལས། དེ་ལ་ཡང་ནང་ཚན་རླུང་གྱུར་རྨུག་ནག་རྒྱབ་པ། མཁྲིས་གྱུར་པ་སྤུ་འབྲི་ཞིང་དམར་ལ་ཚ་འབྲབ་བྱེད་པ། བད་གྱུར་གཡའ་ཞིང་སྐྱ་ལ་མཐུག་པའོ། །ཞེས་གསུངས།

གསུམ་པ། ནད་རྟགས།

བྱང་ཁོག་དང་ཡན་ལག་གི་གནས་ངེས་མེད་དུ་ཐོག་མར་དཀར་རྩི་འཐོར་བ་ལྟ་བུའི་དཀར་ཐིག་སྔོར་དབྱིབས་ཅན་ཆུང་དུ་དག་འདོན་པ་དང་། རིམ་གྱི་རྗེ་ཆེར་འགྲོ་བའམ་མཆེད་ནས་ཚ་དུབ་འབྱུང་བ། ཉལ་གོས་སོགས་ལ་ཐུག་པ་བཙས་ཀྱི་སྐབས་ཟ་འཕྲུག་ཡངས་ནས་འཕྲུགས་ན་སྐྱི་ཏོགས་དཀར་པོ་བུད་པ་དང་ཐོར་སིབ་འབྱུང་བ། རྣ་ཤུལ་དམར་མདངས་ཅན་དུ་འགྱུར་པ། ལྷག་པར་དུ་སོ་ག་དང་སྟོན་ག་ཚ་བ་ཆེ་བའི་སྐབས་སུ་སྡུག་ཏུ་འགྲོ་བ་སོགས་ཀྱི་མངོན་ཚུལ་ཡོད།

བཞི་པ། མི་ནོར་བའི་རྟགས།

མིག་གིས་བསྟོས་པ་ཙམ་གྱིས་ལྷགས་མདོག་ནད་ཅན་དང་ནད་མེད་ཀྱི་བར་མཚམས་གསལ་ལ་དཀར་སྐྱུག་སོགས་མངོན་པར་བཀྲ་བའོ། །

ལྔ་པ། བཅོས་ཐབས།

༡ བཅོས་རྩུལ།

ཆུ་སེར་སྐེམ་ལ་ལྷགས་མདངས་བསྐྱེད་པར་བྱ་དགོས།

༢ གཉེན་པོ།

བཅོས་འཐབ་སྨྱུལ་ནག་པགས་པ་ཏུས་ལྡན་བསྲེགས། །བ་ཏུའི་མར་སྦྱར་སླང་ཤུ་ཤ་བཀྲ་སེལ། །སོ་མ་ར་ཛ་སྦྱོང་རོས་བ་ཆུ་བྱུག །པག་ཚིལ་མུ་ཟི་སླང་ཤུ་ཤ་བཀྲ་སེལ། །

སྨྱུལ་ནག་གི་པགས་པ་མེ་ལ་ནུས་ལྡན་ཏེ་ཏུ་བ་མ་ཤོར་བར་བསྲེག་པ། བ་ཏུ་རའི་ཚི་གུ་མར་དང་སྦྱར་བ་བྱུགས་པས་སླང་ཤུ་དང་ཤ་བཀྲ་སེལ། ཡང་ན་སོ་མ་ར་ཛ་ཆ་བཞི་དང་ལྕོང་རོས་ཆ་གཅིག་བ་ཆུར་སྦྱར་བ་བྱུག་པ་དང་། ཕག་པ་ནག་པོའི་ཚིལ་དང་མུ་ཟི་ནག་པོ་བྱུགས་པས་ཀྱང་སླང་ཤུ་དང་ཤ་བཀྲ་སེལ་ལོ། །

ཁོང་སྨན་སྤོས་དཀར་བཅུ་བ་དང་། སྤོས་ཁྱུང་བཅོ་ལྔ། སླུ་བདུད་བཅོ་བརྒྱད། ཁྱུང་ལྔ་སོགས་ནད་རྟགས་དང་བསྟུན་ནས་གང་ལ་དེ་འཚམས་ཀྱིས་གཏོང་དགོས།

རིན་འབྱུང་ལས། ཤ་བཀྲ་པགས་མདོག་ཀོ་ལེ་འགྱུར། །འདི་ནི་པགས་མཛེས་རིགས་ཡིན་པས། །སྨན་དཔྱད་ལེན་པ་དཀའ་ན་ཡང་། །ཉུང་དཀར་ཐང་ཕྲོམ་ཤུ་དག་དང་། །རྒྱ་ཚྭ་དང་སྦྱར་ལྷེ་གུ་ཡིས། །གདོང་ཁ་བཀྲུས་ནས་བསྐུས་པ་ན། །ཐོར་བ་བུ་ག་འབྲུམ་བུ་དང་། །ངོ་ཤིག་ལ་སོགས་རྐྱེན་རྣམས་སེལ། །མདོག་ནི་པདྨ་རྒྱས་པ་འདྲ། །ཕན་དགའ་དཔའ་བོའི་གཞུང་བཞིན་གསོ། །ཞེས་གསུངས་སོ། །

ས་བཅད་གཉིས་པ། སླང་ཤུ།

སླང་ཤུ་ཞེས་པ་ནི་ལུས་ཀྱི་པགས་པ་སླང་པོ་ཆེའི་པགས་པ་ལྟར་རྩུབ་པོ་ཆགས་ཏེ་ཟ་འཕྲུག་ཆེ་བ་དང་ཤུ་བ་འབྱུང་བའི་ནད་ཅིག་ཡིན། དཔལ་ཕྱུངས་བས། སླང་ཤུ་ནི་སླང་ཕྲུག་གི་གཉའ་བའི་པགས་པ་ལྟ་བུ་མཐུག་མཁྲེགས་ལྡན་ཞིང་ཤུ་ཐོར་ཡང་འབྱུང་བའི་པགས་ནད་ཀྱི་མིང་དེ་ལ་ཟེར། ཞེས་དང་། འགྲེལ་བ་ཟླ་ཟེར་ལས། མཛེ་ནད་སླང་ཤུ་ཞེས་བྱ་བ་ནི། གཡའ་བ་དང་བཅས་ཤིང་འབྲུམ་ཕྲན་ཕྲ་མོ་ཅག་ཅག་པོའི་ཁྱབ་པ་ཡིན་ཞིང་། མདོག་གནག་པ་དང་ཆུ་སེར་མང་དུ་འཛག་པ་ཡིན་ནོ། །ཞེས་གསུངས། ཚེ་དབང་བླ་རྟས། སླང་ཤུ་ནི་དཀྱིལ་ཁྱབ་ལ་འཛམ། མཐའ་རྩུབ་ལ་མཐུག་མཆེད་པར་བྱེད་པས་བས་ལྷག་ཅེས་བྱའོ། ཉམས་ཡིག་བརྒྱ་རྩ་ལས། སླང་

ཤུ་མདོག་སེར་པགས་པ་ཚོས། སྐྲང་གི་གཉའ་བ་འདྲ་ཞིང་ཟ། ཞེས་གསུངས་ལ་བློ་བཟང་ཆོས་འཕེལ་གྱིས་སྐྲང་ཤུ་ཞེས་བྱ་པགས་མདོག་སྐྱ་བ་དང་། སེང་སེང་དེ་ལ་གཞིགས་ན་འབྲུམ་ཆུང་བ། སྐྱ་གསོབ་ཡོད་པ་བས་ལྷག་ཀྱང་ཟེར་རོ། །ཞེས་གསུངས།

དང་པོ། སྨྲོང་རྐྱེན།

ཟས་སྤྱོད་གདོན་ལ་སོགས་པས་འདུ་བ་འཁྲུགས་ཤིང་ཆུ་སེར་ལྤགས་ལ་གྲམ་ཏེ་སྲིན་འཁྲུགས་པས་སྐྱེད།

གཉིས་པ། ནད་རྟགས།

ནད་འདི་མང་ཆེ་བ་མཛེང་བ་དང་ལྟག་པ། ལྟག་པར་དུ་ཡན་ལག་ཚིགས་ཆེན་པུས་མོ་དང་གྲུ་མོ་སོགས་ཀྱི་ཕྱི་ངོས་བརྐྱང་ཕྱོགས་ལ་འབྲུམ་ཆུང་འབྱུང་བ། རིམ་བཞིན་རྒྱ་ཆེར་སོང་ནས་ཡུག་གཅིག་ཏུ་འབྲེལ་ཏེ་ཆེ་ཆུང་མི་འདྲ་བའི་འབུར་ལེབ་འབྱུང་བ། འཕྲུགས་ན་ཟྭ་སྐོགས་དཀར་པོ་བུད་ནས་འོག་གི་པགས་མདོག་དམར་སྨུག་ཆགས་ཏེ་ཁྲག་ཙོམ་ཙོམ་བྱེད་པ། པགས་པ་གཞན་དང་མི་འདྲ་བའི་མཐུག་ཅིང་རྩུབ་པོ་ཆགས་པ། མང་ཆེ་བ་ཆ་བསྙིགས་ནས་འབྱུང་བ། སེན་མོ་སྐམ་པ་དང་རྩུབ་པོར་འགྱུར་པ་བཅས་ཀྱི་མངོན་ཚུལ་ཡོད།

གསུམ་པ། མི་ནོར་བའི་རྟགས།

པགས་པ་སྐྲང་གཉའ་འདྲ་བར་མཐུག་ཅིང་རྩུབ་པོ་ཆགས་པ་དང་འཕྲུགས་ན་ཟྭ་སྐོགས་དཀར་པོ་བུད་ནས་འོག་གི་པགས་མདོག་དམར་སྨུག་ཆགས་ཏེ་ཁྲག་ཙོམ་ཙོམ་བྱེད་པ།

བཞི་པ། བཅོས་ཐབས།

༡ བཅོས་རྩལ།

ཆུ་སེར་སྐེམ་པ་དང་། སྲིན་འཛོམས་པ། ལྤགས་མདངས་བསྐྱེད་པར་བྱ།

༢ གཉེན་པོ།

གོང་དུ་ཤ་བཀྲ་སྐབས་བཤད་པ་ལྟར་སྦྱལ་ནག་གི་ལྤགས་པ་མེ་ལ་བུས་ལྷན་ཏེ་དུ་བ་མ་ཤོར་བར་བསྲེག་པ། བ་རུ་རའི་ཚིག་གུ་མར་དང་སྦྱར་བ་བྱུགས་པས་སྐྲང་ཤུ་དང་ཤ་བཀྲ་སེལ། ཡང་ན་སོ་མ་ར་ཛ་ཆ་བཞི་དང་སྔོང་རོས་ཆ

གཅིག་བ་ཆུར་སྦྱར་བ་བྱུག་པ་དང་། ཞག་པ་ནག་པོའི་ཚིལ་དང་མུ་ཟི་ནག་པོ་བྱུགས་པས་ཀྱང་སླང་ཤུ་དང་ཤ་བཀྲ་སེལ་ལོ། །

ཚ་སྐྱུར་ཟས་དང་ཆང་རག་སོགས་ལ་འཛེམ་དགོས། ཡོང་སྨན་ལ་ཁྱུང་ལྔ་དང་། སྤོས་དཀར་བཅུ་བ། དངུལ་ཆུ་བཅོ་བརྒྱད། གླུ་བདུད་བཅོ་བརྒྱད་སོགས་ནད་རྟགས་དང་བསྟུན་ནས་གཏོང་དགོས། གཞན་ཡང་བདུད་རྩི་ལྔའི་ཆུ་ལུམས་ཀྱིས་བཅོས་ན་ཡང་ཕན་འབྲས་ལེགས། ཕྱི་ནས་ཀྱི་ལྡེ་ཉེར་ལྔ་དང་རེག་པ་བདེ་སྐྱིད་སོགས་བྱུགས་ན་འཚང་ཕན། སྤོས་ཁྱུང་དང་ཟླ་འོད་ནོར་ཁྱུང་ཡང་བསྟེན་ཆོག ཡང་ན་མུ་ཟིའི་ཕྱེ་མར་ཡུ་གུ་ཤིང་ཁྲ་བསྲེས་ནས་བྱུགས་པ། ཡང་ན་སྦྲུལ་ནག་ལྤགས་པ་ནུས་ལྡན་བསྲེགས་པའི་ཐལ་བ་བ་དུ་རའི་ཚི་གུའི་སྣུམ་ལ་སྦྱར་ནས་བྱུགས་ཆོག

ས་བཅད་གསུམ་པ། མཛེར་བ།

མཛེར་བ་ནི་དབྱིབས་འདྲ་བའི་སྒོ་ནས་བཏགས་པའི་ལུས་ཀྱི་པགས་པའི་སྟེང་དུ་སྐྱེས་པའི་འཕོར་བ་མཁྲིགས་པོ་ཅན་ཞིག་གི་མིང་སྟེ། དེའུ་དམར་བས། མཛེར་བ་གཟེར་བུ་དོན་གཅིག་སྟེ། །ལུས་ཤིང་སྐབས་སུ་མཛེར་བ་དང་། །མི་འགྱུར་པ་ལ་གཟེར་བུ་ཞེས། །མི་ནོར་ཕྱིར་དུ་བཞག་པའོ། །ཞེས་གསུངས། མན་ངག་རིན་ཆེན་འབྱུང་གནས་ལས། པགས་ནད་ལྷན་སྐྱེས་མཛེར་དཀར་དང་། །ནག་པོ་ཕོ་མོ་མ་ནིང་གསུམ། །གཡག་རྟུ་འདྲ་དང་སྲ་ཤིད་འདྲ། །མ་ནིང་རྩ་ཕྲ་ལ་སྦུག་འདྲ། །ཞེས་དང་། ལྷན་ཐབས་ལས། དབྱེ་བ་ར་མཛེར་དང་ནི་ལུག་མཛེར་གཉིས། །དཀར་འཇམ་ཆུང་བ་ལུག་མཛེར་མདོག་ནག་ལ། །ཆེ་བ་ར་མཛེར་ཡིན་གྱི་འབྲས་བུའང་། །ཕྱིར་བཏང་ལུག་མཛེར་དགེ་ལ་ར་མཛེར་ངན། །ཞེས་དང་། བཀྲ་འབུམ་ལས། མཛེར་བ་ནི་དཀར་ནག་གཉིས་ཏེ་མདོག་དང་ཆེ་ཆུང་གིས་དབྱེ། རྒྱ་མཛེར་ནི་རྐང་མཐིལ་སོགས་སུ་འོང་བ་ཤ་རྟུས་གཏིང་ནས་སྐྱེས། ཞེས་གསུངས་སོ། །

དང་པོ། སློང་རྐྱེན།

ལྤགས་ནད་སྤྱི་དང་འདྲ།

གཉིས་པ། ནད་རྟགས།

ནད་འདི་ནི་ན་ཟུག་སོགས་མེད་པར་ལུས་ཀྱི་གནས་ངེས་མེད་དུ་འཕོར་བ་སྲ་མཁྲེགས་ཅན་བྱུང་པ་དང་།

ནན་པའམ་བཙོར་ན་ན་ཟུག་ཆེ་བ། ཐོར་བའི་ཆེ་ཆུང་མི་འདྲ་བར་ནས་འབྲུ་ཙམ་དང་སྲན་མ་ཙམ་སོགས་ཡོད། ཐོག་མར་བྱུང་དུས་མཛེར་མགོ་རྒྱུན་ལྡན་གྱི་པགས་པའི་མདོག་དང་འདྲ་ལ་ཡུན་འགོར་ན་རྩུབ་པོར་ཆགས་ཏེ་སེར་ག་གས། ལྷག་པར་དུ་ལག་པའི་རྒྱབ་དང་ལག་སོར། རྐང་མཐིལ་གྱི་ཟུར་མཐའ། མགོ་དང་ངོ་གདོང་སོགས་ལ་འབྱུང་སྲིད་བཅས་ཀྱི་མཚོན་ཚུལ་ཡོད།

གསུམ་པ། བཅོས་ཐབས།

མཛེར་པ་ཞྭགས་ལ་དྲངས་ཏེ་བཙོད་ཤེལ་བསྲེག །

ཅེས་པ་སྟེ། མཛེར་བ་ནི་བྱང་བུའི་མིག་ཏུ་དྲངས་པ་སྐེ་ཞྭགས་ལ་དྲངས་པའམ་འཛིན་ནས། དེ་ཤིང་བཙོད་ཀྱི་རྐང་བསྲེགས་པའི་མེའམ། ཡང་ན་མེ་ཤེལ་གྱི་འོད་བདུགས་པས་བསྲེག་པར་བྱ། །

ཕོང་སྨན་སྲིན་དང་ཆུ་སེར་འཛོམས་བྱེད་ཀྱི་རིགས་བསྟེན་པ་དང་། ཕྱི་ནས་མེ་ཤེལ་གྱིས་བསྲེག་པའམ་དར་སྐུད་ཀྱིས་རྩ་བ་ནས་བསྡམ་དེ་གཅོད་དགོས། ངོ་གདོང་ལ་སྐྱེས་ན་ཟངས་རྩི་དཀར་པོ་སྲང་གསུམ་དང་མཛེར་ལྷུམ་སྲང་བཞི་སྦྱར་ཏེ་མཛེར་བ་བྲད་བྲད་བཏང་ནས་ཡང་ཡང་བྱུགས་ན་ཕན་ཟེར། ཡང་ན་ཐར་ནུ་བོང་ནག་མུ་ཟི་ནག །ཤུ་དག་གུ་གུལ་ཚ་སྣ་ཀུན། །ཨུ་སུ་བཅས་པ་ཞག་ཚིལ་དང་། །སྦྱར་བྱུགས་མཛེར་བ་བུད་ནས་འགྲོ། །ཞེས་པ་ལྟར་གསོ་བར་བྱ།

ས་བཅད་བཞི་པ། ཟ་རྐོང་།

ཟ་རྐོང་ནི་ནད་ཀྱི་རྟགས་ལ་བལྟོས་ནས་བཏགས་པའི་པགས་ནད་རིགས་ཤིག་གི་མིང་སྟེ། སྟག་ཚང་ལོ་ཙཱ་བས། ལུས་ཀྱི་ཆུ་སེར་ཆེར་འཕེལ་བས། །པགས་པ་ལ་རྒྱས་བསྐྱུལ་བ་ཡིས། །ཤ་ཤྲགས་ཟ་ནས་རྐོང་བུ་ལྟར། །གྱུར་པའི་ཤྲགས་ནད་ཟ་རྐོང་བཤད། །ཅེས་དང་། ལུང་རིགས་བསྟན་དར་གྱིས། ཟ་རྐོང་ནི་སྤུ་འབྱི། མདོག་སྔོ། འགོ་མཆེད་སྐྲན། འདི་ལ་རྗེ་དང་ཟ་འཇའ་ཟ་འཕྲུག་གི་རིགས་ཀྱང་འབྱུང་། ཞེས་གསུངས། ཁམས་གཙང་བས། གཞན་འབྲུམ་སྐྱི་པགས་ལ་ཐོག་ཟ་རྐོང་ཞེས། །ཕྱི་རྟགས་གཞན་དང་ཐལ་ཆེར་འདྲ་བ་ལ། །ཟ་ཕྲུག་འབྲུམ་པ་ཕྲ་མོ་ཡོན་འོང་། །དེ་ནས་དྲོད་འབྲུམ་ཆེན་པོ་ཐར་ཐོར་འོང་། །དེ་རྣམས་རྨར་འགྲོ་ཟུག་གཟེར་ཆེ་ཞིང་ཚ། །རྨ་སྐྱི་ཕྱིད་ནས་འདྲུལ་བར་བྱེད་པས་ན། །རྨ་རུ་མ་སོང་གོང་དུ་བཅོས་པས་བཅོས། །ཞེས་དང་། སྐུ་རེངས་གསར་བར་ཟ་རྐོང་དང་རྗེ་གཉིས་ནད་གཅིག་ལ་བཞག་ཡོད། མན་ངག་རིན་ཆེན་འབྱུང་གནས་ལས། རྗེ་གསར་རྐང་ལག་སོར་མོ་ཡི། །སྲུབས་སུ་ཟ་གཡའ་འབྲུམ་ཕྲན་འོང་། །སྙིང་ན་མགོ་ལུས་ཀུན་ལ་ཁྱབ། །པགས་པ་སྐྲངས་གཡའ་ཟ

འཕྲུག་འོང་། །རྗོ་དཀར་མདོག་སྐྱ་རྗོ་ནག་སྨུག །པགས་མཛེས་ཟ་རྐོང་གཡན་པ་དང་། །སླང་ཤུ་ལ་སོགས་མ་ནོར་བཅོས། །ཞེས་གསུངས་སོ། །

དང་པོ། སྔོང་རྐྱེན།

གཉན་འབྲུམ་སྐྱི་པགས་ལ་ཐོག་ནས་ཆུ་སེར་ཆེར་འཕེལ་ཏེ་པགས་པ་བསྐུལ་བ་ལས་འབྱུང་ངོ་། །

གཉིས་པ། ནད་རྟགས།

ཟ་རྐོང་གི་ནད་རྟགས་གཙོ་བོ་ནི་མགོ་དང་བྱང་ཁོག ཡན་ལག་སོགས་གནས་ངེས་མེད་དུ་ཐོག་མར་སྐྱི་སྐྱོགས་དཀར་སེར་ཅན་ལངས་ནས་བཟོད་སྡུག་མེད་པའི་ཟ་འཕྲུག་འབྱུང་བ་དང་སྦར་མོས་བྲད་རྗེས་ཆུ་སེར་དང་ཁྲག་འཛག་པ། དེ་ཡང་ལིང་ལིང་དུ་མཆེད་ནས་མཐར་སྐྲ་དང་བ་སྤུ་བྱི་འགྲོ་བ། ཤྭགས་ཤུན་ལྷུང་བ། སེར་ག་གས་པ། འགོ་ཁྱབ་ཆེ་བ་བཅས་ཀྱི་མངོན་ཚུལ་ཡོད།

གསུམ་པ། མི་ནོར་བའི་རྟགས།

ཤྭགས་པ་བསྐུལ་བས་རྐོང་པོར་གྱུར་པ།

བཞི་པ། འབྲུལ་སོ་བསལ་བ།

ཟ་རྐོང་དང་སླང་ཤུ གཡན་པ་སོགས་ལ་འབྲུལ་སོ་ཆེ་ཡང་སླང་ཤུ་ནི། སྐྱི་སྐྱོགས་དཀར་པོ་ལངས་ཡང་རྨ་པགས་པ་ལས་མཐུག་ལ་མཁྲེག་པ་ཡིན། གཡན་པ་ནི། སྐྱི་སྐྱོགས་དཀར་པོ་ལངས་ཡང་རྨ་དང་པགས་པ་སྐོམས།

ལྔ་པ། བཅོས་ཐབས།

༡ བཅོས་ཚུལ།

གཉན་སྲིན་འཇོམས་པ་དང་ཆུ་སེར་སྐེམ་པའི་ཚུལ་དུ་བཅོས།

༢ གཉིས་པ།

ཟ་རྐོང་གང་ཉེ་གཏར་ལ་ཚ་ལུམས་བྱ། །ཟ་འཕྲུག་རྩབས་བཀྲུས་ནིམ་པ་ནག་མཚུར་ཏིལ། །གི་ཝང་རྩབས་དང་སྦྱར་བའི་ལྡེ་གུ་ རྒྱུག །སོ་མ་ར་ཛ་ཤུ་དག་ཙི་ཏྲ་ཀ །ལི་ཤི་ཟྭ་མར་ཤུ་བ་ཟ་རྐོང་སེལ། །

ཟ་རྐོང་བཅོས་ཐབས་ནི་གནས་གང་དང་ཉེ་བའི་རྩ་ལ་གཏར་ག་བྱ་ལ། རང་བྱུང་གི་ཚ་ལུམས་བྱ་དགོས་སོ། །ཟ་འཕྲུག་ལ་ནི་རྩབས་ཏེ་ཞོའི་ཏུ་མ་ལྷ་བུ་སྦྱར་རྩབས་ཀྱི་ཆུས་ཟ་སའི་གནས་རྣམས་བཀྲུས་རྗེས་ནིམ་པ་དང་ནག་མཚུར་ཏིལ། གི་ཝང་། རྩབས་བཅས་སྦྱར་བའི་ལྡེ་གུ་བྱུགས་པར་བྱ། གཞན་ཡང་སོ་མ་ར་ཛ་དང་། ཤུ་དག་ཙི་ཏྲ་ཀ ལི་ཤི་བཅས་ཟྭ་མར་དང་སྦྱར་བ་བྱུགས་ན་ཤུ་བ་དང་ཟ་རྐོང་སེལ་བར་བྱེད།

ཡོང་སྨན་སྤོས་དཀར་བཅུ་བ། ཁྱུང་ལྔ། དངུལ་ཆུ་བཅོ་བརྒྱད་སོགས་སྦྱིན་དང་ཆུ་སེར་འཇོམས་པའི་སྨན་བསྟེན་པ་དང་། མན་ངག་རིན་ཆེན་འབྱུང་གནས་ལས། ཟ་སྐོང་འཕྲུག་ན་སྐྱི་འཐུལ་གཡའ། །པར་པ་ཏ་ཡི་ཕྱེ་མ་ནི། །བ་གཅིན་དང་སྦྱར་བྱུགས་ན་ཕན། །ཞེས་གསུངས་སོ།

ས་བཅད་ལྔ་པ། ཤུ་བ།

ཤུ་བ་ནི་པགས་པའི་ཐོག་ཆུ་སེར་ཅན་གྱི་འབྲུམ་ཐོར་བྱུང་ནས་རྣག་ཆུ་འཛག་པ་དང་འགོས་ཁྱབ་འབྱུང་སླ་བའི་ནད་ཅིག་ལ་ཟེར། སློབ་བཟང་ཆོས་འཕེལ་གྱིས། ཤུ་བ་པགས་པ་གས་དང་རྡུབ་པ་དྲོད། །ཚའམ་ཡང་ན་གྲང་གཡའ་ཟ་འཕྲུག་འདོད། །ཅེས་དང་། ཟླ་ཟེར་ལས། ཤུ་བ་ཞེས་བྱ་བའི་མཛེ་ནད་ནི་ཐོར་བུ་ཕྲ་མོ་དམར་པོས་ཀུན་ཏུ་ཁྱབ་ཀྱང་རྒྱས་པ་དང་། དེ་བཞིན་དུ་རིང་དུ་མཆེད་ཅིང་རྒྱ་ཆེར་འཕྲོས་པ་དང་། མདོག་རྩ་དུར་བ་འདྲ་བར་ལྡང་བ་དང་། པགས་པ་ཟར་མའི་མེ་ཏོག་འདྲ་བར་སྤོ་བ་དང་། གཡའ་བ་ལ་སོགས་པའི་མཚན་ཉིད་དང་ལྡན་པ་ཡིན་ནོ། །ཞེས་གསུངས།

དང་པོ། སློང་རྐྱེན།

ཚ་བ་རྒྱས་པ་དང་མི་གཙང་བ་འགོས་པ་སོགས་ཀྱིས་ཆུ་སེར་པགས་ལ་མཆེད་པ་ལས་སྐྱེད།

གཉིས་པ། ནད་རྟགས།

ཤུ་བ་ནི་མགོ་དང་ཡན་ལག ཁའི་མཐའ་འཁོར་སོགས་ཀྱི་པགས་པའི་ཐོག་ཏུ་ཐོག་མར་ཆུ་བུར་ཅན་གྱི

འབྲུམ་ཐོར་འབྱུང་བ་དང་། ཟ་འཕྲུག་ལངས་པ། འཕྲུག་ན་ནག་ཆུ་འཛག་པ། ནག་ཆུ་འགོས་པའི་རྒྱུད་དུ་རིམ་བཞིན་མཆེད་འགྲོ་བ་སོགས་ཀྱི་མངོན་ཚུལ་ཡོད།

གསུམ་པ། མི་ནོར་བའི་རྟགས།

ཆུ་སེར་གྱི་རྒྱུན་དང་བསྟུན་ནས་རྨ་མཆེད་སྐྱིན་པ། མདོག་ནག་དུར་བ་འདྲ་བར་ལྡང་བ་སོགས་ལ་བརྟེན་ནས་ངོས་འཛིན་དགོས།

བཞི་པ། བཅོས་ཐབས།

༡ བཅོས་ཚུལ།

ཆུ་སེར་མཆེད་པ་བསྲུང་ལ་སྐེམ་པ་དང་གཉན་ཚད་འཇོམས་པའི་ཐབས་ཀྱིས་གསོ་དགོས།

༢ གཉེན་པོ།

ཤུ་བ་ཐང་ཤིང་རུ་རྟ་སྤོང་རོས་མར། །ཡང་ན་མུ་ཟི་ཚ་ཕབས་དུ་བ་ཟུག །སྤོ་ཡི་ཚ་བ་གསུམ་དང་ར་དུག་པ། །ཐར་ནུ་ཆུ་རྩ་མར་དཀར་ཤུ་བ་སེལ། །

ཞེས་པ་སྟེ། ཤུ་བར་ཐང་ཤིང་དང་རུ་རྟ། སྤོང་རོས་བཅས་མར་དང་སྦྱར་བ་བྱུགས། ཡང་ན་མུ་ཟི། ལན་ཚྭ། ཕབས། དུ་བ་རལ་བ་རྣམས་མར་རྙིང་ལ་སྦྱར་བ་བྱུགས། ཡང་ན་སྤོ་ཡི་ཚ་བ་གསུམ་དང་ར་དུག་པ། ཐར་ནུ། ཆུ་རྩ་རྣམས་མར་དཀར་དང་སྦྱར་བ་བྱུགས་ན་ཤུ་བ་སེལ། །

ཡོང་སྨན་ལ་ཁྱུང་ལྔ་དང་ཕྲུ་བདུད་བཅོ་བརྒྱད་སོགས་བསྟེན་པ་དང་ཕྱིར་བྱུག་ནས་གསོ་དགོས།

ས་བཅད་དྲུག་པ། ཕྲིན་ཐོར།

ཕྲིན་ཐོར་ནི་ལུས་ཀྱི་ཕྲིན་བུ་ཕྲ་མོ་འཁྲུགས་པ་ལས་བྱུང་བར་གྲགས་པའི་ཐོར་བ་རྩེ་དཀར་པོ་ཅན་བཙིར་ན་རྣག་ཆེ་ལེ་འབྱུང་བ་ཞིག་གོ །

དང་པོ། སློང་རྐྱེན།

ལུས་ཀྱི་ཕྲིན་བུ་ཕྲ་མོ་འཁྲུགས་པས་བ་སྤུའི་བུ་ག་འགགས་པ་ལས་བྱུང་བའོ། །

གཉིས་པ། ནད་རྟགས།

ཉམས་ཡིག་བརྒྱ་རྩ་ལས། སྨིན་ཐོར་གདོང་བ་ཤ་སྐྲངས་རྣག །ཅེས་དང་། དེ་གནས་གང་དུ་བྱུང་ཡང་ཐོག་མར་རྨ་དམར་པོར་སྐྲངས་པ་དང་། དེ་ནས་རིམ་བཞིན་འབུར་དུ་དོད་ནས་རྨ་རྩེ་དཀར་པོར་འགྱུར་ཞིང་བ་ཙོར་ན་རྣག་ཆེ་ལེ་འབྱུང་བ། ལུས་ལ་ཚ་རྒྱས་པ་དང་གནས་དེར་ན་ཟུག་ཆེ་བའོ། །

གསུམ་པ། མི་ནོར་བའི་རྟགས།

སྐྲངས་པ་འབུར་དུ་དོད་ནས་རྨ་རྩེ་དཀར་པོར་གྱུར་པ། བ་ཙོར་ན་རྣག་ཆེ་ལེ་འབྱུང་བ། །

བཞི་པ། བཅོས་ཐབས།

༡ བཅོས་ཚུལ།

སྨིན་འཇོམས་པ་དང་ཆུ་སེར་སྐེམ་པ། དྲི་མའི་རྒྱུ་ལམ་སྲུང་བའོ། །

༢ གཉེན་པོ།

སྨིན་ཐོར་ད་བའི་རྩ་བ་ཅི་ཏྲ་ཀ །ཁྲི་ཏང་ག་དང་བཙན་དུག་སྦྱར་བ་ཟླུག །

ཅེས་པ་སྟེ། སྨིན་ཐོར་ལ་དྭ་བའི་རྩ་བ་དང་། ཅིཏྲ་ཀ ཁྲི་ཏང་ག་བཙན་དུག་བཅས་སྦྱར་བ་ཤ་བའི་ཚིལ་ལ་སྦྱར་བ་བྱུགས་པར་བྱའོ། །དེ་མིན་ཁྱུང་ལྔ་དང་། ཁྲི་ཏང་བདུན་པ། གསོ་བོ་བརྒྱད་པ། ཟླ་འོད་ནོར་ཁྱུང་སོགས་ན་སོ་དང་བསྟུན་ནས་བསྟེན་དགོས།

ས་བཅད་བདུན་པ། ངོ་ཤིག

ངོ་ཤིག་ཅེས་པ་ནི་ངོ་གདོང་ལ་རྨ་མགོ་སྙོམས་ཤིང་གྲངས་མང་བའི་མཛེར་ཆུང་བུད་ཀྱང་ཟ་འཕྲུག་སོགས་མེད་པའི་མང་བའི་པགས་ནད་ཅིག་ལ་ཟེར།

དང་པོ། སྔོང་རྐྱེན།

ཟས་སྤྱོད་ལོག་པ་དང་། འདུ་བ་འབྲུགས་སོགས་ལས་སྐྱེད།

གཉིས་པ། ནད་རྟགས།

ཉམས་ཡིག་བརྒྱ་རྩ་ལས། ངོ་ཤིག་མཛེར་ཚུང་གདོང་བ་ཁྱབ། །ཞེས་གསུངས་སོ། །

གསུམ་པ། བཅོས་ཐབས།

ངོ་ཁབས་ཁྲེ་མ་སྨང་བཙོད་ལྡེ་གུ་ཐུག །རྟ་དཀར་རྐྱིག་པ་བསྲེགས་ཐལ་མར་གསར་རམ། །ཟྀ་ར་དཀར་ནག་ཡུངས་ཀར་འོ་མ་ཏིལ། །ཡང་ན་སྐྱེར་བ་སེང་ཕྲོམ་བྲི་ཏ་ཏི། །སེང་ཕྲོམ་སྲུ་ཚིལ་སྤོས་དཀར་པུ་ཤེལ་ཙེ། །བྲ་རམ་སྨང་མར་བ་གཅིན་བསྐོལ་བ་ཐུག །རྨེ་བ་ངོ་ཁབ་ཁྲེ་མ་སེལ་བར་བྱེད། །གདོང་པ་པདྨ་ཟླ་བ་ལྟ་བུར་འགྱུར། །

ཞེས་པ་སྟེ། ངོ་ཁབས་དང་ཁྲེ་མ་ལ་སྨང་དང་བཙོད་ཀྱི་ལྡེ་གུ་ཐུག་པ་དང་། ཡང་ན་རྟ་དཀར་པོའི་རྐྱིག་པ་བསྲེག་ཐལ་མར་གསར་ལ་སྦྱར་བའམ། ཟྀ་ར་དཀར་ནག ཡུངས་དཀར། འོ་མ། ཏིལ་མར་རྣམས་སྦྱར་བ་བསྐུ། ཡང་ན་སྐྱེར་པ། སེང་ཕྲོམ་སྟེ་ཞུ་མཁན། བྲི་ཏ་ཏི་ཞེས་གཏྣ་ག་རི་བཅས་སྦྱར་བའམ་སེང་ཕྲོམ། སྲུ་ཚིལ། སྤོས་དཀར། པུ་ཤེལ་ཙེ། བུ་རམ། སྨང་། མར་རྣམས་བ་གཅིན་དང་སྦྱར་ཞིང་བསྐོལ་བ་ཐུགས་པས་རྨེ་བ་ངོ་ཁབས་ཁྲེ་མ་རྣམས་སེལ་བར་བྱེད་ཅིང་། གདོང་པ་དཀར་ཞིང་དྭངས་པ་སོགས་པདྨ་དང་ཟླ་བ་ལྟ་བུར་འགྱུར་རོ། །

དེ་མིན་སྨན་སྦྱོར་ཁྲུང་ལྔ་དང་། ཐང་ཆེན་ཉེར་ལྔ། ཀླུ་བདུད་བཅོ་བརྒྱད། ཟླ་འོད་ནོར་ཁྲུང་སོགས་ན་སོ་དང་བསྟུན་ནས་བསྟེན་དགོས།

ས་བཅད་བརྒྱད་པ། ཁབས།

དང་པོ། ནད་རྟགས།

ཉམས་ཡིག་བརྒྱ་རྩ་ལས། ཁབས་ནི་འབྲུམ་ཕྲན་མང་པོས་ཁྱབ། །ཞེས་གསུངས་སོ། །

གཉིས་པ། བཅོས་ཐབས།

ཙོ་ཁབས་ཁྲི་མ་སྦྲང་བཙོད་ལྡེ་གུ་བྱུག །ཅེས་སོགས་གསུངས་པ་ལྟར་ཙོ་ཁབས་དང་ཁྲི་མ་གསོ་ཐབས་ནི་སྦྲང་དང་བཙོད་ཀྱི་ལྡེ་གུ་བྱུག་པ་དང་། ཡང་ན་རྟ་དཀར་པོའི་རྐྱིག་པ་བསྲེག་ཐལ་མར་གསར་ལ་སྦྱར་བའམ། ཟེ་ར་དཀར་ནག ཡུངས་དཀར། འོམ། ཏིལ་མར་རྣམས་སྦྱར་བ་བསྐུ། ཡང་ན་སྐྱེར་པ། སེང་ལྡེམ་སྟེ་ཞུ་མཁན། ཐྲི་ཏ་ཏི་ཞེས་ཀཎྜ་ཀ་རི་བཅས་སྦྱར་བའམ་སེང་ལྡེམ། སྦྲ་ཚིལ། སྤོས་དཀར། པུ་ཤེལ་ཙེ། བུ་རམ། སྦྲང་། མར་རྣམས་བ་གཅིན་དང་སྦྱར་ཞིང་བསྐོལ་བ་བྱུགས་པས་སླེ་བ་ཙོ་ཁབས་ཁྲི་མ་རྣམས་སེལ་བར་བྱེད་ཅིང་། གདོང་པ་དཀར་ཞིང་དྭངས་པ་སོགས་པདྨ་དང་ཟླ་བ་ལྟ་བུར་འགྱུར་རོ། །

ས་བཅད་དགུ་པ། ཁྲི་མ།

ཁྲི་མ་ཟེར་བ་ནི་ཙོ་གདོང་སོགས་ལ་པགས་མདོག་གཅིག་གིས་མ་ཁེབས་པར་སྦུབས་ལུས་པའི་ནད་ཅིག་ལ་ཟེར།

དང་པོ། ནད་རྟགས།

ཉམས་ཡིག་བརྒྱ་རྩ་ལས། ཁྲི་མ་མཐུག་ཟ་འཕྲེར་ཞིང་འཐུལ། །ཞེས་གསུངས་སོ། །

གཉིས་པ། བཅོས་ཐབས།

ཙོ་ཁབས་ཁྲི་མ་སྦྲང་བཙོད་ལྡེ་གུ་བྱུག །ཅེས་སོགས་གསུངས་པ་ལྟར་ཁྲི་མའི་བཅོས་ཐབས་ནི་སྦྲང་དང་བཙོད་ཀྱི་ལྡེ་གུ་བྱུག་པ་དང་། ཡང་ན་རྟ་དཀར་པོའི་རྐྱིག་པ་བསྲེག་ཐལ་མར་གསར་ལ་སྦྱར་བའམ། ཟེ་ར་དཀར་ནག ཡུངས་དཀར། འོམ། ཏིལ་མར་རྣམས་སྦྱར་བ་བསྐུ། ཡང་ན་སྐྱེར་པ། སེང་ལྡེམ་སྟེ་ཞུ་མཁན། ཐྲི་ཏ་ཏི་ཞེས་ཀཎྜ་ཀ་རི་བཅས་སྦྱར་བའམ་སེང་ལྡེམ། སྦྲ་ཚིལ། སྤོས་དཀར། པུ་ཤེལ་ཙེ། བུ་རམ། སྦྲང་། མར་རྣམས་བ་གཅིན་དང་སྦྱར་ཞིང་བསྐོལ་བ་བྱུགས་པས་སླེ་བ་ཙོ་ཁབས་ཁྲི་མ་རྣམས་སེལ་བར་བྱེད་ཅིང་། གདོང་པ་དཀར་ཞིང་དྭངས་པ་སོགས་པདྨ་དང་ཟླ་བ་ལྟ་བུར་འགྱུར་རོ། །

སྡོམ་ཚིག

རྒྱུ་ལུས་ལ་ལྡན་སྐྱེས་སུ་ཡོད་པའི་སྲིན་བུ་ཁྲིས་པ་དང་། དུས་གདོན་ཟས་སྤྱོད་བཞིའི་རྐྱེན་གྱིས་འདུ་བ་རྣམ་པ་གསུམ་གང་རུང་ཞིག་འཕེལ་ཟད་འཁྲུགས་གསུམ་དུ་གྱུར་ནས་ལུས་ཀྱི་པགས་པ་ལ་གནས་པའི་ཆུ་སེར་ཉིད་རང་གི་ལྷང་ཚད་ལས་བརྒལ་ཏེ་པགས་པའི་ནད་བསྐྱེད་པ་དང་། དབྱེ་ན་ལུས་ལ་ཟ་འཕྲུག་ལངས་ཤིང་སྐྱི་སྐོགས་དཀར་པོ་འབྱུད་པའི་ཁ་བཀྲ་དང་། ལུས་ཀྱི་པགས་པ་སྤང་པོ་ཆེའི་པགས་པ་ལྟར་རྩུབ་པོ་ཆགས་པ་དང་ཟ་འཕྲུག་ཆེ་བའི་སྤང་ཤུ དཔྱིབས་འདྲ་བའི་སྔོ་ནས་བཏགས་པའི་ལུས་ཀྱི་པགས་པའི་སྟེང་དུ་སྐྱེས་པའི་ཐོར་བ་མཁྲིགས་པོ་ཅན་གྱི་མཛེར་བའི་ནད། ནད་ཀྱི་རྟགས་ལ་བལྟས་ནས་བཏགས་པའི་ཟ་རྐོང་། པགས་པའི་ཐོག་ཏུ་ཆུ་སེར་ཅན་གྱི་འབྲུམ་ཐོར་བྱུང་ནས་རྣག་ཆུ་འཛག་པ་དང་འགོས་ཁྱབ་སླ་བའི་ཤུ་བ། འབྲུམ་ཕྲན་མང་པོ་ཁྱབ་པའི་ངོ་ཁབས། གདོང་སོགས་ལ་པགས་མདོག་གཅིག་གིས་མ་ཁེབས་པར་སྲུབས་ལུས་པའི་ཁྱི་མ། ཐོར་བའི་རྩེ་དཀར་པོ་བཙིར་ན་རྣག་མང་བར་འབྱུང་བའི་སྲིན་ཐོར་སོགས་རྣམ་པ་བཅུ་འབྱུང་ཞིང་། འདི་དག་གི་སྤྱིའི་མཚོན་ཚུལ་ནི་ལུས་ལ་ཟ་འཕྲུག་འབྱུང་ཞིང་རྨ་འབྲུམ་འཐོང་བ། ཤ་མདོག་འགྱུར་པ་སོགས་འབྱུང་བ་དང་། བཅོས་ཚུལ་ལ་སྲིན་དང་ཆུ་སེར་གཙོ་རུ་བཟུང་སྟེ་འདུ་བ་གསུམ་སྙོམས་སྒྲིག་བྱེད་པ་དང་། ཚང་འཕྲུང་བ་དང་། དཀར་དང་མངར་བའི་ཟས་སོགས་སྲིན་འཁྲུགས་པ་དང་ཆུ་སེར་འཕེལ་བ་བཅས་པགས་ནད་སྤྱི་ཡི་རྒྱུ་རྐྱེན་སོགས་ལ་འཛེམ་དགོས་སོ། །

(དོན་གྲུབ་ཚེ་རིང་། གཙོད་པ་རྒྱལ།)

བསམ་གཞིགས།

༡ ཅི་ཞིག་ལ་པགས་ནད་ཟེར།

༢ པགས་པའི་ནད་ཀྱི་མི་ནོར་བའི་གཟེར་གང་ཡིན།

༣ སྲིན་དང་ཆུ་སེར་གཉིས་ལས་པགས་ནད་ཀྱི་རྒྱུ་གཙོ་བོ་གང་ཡིན།

༤ པགས་པའི་ནད་ཀྱི་གསོ་བཅོས་ཀྱི་རྩ་དོན་ཇི་ལྟར་ཡིན།

༥ ཆུ་སེར་ནག་པོའི་སྐབས་ཀྱི་སྤང་ཤུ་དང་པགས་ནད་སྐབས་ཀྱི་སྤང་ཤུ་གཉིས་ལ་ཁྱད་པར་ཡོད་དམ།

༦ ཤ་བཀྲ་དེ་ཁྲག ཤ ཆོལ་ལ་བབས་ཚེ་རིམ་བཞིན་གསོ་དཀའ་བའི་རྒྱུ་མཚན་ཅི།

༧ པགས་ནད་འདི་དག་ཚ་བ་ཆེ་བའི་སྐབས་སུ་སྨུག་ཏུ་འགྲོ་དོན་ཅི།

༨ པགས་ནད་དབྱེ་བ་བཅོ་བརྒྱད་ཀྱི་ཁྱད་པར་ཇི་ལྟར་འབྱེད།

ལེའུ་བཅུ་དགུ་པ། ཕྲན་བུའི་ནད།

ཕྱིར་བཤད་པ།

ཕྲན་བུའི་ནད་ཀྱི་གསོ་ཐབས་བསྟན་པ་ནི། །

ཞེས་པ་སྟེ། ཕྲན་བུའི་ནད་ཅེས་པ་ནི་གློ་བུར་འཕྲལ་འཕྲལ་དུ་འབྱུང་བའི་ཕྲན་ཚེགས་ཀྱི་ནད་རིགས་དང་། ནད་རྟགས་རང་བཞིན་གྱི་ནད་རིགས་ཁག་ལ་སྐབས་བདེའི་གསོ་བཅོས་བྱེད་རྒྱུའི་སྐོར་ལ་ཟེར།

དང་པོ། ཉ་ལོག་དང་འབྲུ་སྐྱུགས་ཀྱི་བཅོས་ཐབས།

ཉ་ལོག་འབྲུ་སྐྱུག་ཐུང་ན་མཐེབ་ཕྲིན་བསྲེག །འདོད་ཆགས་རྩེ་མོ་ཞེ་སྡང་ཚིལ་བུ་དང་། །གཏི་མུག་འཁོར་ལོ་བརྫེའི་མཁྲིས་པ་དང་། །བོན་པོའི་ཐལ་ལ་འདྲེ་འཛིགས་ཐང་ཆུ་དང་། །བརྟན་པའི་ཏྲེག་པ་དྲི་ཅན་ལྕེ་བ་རྣམས། །དྲི་ཆུ་སྦྱར་བ་ཕྱིར་ཐུག་ཁོང་དུ་བཏང་། །ཡང་ན་བྱ་ཟེ་ཕག་རྔ་ཏུར་པའི་ཤ། །ཛ་ཏྲེག་ཟླ་རྩི་བྲུལ་ཏོག་ཤུ་དག་དང་། །སྲུག་སྨེལ་ཆུ་གྲང་འཕྱུལ་བཏང་གོས་ཀྱིས་ཁྱིབ། །ཡང་ན་སྣལ་པ་ཐིག་པ་སྟག་ཁྲ་བོ། །ཟླ་རྩི་དོམ་མཁྲིས་གི་ཝང་དྲི་ཆུར་སྦྱར། །ཀྲུ་ཀྲུལ་ཐང་བཏང་ཉ་སྲུལ་ལྷགས་ཀྱིས་བསྲེག །སྐྱུག་ན་སྐེ་སྟོང་དྲུག་པ་སྙིན་སྔ་བསྲེག །སྲོ་ལོང་ཐང་བཏང་འབྲུ་ན་ལྕེ་འོག་བསྲེག །ཁ་ཟས་བསིལ་སྤྱོད་ནད་ཀྱི་ཟོ་དང་སྦྱར། །

དང་པོ་ཉ་ལོག་ནི། རྩ་འཚོལ་སྙོམ་དང་ཆེ་ལ་མིག་ཕུགས་སུ་འབྲོས་པ་དང་། ཉ་རྣམས་ལོག་ཅིང་འགྱུར་ལ་འབྲུ་སྐྱུག་བྱེད་པ་བྱུང་ན་གང་བྱུང་ཕྱོགས་སམ་གཉིས་ཀའི་མཐེབ་མོ་དང་སྲིན་ལག་གི་རྒྱབ་བསྲེག་ཅིང་། འདོད་ཆགས་རྩེ་མོ་སྟེ་བྱ་ཕོའི་ཟེ་བ། ཞེ་སྡང་ཚིལ་བུ་སྟེ་སྦྲུལ་གྱི་ཚིལ་བུ། གཏི་མུག་འཁོར་ལོ་ཞེས་ཕག་ནག་གི་རྔ། བརྫེའི་མཁྲིས་པ་ཞེས་དང་སེར་གྱི་མཁྲིས་པ། བོན་པོའི་ཐལ་བ་ཞེས་བྱ་ཕང་གི་སྒྲོ་དུ་བ་མ་ཤོར་བར་ནུས་ལྡན་དུ་བསྲེགས་པའི་ཐལ་བར་བཞེད་ཀྱང་རྒྱང་སེལ་དགོངས་པ་ལྟར་ཧ་བོན་པ། དྲི་ལྡན་ལྕེ་བ་ཞེས་སླ་ཙེ་རྣམས་དྲི་ཆུར་སྦྱར་བ་གང་འགྱུར་གྱི་ཐང་ཕྱིར་ཐུག་པ་དང་ཁོང་དུ་བཏང་བའམ། ཡང་ན་བྱ་ཕོའི་ཟེ་བ། ཕག་ནག་གི་རྔ། ཏུར་བའི་ཤ ཟླ

ཙེ། བུལ་ཏོག ཞུ་དག སུག་སྨེལ་རྣམས་ཆུ་གྲང་གིས་ཕྱུལ་བ་བཏང་སྟེ་གོས་ཀྱིས་བྱིབས། ཡང་ན་སྤལ་བ། སྟེག་པ་ནག་པོ། སྟག་ཁྲ་བོ་སྟེ་ཕྱེ་མ་ལེབ་སེར་ཁྲ། སླ་ཙེ། དོམ་མཁྲིས། གི་ཝང་རྣམས་དྲི་ཆུར་སྦྱར་བ་དང་། གུ་གུལ་གྱི་ཐང་བཏང་ལ་ཡན་ལག་གི་ཉ་ཆེན་བརྒྱད་གཙོར་གྱུར་གང་འགྱུར་གྱི་ཉ་སྲུལ་ལྟགས་ཀྱིས་བསྲེག སྐྱུགས་བྱུང་ན་སྐེ་སྟོང་དང་ཚིགས་པ་དྲུག་པ་ལྡེན་སྣའི་རྩེ་བསྲེག་ཅིང་སྲེ་ལོང་གི་ཐང་བཏང་བ་དང་། འབྲུ་ན་ལྟེ་འོག་ཚོན་དོ་གཞལ་བའི་ཁ་གསུམ་བསྲེག ཁ་ཟས་བསིལ་རྫོད་སིངས་པོ་དང་ཆུ་བསྐོལ་གྲང་རུས་ཐང་སོགས་གང་འཕྲོད་ནད་ཀྱི་ཟོ་དང་སྦྱར་ཞིང་དཀར་མངར་སྤང་དགོས་སོ། །

གཉིས་པ། མེས་ཚིག་རྨའི་བཅོས་ཐབས།

མེས་ཚིག་རྨ་ལ་ཉ་ཡི་མཁྲིས་པ་དང་། །དོམ་མཁྲིས་སྤྲུལ་པའི་ཁྲག་དང་སྦྱར་ལ་གདབ། །ཡང་ན་བུལ་ཏོག་བྲག་སྤོས་ཕྱེ་མ་གདབ། །ཚབས་ཆེ་བ་ལ་ཁོང་དུ་ག་བུར་དང་། །ཙན་དན་གུར་གུམ་གི་ཝང་མཁྲིས་སྣ་བཏང་། །ཆུ་རག་ཨོ་མང་ཚ་བཙགས་སྲང་འཛིབ་བྱ། །ཆུ་ལ་གནས་པའི་མཁྲིས་པ་མཐའ་དག་དང་། །ག་བུར་ཙྭ་གང་གུར་གུམ་ཏོང་ལེན་དང་། །བུལ་ཏོག་བྲག་སྤོས་ཆུ་རྩ་རྨ་བཅིར་གདབ། །

ཞེས་པ་སྟེ། མེས་ཚིགས་རྨ་ལ་ཉའི་མཁྲིས་པ་དང་། དོམ་མཁྲིས་བཅས་སྤྲུལ་པའི་ཁྲག་དང་སྦྱར་ལ་གདབ། ཡང་ན་བུལ་ཏོག་དང་བྲག་སྤོས་གཉིས་ཀྱི་ཕྱེ་མ་གདབ་ཅིང་། ཚབས་ཆེ་བ་ལ་ཁོང་དུ་མན་ངག་རྒྱུད་ཀྱི་ག་བུར་ལྔ་པ་སྟེ་ག་བུར་དང་། ཙན་དན་དཀར་པོ། གུར་གུམ། གི་ཝང་། མཁྲིས་པ་སྣ་ཚོགས་སྦྱར་བ་བཏང་བ་དང་། ཆུ་རུག་དང་། ཨོ་མང་ཚྭ་བཙགས་སྲང་མ་བཅས་པའི་འཛིབ་བྱ་ཞིང་། ཆུ་ལ་གནས་པའི་སྲོག་ཆགས་ཀྱི་མཁྲིས་པ་མཐའ་དག་དང་། ག་བུར། ཙྭ་གང་། གུར་གུམ། ཏོང་ལེན། བུལ་ཏོག བྲག་སྤོས། ཆུ་རྩ་རྣམས་རྨ་བ་ཅིར་(རྩིར) གདབ། ཡང་ན་དྲུག་སྨན་མཁྲིས་ཕྱེ་བདུན་པ་སྦྱར་ལ་དྲུག་ན་ཚ་འབྲུག་དང་གཉན་སྐྲངས་མེས་ཚིག་རྨ་སོགས་ལ་བསྟོགས། ར་རིལ་ནུས་བསྲེགས་ཐལ་བ་མར་ནག་ཏུ་སྦངས་པ་བྱུག་ན་ཡང་མེས་ཚིག་རྨའི་ཚ་འབྲས་འཕྲལ་དུ་གཅོག་པར་བྱེད། སྤང་སྨྲུག་བ་ཙོར་བ་མར་ནག་ལ་བསྐོལ་ཏེ་བྱུག་པས་མེས་ཚིག་རྨ་རྣག་འཕྲལ་དུ་གསོ། ཡོང་སྨན་ལའང་ཁྲུང་ལྔ་ཆུ་རྟའི་སྦྱོར་བ་དང་། དངུལ་ཆུ་རིན་ཆེན་གྱི་སྦྱོར་བ། རིན་ཆེན་གྲང་སྦྱོར། གུར་གུམ་བཅུ་གསུམ་ལ་དངུལ་ཆུ་བསྣན་པ་དང་། གཞན་ཡང་ག་བུར་དང་རྗེ་སྨན་གྱི་སྦྱོར་བ་སོགས་སྐབས་བསྟུན་རིག་པས་དཔྱད་པར་བྱའོ། །

གསུམ་པ། ཁབ་མདེའུ་ཁོང་དུ་ཤོར་བའི་བཅོས་ཐབས།

ཁབ་བམ་མདེའུ་ཁོང་དུ་ཤོར་བ་ལ། །ཨ་བར་སྐྱུར་གསུམ་གོང་མས་ཆ་བསྙེད་ལ། །

ཁབ་ལེན་ཕྱེ་མ་སྲིན་བལ་ཚ་སྨུར་བཏང་། །འགྲུལ་དུ་མི་གཞུག་གན་རྒྱལ་ཉལ་ལ་བསྡད། །
སྲིན་གྱིས་དྲིལ་ནས་བཤང་སྐོར་འབྱིན་པར་འགྱུར། །

ཞེས་པ་སྟེ། ཁབ་བམ་མདེའུ་ལྕ་བུ་སོང་དུ་ཤོར་བ་ལ། ཨ་བར་སྐྱུར་གསུམ་གོང་མ་ཚ་བསྐྱེད་པ་སྟེ། ཨ་རུ་ར་ཚ་གསུམ། བ་རུ་ར་ཚ་གཉིས། སྐྱུར་རུ་ར་ཚ་གཅིག་བྱས་པ་དེ་དང་ཁབ་ལེན་བཅས་པའི་ཕྱེ་མ་སྲིན་བལ་དང་ཚུར་སྨུར་ལ་བཏང་སྟེ་འགྲུལ་དུ་མི་གཞུག་པར་གན་རྒྱལ་ཉལ་ལ་བསྡད་པས་སྲིན་བལ་གྱིས་ཁབ་དྲིལ་ནས་བཤང་སྐོར་འབྱིན་པར་འགྱུར། ཡང་ན་ཁབ་ལེན་བརྒྱད་པ་སྟེ་ཁབ་ལེན་ཐུན་གཅིག་དང་། ཧྣོ་ཧི་ལི་ཤི་ག་ཀོ་ལ་རྩུ་གང་གུར་གུམ་ཨ་རུ་ར་སུག་སྨེལ་རྣམས་ཐུན་ཕྱེད་ཀྱི་ཕྱེ་མ་ཚང་ངམ་ཚུས་དཔུལ་ལ་ཟས་ཀྱི་སྔ་ཕྱིར་བཏང་། དེ་རྗེས་ཞུང་མའི་ཚོད་མ་བཏང་བས་འདོན་ནོ། །

བཞི་པ། ཤ་ཟན་སོགས་ཀྱིས་བཙངས་པའི་བཅོས་ཐབས།

ཤ་འམ་ཟན་ལ་སོགས་པས་བཙངས་གྱུར་ན། །རྐང་པའི་མཁྲིག་མ་གཉིས་ནས་ལག་པས་བཟུང་། །རྒྱབ་ཏུ་ཁ་བུབ་ཁུར་ལ་རྩང་ཟད་སྦྱར། །སྣ་རགས་རྫ་ཡིས་རྐང་མཐིལ་གཉིས་སུ་བརྡེག །དེ་ནས་རོ་སྟོད་རྒྱབ་པས་རྩར་གྱིས་འབྱིན། །

ཞེས་པ་སྟེ། ཤའམ་ཟན་ལ་སོགས་པ་ཟོས་པས་བཙངས་པ་ལ། དེའི་རྐང་པའི་མཁྲིག་མ་གཉིས་ནས་མི་གཞན་ཞིག་གི་ལག་པས་བཟུང་སྟེ་རྒྱབ་ཏུ་ཁ་བུབ་ཏུ་ཁུར་ལ་ཁུར་མིས་རྩུང་ཟད་སྦྱར་ལ་སྣ་རགས་དྲུ་བུ་བྱས་པ་རྫ་ལྕ་བུས་རྐང་མཐིལ་གཉིས་སུ་བརྡེག་ཅིང་དེ་ནས་རོ་སྟོད་ལ་ཁུར་ཚུར་བརྒྱབ་པས་རྩུར་གྱིས་འབྱིན་ནོ། །

ལྔ་པ། གྲི་བར་གྲ་མ་ཟུག་པའི་བཅོས་ཐབས།

གྲི་བར་གྲ་མ་ཟུག་ན་སྦྲུལ་ཚིལ་བྱུག །ནས་ཕུབ་ཐང་བཏང་བ་ཤ་ཁམ་ཆེར་བཟའ། །

ཞེས་པ་སྟེ། ལྔ་པ་གྲི་བར་གྲ་མ་ཟུག་ན་ནི། སྦྲུལ་གྱི་ཚིལ་བུ་བྱུག་ཅིང་ནས་ཀྱི་ཕུབ་མའི་ཐང་བཏང་ལ་བ་ཤ་ཁམ་ཆེར་ཟ་བར་བྱ་དགོས་སོ། །

དྲུག་པ། གྲི་བར་ཏུས་པ་ཟུག་པའི་བཅོས་ཐབས།

གྲི་བར་ཏུས་པ་ཟུག་ན་ག་བོ་ཡི། །ཁྲེ་བ་གྲོ་ཆང་ནང་སྦངས་ཁུ་བ་སྦྱིན། །

ཞེས་པ་སྟེ་དྲུག་པ་གྲེ་བར་རྡུས་པ་བླུག་ན་ནི། ཀོ་བོའི་གྲེ་བ་སྒྲོ་ཚང་གི་ནང་དུ་སྦྲངས་པའི་ཁུ་བ་བྱིན་ན་ཕན་ནོ། །

བདུན་པ། གྲེ་བར་ཉ་རྡུས་བླུག་པའི་བཅོས་ཐབས།

ཉ་རྡུས་བླུག་ན་སོ་བྱའི་ཤ་ཁུའམ། །སྲམ་གྱི་སྣ་དང་མཆེ་བའི་ཁུ་བ་བཏང་། །གནའ་བའི་རྭ་རྡུའི་དུམ་བུ་སྲུར་བར་བྱ། །

ཞེས་པ་སྟེ། བདུན་པ་གྲེ་བར་ཉ་རྡུས་བླུག་ན་ནི། སོ་བྱའི་ཤ་ཁུའམ། ཡང་ན་སྲམ་གྱི་སྣ་དང་མཆེ་བའི་ཁུ་བ་བཏང་བ་དང་། གནའ་བའི་རྭ་རྡུ་སྟེ་རྭའི་དུམ་བུ་སྲུར་བར་བྱའོ། །

བརྒྱད་པ། སྐོམ་དང་སྐྱིག་པ་ཁོང་དུ་ཕྱོར་བའི་བཅོས་ཐབས།

སྐོམ་དང་སྐྱིག་པ་ཁོང་དུ་སོང་བ་ལ། །སྲད་དཀར་རམ་པ་ཆང་སྦྱར་ཁོང་དུ་བཏང་། །

ཞེས་པ་སྟེ་སྐོམ་དང་སྐྱིག་པ་ཁོང་བའི་ནང་དུ་སོང་བ་ལ་སྲད་དཀར་དང་རྩ་རམ་པ་གཉིས་ཆང་དང་སྦྱར་ལ་ཁོང་དུ་བཏང་ངོ་། །མན་ངག་ལྷན་ཐབས་ལས། སྐོམ་སྐྱིག་སོགས་ཀྱི་སོས་ཟིན་རམ་པ་ཡི། །ཁུ་བར་སླ་རྩི་བཏབ་པ་བླུགས་ན་ཕན། །ཞེས་གསུངས་སོ། །

དགུ་པ། ཚང་ནད་ཀྱི་བཅོས་ཐབས།

ཚང་ནད་སྣ་གཡེར་རྩྭ་བདགས་ཆང་སྦྱར་བཏང་། །འཁྱི་མཁྲིས་སྡོན་མོ་མེད་ན་ཚང་ནད་འབྱུང་། །ཤ་བ་གནའ་བའི་ཁྲག་གཉིས་སྡོན་མོ་ལ། །རྩྭ་བཏབ་བཏང་ན་ཚང་ནད་གཏན་དུ་བྱང་། །ཕྱོ་སྐའི་ཚ་བ་སྨན་ཆུ་བསྐྱེན་པར་བྱ། །

ཞེས་པ་སྟེ། ཚང་ནད་ལ་ནི། སྣ་སྐྱུ་དང་གཡེར་མ་རྩྭ་དང་བཅས་ཞིབ་བདགས་ཚང་ལ་སྦྱར་བ་བཏང་ཞིང་། འཁྱི་བའི་མཁྲིས་པ་སྡོན་མོ་མེད་ན་ཚང་ནད་འབྱུང་བ་དང་། ཤ་བ་དང་གནའ་བའི་ཁྲག་ཉིས་ཀ་སྡོན་མོ་ལ་རྩྭ་བཏབ་པ་བཏང་ན་ཚང་ནད་གཏན་དུ་འབྱུང་། ཕྱོ་སྐའི་ཚ་བའམ་ཅང་ཞི་སོགས་ཀྱི་སྨན་ཆུའང་བསྐྱེན་པར་བྱ། ཡང་ན་ལུག་རྡུ་སེར་པོ་གྲིབ་སྐམ་བྱས་པའི་ཐང་ཆང་མ་འཐུང་བའི་སྔོན་དུ་བཏུང་ན་ཚང་ནད་མི་འབྱུང་ངོ་། །

བཅུ་པ། སྙེའུ་ལྷག་པའི་བཅོས་ཐབས།

སྙེའུ་ལྷགས་ན་རང་གི་དྲི་ཆུ་བྲུག །ཕྱིང་པ་ཚ་ཆུར་བཙོས་པས་སྐྲངས་པ་མནན། །མཐེ་བོའི་སེན་མོ་སེར་ཙམ་བསྲེག་པར་བྱ། །

ཞེས་པ་སྟེ། སྙེའུ་ལྷགས་པ་ལ་ནི། སྣེ་ས་ཁྱུད་སྙིང་རྩ་མིག་དམར་གྱི་ས་དང་འགའ་ཞིག་ལག་པའི་མཆན་ཁུག་ཏུའང་བཞེད་པའི་སྣེ་ས་བཞིར་སྐྲངས་འབུར་བྱུང་ན་རང་གི་དྲི་ཆུ་བྲུག་ཅིང་ཕྱིང་པ་ཚྭ་ཆུར་བཙོས་པས་སྐྲངས་པའི་མགོ་དེ་མནན་ཞིང་གང་ལ་བྱུང་བའི་ངོས་ཀྱི་སྟོད་དུ་བྱུང་ན་ལག་པའི་མཐེ་བོའི་སེན་མོ་དང་སྨད་དུ་བྱུང་ན་གང་བྱུང་ཕྱོགས་ཀྱི་རྐང་པའི་མཐེབ་ཆེན་གྱི་སེན་མོ་སེར་ཙམ་བསྲེག་པར་བྱའོ། །

བཅུ་གཅིག་པ། གཉའ་བ་རེངས་པའི་བཅོས་ཐབས།

གཉའ་རེངས་ལྷག་དགྱེ་ཚྭ་མར་བྲུགས་ལ་མནེ། །

ཞེས་པ་སྟེ། གཉའ་བ་རེངས་ཤིང་ལྷག་པ་དགྱེན་ཚྭ་དང་མར་བསྲེས་པ་བྲུགས་ལ་མནེ་བར་བྱའོ། །

བཅུ་གཉིས་པ། བསེ་དྲིའི་བཅོས་ཐབས།

བསེ་དྲི་ཧི་ཚ་ཤུག་ཐལ་རྩུལ་སར་བྲུག །

ཅེས་པ་སྟེ། བསེ་དྲི་ལ་ཧི་ཚ་དང་། ཤུག་པའི་ཐལ་བ་གཉིས་རྡུལ་སར་མར་དཀར་དང་སྦྱར་བ་བྲུག་པའོ། །

བཅུ་གསུམ་པ། རྐང་ལག་ཁ་བས་ཕྱིད་པའི་བཅོས་ཐབས།

རྐང་ལག་ཁ་བས་ཕྱིད་ན་ཆུ་ཡིས་བསྲང་། །

ཞེས་པ་སྟེ། རྐང་ལག་སོགས་ཁ་བས་ཕྱིད་ན་ནི། ཆུས་བགྲང་ཞེས་ཆུས་བྲན། ཡང་ན་ཁ་བས་ཕྱིད་ན་མོད་ལ་ཁ་བས་དུགས་བྱ་བ་དང་། ཁ་བས་མིག་ཕྱིད་ན་ཉ་མཁྲིས་དང་། སླ་རྩི། གོ་སྙོད། ཤུ་དག་དཀར་པོ་རྣམ་པ་བཞི་མར་རམ་ཆུ་ལ་སྦྱར་བའི་ལྡེ་གུ་ལྡེ་བའི་ཁྱུང་ལ་བྱུག་ན་སེལ། སྐྱ་གའི་མཁྲིས་པ་ལུས་ལ་བཙངས་ན་ཡང་མིག་ཁ་བས་མི་ཕྱིད་དོ། །ཡང་ན་ཪྩ་ཧིའི་ཕྱེ་མ་ཆུས་བྲན་ལ་བྱུག་ན་མིག་ཁ་བས་ཕྱིད་པར་ཕན། མ་གི་ཏ་ལ་ཤེལ་གྱི་མི་རེང་

བསྐྱོན་ནས་ཐིགས་གཅིག་བླུགས་ན་མིག་གི་ཟུག་གཟེར་གཙོག་ཙིང་ཁྲུད་པར་དུ་ཁ་བས་ཕྱིད་པ་ལ་མཆོག་ཏུ་ཕན་པའོ། །

བཅུ་བཞི་པ། རྣ་བའི་ནང་དུ་སྲོག་ཆགས་ཞོར་བའི་བཅོས་ཐབས།

རྣ་བར་སྲོག་ཆགས་ཞོར་ན་རྒྱ་ཚྭ་དང་། །ཤིང་ཀུན་མར་ནག་དུགས་བསྲོས་ཚུགས་ཚད་བླུགས། །

ཞེས་པ་སྟེ། རྣ་བའི་ནང་དུ་སྲོག་ཆགས་ཞོར་ན་ནི། རྒྱ་ཚྭ་དང་། ཤིང་ཀུན་མར་ནག་བཅས་མེའི་དུགས་ཀྱིས་བསྲོས་ནས་ཚུགས་ཚད་བླུགས། ཡང་ན་མཁན་པའི་ལོ་མའི་ཁུ་བ་བླུགས། ལུག་ཤིག་སོང་ན་ཆང་གི་ཉིང་ཁུ་བླུགས། ར་ཤིག་སོང་ན་གཡེར་ཁུ་བླུགས་པར་བྱའོ། །

བཅོ་ལྔ་པ། ནུ་མ་སྐྲངས་པའི་བཅོས་ཐབས།

ནུ་མ་སྐྲངས་ན་ལྟོ་བཀུག་ཐང་གིས་སྦྱང་། །སྨིན་ཐལ་གནའ་བའི་གཞུག་སྒྲུ་རྒྱ་ཚ་རྣམས། །ཁྱིས་པའི་ཚུ་ལ་སྦྱར་ལ་ཐོ་རེངས་བཏང་། །ཐིགས་ནས་དཔྱི་རུས་བསྒྲེག་ཐང་ལྷུག་ཏུ་བཏང་། །ཟུག་ཆེ་སྤང་རྒྱན་ཅོད་སྨན་ཤིང་མངར་ལྷུག །ནུ་མའི་ཚབས་དང་སྒྲུ་འགགས་སྐྲངས་པ་སྦྱོང་། །

ཞེས་པ་སྟེ། ནུ་མ་སྐྲངས་ན་ནི། ལྟོ་བཀུག་ལ་ཐང་གིས་སྦྱང་དགོས་པས། དེ་ལ་སྨིན་མ་ནུས་ལྡན་བསྲེགས་པའི་ཐལ་བ་དང་། གནའ་བའི་གཞུག་སྒྲུ་སེར་ཙམ་འོད་བསྲེགས་བྱས་པ། རྒྱ་ཚྭ། ལྕམ་འབྲུ། སྲིག་སྨིན། བྱང་པ་རྣམས་ཁྱིས་པའི་ཚུ་ལ་སྦྱར་ལ་ཐོ་རངས་བཏང་ཞིང་། སྦྱོངས་ཐིགས་ནས་ལུག་གི་དཔྱི་མགོའི་རུས་པ་བསྲེགས་པའི་ཐང་ལྷུག་ཏུ་བཏང་བ་དང་། ཟུག་ཆེན་སྤང་རྒྱན་དཀར་པོ། ཅོད་སྨན་པི་པི་ལིང་། ཤིང་མངར་བཅས་པའི་ཐང་གི་ལྷུག་བཏང་བས་ནུ་མའི་ཚབས་དང་སྒྲུ་འགག་དང་སྐྲངས་པ་བཅས་སྦྱོང་བར་བྱེད། ཡང་ན་ཀྱི་ལྕེ་བདུན་པའི་བསྟུས་ཐང་བཏང་བས་སེལ་ཞིང་། ཡང་ན་སྲུབ་ཀ་དང་། སྣ་ཏིག ཟི་སྲིན། སྟག་ཤ ཀྱི་ལྕེ། ཨུག་ཆོས། ཧོང་ལེན་བཅས་བདུན་པོ་ཆ་མཉམ་བྱས་པའི་ལྕམས་སུ་གཞུག་པས་ཟུག་ཧྲུ་ཞི་བར་བྱེད། ཡང་ན་སྐྲངས་པོར་འབལ་ཚའི་དུགས་ཀྱིས་ཕན་ནོ། །

སློམ་ཚུང་།

ཕྲན་བུའི་ནད་ནི་ལུས་ལ་སྨྲ་བུར་དུ་འཕྲལ་བའི་རྐྱེན་དུས་གདོན་ཟས་སྤྱོད་བཞིའི་དབང་གིས་ཉེས་པ་རྣམ་པ་གསུམ་གང་རུང་ཞིག་འཕེལ་ཟད་འཁྲུགས་གསུམ་དུ་གྱུར་ནས་བསྐྱེད་པ་ཞིག་ཡིན་ཞིང་། འདི་ལ་ཕྲན་བུ་ནད་ཅེས་བརྗོད་དོན་ཡང་སྨྲ་བུར་འཕྲལ་འཕྲལ་དུ་འབྱུང་བ་དང་། ནད་ཀྱི་རྟགས་དང་རྒྱུ་རྐྱེན་སོགས་ངོས་འཛིན་སླ་བ། དེ་བཞིན་དུ་གསོ་བཅོས་ཀྱི་ལག་ལེན་ཡང་ནད་གཞན་དག་དང་བསྟུར་ན་ཅུང་སྟབས་བདེ་བས་དེ་ལྟར་བརྗོད་པ་དང་། ཕྲན་བུ་ནད་ཀྱི་རིགས་ལ་དབྱེ་བ་གང་མང་ཞིག་ཡོད་ཀྱང་འདིར་ཉ་ལོག་དང་འབྲུ་སྐྱུགས་ཀྱི་ནད། མེས་ཚིག་གི་རྨ། ཁབ་དང་མདེའུ་ཁོང་དུ་ཤོར་བའི་ནད། སྨྲ་བུར་འཕྲལ་འཕྲལ་དུ་ཤ་ཟན་སོགས་ཀྱིས་བརྣངས་བའི་ནད། གྲི་བར་གྲ་མ་ཐུག་པ་དང་། ཉ་རུས་སོགས་ཐུག་པའི་ནད། སྐོམ་དང་སྐྱིག་པ་ཁོང་དུ་ཤོར་བའི་ནད། ཆང་འཕྱང་དྲགས་པ་སོགས་ལས་བསྐྱེད་པའི་ཆང་ནད། སྙིའུ་ལྷག་པའི་ནད། གཉའ་རེངས་ཀྱི་ནད། ཤུ་མ་སྐྲངས་པའི་ནད་སོགས་རྣམ་གྲངས་བཅོ་ལྔ་ལྷག་གི་བཅོས་ཐབས་སྨན་དཔྱད་ཟས་སྤྱོད་དང་སྦྱར་ཏེ་གསུངས་ཡོད་དོ། །

(དོན་གྲུབ་ཚེ་རིང་། གཙོད་པ་རྒྱལ།)

བསམ་གཞིགས།

༡ ཅི་ཞིག་ལ་ཕྲན་བུའི་ནད་ཟེར།
༢ ཉ་ལོག་གི་བཅོས་ཐབས་ཇི་ལྟར་ཡིན།
༣ ཕྲན་བུའི་ནད་ལ་དབྱེ་བ་གང་དག་ཡོད།
༤ སྙིའུ་ལྷག་པ་ཅེས་པའི་གོ་དོན་ཅི་ཡིན།
༥ ཉ་ལོག་དང་འབྲུ་སྐྱུག་བྱུང་ན་མཐེབ་སྲིན་བསྲེག་ན་ཕན་པའི་རྒྱུ་མཚན་ཅི།
༦ བོད་ཀྱི་གསོ་བ་རིག་པའི་ཕྲན་བུ་ནད་ཀྱི་བཅོས་ཐབས་འདི་དག་ལ་ནད་ཐོག་གི་རིན་ཐང་ཅི་ཞིག་ཡོད།

ལེའུ་ཉི་ཤུ་པ། ཕོ་མཚན་གྱི་ནད།

ཕོ་མཚན་གྱི་ནད་ཅེས་པ་ནི་སྐྱེས་པའི་མཚན་མ་སྟེ་ཕོ་མཚན་དང་། གསང་སྒྲོ། ཧྲིག་པ་སོགས་ལ་ཆགས་པ་སྤྱད་དྲགས་པའམ། བཤང་གཅི་དང་ཁུ་བ་སོགས་ཤུགས་ཀྱིས་བཀག་པའམ་མི་འབྱུང་བཞིན་དུ་ཤུགས་ཀྱིས་བ་ཙོར་བ། གཞན་ཚད་རྒྱས་པ་སོགས་ལས་བསྐྱེད་པའི་ནད་རིགས་ཤིག་ཡིན།

སྤྱིར་བཤད་པ།

ཕོ་མཚན་ནད་ལ་རྒྱུ་རྐྱེན་དབྱེ་བ་དང་། །རྟགས་དང་བཅོས་ཐབས་རྣམ་པ་བཞི་ཡིས་བསྟན། །

ཞེས་པ་སྟེ། ཕོ་མཚན་གྱི་ནད་གསོ་བ་ལ་རྒྱུ་རྐྱེན་དང་དབྱེ་བ་དང་། ནད་རྟགས་དང་བཅོས་ཐབས་བཅས་རྣམ་པ་བཞི་ཡིས་བསྟན་པ་ཡིན་ནོ། །

དང་པོ། རྒྱུ་རྐྱེན།

རྒྱུ་ནི་ཆགས་པ་སྤྱད་དྲགས་གྲ་མས་རེག །བཤང་གཅི་ཁུ་བའི་ཤུགས་བཀག་བཙིར་ལས་འབྱུང་། །

ཕོ་མཚན་ནད་ཀྱི་རྒྱུ་ནི་ཆགས་པ་སྤྱད་དྲགས་པ་དང་། གྲ་མས་རེག་པ་སྟེ་མི་གཙང་བ་དང་རྩུབ་པོའི་རིགས་ཀྱིས་གནོད་པ། (བཻ་སྔོན་ལས། གྲ་མས་རེག་པ་སྐམ་དུ་ཐོག་པ་ཚ་ཤར་མ་བྱུང་བར་སྤྱད་པ་དང་ཞེས་འབྱུང་།) བཤང་གཅི་དང་ཁུ་བ་ལ་སོགས་པ་ཤུགས་ཀྱིས་འོང་བ་དེ་བཀག་པའམ་མི་འབྱུང་བཞིན་དུ་ཤུགས་ཀྱིས་བ་ཙོར་བ་སོགས་ལས་ནད་བསྐྱེད་པ་ཡིན་ནོ། །

གཉིས་པ། དབྱེ་བ།

དབྱེ་བ་སོས་ཟིན་འབྲུམ་པ་མདུད་འདྲ་དང་། །སྦུབས་འབུར་གྲ་མ་ཅན་དང་རྣམ་པ་

༄། །སོས་ཟིན་རླུང་མཁྲིས་ཁྲག་དང་བད་ཀན་འདུས། །ཕོ་མཚན་ནད་རིགས་རྣམ་པ་དགུ་རུ་བཤད། །

དབྱེ་བ་ཕྱིན་སོས་ཟིན་དང་། འབྲུམ་པ་ཅན་དང་། མདུད་པ་འདྲ་བ། སྦུབས་འབྱར། གྲུ་མ་ཅན་བཅས་རྣམ་པ་ལྔ་དང་། དེའི་ནང་ནས་སོས་ཟིན་ལ་ཕྱོགས་རླུང་ལས་གྱུར་པ་དང་། མཁྲིས་པ་ལས་གྱུར་པ་དང་། ཁྲག་ལས་གྱུར་པ། བད་ཀན་ལས་གྱུར་པ། འདུས་པ་ལས་གྱུར་པ་སྟེ་ལྔ་བཅས་བསྡོམས་པས་ཕོ་མཚན་གྱི་ནད་རིགས་རྣམ་པ་དགུ་རུ་བཤད་དོ། །

རེའུ་མིག20－1 ཕོ་མཚན་ནད་ཀྱི་དབྱེ་བ་དང་ནད་རྟགས་གཙོ་བོ།

དབྱེ་བ།		ནད་རྟགས།
སོས་ཟིན།	རླུང་གྱུར།	རྟག་ཏུ་འཁྱེར་དང་པགས་པ་འགས་པར་བྱེད།
	མཁྲིས་གྱུར།	དམར་པོར་སྐྲངས་ལ་ཚ་བ་སྐྱེ།
	ཁྲག་གྱུར།	འབྲུམ་པ་ནག་པོ་ཁྲག་བཅས་འཛག
	བད་གྱུར།	གཡའ་ཞིང་སྐྲངས་ལ་ལྕི་བ་ཡིན།
	འདུས་གྱུར།	རླུག་སྐྲངས་རྣག་དཀའ་ཀུན་རྟགས་ལྡན།
འབྲུམ་པ་ཅན།		འབྲུམ་པ་མང་པོས་ཁྱབ།
མདུད་འདྲ།		པགས་པ་ཕྱིར་ལོག་སྐྲངས་ཤུ་འབྱུང་།
སྦུབས་འབྱར།		ལྕེ་བྲུམ་གཅིག་འབྱུང་འཚུ་ཞིང་འགག
གྲུ་མ་ཅན།		གྲུ་མས་གཟང་སེམས་ན།

ཅེ་ཐུག་ཏུ་བཤད་པ།

ས་བཅད་དང་པོ། སོས་ཐེན།

དང་པོ། སློང་རྐྱེན།

རླུང་ལ་སོགས་པའི་འདུ་བ་འཁྲུགས་པ་དང་། ཟས་སྤྱོད་མི་འཚམས་པ། ཆགས་པ་སྦྱིད་དྲགས་པ་སོགས་ལས་བསྐྱེད།

གཉིས་པ། དབྱེ་བ།

རླུང་གྱུར། མཁྲིས་གྱུར། ཁྲག་གྱུར། བད་གྱུར། འདུས་གྱུར་བཅས་ལྔ་ཡོད།

གསུམ་པ། ནད་རྟགས།

དེ་རྟགས་སོས་ཐེན་རླུང་ལས་གྱུར་པ་ནི། །ཏག་ཏུ་འགྲེང་དང་པགས་པ་འགས་པར་བྱེད། །མཁྲིས་གྱུར་དམར་པོར་སྐྲངས་ལ་ཚ་བ་སྐྱེ། །ཁྲག་གྱུར་འབྲུམ་པ་ནག་པོ་ཁྲག་བཅས་འཛག །བད་ཀན་གཡའ་ཞིང་སྐྲངས་ལ་སྐྱི་བ་ཡིན། །འདུས་གྱུར་རྨིག་སྐྲངས་རྣག་དཀའ་ཀུན་རྟགས་ལྡན། །

སོས་ཐེན་རླུང་ལས་གྱུར་པ་ནི་ཕོ་མཚན་ཏག་ཏུ་འགྲེང་བར་སྟོད་པ་དང་། པགས་པ་འགས་པར་བྱེད་པ་དང་། མཁྲིས་པ་ལས་གྱུར་པ་ནི། མདོག་དམར་པོར་སྐྲངས་པ་འབྱུང་ལ་ཚ་བ་སྐྱེ། ཁྲག་ལས་གྱུར་པ་ནི། འབྲུམ་པ་ནག་པོ་ཁྲག་བཅས་འཛག་ཅིང་ཚ། བད་ཀན་ལས་གྱུར་པ་ནི། གཡའ་ཞེས་ཟ་འཕྲུག་འོང་ཞིང་སྐྲངས་ལ་སྐྱི་བ་ཡིན། འདུས་པ་ལས་གྱུར་པ་ནི། རྨིག་པ་སྐྲངས་ཤིང་རྣག་ཏུ་སྨིན་པ་དཀའ་ལ། ཞེས་པ་རླུང་མཁྲིས་བད་ཀན་ཁྲག་ཀུན་གྱི་རྟགས་དང་ལྡན་པ་ཡིན་නོ། །

བཞི་པ། བཅོས་ཐབས།

གསོ་ཐབས་སོས་ཟིན་གསར་དུས་གཏར་ག་གདབ། །ཉི་ཏུ་ཧས་དྲང་བསིལ་བའི་ཐུག་པ་བྱ། །སྨིན་ནས་བརྩོལ་ལ་མར་སྣུམ་ཏིལ་བསྐོལ་ཐུག །གྲང་མ་སེང་ལྡུམ་སྔོང་རོས་བཙག་ཕུག་རྣམ། །བ་བླ་ནག་མཚུར་སུག་སྨེལ་སྐྱེར་ཁན྄ྟ། །རྒྱ་ཚྭ་རྒྱམ་ཚྭ་ཧ་རེ་ཎུ་ཀའི་ཕྱེ། །སྣུམ་སྦྱར་ཐུག་པས་སོས་ཟིན་རྩ་འཚོ་བྱེད། །རྫ་གསར་འབྲས་གསུམ་བསྲེགས་ཐལ་མར་སྦྱར་ཐུག །རླུང་ཤུར་སེང་ལྡུམ་མར་དང་སྦྱར་ལ་ཐུག །མཁྲིས་ཤུར་ག་བུར་ཙན་དན་ལྡེ་གུ་ཐུག །ཁྲག་ཤུར་ཏུ་རྟ་བ་ཤ་ཀ་ཡིས་ཐུག །བད་ཀན་ལས་ཤུར་སྐྱུ་རུ་སྣུམ་ཆེ་ཐུག །འདུས་པ་ཡིན་ན་རྩ་སྤྱིའི་གསོ་བ་སྦྱར། །

སོས་ཟིན་ལ་གསར་པའི་དུས་གཏར་ག་ཕོ་མཚན་འགྲམ་རྩ་གཉིས་ལ་གདབ་ཅིང་། ཕྱི་རྒྱུད་ལྟར་གྱི་ཉི་ཏུ་ཧ་རྡོན་པོས་དྲང་ཞིང་། བསིལ་བ་ཙན་དན་དཀར་པོ། ཏིག་ཏ། སྐྱུར་ཏུ་ར་བཅས་པའི་ཐུག་པ་བྱ། རྣག་ཏུ་སྨིན་ནས་གཙགས་བུས་བརྩོལ་ལ་མར་སྣུམ་ཏིལ་བཅས་བསྐོལ་བ་ཐུག ཡང་ན་གྲང་མ་བཅུ་གསུམ་སྟེ་གྲང་མ། སེང་ལྡུམ་སྟེ་ཞུ་མཁན། སྔོང་རོས། བཙག་དང་ཕུག་རྣམ་དང་། བ་བླ། ནག་མཚུར། སུག་སྨེལ། སྐྱེར་ཁན྄ྟ། རྒྱ་ཚྭ། རྒྱམ་ཚྭ་རྣམས་དང་ཧ་རེ་ཎུ་ཀ་སྟེ་འགའ་ཞིག་གིས་སླ་གོར་ཚོ་ཤ་སྟེ་བ་མཁལ་ཞེས་འདོད་ཀྱང་། དོན་དུ་མ་ཎུ་ཧ་སྐམ་ཞེས་མདོག་དམར་པོ་ཁོང་བར་སྦུ་ཡོད་པ་མཐེབ་ཚོགས་ཀྱི་རྩེ་ཙམ་ཧའི་ནུ་མ་འདྲ་བ་དེ་ཡིན་པས་དེའི་ཕྱེ་མ་བཅས་སྣུམ་དང་སྦྱར་བ་ཐུགས་པས་སོས་ཟིན་གྱི་རྩ་འཚོ་བར་བྱེད། ཡང་ན་རྫ་གསར་བའི་ནང་དུ་འབྲས་བུ་ཨ་བར་སྐྱུར་གསུམ་ནུས་ལྡན་བསྲེགས་ཐལ་མར་སྦྱར་ཐུག

རླུང་ལས་ཤུར་པར་སེང་ལྡུམ་སྟེ་ཞུ་མཁན་མར་དང་སྦྱར་ལ་ཐུག མཁྲིས་པ་ལས་ཤུར་པར་ག་བུར་དང་ཙན་དན་དཀར་པོ་གཉིས་ཀྱི་ལྡེ་གུ་ཐུག ཁྲག་ལས་ཤུར་པར་ཏུ་རྟའི་ཕྱེ་མ་བ་ཤ་ཀའི་ཁུ་བས་ཐུག བད་ཀན་ལས་ཤུར་པར་སྐྱུ་རུ་ར་དང་སྣུམ་ཆེ་སྦྱར་བ་ཐུག་ཅིང་ཡང་ན་བ་ཆུར་སྦྱར་བའང་ཐུག འདུས་པ་ཡིན་ན་རྩ་སྤྱིའི་གསོ་བ་ལྟར་གྱི་སྐྲངས་འཇོམས་རིང་སྔོང་ཤའུ་གསོ་བ་སོགས་སྦྱར། གཞན་ཡང་རྩ་ཐག་བཅུ་དྲུག་དང་། པད་རག་མདོག་ལྡན། སར་ཁྱུང་། བྱ་ཁྱུང་བདུད་རྩི་སུམ་སྦྱོར་སོགས་བསྟེན་ཆོག

ས་བཅད་གཉིས་པ། འབྲུམ་པ་ཅན།

དང་པོ། སྔོང་རྒྱེན།

ཟས་སྤྱོད་ལོག་པ་དང་། བཤང་གཅི་དང་ལུ་བ་སོགས་ཤུགས་བཀག་དྲགས་པའམ་བ་ཙོར་དྲགས་པ་སོགས་ལས་བསྐྱེད།

གཉིས་པ། ནད་རྟགས།

འབྲུམ་པ་ཅན་ནི་འབྲུམ་པ་མང་པོས་ཁྱབ། །

འབྲུམ་པ་ཅན་ནི། མཚན་མའི་ཁ་འཁོར་ལ་ཡུངས་ཀར་འདྲ་བའི་འབྲུམ་པ་མང་པོས་ཁྱབ་པའོ།

གསུམ་པ། བཅོས་ཐབས།

འབྲུམ་པ་བཞར་ལ་སོས་ཟིན་ལྷ་བུར་བཅོས། །

འབྲུམ་པ་ཅན་ནི་འབྲུམ་པ་ཀྱང་བུས་བཞར་ལ་དེ་ཕྱིན་སོས་ཟིན་ལྷར་བཅོས། གཞན་ཡང་རྩ་ཐག་བཅུ་དྲུག་དང་། པད་རག་མདོག་ལྡན། སར་ཁྱུང་། ཅ་ཁྱུང་བདུད་རྩི་གསུམ་སྦྱོར་སོགས་བསྟེན་ཆོག

ས་བཅད་གསུམ་པ། མདུད་འདྲ།

དང་པོ། སྔོང་རྒྱེན།

ཟས་སྤྱོད་ལོག་པ་དང་། བཤང་གཅི་དང་ལུ་བ་སོགས་ཤུགས་བཀག་དྲགས་པའམ་བ་ཙོར་དྲགས་པ་སོགས་ལས་བསྐྱེད།

གཉིས་པ། ནད་རྟགས།

མདུད་འདྲ་པགས་པ་ཕྱིར་ཡོག་སྐྲངས་ཟུ་འབྱུང་། །

མདུད་པ་འདྲ་བ་ནི། པགས་པ་ཕྱིར་ལ་ཡོག་ཅིང་། མདུད་པ་ལྟར་སྐྲངས་ལ་ཟུག་བ་འབྱུང་།

གསུམ་པ། བཅོས་ཐབས།

མདུད་འདྲ་སྣུམ་བྱུག་མནེ་ཞིང་སྣུམ་པས་བདུག །

མདུད་པ་འདྲ་བ་ལ་སྣུམ་བྱུགས་ལ་དལ་བུས་མནེ་ཞིང་སྣུམ་པས་བདུག གཞན་ཡང་རྩ་ཐག་བཙུ་དྲུག་དང་། པད་རག་མདོག་ལྡན། སར་ཁྲུང་། བྱ་ཁྲུང་བདུད་རྩི་སུམ་སྦྱོར་སོགས་བསྟེན་ཆོག །

ས་བཅད་བཞི་པ། སྨྲུབས་འབྲུར།

དང་པོ། སློང་རྐྱེན།

ཟས་སྤྱོད་ལོག་པ་དང་། བཤང་གཅི་དང་ཁུ་བ་སོགས་ཤུགས་བཀག་དྲགས་པའམ་བཙོར་དྲགས་པ་སོགས་ལས་བསྐྱེད།

གཉིས་པ། ནད་རྟགས།

སྨྲུབས་འབྲུར་ཁ་ཟུམ་གཅིན་འབྱུང་འཆུ་ཞིང་འགག །

སྨྲུབས་འབྲུར་ནི། ཚ་སོའི་ཁ་ཟུམ་ནས་གཅིན་འབྱུང་བའི་དུས་གཙུ་རྩིལ་གྱིས་འཆུས་ཤིང་འགགས་པའོ། །

གསུམ་པ། བཅོས་ཐབས།

སྨྲུབས་འབྲུར་སྨྲུ་གུས་བརྒྱང་ཞིང་དྲལ་ལ་གསོ། །

སྨྲུབས་འབྲུར་ལ་སྨྲུ་གུ་ལྕགས་སྨྲུབས་ཀྱི་སོག་ཙམ་སྣུམ་བྱུགས་པས་བྱུག་པར་བརྒྱང་ཞིང་། དེས་མ་ཕན་ན་

གཙགས་དུས་དྲལ་ལ་གསོ། གཞན་ཡང་རྩ་ཐག་བཙུ་དྲུག་དང་། པད་རག་མདོག་ལྡན། སར་ཁྱུང་། བྱ་ཁྱུང་བདུད་རྩི་སུམ་སྦྱོར་སོགས་བསྟེན་ཆོག །

ས་བཅད་ལྔ་པ། གྲ་མ་ཅན།

དང་པོ། སྐྱོང་རྐྱེན།

ཟས་སྤྱོད་ལོག་པ་དང་། བཤང་གཅི་དང་ཁུ་བ་སོགས་ཤུགས་བཀག་དྲགས་པའམ་བ་ཙོར་དྲགས་པ་སོགས་ལས་བསྐྱེད།

གཉིས་པ། ནད་རྟགས།

གྲ་མ་ཅན་ནི་གྲ་མས་གང་སེམས་ན། །

གྲ་མ་ཅན་ནི། ནང་དུ་གྲ་མས་གང་སླམ་སེམས་ཤིང་ཚ་ལ་ན་བ་འབྱུང་ངོ་། །

གསུམ་པ། བཅོས་ཐབས།

གྲ་མ་ནས་ཕྱེ་གོ་སྐྲོད་མར་བཙོས་དཀྲི། །

གྲ་མ་ཅན་ལ་ནས་ཕྱེ་གོ་སྐྲོད་མར་ཁུར་བཙོས་པ་སླ་བས་གཡོགས་ལ་དཀྲི་བ་ཡང་ཡང་བྱ། གཞན་ཡང་རྩ་ཐག་བཙུ་དྲུག་དང་། པད་རག་མདོག་ལྡན། སར་ཁྱུང་། བྱ་ཁྱུང་བདུད་རྩི་སུམ་སྦྱོར་སོགས་བསྟེན་ཆོག །

སྙོམ་ཚུད་།

ཕོ་མཚན་གྱི་ནད་ནི་ཆགས་པ་སྤྱད་དྲགས་པ་དང་། བཤང་གཅི་དང་ཁུ་བ་སོགས་ཤུགས་ཀྱིས་འོང་བ་དེ་བཀག་པའམ་མི་འབྱུང་བཞིན་དུ་ཤུགས་ཀྱིས་བ་ཙོར་བ་སོགས་སྤྱོད་ལམ་མི་འཚམ་པས་འདུ་བ་གསུམ་འཁྲུགས་ནས་ཕོ་མཚན་དང་། གསང་སྒྲོ་ རླིག་འབྲས་སོགས་ཀྱི་གནས་སུ་ནད་བྱུང་བ་ཡིན། དབྱེ་ན་དབྱིབས་འདྲ་བའི་སྒོ་ནས་བཏགས་པའི་སོས་ཟིན་དང་། འབྲུམ་པ་ཅན། མདུད་པ་འདྲ་བ། སྤུབས་འབྱར། གྲ་མ་ཅན་བཅས་རྣམ་པ་ལྔ་འབྱུང་བ་དང་། འདི་དག་གི་མངོན་ཚུལ་ནི་ནད་ཀྱི་རྐྱེན་དང་ཉེས་པའི་ཤས་ཆེ་ཆུང་སོགས་ཀྱི་ཁྱད་པར་ལས་སྐོང་

རིལ་སྒྲངས་ནས་ཚ་བ་སྐྱེས་པ། ཁྲག་འཛག་པ་དང་ཟ་འཕྲུག་འབྱུང་བ། མཚན་མའི་འཁོར་ལ་ཡུངས་དཀར་འདྲ་བའི་འབྲུམ་པ་འབྱུང་བ། ཪོ་མཚན་གྱི་སྦུབས་འགྱུར་ནས་ཁ་ཟུམ་ཅིང་གཅིན་གཏོང་དཀའ་བའི་མངོན་རྟགས་སོགས་འབྱུང་། བཅོས་ཐབས་ལ་ནད་འདི་ཡང་གཙོ་བོ་མཁལ་ནད་ཀྱི་ཁོངས་སུ་གཏོགས་པས་མཁལ་ནད་ཀྱི་སྨན་བསྟེན་ཚོག་པ་ལས། གཞན་ནད་ཀྱི་རྐྱེན་དང་ཉེས་པའི་ཤས་ཆེ་ཆུང་། ནད་རྟགས་ཀྱི་མངོན་རྟགས་ལྟར་ནད་སྟོབས་ལུས་ཟུངས་ན་ཆོད་བཅས་ལ་བསྟུན་ནས་གང་ལ་གང་འཚམ་གྱིས་བཅོས་དགོས་སོ། །

(དོན་གྲུབ་ཚེ་རིང་། གསོད་པ་རྒྱལ།)

བསམ་གཞིགས།

༡ ཪོ་མཚན་གྱི་ནད་ཅེས་པའི་གོ་དོན་ཅི།

༢ ཪོ་མཚན་ནད་ཀྱི་རྒྱུ་རྐྱེན་གང་དག་ཡིན།

༣ ཪོ་མཚན་ནད་ལ་རྒྱུན་བཀོལ་གྱི་སྨན་སྦྱོར་གང་དག་ཡོད།

༤ ཪོ་མཚན་ནད་ཀྱི་དབྱེ་བ་རྣམས་གང་ལ་བལྟས་ནས་དབྱེ་བ་ཡིན།

༥ ཪོ་མཚན་གྱི་ནད་གང་ཞིག་ནད་ཐོག་ཁྲིད་མཐོང་མང་ཞིང་འབྱུང་སླབ་ཡིན།

༦ ཪོ་མཚན་གྱི་ནད་ལ་སྔོན་འགོག་བྱེད་པའི་ཐབས་ཤེས་གང་དག་ཡོད།

དང་པོ། སྲིན་ནད་ཡ་མའི་བཅོས་བསྡུས་དོན་གསུམ་པ།

དེའུ་དམར་བསྟན་འཛིན་ཕུན་ཚོགས་ཀྱིས་མཛད།

༄༅། །ཨོཾ་ཨ་ཧཱུྃ། སྨན་བླ་རིགས་གསུམ་མགོན་ལ་ཕྱག་བགྱིས་ནས། །སྲིན་ནད་ཡ་མའི་བཅོས་ཐབས་མདོར་བསྡུས་བྲི། །དེ་ལ་རྒྱུ་མཚན་རྟགས་དང་བཅོས་ཐབས་གསུམ། །རྒྱུ་ནི་གཉན་ཡིན་མཚན་ཉིད་ཕྱི་ནང་བར། །གསུམ་ལས་གཟུགས་ཅན་གཟུགས་མེད་གཉིས་སུ་ཡོད། །གཟུགས་མེད་ནད་ཡིན་གཟུགས་ཅན་སྲིན་བུ་སྟེ། །གཉིས་ཀའི་སྣ་འདྲེན་གདོན་ཡིན་བསྔོངས་ བླའི་གྲོགས། །ཡང་ན་ཚ་བ་ཡང་ན་གྲང་བའི་ནད། །ཕྱི་གནས་སྔོག་པ་ཕྲུན་དགུ་སྲིང་མོ་གཉིས། །གཟུགས་ཅན་ཡིན་ལ་ནང་གནས་ཀླད་གཟེར་སོགས། །བོང་སྔོག་ཕྲུན་དགུ་གཟུགས་མེད་ཡིན་པར་བཤད། །བར་གནས་གག་པ་རིགས་དྲུག་གཟུགས་མེད་དེ། །ཡ་མ་དཀར་ནག་ཁྲ་གསུམ་གཟུགས་ཅན་ཡིན། །དེ་ལྟར་ཕྱི་ནང་སྔོག་རིགས་བཅོ་བརྒྱད་དང་། །གག་དྲུག་ཡ་གསུམ་བསྡོམས་པས་ཉི་ཤུ་བདུན། །སྤྱ་མ་ཉེར་བཞི་འདིར་མན་ཡོགས་སུ་གསལ། །སྐབས་འདིར་ཕྱི་མ་སྲིན་གྱི་དབྱེ་རྟགས་བཅོས། །གསུམ་ལས་དང་པོ་ཡ་མ་ཞེས་པ་ནི། །གཤིན་རྗེའི་མིང་སྟེ་དོན་ལ་སྲིན་གནོད་ཡིན། །སྤྱིར་ནི་མི་ལུས་འདོམ་གང་གྲུ་བཞི་ལ། །སྲིན་བུའི་གྲོང་ཁྱེར་ཉི་ཁྲི་ཆིག་སྟོང་དང་། །བརྒྱད་ཅུ་ལ་སོགས་ཡོད་པར་བཤད་ནའང་། །རྣམ་པར་མ་གྱུར་ཚེ་ན་ལུས་འཚོ་བྱེད། །གྱུར་ཚེ་འཛིག་བྱེད་དེ་ཡང་གདུག་པའི་རིགས། །གསོད་པར་བྱེད་པའི་སྲིན་བུ་དཀར་ནག་ཁྲ། །སྔོ་སེར་ལྗང་ལས་ནང་རིགས་སོ་སོར་ནི། །དཀར་པོ་དུང་འདྲ་རླུང་སྲིན་དེར་རིགས་བཞི། །ཉི་རྒྱུ་སེར་པོ་མཁྲིས་སྲིན་ལ་རིགས་དྲུག །སྔོན་པོ་སྦྲུལ་འདྲ་བད་སྲིན་ལ་རིགས་བདུན། །ནག་པོ་རྐང་གཅིག་ཁྲག་སྲིན་ལ་རིགས་ལྔ། །ཁྲ་བོ་སྡོམ་འདྲ་འདུས་པའི་རྩ་སྲིན་གསུམ། །སྨུ་བོ་ཚུ་སེར་སྲིན་ལ་རིགས་བཞི་དང་། །ཡ་མ་དཀར་ནག་ཁྲ་གསུམ་བཅས་པ་ལ། །གསོ་བྱེད་སུམ་ཅུ་རྩ་གཉིས་ཞེས་སུ་འབོད། །དེ་ལས་བསྡུས་པ་གནོད་པ་སྐྱེལ་བྱེད་བཅུ། །ཁ་ལེབ་གྲུ་གུ་ལོང་གི་སྲིན་དང་གཅིག །སྨུག་པོ་སྦྲུལ་འདྲ་ཕོ་བའི་སྲིན་དང་གཉིས། །སྐྲ་ཕྲུན་སོ་དང་ཡན་ལག་སྲིན་དང་གསུམ། །སེར་པོ་ཉེ་རྒྱུ་མཁྲིས་པའི་སྲིན་དང་བཞི། །ཀེང་རུས་མཛིང་བསྙིལ་རུས་པའི་སྲིན་དང་ལྔ། །ཡ་མ་འཁོར་བ་མིག་གི་སྲིན་དང་དྲུག །དཀར་པོ་མཆུ་ཇོན་ཀླད་པ་མྱུག་དང་བདུན། །མཚོན་ཆའི་མཆུ་ཅན་རྒྱུ་མའི་སྲིན་དང་བརྒྱད། །མ་རུ་ཙེ་ཞེས་མངལ་གྱི་སྲིན་དང་དགུ །གཅིག་རྒྱུག་མདའ་འཕེན་ལུས་ཀུན་ཁྱབ་སྟེ་བཅུའོ། །

༈ དེ་ལས་བསྡུས་པ་སྲིན་བུ་བདུན་ཡོད་པ། །འགྲུ་ཡན་ག་པོ་སོ་ལ་གནས་པ་དང་། །བཙན་བྱ་སེར་པོ་མིག་ལ་གནས་པ་དང་། །རྐང་གཅིག་པ་ནི་སོ་ལ་གནས་པ་དང་། །རྐང་གཉིས་པ་ནི་ཀུན་ཏུ་རྒྱུག་པ་དང་། །རྐང་

གསུམ་པ་ཡིས་གློ་སྙིང་འབིགས་པ་དང་། །དམར་པོ་སྐྱུ་འདྲ་མཆིན་པར་རྒྱུ་བ་དང་། །སྣར་ཡང་བསྒྱུ་བས་སྲིན་བའི་ཞེས་བྱ་བ། །ཀུན་རྒྱུགས་རྩ་ལ་གནས་པའི་སྲིན་དང་གཅིག །གྲོལ་མ་ཁོང་དུ་གནས་ཤིང་ཁྲི་དང་གཉིས། །སྐྱོད་སྲིན་ཡན་ལག་ལ་གནས་སྲིན་དང་གསུམ། །ཡ་མ་མགོ་ལ་གནས་དང་བཞི་ཡིན་ནོ། །ཤིན་ཏུ་བསྐྱུས་པ་སྲོག་གཅོད་བྱེད་པོ་གསུམ། །སོང་སྲིན་ཁ་ལེབ་གྲུ་གུ་ཁོང་པའི་བདུད། །སྐྲད་སྲིན་དཀར་པོ་མཚུ་རྣོན་མགོ་ཡི་གཤེད། །གཅིག་རྒྱུག་མདའ་འཕེན་ལུས་ཀུན་ཁྱབ་པའི་བདུད། །དེ་སོགས་དབྱེ་བ་རྣམ་གྲངས་བཤད་མང་ཡང་། །གླང་མཁྲིས་བད་ཀན་འདུས་པ་ཁྲག་དང་ལྷར། །མ་གྱུར་མེད་ཅིང་ཚ་གྲང་གཉིས་སུ་འདུས། །

༈ གཉིས་པ་ནད་ངོས་བརྟག་པར་བྱ་བ་ལ། །གནས་ཚུལ་གཉིས་ལས་དང་པོ་ན་བའི་གནས། །རྣ་བའི་གོང་གི་གྲིན་སོར་གསུམ་བཅལ་དང་། །དཔྲལ་སྐྲ་མཚམས་ནས་སོར་བཞི་གྲིན་བཅལ་དང་། །སྤྱི་གཙུག་འདི་གསུམ་ཡ་མའི་འཁོར་ས་ཡིན། །ཟ་འགྲམ་གཡས་གཡོན་ལྟག་པའི་སྨད་སྙོ་དང་། །མཆོག་མ་བཞི་པོ་ཡ་མའི་ཚད་བཞི་ཡིན། །སྨིན་མཚམས་རྒྱབ་ཚིགས་བདུན་པ་རྐང་པ་ཡི། །སྙིད་ཁུང་འདི་བཞི་ཡ་མའི་གབ་ཁུང་སྟེ། །འདི་དག་ནའང་མ་ངེས་བརྡབ་རྨས་དན། །ན་བ་སྲིན་དུ་བརྗོད་ཀྱང་ན་ཚུལ་ནི། །སློང་རྐྱེན་ན་ལུགས་གཉིས་ལས་སློང་བྱེད་རྐྱེན། །མངར་གསུམ་རུལ་སུངས་རི་དྭགས་ཕག་ཤ་ཟོས། །བརྡབ་བརྡུང་རྩེ་དབྱུག་མཆོང་ཕོག་རྨས་འགྲམས་འབྲུགས། །གྲིབ་གདོན་མི་གཙང་ཟས་གོས་མགྲོན་གྱིས་སློང་། །ན་ལུགས་གཅིག་ཏུ་མ་ངེས་ཚ་ཚག་རྒྱུག །ཟུག་གཟེར་དྲག་པོ་བཟོད་མེད་འཕར་བ་དང་། །གཟེར་ཚ་གཡའ་སྐྲངས་འབྲུམ་པ་རེངས་འཁུམས་སོགས། །མ་ངེས་གང་ཡང་ས་བདག་འབྲས་ཕྱོག་དང་། །ན་ལུགས་འདྲ་བའི་ནོར་འཕྲང་ཡོད་པར་བྱེད། །མགོ་ལུས་ཡན་ལག་དབང་པོ་དོན་སྣོད་དང་། །ཕྱི་ནང་རྩ་རྒྱུས་རུས་པ་ཤ་ལྤགས་སོགས། །རྨ་ཅན་རྨ་མེད་སྐྲངས་རྣག་ཡོད་དང་མེད། །གང་ཡང་འབྱུང་བ་པོ་ཡི་མིང་དུ་འདོད། །དེར་ཡང་ཚ་གྲང་འདུས་པའི་རང་རྟགས་སྟོན། །ཟས་སྤྱོད་ཚ་བས་ཕོག་ལྡང་ཚ་སྲིན་ཏེ། །དོན་ལ་ཁྲག་དང་མཁྲིས་པར་ལྡན་པའོ། །ཟས་སྤྱོད་གྲང་བས་ཕོག་ལྡང་གྲང་སྲིན་ཏེ། །དོན་ལ་རྒྱུ་སེར་ནད་དང་བད་ཀན་ལྡན། །ཚ་གྲང་གཉིས་གས་གནོད་དང་མ་ངེས་ན། །འདུས་པ་ཡིན་འདི་གླང་གདོན་ཀུན་ལ་བསྙོངས། །གནས་གང་འུབ་རིལ་ན་བ་ཡ་མ་དང་། །ཕྱེད་པ་ན་བར་སྲིན་ཞེས་ཐ་སྙད་མཛད། །དེ་དག་སྤྱི་ཡི་རྟགས་ཡིན་བྱེ་བྲག་ནི། །མགོ་བོ་མི་ཐེག་འཁོར་འཐོམས་ལྕི་བ་དང་། །གཟེར་ཟུག་རབ་དྲག་མགོ་འབུག་རྣ་བུག་གཟེར། །སྐྲད་པ་ཚ་གཟེར་གང་ཡང་མགོ་སྲིན་ཡིན། །མིག་དམར་མཆིལ་མ་མང་ངམ་དེ་ལས་ལྡོག །ཚ་གཡའ་རྩུབ་ཚག་གྲ་མ་ཡོད་སྐམ་དང་། །ཟུག་འཁྱུག་འབྲུམ་ཕྲན་འབྱུང་ལ་ལིང་ཐོག་མེད། །མིག་གི་སྲིན་ཡིན་ཤས་ཆེར་ཁྲག་ལས་གྱུར། །མགོ་སྲིན་ཤས་ཆེ་ཁྲག་དང་གླང་གིས་བསྐྱེད། །ཆང་དང་རྡོད་ཀྱིས་གནོད་ཁྲག་ཕན་ན་གླང་། །དེས་ཀྱང་མ་འཁྱེད་ནས་དང་བྲ་བོའི་ཟན། །ཚྭ་མར་བཏབ་པའི་རྡོད་དུགས་ཀྱིས་དགྲིས་བཞག །གནོད་ཁྲག་མ་གནོད་པའམ་ཕན་ན་གླང་། །སྐྱི་དང་ཨོག་མར་གཟེར་སྐྲངས་དེ་རྟོགས་སླ། །ལུས་སྐྲངས་སྦྲངས་ཐབས་ལུ་ལ་གློ་ཚ་འཁྲུགས། །ལུད་པ་ངེས་མེད་གློ་སྲིན་ཡིན་པར་འདོད། །སྙིང་གཟེར་ཚ་འཁྲབ་མི་དགའ

ཚིག་པ་ཟ། །བརྗེད་ངས་རྒྱལ་འཕོག་སྙོ་ན་སྙིང་གི་སྲིན། །ཁྲག་གི་རྟར་ཞོན་ཕྱི་ནང་ཀུན་ཏུ་རྒྱུག །མཆིན་པ་ཚ་གཟེར་རོད་ངན་མིག་མི་གསལ། །ལུས་ནང་བར་ཚ་མཆིན་པའི་སྲིན་འབུར་ངེས། །ཧུས་སྲིན་ཧུས་གཟེར་ཚིགས་དང་ཆུ་རྒྱུས་གཟེར། །རིངས་སམ་འཁྲེམས་པ་འཛའ་བྱེད་ན་ཟུག་ཆེ། །ཡན་ལག་རེངས་འཁྲེམས་གཞོན་ཕྱེད་ཞ་སོགས་འབྱུང་། །སྟོང་སྐྲུགས་བྱེད་ཅིང་དུགས་ཐབས་ན་བ་དང་། །མི་སྨོས་མི་འཁྲིག་ཁྱུང་ཁྱུང་ན་བ་དང་། །ཞོ་འཐུང་ཆོལ་ཟས་ཟོས་རྗེས་གཡའ་ཞིང་གཟེར། །ཕོ་ལོང་གནས་སུ་སྲིན་ནད་ཡོད་པ་ཡིན། །སྲིན་དེ་ཁྲིས་ན་ཕོ་བ་གྲིས་དཀྲུག་འདྲ། །གཟེར་འཁྲུག་ཅི་བྱ་གཏོལ་མེད་དུ་འཁྲེན་འགྲོ། །ཕོ་ལོང་གཡོན་ངོས་གཟེར་ལ་ཚ་ཧུབ་བྱེད། །གྲོལ་མ་ཞེས་བྱ་སྲིན་ཐོར་སྨད་ཐབས་ཡིན། །རྒྱུ་མ་གཟེར་འཁྲིག་སྒོ་ཡང་འབབ་རྒྱུ་མེད། །ཚ་འཁྲུགས་མི་སྡུག་ཡར་སྐམ་རྒྱུ་མའི་སྲིན། །བཤང་བ་སྲི་བླུགས་གཞང་གཟེར་ཟ་ཞིང་ཕོལ། །མི་བཟོད་འཕྲུག་ཚེ་ཁྲག་དང་ཆུ་སེར་འབྱུང་། །བརྩེ་ཞིང་ཟ་བས་བཟོད་པའི་སྐབས་མི་རྙེད། །གཞང་ཁ་སྐྲངས་དང་འཕྲུག་ཚེ་སྲིན་གྱི་འབུ། །སྤུ་ཙམ་ཡང་ཡང་འབྱུང་ཡང་ཟད་མི་ཤེས། །སྟོད་མི་ནོན་གཞང་སྲིན་ཡིན་པར་ངེས། །ཟླ་གསུམ་ཚུན་ཆད་ལྟེ་འོག་ལྟང་ཧུབ་བྱེད། །སྐྲ་བཅས་འཁྲིག་ཅིང་ལྟེ་སྐོར་དམར་པོ་འབྱུང་། །རྒྱུ་མར་སྲིན་ཡོད་ལྟེ་སྲིན་ཞེས་ཀྱང་བྱ། །ཆུ་ཁ་ཚ་གཡའ་རྒྱུ་ཞབས་ཚ་གཟེར་ལྟང་། །དྲི་ཆུ་ཁྲག་ཏུ་འབབ་ན་ལྷང་བའི་སྲིན། །བུད་མེད་ཚབས་ནད་ཅན་ལ་ཁྱད་པར་དུ། །རྒྱུ་ཞབས་ཚ་འཕྲབ་བླ་མཚན་སྲིའམ་འབྲམས། །ཁྲག་རྣག་ཆུ་སེར་ཤ་ཁུམ་ངེས་འབབ། །མཚན་མ་སྐྲངས་ཤིང་ཟ་ལ་འཕྲུག་བཟོད་བྲལ། །ཆགས་པ་ཆེ་ཞིང་སྤྱོད་ན་བག་རེ་བདེ། །འཕྲུག་པས་ཁྲིས་ན་སྨད་ཐབས་ལྷ་བུར་གཟེར། །མངལ་སྲིན་ཞེས་བྱ་ཁྲག་ལས་གྱུར་ཤས་ཆེ། །

༈ གསུམ་པ་བཅོས་ཐབས་སྤྱི་དང་བྱེ་བྲག་གཉིས། །སྤྱི་སྨན་རྩ་བ་གཅིག་དང་ཡན་ལག་ལྔ། །རྩ་བ་ལང་ཐང་རྩེ་དང་ཁ་ཤོག་པ། །ཕ་ཏ་ཐང་ཤོ་སྨུག་སྐྱུ་རུ་ཏང་ཀ །སླ་རྩི་ལུ་ཐི་སླ་སྣང་མ་ཧུ་རྩེ། །སྐྱི་བ་སྲིན་ཤིང་ཕུར་མོང་དཀར་ནག་དམར། །དབྱར་ལྷམ་དགུན་འབུ་གུ་གུལ་སེ་མ་ར། །ཤ་བ་ཡུ་མོའི་རྒྱུ་མ་དྲ་བའི་རྩ། །བྱིའུ་ཤིང་རྟའི་ཤ་དང་ཀླད་པ་སྟེ། །རྩ་བ་ཉེ་ཤུ་ཡན་ལག་ཁ་བསྒྱུར་ནི། །རླུང་ལ་ཛཱ་ཏི་ཤིང་ཀུན་བུ་རམ་སྦྱར། །གྲང་སྲིན་རྒྱ་ཚྭ་ཤུ་དག་ཚ་བ་གསུམ། །ཁྲག་སྲིན་ཧོང་ལེན་སྐྱུ་རུ་བ་ཤ་ཀ །ཚ་སྲིན་སྤྱི་ལ་ག་བུར་ཅུ་གང་དང་། །ཀ་ར་སྦྲུར་ཞིང་གཉན་སྲིན་ཁྱུང་ལྔ་བསྟེན། །སྲིན་ནད་རིགས་ཀུན་བྱ་བརྒྱ་འུར་གཅིག་གིས། །འདེད་བྱེད་འདི་ལ་རཀྟ་རྒྱུས་འདེབས་ཟེར། །གྲང་སྲིན་སྦང་དང་ཁྲག་སྲིན་ལོ་བརྒྱད་ཆུས། །ཧ་བྱས་སྨན་མ་ཅམ་བྱས་ཐུན་སྟོབས་བསྟུན། །

༈ བྱེ་བྲག་བཅོས་ཐབས་དབྱུང་གསོད་རྣམ་པ་གཉིས། །མགོ་སོགས་ནང་གནས་ཀུན་དང་རྨ་སྲིན་རྣམས། །ཕལ་ཆེར་དབྱུང་བར་བཤད་ཀྱང་སྐབས་དང་སྦྱར། །མགོ་སྲིན་ནང་གནས་ཁ་རྣ་སྣ་བུག་ནས། །དུད་པའི་ལྡུགས་ཀྱིས་དབྱུང་བའི་མན་ངག་ནི། །སྣོད་ནག་སུམ་གཉིས་བཀང་བའི་དག་བྱེད་དབུས། །སྲིན་གྱི་ཤེ་ལ་དཀར་པོ་གསུམ་འཛོམས་ཐོད། །སྲིན་སྒྲེད་ཞུགས་སུ་བཞག་ལ་སྟེགས་པའི་སྟེང་། །ར་ཡི་ལུས་བྲུངས་བཞི་པས་ཟ་ཛ་ར། །སྤུ་འབྲུའི་ཕ་ལ་ཆམ་ཉམ་སྦྱས་པའི་ཟན། །ཅོ་གའི་སྒོང་ཙམ་ད་ཏ་ཐ་བྱུས་པའི། །སླ་ཏུ་འདེག་རྒྱུའི་ལམ་

ནས་གྲིན་འཕྲུལ་བའི། །རྒྱུ་བར་འོས་པའི་ལམ་བཀག་ཡུན་བསྲིང་མཐར། །དབྱིས་ལ་བལྟས་པས་རྒྱ་མཚོ་རཏྣ་རྒྱལ། །མང་ཉུང་སྨིན་གྱི་རིགས་ཡིན་གཞན་མ་ངེས། །ཁ་ལེབ་གྲུ་གུ་ཞིག་ན་ཟད་མཐའ་མེད། །ཤིན་ཏུ་མང་བའི་རིགས་ཡིན་ཐོན་ཚོད་བདེ། །གཟུགས་མེད་ཐོན་པ་མེད་ཀྱང་བདེ་བ་སྟེར། །

༈ མགོ་ཡི་ཕྱིར་གནས་བཅོས་པའི་མན་ངག་ནི། །གོང་གི་སྦྱི་སྨན་སྟེང་དུ་ཏིག་ཏ་དང་། །གཡའ་ཀྱི་ཨ་འབྲས་མི་ཐོད་བིལ་བ་དང་། །འབྲུག་རུས་རྡོ་སྐྱད་འབྲུག་སྐྱད་ལུག་མིག་པ། །བསྡེབས་པར་ཚབས་ཆེ་གཉན་ནད་ཁྱུང་ལྔ་བསྣན། །ཡང་ན་དབྲལ་ཏེ་མངོན་སུམ་དབྱུང་བར་བྱ། །མགོ་ནད་ཕྱི་ཚད་ཆེ་ཞིང་འཁྱུག་ཆེ་ན། །སྐྲ་གཞར་བག་ཟན་སྦྱོར་ལ་གྲི་ལྷག་ཙམ། །ཁྲབ་པར་བྱུག་སྟེང་རས་དཀྲིས་བྲོས་ལམ་དགག །ཞག་གཅིག་བཞག་ལ་ནངས་པར་ཉི་མཐོང་དུས། །ཤིག་ཤིག་འགྲུལ་ཞིང་འཁྱུག་དེ་བཟློལ་ལ་འདོན། །འཕར་རྩ་འདུག་ན་མེས་བསྲམ་གདུག་ཅན་བྱུག །ཡང་ན་ལང་ཐང་རྩེ་དང་ཁ་འདར་མའི། །མཆིན་པ་སྦྱར་ལ་ཕྱིན་ས་ཁྲབ་བྱུག་ཕན། །

༈ ཡང་ན་གདུག་པ་ཅན་གྱི་བྱུག་པ་ནི། །བཙན་དུག་ལ་སོགས་དུག་སྣ་འཚོགས་ཚད་དང་། །ན་ལེ་ཤམ་སོགས་རྡོ་སྨན་འཚོགས་ཚད་དང་། །བྱི་ཏང་ག་སོགས་སྲིན་སྨན་གང་འཚོགས་རྣམས། །ཞིབ་བཏགས་སླུམ་ཉེར་སྦྱར་ལ་ལན་ཚྭ་བཏབ། །མགོ་ལ་གོང་བཞིན་བྱུགས་ལ་ཞག་གསུམ་ཚུན། །གྲོད་པས་བཏུམ་ཞིང་ཚབས་དང་སྦྱར་ལ་བཏང་། །ཕྱི་ལ་གནས་པའི་རུས་ནད་པགས་ནད་སེལ། །བར་གྱི་རྩ་ནད་རུས་ནད་གཏིང་ནས་འདོན། །ནང་གི་སྐྱད་ནད་མཐའ་དག་བྲངས་ནས་འབྱིན། །རྗེས་ལ་རུས་སྣའི་ཁུབ་སླུམ་ཉེ་ལ། །བུ་རམ་བཏབ་པའི་བཙུད་ལུམས་བྱ་བ་གཅེས། །མགོ་རྩེ་བྱ་ཐབས་སྐྱད་པར་འབྲུག་རུས་བཏབ། །བཅོས་ལ་ཤིང་ཀུན་ཆུ་གྲང་ལ་སྦྱངས་པ། །པི་ལིང་སྨ་དང་ཟེ་ར་དཀར་པོའི་ཕྱེ། །བསྲེས་དཀྲུགས་ཆང་དང་མར་སྦྱར་ཟ་དུས་བཏག །བསྐོལ་ཏེ་བསྟེན་པས་མགོ་འཁོར་མཆོ་འཁྱོམས་འཇོམས། །སྤྱི་གཙུག་སྟུད་ཁུང་རྒྱུ་ཞབས་མེ་ཡིས་བསྲམ། །

༈ རྣ་བའི་སྲིན་ལ་ལ་ཕུག་སྣ་གཤེར་གྱི། །ཁུ་བར་རྒྱ་ཚྭ་བཏབ་པ་འཛུགས་ཤིང་ཐོ། །བསྐྱུར་བས་ནད་ཀུན་འཇོམས་པར་བྱེད་པ་ཡིན། །༈ མིག་གི་སྲིན་ལ་བྱི་ཏང་ལང་ཐང་རྩེ། །མ་རུ་རྩེ་དང་སྒོག་སྐྱ་ཤིན་ཀུན་དང་། །སེ་བའི་མེ་ཏོག་དཀར་པོ་མ་གི་ཏ། །རྒྱ་ཡི་མུ་ཟི་དེ་རྣམས་ཞིབ་བཏགས་ལ། །ཤ་ཆེན་ལ་བྱུགས་མིག་སྟེང་ཁེབས་པར་སླན། །དེ་སྟེང་དར་རས་དཀྲིས་མས་ཞག་གཅིག་བསྡམ། །ཁོང་དུ་གོང་གི་སྦྱི་སྨན་བསྟེན་པར་འཇགས། །ནངས་པར་བླངས་པས་ཤ་ལ་སྲིན་ཀུན་འབྱུར། །དེ་རྗེས་མྱང་རྩེ་བཙས་པའི་སྐྱིར་ཁཧ་བྱུགས། །དེ་རྗེས་རྩབ་ཤིང་ཁུབས་ནངས་མ་འགའ། །བཀྲུས་པས་ཕྱིར་མི་ལྡོག་པའི་དགོས་པ་ཡོད། །འགྲམ་པ་སྐྲག་མ་མགོ་ཕྱིད་ན་བ་ལ། །ཐལ་ཆེར་སྐྱུག་བྱ་དེ་ཡང་བྱི་ཏང་ག །ལང་ཐང་མ་རུ་སྲིན་དུག་གསུལ་ནག །ཀྱི་ལྕེ་བ་དང་སྤང་སྤོས་བྱ་ཏ་སྦྱར། །དེ་རྗེས་སྐྱུག་དྲངས་མོད་ལ་བདེ་བ་སྟེར། །

༈ སྟོད་ཀྱི་ཡ་མ་དབྱུང་རུང་ཐལ་ཆེར་གཅོད། །ཤིང་ཀུན་སྒོག་སྐྱ་ཤ་རྩེ་ལ་སོགས་པ། །སྒོག་རིགས་གང་འཚོགས་འཛིན་པ་བྱི་ཏང་ག །རྒྱ་གར་མུ་ཟི་ལང་ཐང་མ་རུ་རྩེ། །སླེ་ཏྲེས་སོ་མ་རཱ་ཛ་སྤང་སྤོས་དང་། །ཤིང་ཀུན་

སྐྱེར་ཤུན་ཕུར་མོང་མ་གི་ཏ། །ཚ་བ་གསུམ་རྣམས་ཆག་ཚེ་བུ་རམ་དང་། །སླུམ་ཉེར་སྦྱར་བ་ཁོང་བཏང་སྣོད་སྦྱིན་འཇོམས། །བར་སྦྱིན་མཆིན་བབས་སྦྱིན་གྱི་སྤྱི་སྨན་སྟེང་། །གི་ཝང་གུར་གུམ་ཨུཏྤལ་བ་ཤ་ཀ །བྲག་ཞུན་ཧོང་ལེན་མཛོ་མོ་བསྡེབ་པས་འཛོམས། །

༈ སྨད་སྦྱིན་དབྱུང་དང་བསད་པ་གཉིས་ཀས་ཕན། །ཁོང་བཞིན་དུད་པས་དབྱུང་དང་ཁོང་སྨན་གྱིས། །དབྱུང་བ་གཉིས་ཡིན་ཁྱད་པར་དབྱུང་བྱ་གསུམ། མཆིན་མཁྲིས་ཕོ་བར་ལྷུང་དང་ལོང་གི་སྦྱིན། །ཕོ་བར་འཚང་དང་གཤག་ལེབ་ལོང་བབས་དབྱུང་། །བད་སྦྱིན་གཏིང་ནས་ལྷང་ཚེ་དུགས་ཐབས་ལྷང་། །དེ་དུས་སྔོན་ལ་གསོན་སྦྱོང་བྱ་བ་ནི། །དུར་བྱིད་སྤྲང་ཚེར་རེ་ལྕག་མི་ཤ་རྣམས། །ཁོང་གི་སྨན་རྣམས་མར་དང་སྦྱར་ལ་འཕྲུལ། །བདུད་རྩི་ལྔ་དང་སྦྱིན་སྨན་འཚོགས་ཚད་རྣམས། །རྫ་མ་ཞབས་བརྡོལ་བུག་པའི་འོག་ཏུ་བསྒྲིགས། །བརྡོལ་ཁར་འདམ་གྱི་མཚམས་སྦྱར་ནི་ཏྲ་ཏའི། །ཡིའུ་སྦུབས་སྦྲད་པའི་སོར་བཞི་འཕོངས་སུ་བཙུག །དུ་བ་མ་ཤོར་མ་འགྲུལ་ལུས་བདེ་བར། །སྤྱི་བོར་ཧླངས་པ་མ་བྱུང་བར་དུ་བདུག །དེ་རྗེས་སྒོག་པ་ཤུན་སྲལ་ཕུལ་དོ་ཙམ། །ཞིབ་བཏགས་སྦྱིན་སྨན་དང་བཅས་ཡར་འོར་སྦྱར། །སྐྱོ་མ་ཕུལ་བཞི་བྱས་ལ་འཐུང་དུ་གཞུག །དུད་པས་གསོས་ལ་ཁོང་བཏང་སྨན་གྱིས་འཕྲུལ། །མཐོ་གང་ནས་བཟུང་འདོམ་པ་ལྔ་དྲུག་སོགས། །རིང་ཐུང་མ་ངེས་པ་དང་མང་ཉུང་ཡང་། །གཅིག་གཉིས་སོགས་ནས་ཡ་མ་དཀར་ནག་ཁྲ། །ཕུལ་བཞི་ཙམ་ཚུན་འབྱུང་ཞིང་གཤག་ལེབ་སྦྱིན། །ཕུང་པོར་འོང་སོགས་གང་ཡོང་མ་རྫོགས་བར། །སྦྱར་དུ་མ་བྱུང་མགོ་སོགས་དོན་པ་ན། །མངར་གསུམ་བཏབ་པའི་འོ་མ་དྲོད་འཇམ་དུ། །གང་བྱུང་ཉུབ་པར་བྱས་པས་སྦྱིན་བུ་དེ། །དམུ་རྫོང་གཟན་གྱིས་བྲིད་ནས་དབབ་པ་ལས། །བཙན་འཛིན་བྱས་ན་མི་དེ་སྲོག་དང་བྲལ། །ཁ་ལེབ་གྲུ་གུ་ཞིག་པའི་སྦྱིན་ཡིན་ན། །དཀར་ལེབ་ཚོགས་ཙན་འདོམ་པ་ལྔ་དྲུག་ཙམ། །འཐོན་ཡང་ཡར་ལ་སྐྱུག་དང་མར་ལ་བཙིར། །དལ་བུས་མ་གཏོགས་དྲག་པོར་འཕྲུལ་འཛིན་སྤང་། །དེ་ནས་རེ་རྐོད་མགོའི་སར་དོང་དུ་སྦས། །སྦྱིན་དེ་ས་བདག་བསྔོངས་པའི་སྦྱིན་ཡིན་ཕྱིར། །ས་སྟེང་ཉེ་བའི་ཆར་ནི་འཇོག་མི་བྱ། །ཡན་ལག་རྨུས་ཚོགས་པགས་པ་རེངས་འཁྱུམས་དང་། །ཞ་གྲུམ་སྦྲུར་པོ་རྗོལ་ཚོགས་འཁྱོར་ལ་སོགས་པ། །དབྱུང་བར་མི་ཐུབ་གདོན་དང་སྔོང་བས་ལན། །ལར་ནི་སྦྱིན་བརྒྱུད་འདི་དག་གང་བྱེད་ཀྱང་། །སྔོན་དུ་བགེགས་སྐྲད་དབང་དང་རིམ་གྲོ་གཟབ། །ཁྱད་པར་ཀླུ་དང་ས་བདག་བཅོས་པ་གནད། །ཐང་ཕྲོམ་རྩ་བ་ལོ་བཙན་འཛིང་པོ་སྦྱོད། །སྤྲང་མར་བསྲེས་པས་ཞག་གསུམ་ལུམས་བྱ་ཞིང་། །བསད་ཐབས་སྨན་བསྟེན་གང་འོས་གང་རྒྱུས་གཏར། །ནས་ཆག་བྲེ་གསུམ་ནང་དུ་རུས་རྙིང་རིགས། །གང་མང་བཏབ་བསྲེས་སྦྱོད་དང་དྲོད་སྨན་བཏབ། །སྦྱིན་སྨན་གདའ་ཚོགས་དག་ཀྱང་དེ་བཞིན་བསྲེས། །ངང་ནང་སོལ་མི་ལྷུགས་ཁར་རྫ་དེ་བཙུགས། །མེ་ལྕེ་སྟེང་མི་འོང་བར་འདམ་གྱིས་དགག །རྫ་མའི་ཁ་དེ་དོང་ལས་མཐོ་གང་མཐོ། །དེ་ཁར་ཤིང་དྲལ་བཀོད་དེ་སླེའུའི་སྟེང་། །ནད་པའི་ན་ས་དེར་གཏད་ཉལ་བྱས་ལ། །མ་སྦྲུབ་པར་བྱས་གོས་ཧྲིན་དུ་མས་བཀབ། །འོག་ཏུ་སྦྲད་ཁུང་བཞག་ནས་སྦྱུད་པས་འབུད། །ཧླངས་པ་མ་ཤོར་ཡང་ཡང་རྟོལ་བར་བྱ། །སྐབས་སུ་ཉི་མའི་དྲོད་ལ་ནང་པ

ཕྱུང་། །རྟུལ་ཕྱིས་ལུས་པོ་མ་གྲང་སྣར་ཡང་བསྐྱར། །ཞག་གཅིག་ལ་སོགས་ཚབས་བསྟུན་དེ་ཁོ་ན། །ཟབ་ཅིང་ཁ་ཟས་ཆག་ཚེ་སླུམ་དང་ནི། །བུ་རམ་མར་རྙིང་སྣོག་སྐྱུར་ཞུན་སྦྱར་སྤྱོད། །བཏབ་པ་བསྙེན་པའི་རླུང་བཅོས་བྱ་བ་དང་། །ཟན་དྲོན་ཚང་གི་བཟའ་བཏུང་རན་ཚོད་བསྟེན། །ཞུན་མར་སྨན་དང་སྦྱར་བས་བསྐྱུམ་ཉེ་བྱ། །

༈ མངལ་སྲིན་གོང་བཤད་འགྲུལ་སྨན་དུ་བཀུས་ཕན། །ཡང་ན་སྲིན་སྨན་སྦྱར་བའི་མཁས་ཁྲུས་བྱ། །མངལ་སྲིན་ཁྲིས་ན་ཏྲི་ཏྲང་མ་རུ་རྟེ། །ཡང་ཐང་ཕ་ཁཊ་སྦྱར་བའི་རིལ་བུ་ནི། །སྲིན་མ་ཙམ་བཙུག་རྗེས་ལ་སྐྱེམས་འཇུག་བྱ། །དེ་ལས་གཞན་པའི་བཅོས་ཐབས་མེད་ཅེས་གསུངས། །ཕོ་ལོང་སྲིན་ཁྲིས་གྲོལ་མ་སླང་ཐབས་ལ། །ཁྲུང་ལྷ་ཏྲི་ཏྲང་ཡང་ཐང་མ་རུ་རྟེ། །སོམ་རྣ་ཛ་སྣོག་སྐྱུ་ཀོ་ཏྲི་ལ། །རེ་རལ་ཏྲི་རུག་པ་དང་ཕུར་ནག་དང་། །དཔའ་བོ་དཀར་པོ་ཚིག་ཐུབ་སྦྱར་བ་ཡི། །གནམ་ལྕགས་བྱ་ཁྲུང་བཅོ་ལྔ་ཟིལ་ཐོན་ཙམ། །བསྟེན་འདིས་འཕྲལ་དུ་སྲོག་སྲིན་བདེ་བ་སྟེར། །

༈ སྲིན་ནད་བཤལ་བའི་གདམས་པ་བཤད་པ་ནི། །སླ་བ་གུ་གུལ་ཤུ་དག་ག་པུར་དང་། །ར་ཡི་ཆུ་སྦྱར་ཕྱི་ཡི་ཤ་ཞུགས་སྲིན། །མ་ལུས་བསྒྲུབས་དག་བྱེད་ངོ་མཚར་ཆེ། །ཏྲི་ཏྲང་ཡང་ཐང་མ་རུ་ཤིང་ཀུན་དང་། །སྣོག་སྐྱུ་ཕ་ཏ་ཚྭ་སྣ་ལྕུམ་རྩའི་ཁུས། །རྟ་བྱུས་བཏང་བས་ཕོ་ལོང་རྒྱ་མའི་སྲིན། །དོན་སྣོད་གྲོལ་སྲིན་ལ་སོགས་སྦྱོང་བར་བྱེད། །དབྱུང་ཐབས་ལ་སོགས་དཔྱད་རྣམས་གང་ལ་ཡང་། །དབེན་པ་བསྙེན་དང་འགྲུལ་བཞུད་གདོན་འཛེམ་དང་། །ཟས་སྤྱོད་ལ་སོགས་གཞུང་བཞིན་ཉམས་སུ་ལོངས། །སྟོད་ལྡན་སྨན་དུ་བརྒྱུད་པའི་སྲོལ་ཡིན་ཡང་། །ཟབ་པའི་གདམས་པ་འདི་ཉིད་ནུབ་དོགས་པས། །ཡི་གེར་བྲིས་ཀྱང་ཤིན་ཏུ་གསང་བ་གནད། །མ་གསང་བསྟན་ན་བཀའ་འགལ་ཉམས་འགྱུར་ཏེ། །སྲུང་མ་སྡེ་དགུས་སྲོག་ལ་རོལ་བར་གཏད། །སྲིན་གྱི་གྲོང་ཁྱེར་བཤིག་ནས་བྱུང་བ་ཡི། །རྣམ་སྨིན་དགོན་སྡེ་བརླག་དང་ཁྱད་པར་མེད། །དེ་ཕྱིར་ཀུན་ལ་གསང་ཤིག་ས་མ་ཡ། །ཞེས་པ་སྨན་འབངས་ཐ་ཚང་བསྟན་ཕུན་པས། །བསྟན་འགྲོར་ཕན་པའི་སྐྱེས་ཆེན་ལ་ཕན་ཕྱིར། །ཁེ་ཉེས་རྩིས་འདེགས་བྱས་ནས་གསང་སྟེ་བྲིས། །དགེ་བས་བསྟན་པའི་ཞབས་ཏོག་འབྱུང་བ་དང་། །སྟོད་མེན་ཐོག་འབྱམས་ལག་ཏུ་མི་འགྲོ་བའི། །གསང་རྒྱ་གཡུང་དྲུང་མདུད་པ་མི་འཇིག་ཤོག །

གཉིས་པ། ཟབ་གསང་ཡ་མ་བྲུངས་འཕྲིན་གསང་བའི་བཀའ་རྒྱ་ཅན།

དེའུ་དམར་བསྟན་འཛིན་ཕུན་ཚོགས།

༧༢། །ན་མོ་གུ་རུ་ཛྙཻ་ཁ་ཌཱཻ་ཀི་ཀུ་ལ་ན་ད་ཡེ། །འགྲོ་བ་མི་ལ་འཚེ་བྱེད་པའི། །རགླ་པུ་ཧའི་སྒྱུ་མ་འཕྲུལ། །འབྱུང་བའི་ཐབས་ཀྱི་མན་ངག་ལ། །འཕྲོས་རྫས་མཚྭ་ཐབས་དང་བཞི། །

༄ དང་པོ་འཕྲོས་དོན་རྒྱ་མཚན་ནི། །མི་ལུས་ཆུ་གཏེར་ཕུང་པོ་ལ། །གདོན་བགེགས་ལུ་ཏེའི་རྣམ་འགྱུར་པས། །སྲིན་བུ་ཏེ་ཏ་འབྲུགས་པ་སྟེ། །ཐོགས་མེད་ཀུན་ཏུ་རྒྱུགས་པར་བྱེད། །དེ་རིགས་མང་ཡང་ཚ་གྲང་གཉིས། །བརྟག་ལ་བསིལ་དྲོད་འཕྲོད་པས་བཅོས། །ཞེས་ཀྱང་མ་ཕྱུབ་ཀུན་རྒྱུག་ན། །ཐབས་མཆོག་སྐྱུར་མོ་འདིས་དབྱུང་བྱ། །དེ་ཡང་སྤྱངས་ཡུལ་བླ་གཉན་ཡིན། །དེ་ཕྱིར་སེམས་ཅན་སྐྱེ་རྒྱུ་ལ། །གཟུགས་དང་དབང་ཤེད་ཆེ་ཕྲ་ཡང་། །སྲོག་ལ་ཕྲ་སྙོམ་མ་མཆིས་ཤིང་། །འཆི་བའི་སྲོག་ལ་ཀུན་འཛིགས་པས། །བསྟན་དང་འགྲོ་ལ་མི་ཕན་པའི། །མི་ངན་ནད་ཟུག་འཇོམས་ཆེད་དུ། །སྲོག་ཆགས་ཕྲ་མོ་མང་གསོད་པ། །རྒྱལ་བའི་བསྟན་ལ་མི་ཉུང་ཞིང་། །འབྲས་བུས་རང་ཉིད་མནར་མེད་ལྟུང་། །ལར་ནི་གསོ་དཔྱད་རྒྱ་མཚོ་ལས། །ཀུ་འཕྲོག་སྲོག་གཅོད་མཚོན་ཆ་ཁྱབ། །བསྟན་འགྲོར་འཚེ་རྣམས་བཅོས་པ་བཀག །ནམ་ཡང་རྒྱལ་བས་སེམས་ཅན་ལ། །འཚོ་བ་སྤྱང་ཕྱིར་བཏང་སྙོམས་འོས། །སྤྱང་བྱ་དེ་ཤོག་བསྟན་འགྲོའི་གསོས། །ཕན་མཛད་སྐྱེས་བུ་འདིར་འཚོ་ཕྱིར། །ནད་གདོན་གསོ་དཔྱད་བརྩམ་པ་དང་། ངན་འགྲོའི་སེམས་ཅན་སྙིང་རྗེ་བས། །ཐབས་དང་བསྔོ་སྨོན་རྒྱས་འདེབས་འདྲེན། །རྫས་ནི་རྒྱ་དུ་ར་རིགས་གསུམ། །ལྕ་མིན་ཁྲག་དང་ཕྱི་ཏང་འབྲས། །དམར་ལེབ་དྲི་པོ་ཆེ་དང་བདུན། །ཐུ་མའི་ཕྱེད་དུ་ཕྱེ་མ་སྐྱུགས། །ཞིབ་པར་བཏགས་པའི་ཕྱེ་མ་ལ། །ར་བཙུ་རྒྱས་པའི་ལུས་ཀྱི་ཟུངས། །བཞི་པ་སྦྱར་ལ་སྦྲུས་པ་དེར། །རྒྱ་དུ་ར་གསུམ་ཕ་ལ་ནི། །རྨ་མེད་བདུན་ཕྲག་བདུན་པ་དེ། །ཕོགས་སུ་བསགས་ལ་སོ་སོར་བསྡོགས། །

༄ ཉིས་པ་མཇལ་གཉིས་ལས། །དང་པོ་བདུན་སྦྱོར་ཕྱེ་མའི་རྟགས། །སྲིན་གྱི་ཕ་ཤི གནམ་ལྕགས་ཐོག་ལས་གདུག་པ་སོད་ཕྱུང་། །སྲིན་གྱི་མ་ཤི དབལ་མོ་འདབ་ཆགས་སོད་ཕྱུང་། བུ་སྲིན་བུར་ལ་སོད། ཤ་སྲིན་ཤ་ལ་རྒྱུག་པ་སོད་ཕྱུང་། རུས་སྲིན་རུས་ལ་རྒྱུག་པ་སོད་ཕྱུང་། ཁྲག་སྲིན་ཁྲག་ལ་རྒྱུག་པ་སོད་ཕྱུང་། རྩ་སྲིན་རྩ་ལ་རྒྱུག་པ་སོད་ཕྱུང་། སྲིན་ཡ་མ་དཀར་ནག་དམར་སེར་མིག་ལྟར་རྒྱུག་པ་སོད་ཕྱུང་། རྐང་གཅིག་པ་མགོ་ལ་རྒྱུག་པ་སོད་ཕྱུང་། ཆུ་ལ་ཉ་ལྟར་རྒྱུག་པ་སོད་ཕྱུང་། གཉིས་པ་རྩ་ལ་གྲམ་པ་སོད། གསུམ་པ་ནད་ཤུད་དུ་ཤུད་དུ་སོད། ཞེས་པ་བརྒྱ་སྟོང་ཁྲི་སོགས་རྟགས།

༄ གསུམ་པ་འབྲས་བུ་རྨ་མེད་ལ། ཨོཾ་ཕ་གནམ་སྲིན་མགོ་དགུ་འཁོར་བ་ཕྱུང་། མ་ས་སྲིན་པདྨ་འདབ་བརྒྱད་ཕྱུང་། སོ་སྲིན་སོ་ཡི་ནང་ནས་ཕྱུང་། རུས་སྲིན་རུས་པའི་གཏིང་ནས་ཕྱུང་། ཁྲག་སྲིན་ཆུ་ཡི་གློང་ནས་ཕྱུང་། རྩ་སྲིན་རྩ་ཡི་སྣོ་ནས་ཕྱུང་། པགས་སྲིན་བ་སྤུའི་ལམ་ནས་ངྲོངས། །ལུས་ལ་གློག་ལྟར་འབྲུགས་པ་སོད། ཆུ་ལ་ཉ་ལྟར་འཕྱོ་བ་ཕུད། རྫས་དང་སྔགས་ཀྱི་ལྕགས་ཀྱུས་དྲོངས། ཕྱུང་ཕྱུང་སོད་སྲོངས་དྲོངས་སྭཱ་ཧཱ།

༄ བཞི་པ་ཐབས་ཚུལ་ལག་ལེན་ནི། །ས་གཞི་ཡོལ་གོ་མིག་སྨན་མདོག །དྭངས་བསིལ་རྒྱ་མཚོ་བསྐྱིལ་བའི་དབུས། །སྲིན་ཅན་ བྲག་སྙིང་དཀར་པོ་ཁར། །དེ་ལྟའི་ཁྲི་ཞལ་ངར་ལྡན་པ། །ཞུགས་ལ་བཞེངས་པའི་མེ་སྟེང་དུ། །གོང་གི་རྫས་ཆེན་གཉིས་རྟགས་ལ། །ཐུ་མའི་ཟུང་དུ་ཕྱེ་མ་འཛུག །ཤ་རིལ་ཚམ་དགུག་རྒྱ་མཚོའི་ཁར། །

གཡང་དཀར་སྤྲིན་འཁྲིང་སྤྲིན་དུ་དཀྲིག །མེ་སྟེང་དབྱུལ་སྟོར་དེ་ཡི་སྟེང་། །ཟངས་སམ་རྫབ་ཀྱི་རྫབས་རྣ་ལྟར། །མཐའ་ཡང་རྫེ་བུག་མཐེབ་ཆུང་ཚུད། །མཐའ་བར་ཀུན་ནས་དུད་ལམ་དགག །རྫེ་མོའི་དུད་པ་གར་དམིགས་ཡུལ། །བུ་ག་དགུའམ་རྒྱའི་བུག་གམ། །ཤ་ལྷགས་ཉུས་པའི་མཐིལ་ཡང་རུང་། །གང་དུ་བབས་པར་ནན་དུ་བསྟུན། །རྐ་དང་བུག་སོགས་ལྟོས་མིན་ནས། །ནད་དེ་གཟུགས་ཆུང་མགོ་གཅིག་གམ། །གཉིས་གསུམ་ལྔ་སོགས་མགོ་ནག་གམ། །མགོ་དམར་འགུལ་ནུས་འགུལ་བྲལ་སོགས། །མང་ཉུང་མ་ངེས་སྣ་ཚོགས་ཐོན། །ན་བའི་དུས་སུ་ལུས་གནས་ལ། །ཐོགས་མེད་སྒྲོག་ལྟར་འཁྱུགས་པའི་ཕྱིར། །དབྱུང་ཚེ་ཆུ་ལ་ཉ་ལྟར་རམ། །ས་ལས་རླུངས་པ་ཇི་བཞིན་ལས། །བུ་གའི་ལམ་ལ་ག་ལ་ལྟོས། །ཅི་ཕྱིར་ཞེ་ན་མི་ལུས་ལ། །ནམ་མཁར་སྒྲོག་འཁྱུགས་ཐོགས་མེད་ལྟར། །སྤྱི་བོའི་གཙུག་དང་རྐང་མཐིལ་བར། །ཤ་ཁྲག་ཉུས་ལ་མི་ཐོགས་པར། །ཐོགས་མེད་མདའ་ལྟར་མ་བརྒྱུགས་སམ། །རྫས་མ་ཚོགས་དང་རྟགས་ཉུང་ན། །ཐོན་ཡང་ཕན་པ་ཆུང་བ་དང་། །དེ་ལྟར་མ་ཐོན་ཕྱུར་ཕྱུར་ཕན། །རྣམ་པར་ཆུང་བས་མ་གཅེས་པར། །བདེ་བའི་སྤྲིན་བུ་དབྱུང་མི་བྱ། །ཕྱུངས་ན་ཟུངས་རྣམས་དབྱུང་དང་མཚུངས། །སྲིང་བྱ་རིགས་ངན་དམ་ཚིག་དང་། །དྲིན་མི་གཟོ་ལ་བསྟོ་འདི་སྲུངས། །བླང་བྱ་འོས་པར་སེམས་ན་ཡང་། །སྡིག་ཆེ་ལས་འདི་སྲུངས་བྱ་ལ། །མང་དུ་དབྱུང་བར་བྱས་པ་ན། །ཉེས་ཆེ་གཏན་སྲུང་བཀའ་རྒྱས་གདབ། །ཉུང་ཤས་མཐའ་མ་བཀག་ཙམ་དབྱུང་། །བླངས་པས་ཕན་དང་གནོད་པ་དང་། །མི་ཕན་གསུམ་པོ་ནད་རྒྱུ་ལས། །རག་ཕྱིར་རྒྱུ་མཚན་ལོགས་སུ་གསལ། །འདི་ལྟར་ཚང་གསལ་མ་བློས་པར། །ཀྲྀ་ཏི་མཁྲི་ཡས་གསལ་བྲིས། །དགེ་བས་ཀུན་ཀྱང་བདེ་བྱེད་ཤོག །ཅེས་པ་འདི་བུ་སློབ་འགའ་ཡིས་ནན་བསྐུལ་ངོར་དགེ་བཤེས་བསྟན་འཛིན་ཕུན་ཚོགས་ཀྱིས་ཟབ་རྒྱས་ཆོས་གླིང་དུ་སྦྱར་བའོ། །

(དོན་གྲུབ་ཚེ་རིང་། གཅོད་པ་རྒྱལ།)

དུས་རབས་ཉེར་གཅིག་པའི་བོད་ལུགས་གསོ་རིག་དཔོན་ཚན་སློབ་གསོའི་འཆར་འགོད་སློབ་དེབ་ཀྱི་དཀར་ཆག

རྨང་གཞིའི་སྐོར།

༡ གསོ་རིག་ལོ་རྒྱུས།

གཙོ་སྒྲིག་པ། བྱམས་པ་འཕྲིན་ལས།

གཙོ་སྒྲིག་གཞོན་པ། མིག་དམར་ཀྱན་པ། ཀླུ་འབུམ་རྒྱལ།

༢ རྩ་རྒྱུད།

གཙོ་སྒྲིག་པ། ཉི་མ་ཚེ་རིང་།

གཙོ་སྒྲིག་གཞོན་པ། མིག་དམར་ཚུང་བ།

༣ གྲུབ་པ་ཕུས།

གཙོ་སྒྲིག་པ། ཁྲི་རུ་ཚེ་རྣམ།

གཙོ་སྒྲིག་གཞོན་པ། གཡང་དགའ། དགའ་བའི་རྡོ་རྗེ།

༤ འཕེལ་འགྲིབ་ནད།

གཙོ་སྒྲིག་པ། སྐལ་བཟང་འཕྲིན་ལས།

གཙོ་སྒྲིག་གཞོན་པ། སངས་མོ། འབུམ་མོ།

༥ ཟ་ཁམ་ནད་མེད།

གཙོ་སྒྲིག་པ། པད་མོ།

གཙོ་སྒྲིག་གཞོན་པ། སྐལ་མོ། དབང་གྲགས།

༦ སྦྱོར་བ་སྨན།

གཙོ་སྒྲིག་པ། ཀརྨ་ཚོགས་གཉིས།

གཙོ་སྒྲིག་གཞོན་པ། ཙོ་ཀྲ།

༧ ཆ་ཉིད་དཔྱད།

གཙོ་སྒྲིག་པ། བློ་བཟང་དམ་ཆོས།

གཙོ་སྒྲིག་གཞོན་པ། བཙུན་པར་རྒྱལ།

༨ རྫས་བརྒྱུད་རྟགས།

གཙོ་སྒྲིག་པ། བསམ་གྲུབ་རྒྱལ།

གཙོ་སྒྲིག་གཞོན་པ། དཀོན་མཆོག་རྒྱལ་མཚན།

༩ གསོ་ཉིད་ཐབས།

གཙོ་སྒྲིག་པ། དཔལ་ལྡན་རྒྱ་མཚོ།

གཙོ་སྒྲིག་གཞོན་པ། ཚེ་རིང་རྒན་པ།

༡༠ ཟླ་ཉིད་སྨན་པ།

གཙོ་སྒྲིག་པ། བན་དེ་ཚེ་རིང་

གཙོ་སྒྲིག་གཞོན་པ། ལྷ་མཁར་རྒྱལ།

༡༡ མཇུག་དོན་ཡོངས་གཏད།

གཙོ་སྒྲིག་པ། ཨ་ཚོགས་ཆེན།

གཙོ་སྒྲིག་གཞོན་པ། སྐལ་བཟང་རྡོ་རྗེ། ཨ་བུ་དཀར་ལོ།

༡༢ གནམ་རིག་སྐར་རྩིས།

གཙོ་སྒྲིག་པ། བསམ་གྲུབ་རྒྱ་མཚོ།

གཙོ་སྒྲིག་གཞོན་པ། ཀུན་དགའ་རིག་འཛིན། རིག་འཛིན།

ནད་ཐོག་ལག་ལེན་སྐོར།

༡ ཉེས་གསུམ་གསོ་བ།

གཙོ་སྒྲིག་པ། དབང་འདུས།

གཙོ་སྒྲིག་གཞོན་པ། བསོད་ནམས་འཚེ་མེད། རྣམ་རྒྱལ་ཐར།

༢ ཁོང་ནད་གསོ་བ།

གཙོ་སྒྲིག་པ། སྟོབས་རྒྱས།

གཙོ་སྒྲིག་གཞོན་པ། རྡོ་རྗེ། ཀུན་རྣམ།

༣ ཚ་བ་གསོ་བ།

གཙོ་སྒྲིག་པ། ཧ་མགྲིན་རྒྱལ།

གཙོ་སྒྲིག་གཞོན་པ། རིན་ཆེན་དོན་གྲུབ།

༤ གཉན་རིམས་གསོ་བ།

གཙོ་སྒྲིག་པ། ཚུལ་ཁྲིམས།

གཙོ་སྒྲིག་གཞོན་པ། ཤེས་རབ་རྒྱ་མཚོ། ཚེ་རིང་།

༥ ལུས་སྟོད་གསོ་བ།

གཙོ་སྒྲིག་པ། ཐམ་ག་ངག་དབང་རྒྱ་མཚོ།

གཙོ་སྒྲིག་གཞོན་པ། འཇམ་དབྱངས་བསོད་ནམས།

༦ ཚོར་ནད་གསོ་བ།

གཙོ་སྒྲིག་པ། ཉི་མ།

གཙོ་སྒྲིག་གཞོན་པ། དོན་གྲུབ་ཚེ་རིང་། དབང་ཆེན་ཚེ་བརྟན།

༧ ལྷན་སྐྱེས་རྨ་གསོ་བ།

གཙོ་སྒྲིག་པ། ཤེས་རབ་ཆོས་འཕེལ།

གཙོ་སྒྲིག་གཞོན་པ། གཡང་མེར། བུ་ཆུང་ཚེ་རིང་།

༨ བྱིས་པ་གསོ་བ།

གཙོ་སྒྲིག་པ། ཏྲི་མེད་འོད་ཟེར།

གཙོ་སྒྲིག་གཞོན་པ། དཔལ་རྒྱམ། འཇམ་ཕོ།

༩ ཨོ་ནད་གསོ་བ།

གཙོ་སྒྲིག་པ། བྱམས་པ་སྒྲོལ་དཀར།

གཙོ་སྒྲིག་གཞོན་པ། མིང་སྙིང་མཚོ་མོ། དབྱངས་ཅན་སྒྲོལ་དཀར།

༡༠ གདོན་ནད་གསོ་བ།

གཙོ་སྒྲིག་པ། བྱ་མདོ་ཀླུ་བྱམས་རྒྱལ།

གཙོ་སྒྲིག་གཞོན་པ། མ་ཅིག

༡༡ མཚོན་རྨ་གསོ་བ།

གཙོ་སྒྲིག་པ། ལྷུན་གྲུབ་བསྟན་དར།

གཙོ་སྒྲིག་གཞོན་པ། བསོད་ནམས་ཚེ་རིང་། བསོད་ནམས་ཕུན་ཚོགས།

༡༢ དུག་ནད་གསོ་བ།

གཙོ་སྒྲིག་པ། ལྷ་མོ་སྐྱབས།

གཙོ་སྒྲིག་གཞོན་པ། བློ་བཟང་དོན་གྲུབ། གཡང་མོ།

༡༣ ཞི་བྱེད་སྨན་སྦྱོར།

གཙོ་སྒྲིག་པ། བསྟན་པོ།

གཙོ་སྒྲིག་གཞོན་པ། ཚེ་བཀྲ། རྡོ་རྗེ།

༡༤ སྦྱོང་བྱེད་ལས།

གཙོ་སྒྲིག་པ། འཇམ་དབྱངས་ལྷུན་གྲུབ།

གཙོ་སྒྲིག་གཞོན་པ། ཀུན་དགའ་ཕུན་ཚོགས། དོན་གྲུབ།

“21 世纪藏医本科教育规划教材”系列教材目录

基础部分

1. 《藏医药学史》
   主　编　强巴赤列
   副主编　大米玛　楞本嘉
2. 《藏医药学概论》
   主　编　尼玛次仁
   副主编　小米玛
3.《藏医人体学》
   主　编　措如·才朗
   副主编　央嘎　嘎务多吉
4.《藏医病机学》
   主　编　格桑陈来
   副主编　桑老　本考
5.《藏医预防保健学》
   主　编　伟科
   副主编　尕尔考　旺扎
6.《藏医药理学》
   主　编　尕玛措尼
   副主编　子巴
7.《藏医外治学》
   主　编　旦切
   副主编　增太加
8.《藏医诊断学》
   主　编　三智加
   副主编　贡却坚赞
9.《藏医治疗学》
   主　编　班旦加措
   副主编　大次仁
10.《藏医伦理学》
   主　编　完德才让
   副主编　兰科加
11.《四部医典汇论》
   主　编　艾措千
   副主编　尕藏多杰　阿吾尕洛
12.《天文历算学》
   主　编　桑珠加措
   副主编　贡嘎仁增　仁增

临床部分

1.《藏医三大基因学》

主　编　旺堆

副主编　索朗其美　南加太

2.《藏医内科学》

主　编　多布杰

副主编　多吉　贡郎

3.《藏医热病学》

主　编　旦正加

副主编　仁青东周

4.《藏医疫病学》

主　编　次智木

副主编　西绕加措　才让

5.《藏医五官科学》

主　编　唐卡拉杰

副主编　降拥四郎

6.《藏医杂病学》

主　编　尼玛

副主编　端智才让　昂青才旦

7.《藏医外科学》

主　编　西绕群培

副主编　央美　普琼次仁

8.《藏医儿科学》

主　编　智美

副主编　华尔江　加木科

9.《藏医妇科学》

主　编　强巴卓嘎

副主编　明吉措母　央金卓嘎

10.《藏医精神病学》

主　编　李先加

副主编　玛久

11.《藏医外伤学》

主　编　伦珠旦达

副主编　索朗次仁　索朗平措

12.《藏医疗毒学》

主　编　拉毛加

副主编　罗藏东主　杨乐

13.《藏医方剂学》

主　编　旦科

副主编　才布扎　多杰

14.《藏医泻治学》

主　编　加央伦珠

副主编　贡嘎平措　顿珠

རྒྱལ་ཡོངས་མཐོ་རིམ་སློབ་གྲྭའི་བོད་ལུགས་གསོ་རིག་ཆེད་ལས་སློབ་དེབ་རྩོམ་ཞུས་ཨུ་ཡོན་ལྷན་ཚོགས་ཀྱི་རིག་གཞུང་ཆེད་མཁས་ཚོགས་པའི་མིང་ཐོ།

སྔ་འདྲི་ས། བྱམས་པ་འཕྲིན་ལས། ཁྲོ་རུ་ཚེ་རྣམ། ཉི་མ།

ཁོངས་མི། བསྟན་ཀོ། བསམ་གཏན། ཉི་མ་ཚེ་རིང་། ཚེ་བཀྲ། པན་དེ་ཚེ་རིང་།

ཀླུ་འབུམ་རྒྱལ། ཧེ་ཞིན་མིན།

རྒྱལ་ཡོངས་མཐོ་རིམ་སློབ་གྲྭའི་བོད་ལུགས་གསོ་རིག་ཆེད་ལས་སློབ་དེབ་རྩོམ་ཞུས་ཨུ་ཡོན་ལྷན་ཚོགས་ཀྱི་མིང་ཐོ།

སྔ་འདྲི་ས། བྱམས་པ་འཕྲིན་ལས། ཉི་མ།

ཀྲུའུ་རིན་ཨུ་ཡོན། ཧེ་ཞིན་ཧྲུང་།

ཀྲུའུ་རིན་ཨུ་ཡོན་གཞོན་པ། ཁྲིན་ཙེ་ཆེན། ཨ་བརྟན། ཡང་ཉིན་ཞིན། ཧེའུ་ཀྲི་མིན།

འོ་ཚོགས་ཆེན། ཁྲོ་རུ་ཚེ་རྣམ།

ཨུ་ཡོན། ཀརྨ་ཚོགས་གཉིས། ཀུན་བཟང་རྒྱལ། སྐལ་བཟང་འཕྲིན་ལས།
ཀླུ་བྱམས་རྒྱལ། ཀླུ་འབུམ་རྒྱལ། བཀྲ་ཤིས་རྣམ་རྒྱལ།
བཀྲ་ཤིས་ཚེ་རིང་། དགྲ་འདུལ། འཇམ་དབྱངས་བསོད་ནམས།
ཉི་མ་ཚེ་རིང་། རྟ་མགྲིན་རྒྱལ། སྟོབས་རྒྱས།

བསྟན་པོ།   ཐམ་ག་ངག་དབང་རྒྱ་མཚོ།   ཐུབ་བསྟན།

དོན་གྲུབ།   རྡོ་རྗེ།   གདུགས་དཀར།

པདྨ་བསྟན་འཛིན།   དཔལ་རྒྱམ།   བག་གྲོ

བན་དེ་ཚེ་རིང་།   དབང་ཆེན་ཚེ་བརྟན།   དབང་འདུས།

མིག་དམར་རྒན་པ།   མིང་སྐྱིད་མཚོ་མོ།   ཚའོ་ཀྲིན་ཁེ།

ཚུལ་ཁྲིམས།   **ཚུལ་ཁྲིམས་རྒྱལ་མཚན།**   ཚེ་བཀྲ

ཚེ་རིང་རྒན་པ།   ཤང་ལེན།   ཞང་ཚུལ་ཁྲིམས་རྒྱལ་མཚན།

ཡུམ་པ།   གཡང་དགའ།   རིག་འཛིན་རྒན་པ།

ལིས་ཧྲིའུ་ཨན།   ཤེས་རབ་ཆོས་འཕེལ།   སངས་རྒྱས།

བསམ་གྲུབ་རྒྱལ།   བསམ་གཏན།   བསོད་ནམས་ཕུན་ཚོགས།

བསོད་ནམས་ཚེ་རིང་། (བོད་ཡིག་གི་ཀ་མད་གོ་རིམ་བཞིན་དུ་བསྒྲིགས།)

གཞུང་ལས་ཁང་།

ཀྲུའུ་རིན། ཚའོ་ཀྲིན་ཁེ།

ཁོངས་མི། ཤང་ལེན། བན་དེ་ཚེ་རིང་། བྱ་མདོ་སྒྲུ་བྱམས་རྒྱལ། དབང་ཆེན་ཚེ་བརྟན། རྡོ་རྗེ། གདུགས་དཀར། བསམ་གྲུབ་རྒྱལ།

全国高等院校藏医学专业教材编审委员会学术专家小组名单

顾　问： 强巴赤列　措如·才朗　尼玛

成　员： 旦科　桑旦　尼玛次仁　才布扎　完德才让　楞本嘉
和兴明

全国高等院校藏医学专业教材编审委员会名单

顾　　问： 强巴赤列　尼玛

主任委员： 贺兴东

副主任委员： 陈资全　阿登　杨殿兴　侯志民　艾措千
措如·才朗

委　　员： 三智加　才布扎　大仁增　大米玛　大次仁
王　炼　扎西泽仁　扎西郎杰　巴　珠　占　堆
旦　科　旦正加　央嘎　尕藏陈来　尕玛措尼
尼玛次仁　西绕群培　向·楚程加赞　李福安
华　江　多布杰　多　杰　次智木　次陈尖参
李先加　更藏嘉　完德才让　英　巴　旺　堆
明吉措姆　昂青才旦　图布旦　降拥四朗　星全章
班玛丹增　索朗平措　索朗次仁　顿珠　唐卡拉杰
桑　旦　桑　杰　曹正逵　楞本嘉（按姓氏笔画排列）

办公室

主任： 曹正逵

成员： 王炼　完德才让　李先加　昂青才旦　多杰
星全章　三智加

དུས་རབས་༢༡པའི་བོད་ལུགས་གསོ་རིག་དཔེ་ཚན་སློབ་གསོའི་འཆར་འགོད་སློབ་དེབ་བཅོས་སྒྲིག་ཨུ་ཡོན་ལྷན་ཚོགས་ཀྱི་མིང་ཐོ།

བློ་འདྲི་ས། བྱམས་པ་འཕྲིན་ལས། ཨ་དཀོན་རིན་པོ་ཆེ། བསྟན་ཁོ། ཉི་མ། རྟ་མགྲིན་རྒྱལ།

ཀྲུའུ་རིན་ཨུ་ཡོན། འོ་ཚོགས་ཆེན།

ཀྲུའུ་རིན་ཨུ་ཡོན་གཞོན་པ། ཉི་མ་ཚེ་རིང་། བྱ་མདོ་བློ་བྱམས་རྒྱལ། མིག་དམར་རྣན་པ། འཇིགས་བྱེད་སྐྱབས།

ཨུ་ཡོན། ཀརྨ་ཚོགས་གཉིས། ཀུན་རྣམ། སྐལ་བཟང་རྡོ་རྗེ། འཇམ་དབྱངས་བསོད་ནམས། དོན་གྲུབ། རྡོ་རྗེ་རིན་ཆེན། དོན་གྲུབ་ཚེ་རིང་། རྣམ་རྒྱལ་ཐར། དཔལ་རྒྱམ། པད་ཁོ། བན་དེ་ཚེ་རིང་། བུ་ཆུང་ཚེ་རིང་། འབུམ་ཁོ། མིག་དམར་ཆུང་བ། བརྩོན་ཐར་རྒྱལ། ཙེ་རྙ། ཚེ་རིང་། ཚེ་རིང་རྣན་པ། གཡང་མེར། རིན་ཆེན་དོན་གྲུབ། བསམ་གྲུབ་རྒྱལ། བསོད་ནམས་ཚེ་རིང་། བསོད་ནམས་འཆི་མེད། ལྷ་མོ་སྐྱབས།

(བོད་ཡིག་གི་ཀ་མད་ཀྱི་གོ་རིམ་ལྟར་བསྒྲིགས།)

“21世纪藏医本科教育规划教材”修订委员会名单

རྩོམ་སྒྲིག་འགན་འཁུར་པ། ཏན་མགྲིན་རྡོ་རྗེ། ངག་དབང་ཕུན་ཚོགས། ཉིང་འཛིན་བཀྲ་ཤིས།
责 任 编 辑: 丹真多杰　阿旺平措　当增扎西
དེབ་གཞིའི་བཟོ་འགོད་པ། མེང་ལོང་།
装 帧 设 计: 孟龙

༄༅། །བོད་ནད་གསོ་བ།

རྩོམ་སྒྲིག་མཁན།	བོད་ནད་གསོ་བ་སློབ་དེབ་རྩོམ་སྒྲིག་ཚོ་ཆུང་།
བཅོས་སྒྲིག་མཁན།	དོན་གྲུབ་ཚེ་རིང་། གཅོད་པ་རྒྱལ།
དཔེ་སྐྲུན་མཁན།	མི་རིགས་དཔེ་སྐྲུན་ཁང་།
འགྲེམས་སྤེལ་མཁན།	མི་རིགས་དཔེ་སྐྲུན་ཁང་གི་བོད་ཡིག་རྩོམ་སྒྲིག་ཁང་།
གནས་ཡུལ།	པེ་ཅིན་གྲོང་ཁྱེར་ཧོ་ཕིང་ལི་བྱང་ལམ་ཨང་14པ།
སྦྲག་སྲིད་ཨང་གྲངས།	100013
ཁ་པར་ཨང་གྲངས།	010 – 58130509
བརྒྱུད་འཚོང་མཁན།	རྒྱལ་ཡོངས་ས་གནས་སོ་སོའི་ཞིན་ཧྭ་དཔེ་ཚོང་ཁང་།
པར་འདེབས་མཁན།	པེ་ཅིན་དབྱི་ཧྲུད་པར་འདེབས་ཚད་ཡོད་ཀུང་སི།
དེབ་ཚད།	787mm × 1092mm 1/16
པར་ཤོག	21.75
པར་གཞིའི་སྒྲིག་ཐེངས།	2004ལོའི་ཟླ7པར་པར་གཞི1པོ་བསྒྲིགས། 2011ལོའི་ཟླ12པར་པར་གཞི2པ་བསྒྲིགས།
པར་ཐེངས།	2022ལོའི་ཟླ7པར་པེ་ཅིན་དུ་པར་ཐེངས8པ་བརྒྱབ།
པར་གྲངས།	19001 – 21000
རིན་གོང་།	སྒོར 61.00

lSBN 978 – 7 – 105 – 11957 – 8/R · 405(བོད། 212)

图书在版编目(CIP)数据

藏医杂病学:藏文 / 尼玛主编. 端智才让,角巴加修订. --2版(修订本). --北京:民族出版社,2011.12(2022.7重印)
21世纪藏医本科教育规划教材
ISBN 978-7-105-11957-8

Ⅰ. ①藏… Ⅱ. ①尼… ②端… ③角… Ⅲ. ①藏医-医学院校-教材-藏语 Ⅳ. ①R291.4

中国版本图书馆CIP数据核字(2011)第263975号

藏医杂病学

编著者	藏医杂病学编写小组
修订者	端智才让 角巴加
出版发行	民族出版社
地址	(北京市和平里北街14号 邮编 100013)
网址	http://www.mzpub.com
印刷	北京艺辉印刷有限公司
经销	各地新华书店经销
版次	2004年7月第1版 2011年12月第2版
印次	2022年7月北京第8次印刷
开本	787mm×1092mm 1/16
印张	21.75
印数	19001-21000册
定价	61.00元

ISBN 978-7-105-11957-8/R·405(藏212)

(藏编室电话:010-58130509 藏文发行科电话:010-64227665)

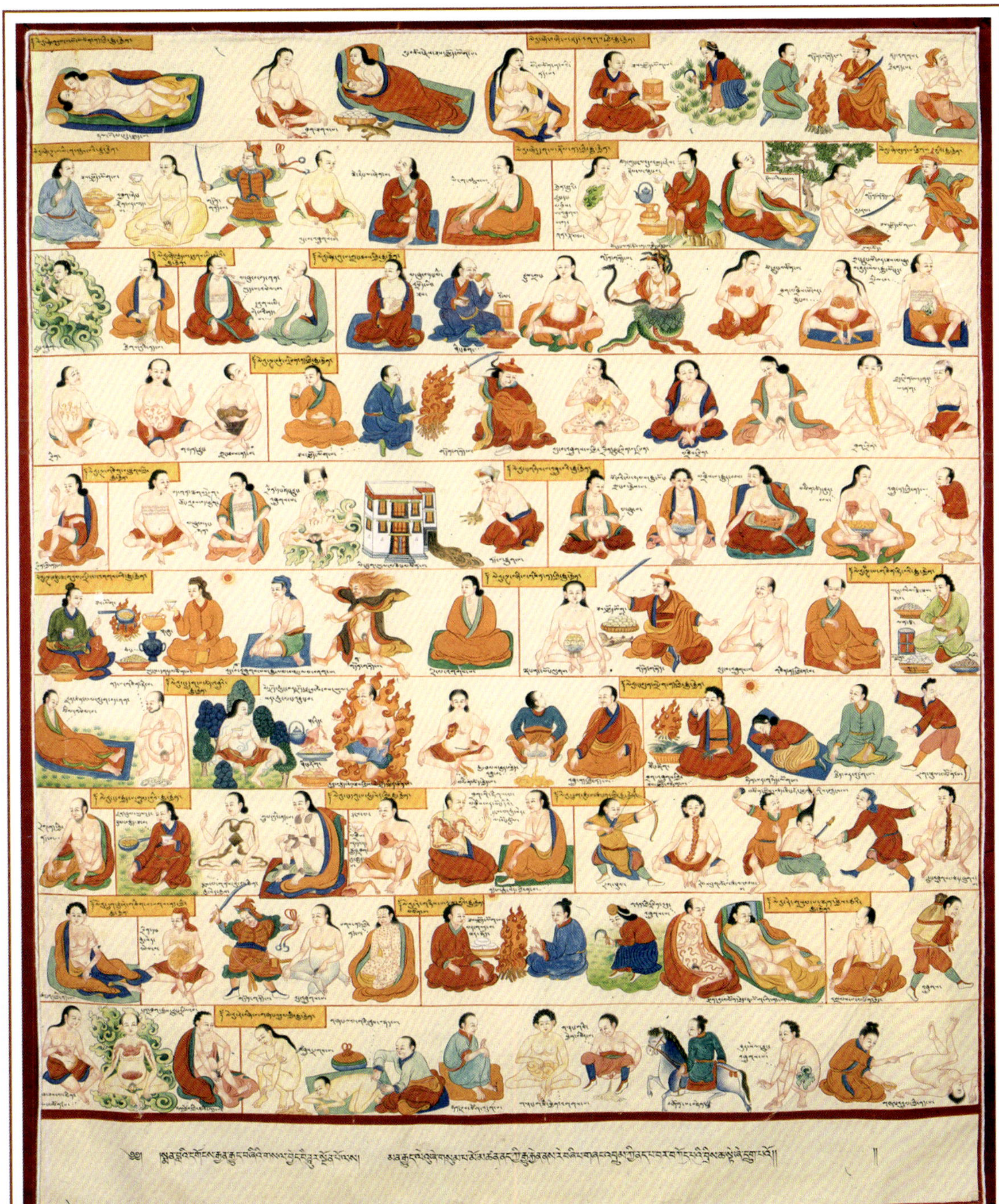

ཁྲག་རྩའི་གནད། （རྒྱབ།）

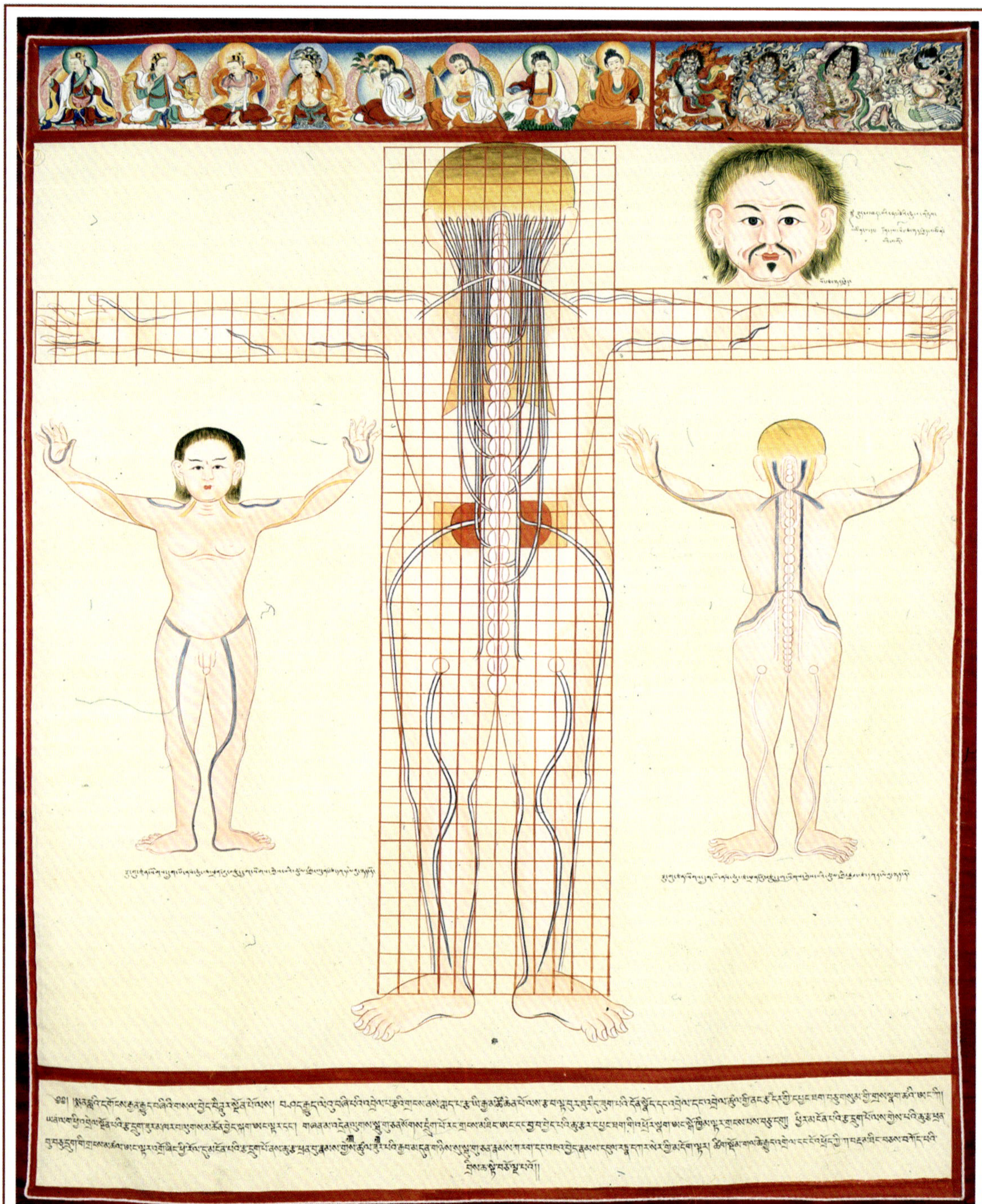

ཁྲག་རྩའི་གནད། （མདུན།）

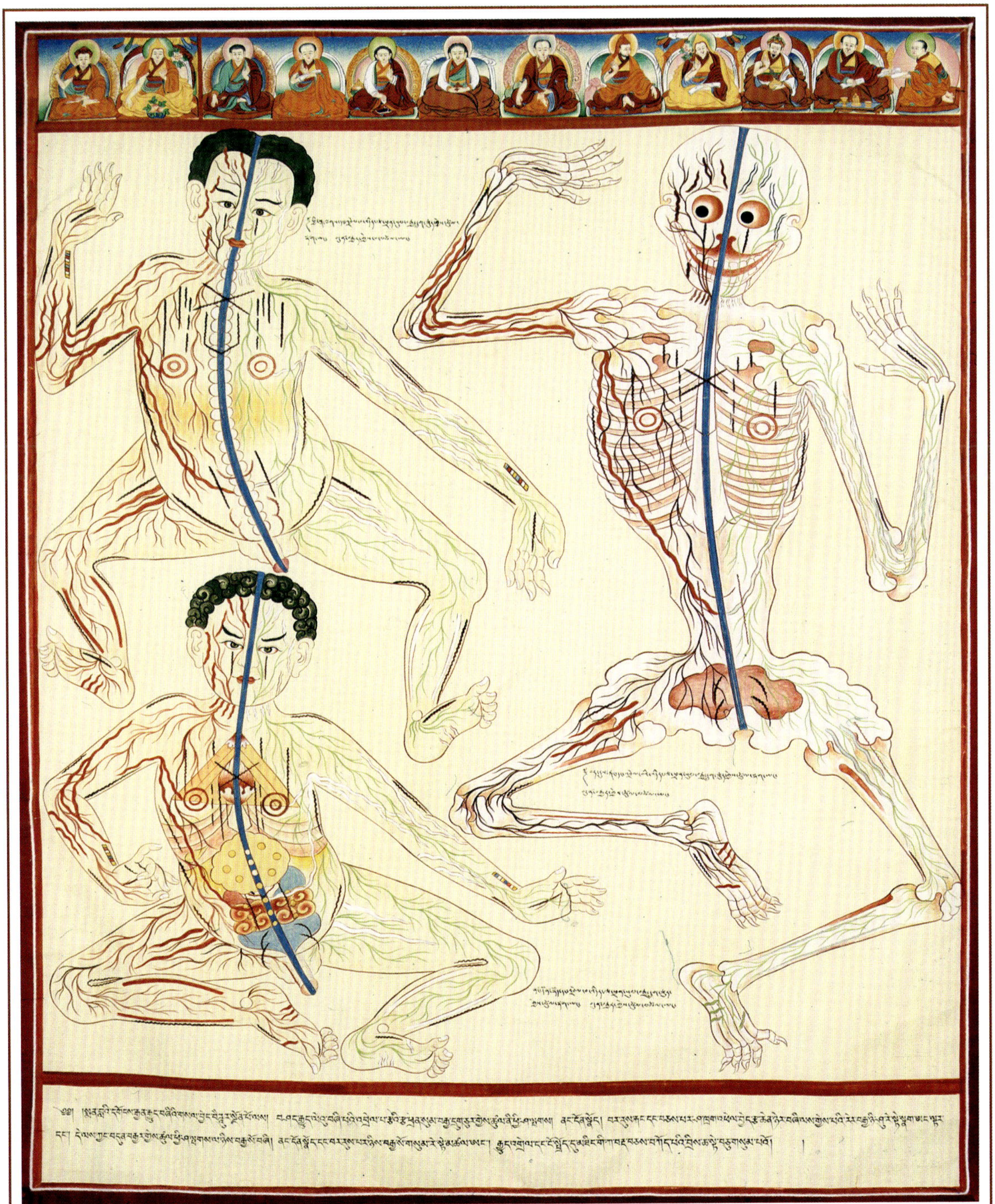

འཛིག་ལུས།

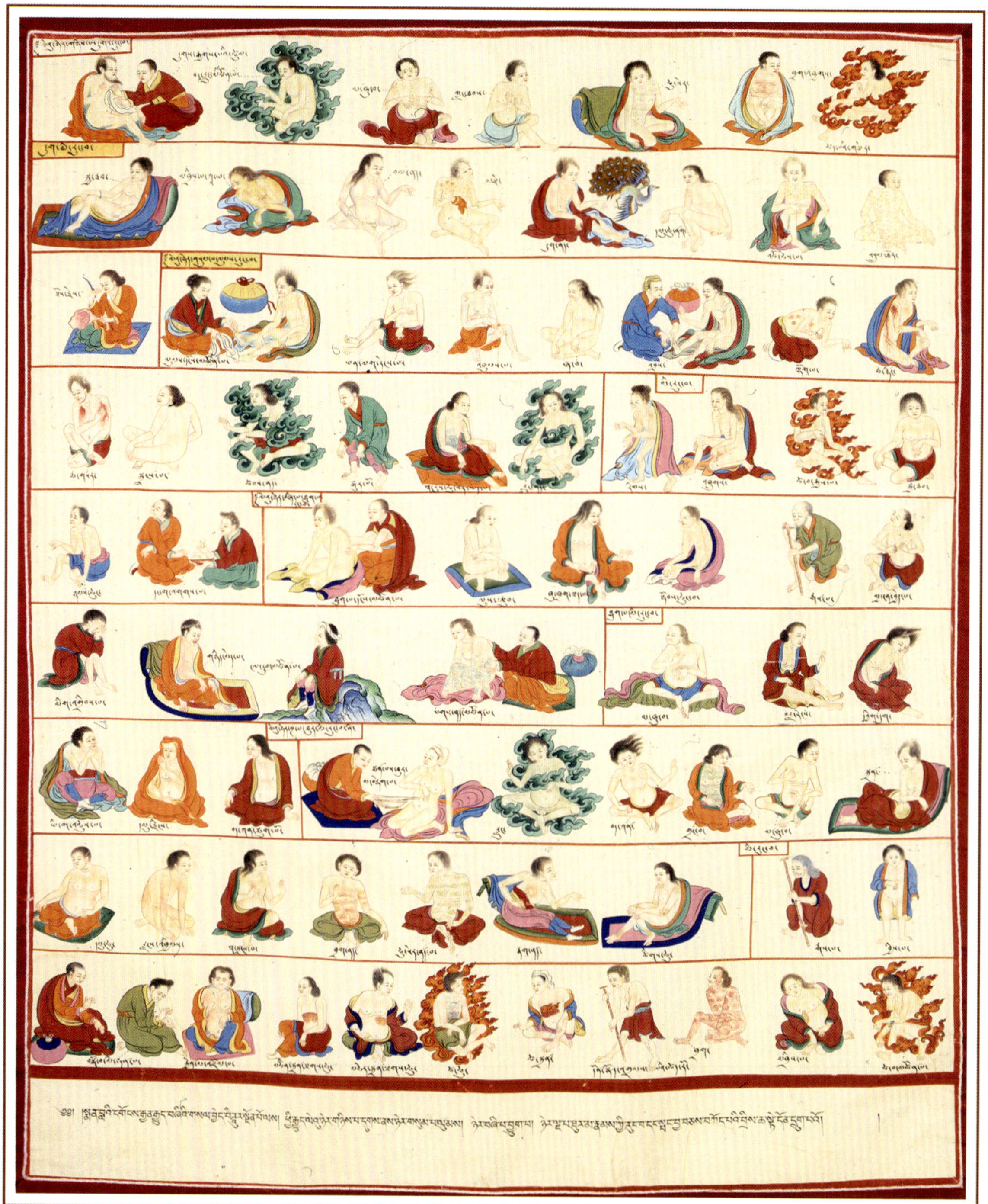

གཉེན་པོ།